THÉRAPEUTIQUE

DE LA

PHTHISIE PULMONAIRE

BASÉE SUR LES INDICATIONS

PRINCIPAUX TRAVAUX DU MÊME AUTEUR

Histoire médicale de la campagne de la frégate à vapeur *l'Eldorado* (station des côtes occidentales d'Afrique, années 1850-51). Paris, 1852, in-4°, 52 pages. Thèse de doctorat.

Mémoire pour servir à l'histoire de la colique nerveuse endémique des pays chauds (colique sèche, colique végétale, barbiers, colique de Madrid, névralgie du grand sympathique, etc.). (*Archives générales de médecine*, 1852.)

Expériences sur les propriétés vésicantes des mylabris pustulata et punctata de Pondichéry. (*Revue coloniale*, août 1854, 2e série, t. X, p. 165, et t. XII, p. 129.)

Traité d'hygiène navale ou de l'influence des conditions physiques et morales dans lesquelles l'homme de mer est appelé à vivre et des moyens de conserver sa santé. Paris, 1856, in-8°, xx-770 pages, avec 57 figures. (*Ouvrage couronné par l'Institut et adopté par S. Exc. le ministre de la marine et des colonies pour les bibliothèques des navires et des ports.*)

Du râle caverneux dans la pneumonie du sommet, en l'absence de toute cavité pulmonaire. (*Union médicale*, 1er janvier 1857.)

Lettre à M. le docteur Amédée Latour, relativement à l'influence des climats chauds et de l'atmosphère maritime sur la marche de la phthisie pulmonaire. (*Union médicale*, 19 mars 1857.)

De quelques terminaisons rares de la phthisie. (*Union médicale*, 12 mai 1857.)

Apoplexie cavitaire et capillaire des poumons chez un tuberculeux adulte mort d'hémoptysie foudroyante. Tubercules du foie, de la cholécyste et de la rate. (*Union médicale*, 15 août 1857.)

Mémoire sur l'insalubrité des chargements de sel à bord des navires. (*Giornale delle scienze mediche della reale Academia medico-chirurgica di Torino*, 31 octobre 1858, fascicolo n° 20, et *Annales d'hygiène publique*, janvier 1859, 2e série, t. XI, p. 87.)

Note sur un cas de gynécomastie. (*Bulletin de l'Académie impériale de médecine*, 1858-59, t. XXIV, p. 40.)

De la constitution du groupe des stupéfiants diffusibles et de la nécessité d'y faire entrer toutes les substances dites antispasmodiques. (*Archives générales de médecine*, 1857, t. IX, 5e série, p. 399, 556, 691.)

De la nature et du traitement de la colique nerveuse des pays chauds. (*Gazette hebdomadaire de médecine*, 1857.)

Recherches historiques sur l'épidémie du typhus qui, en 1660, ravagea l'escadre de Dubois de la Motte et la ville de Brest. (*Annales d'hygiène publique*, octobre 1859, 2e série, t. XII, p. 241.)

Mémoire sur l'influence curative du changement d'air et des voyages. (*Gazette hebdomadaire de médecine*, 1859.)

Note sur l'organoscope photo-électrique ou de l'emploi de la lumière d'induction pour l'éclairage des cavités organiques. (*Comptes rendus de l'Acad. des sciences*, mars 1860, et *Bulletin de l'Acad. de médecine*, 1860, t. XXV, p. 522.)

De l'efficacité des larges saignées dans les épanchements séreux survenus brusquement. (*Bulletin de thérapeutique*, 1860.)

De la généralisation de l'emploi de la potion rasorienne dans les maladies aiguës de l'appareil respiratoire. (*Bulletin de thérapeutique*, 1860.)

Du traitement de la phthisie pulmonaire à marche fébrile par le tartre stibié à doses rasoriennes longtemps continuées. (*Bulletin de thérapeutique*, 1860, t. LIX.)

Des conditions propres à assurer les bons effets du tartre stibié dans les phthisies pulmonaires à forme fébrile. (*Bulletin de thérapeutique*, 1860, t. LIX, p. 561 à 566.)

Du rôle que joue l'élément inflammatoire dans le développement et la marche de la phthisie. (*Bulletin de l'Acad. de méd.*, 1861-62, t. XXVII, p. 373.)

Hygiène alimentaire des malades, des convalescents et des valétudinaires, ou du régime envisagé comme moyen thérapeutique. Paris, 1861, in-8°, xxviii-660 pages.

Suicide par la nicotine. Recherche du poison. Observation. (*Annales d'hygiène publique et de médecine légale*, 1861, 2e série, t. XV, p. 402.)

Mémoire sur l'engorgement des ganglions bronchiques chez l'adulte, considéré comme cause d'asphyxie et sur la possibilité de diagnostiquer cette affection. (*Mémoire lu à la Société médicale des hôpitaux*, séance du 22 mai 1861.)

Essai sur la caractérisation nosologique des maladies mal déterminées, désignées dans l'Inde sous les noms de beriberi, burning of the feet (en collaboration avec M. Le Roy de Méricourt). (*Archives gén. de méd.*, septembre 1861.)

De l'ensilage des blés et de l'avenir de cette méthode de conservation des approvisionnements alimentaires. (*Annales d'hygiène publique*, 1862, 2e série, t. XVIII, p. 280.)

De la valeur hygiénique du zinc employé pour la confection ou le revêtement des récipients destinés à contenir de l'eau potable. (*Annales d'hygiène publ.*, 1864, t. XXI, p. 44.)

Santé et hygiène. Discours d'ouverture du Cours d'hygiène de la Faculté de Montpellier, semestre 1865-66. (*Archives de méd. navale*, 1865, t. III, p. 535.)

Traité complet de thérapeutique clinique ou Guide pratique du thérapeutiste praticien. (En préparation.)

PARIS. — IMP. SIMON RAÇON ET COMP., RUE D'ERFURTH, 1.

THÉRAPEUTIQUE

DE LA

PHTHISIE PULMONAIRE

BASÉE SUR LES INDICATIONS

OU

L'ART DE PROLONGER LA VIE DES PHTHISIQUES

PAR

LES RESSOURCES COMBINÉES DE L'HYGIÈNE ET DE LA MATIÈRE MÉDICALE

PAR

J. B. FONSSAGRIVES

PROFESSEUR D'HYGIÈNE A LA FACULTÉ DE MÉDECINE DE MONTPELLIER
EX-PROFESSEUR DE THÉRAPEUTIQUE ET DE MATIÈRE MÉDICALE A L'ÉCOLE DE MÉDECINE DE BREST
MEMBRE CORRESPONDANT DE L'ACADÉMIE IMPÉRIALE DE MÉDECINE
PREMIER MÉDECIN EN CHEF DE LA MARINE, OFFICIER DE LA LÉGION D'HONNEUR, ETC.

Ἡ νοῦσος χαλεπή.
HIPPOCRATE.

A spe nimia, a nimia desperatione cavendum.

PARIS

J. B. BAILLIÈRE ET FILS

LIBRAIRES DE L'ACADÉMIE IMPÉRIALE DE MÉDECINE

Rue Hautefeuille, 19

Londres	Madrid	New-York
HIPP. BAILLIÈRE	C. BAILLY-BAILLIÈRE	BAILLIÈRE BROTHERS

LEIPZIG, E. JUNG-TREUTTEL, 10, QUERSTRASSE

1866

A MES COLLÈGUES

DE LA FACULTÉ DE MÉDECINE DE MONTPELLIER

AUX MÉDECINS DE LA MARINE

I. B. FONSSAGRIVES.

PRÉFACE

Il est des maladies autour desquelles tant de matériaux ont été entassés que l'esprit ne les envisage plus qu'avec une sorte de satiété et de lassitude. La phthisie est de ce nombre. A ce sentiment vient d'ailleurs se joindre celui d'un découragement sceptique. On se demande ce que peut l'art, ce qu'il pourra jamais contre cette désespérante affection qui épuise les populations dans leur élément jeune et productif, et dont les ravages s'élèvent aux proportions d'une calamité sociale. Arrivera-t-on un jour à en limiter les progrès? Nous n'en doutons pas. Il est impossible en effet que ce fléau ne recule pas avec l'amoindrissement progressif de l'ignorance et de la misère. Une puissance s'élève de nos jours qui doit infailliblement conduire à ce résultat. Appuyée à la fois sur la moralité et le bien-être, l'hygiène emprunte à l'une la modération qui la rend efficace, à l'autre, les ressources matérielles qui la rendent possible, et s'identifiant avec la civilisation elle-même, elle ne reste indifférente à aucun des problèmes sociaux qu'elle pose tous les jours, à aucune des vicissitudes qui l'immobilisent ou la poussent en avant, à aucun des dangers qui la menacent. Et de là vient que l'état d'avancement de l'hygiène privée et publique dans un pays étant, grâce à cette solidarité, une mesure assez exacte du degré de civilisation auquel il est parvenu, les progrès de l'hygiène ont, en quelque sorte, des perspectives sans limites; il y a donc lieu d'espérer. Le courant qui s'opère aujourd'hui du sillon vers l'atelier, remplacé par un courant inverse; la campagne repeuplée au détriment des grandes villes, ces fourmilières malsaines au point de vue moral comme au point de vue physique; les ouvriers retrouvant dans de meilleurs logements l'air et la lumière dont ils ont besoin; les excès tenus en bride par un degré plus avancé de moralisation et aussi de culture intellectuelle; le mariage ramené à ses conditions naturelles et salutaires dont il s'écarte tous les jours, etc., que tout cela s'accomplisse dans une mesure quelconque et certainement la phthisie diminuera.

Mais nous devons nous placer au point de vue des choses présentes et non pas dans la perspective d'un avenir dont l'aurore commence à peine à poindre, et chercher à déterminer exactement la puissance actuelle de la thérapeutique et de l'hygiène contre la phthisie pulmonaire. S'il est en effet une affection qui exige impérieusement la réunion de cette double catégorie de ressources, c'est certainement celle-ci; nous en sommes fermement convaincu et nous essayerons de le démontrer à chaque page de ce livre.

La thérapeutique de la phthisie, comme celle de toutes les autres maladies du reste, se propose deux buts distincts, bien qu'ils se complètent l'un par l'autre : la préservation et la guérison.

La prophylaxie de la phthisie se dédouble en celle de l'individu et celle de l'espèce; toutefois cette affection étant héréditaire sous ses deux formes, native et acquise, on comprend que l'hygiène publique et l'hygiène personnelle ont ici des intérêts étroitement solidaires et qu'on ne saurait séparer.

Nous ne traiterons cependant dans ce livre que de la préservation des sujets chez lesquels on peut admettre un germe d'hérédité, la prophylaxie des autres rentrant dans le domaine de l'hygiène commune.

Quant à la phthisie actuellement développée, nous espérons démontrer que si sa guérison absolue est impossible dans le plus grand nombre de cas, la thérapeutique n'en reste pas moins armée d'une puissance considérable pour ralentir, quelquefois même arrêter sa marche et pour prolonger la vie des tuberculeux.

Le plus sûr moyen de se prémunir contre le scepticisme thérapeutique, c'est de ne pas s'exagérer la puissance de l'intervention médicale. Cette proposition qui a un faux air de paradoxe est cependant parfaitement soutenable. Les médecins pleins de jeunesse et d'enthousiasme, avides de guérir et d'entretenir ce feu sacré de la vie qui est confié à leur garde, s'illusionnent de bonne foi sur la puissance de leur ministère et sur la valeur des armes qu'ils ont entre les mains. Convaincus dans le principe qu'il n'existe pas de maladie inguérissable, ils en arrivent à la fin, par une série d'insuccès et de découragements, à douter de l'utilité de leur intervention et ils tendent de plus en plus vers une expectation sceptique. C'est là une exagération d'une autre sorte. Si guérir est le but idéal de la médecine, il ne lui est pas toujours donné de l'atteindre, mais elle a bien et complétement rempli sa mission quand, à défaut de ce résultat, elle pallie, fait durer et soulage là où elle ne saurait mieux faire. Il faut qu'elle s'habitue à se contenter du possible. Il y a certainement de la générosité au fond de ce découragement, mais si l'esprit ne luttait contre une pareille tendance, il s'énerverait vite et aboutirait nécessairement à une sorte d'inaction fataliste. Voir ce qui est possible dans le traitement de la phthisie et le vouloir fermement, telles sont les deux conditions d'une thérapeutique rationnelle et efficace. Ne pas sentir son utilité en présence d'un malade est, en effet, une des souffrances les plus pénibles que puisse éprouver un médecin d'intelligence et de cœur, mais cette tristesse lui sera épargnée aussitôt qu'il aura une notion bien distincte de ce qu'il peut et par suite de ce qu'il doit.

La prédominance actuelle des études anatomo-pathologiques et l'introduction dans la clinique des procédés physiques d'exploration, sont encore deux sources auxquelles s'alimente le scepticisme thérapeutique en matière de phthisie. Certes, nous n'avons l'intention de déprécier en rien les services que l'anatomie pathologique et l'auscultation ont rendus et rendent tous les jours à l'étude de la phthisie ; nous sommes de notre temps, nous le pensons du moins, et nous ne répudions aucun progrès alors même que nous reconnaissons qu'on en abuse, mais si nous nous inclinons avec une admiration respectueuse devant l'œuvre impérissable de Laennec qui résume en quelque sorte ces deux conquêtes, nous devons cependant reconnaître qu'on en a fait et qu'on en fait tous les jours un singulier abus. On attribue trop souvent aux phénomènes locaux une signification univoque qui ne leur appartient pas ; on attache une attention insuffisante aux signes révélés par l'état général, cette source féconde où s'alimentait trop exclusivement l'observation des anciens, et le diagnostic local courbant un grand nombre d'esprits sous cette implacable idée du fait anatomique, leur a en quelque sorte interdit de rien tenter comme de rien espérer.

Chose bizarre cependant ! le doute se puise là surtout où la confiance devrait plutôt prendre sa source. Si l'anatomie pathologique montre en effet la réalité de lésions contre lesquelles l'art ne saurait prévaloir, elle montre aussi quelquefois la possibilité de certaines guérisons spontanées, exceptions plus heureuses par l'espoir qu'elles donnent que par les bénéfices trop rares qu'elles réalisent.

Quant à l'auscultation, qu'on en fasse ce qu'elle est réellement, un merveilleux instrument de précision diagnostique et non pas un prétexte au découragement et à l'inaction. Le stéthoscope a révélé des lésions pulmonaires plus ou moins étendues ; il en a déterminé le siége, la forme, le degré, rien de plus satisfaisant pour l'esprit à coup sûr, mais le diagnostic de la phthisie n'est pas là tout entier ; il est aussi (on pourrait dire *surtout*) dans l'appréciation des conditions de l'état général et des ressources qu'il offre encore, dans la nature de la diathèse qui a précédé toutes les lésions locales et qui les réunit dans un faisceau commun, diathèse qui tend ici à une destruction progressive, ailleurs à un état stationnaire. L'auscultation diagnostique la *phthisie*, elle ne diagnostique pas le *phthisique*, ce qui est autrement difficile et complexe. Un médecin ordinaire, doué de sens suffisamment sagaces, guidé par de bons enseignements et concentrant toute son application sur ce point, arrivera assez vite à une analyse exacte des signes physiques offerts par l'exploration de la poitrine, mais sera-ce là un diagnostic complet? Non, sans doute. Deux phthisiques peuvent présenter les mêmes altérations au stéthoscope, qui diffèrent cependant du tout au tout; chez l'un la maladie évoluera lentement, chez l'autre elle précipitera ses phases, et Pidoux a pu dire avec raison qu'on est souvent moins phthisique avec des cavernes qu'avec de simples tubercules crus. La distinction anatomique des trois degrés de la phthisie exerce et exercera longtemps encore sur la thérapeutique de cette affection une influence désastreuse. L'auscultation renseigne, elle éclaire, elle fournit au diagnostic des éléments dont il ne pourrait plus se passer aujourd'hui, par elle on distingue sûrement la phthisie vraie des maladies qui la simulent et par suite les guérisons fictives des guérisons réelles, mais elle constitue, au point de vue du pronostic et du traitement, un guide qu'il ne faut pas suivre les yeux fermés.

La recherche infructueuse d'un spécifique de la phthisie et le nombre si considérable des panacées qui ont successivement vu le jour et dont le lendemain a fait justice, telle est enfin une dernière cause du scepticisme qui pèse si lourdement aujourd'hui sur la thérapeutique de la phthisie. La spéculation extra-médicale, exploitant indignement la frayeur qu'inspire ce fléau et, il faut le dire aussi, l'anarchie thérapeutique dont son traitement donne l'exemple, a fait de cette maladie l'objet de ses visées malsaines et coupables et, pour le dire en passant, la publicité du carrefour et le cynisme de l'annonce ont atteint de telles limites que la société est menacée, sous ce rapport, d'un péril contre lequel elle doit être protégée. Il y a là un scandale public dont la santé des malades et l'intérêt des mœurs demandent la répression. La retarder au nom de la liberté, c'est confondre la liberté de faire le bien avec celle de faire le mal. La première est la seule qui soit respectable et nous ne sachons pas que ce soit celle-là que les prôneurs de spécifiques aient précisément l'intention de revendiquer.

Ainsi donc, inaction sceptique d'un côté, promesses vaines ou intéressées de l'autre, tels sont les deux termes entre lesquels s'agite stérilement aujourd'hui la thérapeutique de la phthisie pulmonaire que l'incrédulité des gens du monde choisit, et non sans raison, comme le but habituel de ses railleries. Donner de l'huile de foie de morue avec une banalité singulière; inventer des spécifiques qui agitent un instant les esprits et, après une vogue éphémère, tombent dans un oubli mérité; pousser tous les ans vers l'Auvergne ou les Pyrénées le troupeau mélancolique des malades, sans espérer souvent de ce déplacement autre chose qu'un apaisement de leurs inquiétudes; faire voyager la phthisie au lieu d'essayer sérieusement de la guérir; tel est le spectacle assez habituel que déroule sous nos yeux la thérapeutique de cette affection. Il n'y a qu'un remède à ce mal, c'est de revenir, dans une certaine mesure, aux méthodes d'observation de la phthisie telles qu'elles florissaient parmi les médecins des derniers siècles, tout en les enrichissant et les complétant par les précieux moyens dont la conquête est une des gloires de la médecine contemporaine; c'est de tenir plus grand compte qu'on ne le fait souvent aujourd'hui de l'état général, de se bien persuader qu'on soigne mal le *poumon* quand on veut trop abstraire l'*homme*, et de substituer à la médecine stérile des drogues et des formules, la médecine féconde des indications. Cette thérapeutique est la seule qui satisfasse la raison et qui ouvre au progrès des horizons étendus; elle est, il est vrai, plus difficile que celle des spécifiques qui repose sur une opération d'esprit extrêmement simple, mais elle est aussi plus digne et elle conduit à de plus sérieux résultats; à une condition toutefois: c'est que les indications soient hiérarchisées suivant leur importance et qu'on y défère dans un ordre rationnel, autrement on fait la médecine des symptômes (ce qui est bien différent), c'est-à-dire cette médecine des ombres et des apparences qui émiette la thérapeutique et n'aboutit qu'à des résultats précaires.

Le titre de ce livre pourra paraître à beaucoup n'être qu'un pléonasme inutile, tant le mot *thérapeutique* implique l'idée d'*indications*; mais nous le demandons aux esprits sérieux qui étudient le mouvement de la médecine contemporaine, si c'est là ce que la thérapeutique devrait être : est-ce bien là ce qu'elle est réellement aujourd'hui? et est-il de luxe d'affirmer qu'en dehors de l'*indication* il n'y a ni thérapeutique ni médicaments, mais bien de l'empirisme et des drogues?

Le plan que nous avons suivi dans ce livre nous était indiqué par la nature même du sujet et par l'enchaînement des idées que nous venons d'exposer. Il y a dans l'évolution de la phthisie (et nous prenons pour type la phthisie classique héréditaire) trois périodes qui se succèdent ou qui alternent et qui appellent des moyens différents. L'une est la période de prédisposition ou d'imminence, la seconde la période fébrile ou d'aggravation, la troisième celle d'arrêt ou la période stationnaire. La présence ou l'absence de fièvre est la caractéristique des deux dernières; dans la phase fébrile, les indications sont principalement médicamenteuses, elles deviennent principalement hygiéniques quand la phthisie semble ne plus marcher. Le traitement de cette affection si longue et si complexe exige donc impérieusement, on ne saurait trop le répéter, l'association étroite des moyens tirés de la matière médicale et de ceux empruntés à l'hygiène. Par les médicaments, nous essayerons de le démontrer plus loin, on arrive souvent à enrayer la fièvre, et à faire entrer l'affection dans une voie de chronicité apyrétique, mais ce résultat une fois atteint, il faut le consolider en faisant appel à toutes les ressources d'une hygiène assidue et sagement dirigée. Parmi les indications qui se rattachent à la deuxième période, il en est de fondamentales, telles que celles qui se rapportent à la congestion, à l'inflammation, à la nutrition, à la diathèse; il en est d'autres, au contraire, qui sont secondaires ou accessoires, ce sont les indications de symptômes; nous nous sommes attaché à les distinguer et à montrer combien elles sont moins importantes que les premières. Dans la troisième période, le phthisique n'est plus un malade, c'est un valétudinaire, et les soins dont il a besoin embrassent toute la série des modificateurs hygiéniques susceptibles de consolider et de prolonger le résultat déjà obtenu.

Peut-on arriver par un usage judicieux de ces différents moyens à guérir la phthisie, et cette affection, une fois développée, est-elle donc curable? Nous ne le pensons pas et nous désespérons même qu'elle le soit jamais. Il ne faut certainement pas, en matière de progrès scientifique, porter de défi à l'avenir, croire que tout est découvert et tomber dans cette erreur qui consiste, suivant l'expression imagée d'un poëte :

> A prendre l'horizon pour les bornes du monde,

mais que de vraisemblances s'élèvent contre cet espoir ! Deux ordres de preuves ont été produites en faveur de la curabilité de la phthisie pulmonaire, des preuves cliniques, des preuves nécroscopiques. Les premières nous montrent bien des valétudinaires présentant tous les traits de la consomption tuberculeuse chez lesquels, par un bénéfice de la nature plus souvent que par une opération de l'art, tous les signes de la phthisie ont rétrocédé et qui ont parcouru une carrière assez longue ; mais la notoriété qui s'attache à ces faits dans une ville indique assez leur caractère exceptionnel. Ce sont des cas singuliers qui frappent l'esprit précisément parce qu'il les rapproche des faits usuels de léthalité qui fourmillent et qu'on ne compte plus. D'un autre côté, la fréquence des cicatrices, des concrétions crétacées du poumon, accusent aussi la *possibilité* d'une terminaison heureuse, mais s'il s'agissait toujours de phthisie dans ces cas, combien faible était la diathèse qui avait présidé à ces manifestations incomplètes. Ne sont-ce pas là des phthisies avortées bien plutôt que des phthisies guéries? Mais si, laissant de côté cette curabilité idéale, absolue, mais exceptionnelle, qu'on ne peut contester, on veut parler d'une guérison relative consistant dans l'effacement temporaire ou définitif des symptômes les plus saillants de la maladie, dans la prolongation en quelque sorte indéfinie de ses périodes d'inertie et de sommeil, dans la cessation de la fièvre, dans la restauration des forces et de l'embonpoint, dans le passage, en un mot, de l'état morbide à l'état valétudinaire, là notre confiance dans la puissance de la thérapeutique est sans bornes, et nous estimons que si elle n'atteint pas constamment ce résultat heureux elle doit toujours y tendre. Pas de découragement, pas d'illusion. On ne guérit pas la phthisie, mais l'art peut beaucoup pour ralentir ses progrès, et nous estimons que l'inaction en présence de cette maladie est un aveu de scepticisme ou d'ignorance.

S'il nous était permis de nous approprier en le complétant le mot par lequel Montaigne ouvre la préface de ses *Essais*, nous dirions avec lui : « C'est icy un livre de bonne foy, » et nous ajouterions « c'est aussi un livre de foi, » tant nous sommes pénétré du sentiment de l'utilité de la thérapeutique dans cette affection. En intitulant cet ouvrage l'*Art de prolonger la vie des phthisiques*, nous avons voulu donner une idée exacte de la pensée qui l'a inspiré. Nous croyons que la médecine actuelle ne peut que cela, mais qu'elle le peut le plus habituellement. Aussi éloigné par le tempérament de notre esprit de ce doute systématique qui n'aboutit qu'à une stérile négation et à l'inertie, que de ces illusions qui placent dans un mirage trompeur les limites du possible, nous avons dit simplement, sincèrement, ce que nous pensons des ressources de la médecine contre la phthisie. En combattant à outrance la recherche inutile ou intéressée des spécifiques, nous avons la confiance non-seulement de ne pas avoir amoindri la portée de la thérapeutique, mais bien au contraire de l'avoir relevée dans sa propre estime et dans sa dignité, c'est-à-dire dans sa puissance réelle. Puissions-nous n'avoir pas fait, à ce point de vue, une œuvre complétement inutile !

Montpellier, 25 novembre 1865.

Index bibliographique.

INDEX BIBLIOGRAPHIQUE

RELATIF

A LA THÉRAPEUTIQUE DE LA PHTHISIE PULMONAIRE

Nota. — Les sources sont classées dans un ordre méthodique et suivant les parties de cet ouvrage auxquelles elles se rapportent.

I

TRAITÉS GÉNÉRAUX

OFFRANT UN INTÉRÊT SPÉCIAL AU POINT DE VUE DE LA THÉRAPEUTIQUE DE LA PHTHISIE PULMONAIRE

Hamberger. Dissertation de phthoë. Tubing., 1585.

Moeller. Dissertation de phthisi. Francof., 1603.

Meibomius (J. H.). Dissertatio de phthisi. Basil., 1619.

J. H. Meibomius est le père de l'anatomiste Henri Meibom.

Sennert. Dissert. de phthisi. Wittembergæ, 1619.

Schneider (Conrad-Victor). Dissertatio de vera natura et recta ratione curandæ phthiseos. Wittembergæ, 1648.

Morton (Richard). Phthisiologia sive exercitationes de phthisi. In-8°. Londini, 1689.

Stahl (G. L.). Dissert. de phthisi. Halæ, 1704.

Barry (Sir Edward). Treatise on a Consumption of the Lungs with account of nutrition. In-8°. Dublin, 1726.

Simmons (Samuel). Practical observations on the treatment of Consumption. In-8°. London, 1780.

Reid (Thomas). Uber die Natur und Heilung der Lungensucht. Offenbach, 1781.

Jeannet des Longrois. De la pulmonie, de ses symptômes et de sa curation. 3e édition, in-8°. Paris, 1784.

Raulin (Joseph). Traité de la phthisie pulmonaire. In-8°. Paris, 1784.

Salvadori (Matteo). Del morbo tisico. In-8°. Trient, 1787.

Ryan (Michel). An inquiry into the causes, nature and cure of Consumption. In-8°. Dublin, 1788.

May (William). Essay on pulmonary Consumption. In-8°. London, 1792.

Sutton. Considerations regarding pulmonary Consumption. In-8°. London, 1799.

Brieude. Traité de la phthisie pulmonaire, 2 vol. In-8°. Paris, an XI (1803).

Baumes. Traité de la phthisie pulmonaire, 2e édition, 2 vol. In-8°. Paris, 1805.

Bonnafox de Mallet (Julien). Traité sur la nature et le traitement de la phthisie pulmonaire. In-8°. Paris, 1805.

REID (John). Treatise on Consumption. In-8°. London, 1806.

PORTAL (Ant.). Observations sur la nature et le traitement de la phthisie pulmonaire. 2 vol. in-8°. Paris, 1809.

BAYLE (G. L.). Recherches sur la phthisie pulmonaire. Paris, 1810.

ANDRAL (G.). Clinique médicale ou choix d'observations recueillies à la clinique de M. Lerminier. T. III, Phthisie pulmonaire. Paris, 1826.

LAENNEC. Traité de l'auscultation médiate et des maladies des poumons et du cœur. 2e édition, 2 vol. in-8°. Paris, 1826.

CLARK (J.). Traité de la consomption pulmonaire, comprenant des recherches sur les causes, la nature et le traitement des maladies tuberculeuses et scrofuleuses en général. Traduction H. Lebeau. In-8°. Bruxelles, 1836.

SUE. Mémoire sur le traitement de la phthisie pulmonaire. Rapport de MM. Husson, Louis et Honoré. (*Bulletin de l'Académie de médecine*, 1837, t. II, p. 62.) — De la nature et du traitement de la phthisie. Paris, 1839.

FOURNET. Recherches cliniques sur l'auscultation des organes respiratoires et sur la première période de la phthisie pulmonaire. 2 vol. in-8°. Paris, 1839.

LOUIS. Recherches sur la phthisie pulmonaire. 2e édition, in-8°. Paris, 1840.

BOUDET. Recherches sur la guérison naturelle et spontanée de la phthisie pulmonaire. Thèse de Paris, 1843.

LUGOL. Recherches et observations sur les causes des maladies scrofuleuses. Paris, 1844.

FOURCAULT. Causes générales des maladies chroniques, spécialement de la phthisie pulmonaire et des moyens de prévenir la dernière de ces maladies. In-8°. Paris, 1844.

BRICHETEAU. La phthisie pulmonaire et son traitement. (*Gaz. des hôp.*, 1845, p. 610.)

BERNARDEAU. Histoire de la phthisie pulmonaire. Nouvelles recherches sur l'étiologie et le traitement de cette maladie. In-8°. Paris, 1845.

REQUIN. Eléments de pathologie médicale. Paris, 1846, t. II, p. 310-344.

TURNBULL. Inquiry how far consumption is curable with observation on cod-liver oil and other remedies. Second edition. London, 1850.

BRICHETEAU. Traité des maladies chroniques qui ont leur siége dans l'appareil respiratoire. In-8° Paris, 1852.

COTTON (Richard-Payne). The nature, symptoms and treatment of Consumption. London, 1852.

BURSLEM (Willougby). Pulmonary Consumption and its treatment. In-8°. London, 1852.

BENNETT (John Hughes). Treatise on the pathology and treatment of pulmonary tuberculosis. In-8°. Edinburgh, 1853.

GINTRAC (E.). Cours théorique et clinique de pathologie interne et de thérapie médicale. Paris, 1853, t. III, p. 284-323.

CORMAC (Henry Mac). On the nature, treatment and prevention of pulmonary Consumption and incidentally of Scrofula. In-12. London, 1855. — Consumption as engendered by rebreathed air and consequent arrest of the unconsumed carbonaceous waste, its prevention and possible cure. 2e édition. London, 1865.

GUÉNEAU DE MUSSY (Noël). Leçons cliniques sur les causes et le traitement de la phthisie pulmonaire. In-8°. Paris, 1860.

BENNETT (J. H.). Du traitement de la phthisie pulmonaire. (*Bulletin gén. de thérapeutique*, 1860, t. LX, p. 438.)

PERROUD. De la tuberculose ou de la phthisie pulmonaire. Mémoire couronné par la Société de médecine de Bordeaux. In-8°. Paris, 1861.

GRAVES (R. J.). Leçons de clinique médicale. Traduction Jaccoud. 2e édition, 2 vol. in-8°. Paris, 1863, p. 137-195.

Grisolle. Traité de pathologie interne. Paris, 9e édit., MDCCCLXV. Article Phthisie, t. II. p. 516-558.

Pidoux. Introduction à une nouvelle doctrine de la phthisie pulmonaire. (*Union méd.* Paris, 1865.)

Trousseau. Clinique médicale de l'Hôtel-Dieu de Paris. 2e édition. Paris, 1865, t. I, p. 584.

Niemeyer: Traité de pathologie interne et de thérapeutique. Traduction Culman et Sengel. Paris, 1865, t. I, p. 157-195.

Valleix. Guide du médecin praticien. 5e édition. Paris, 1866, t. II.

Voyez aussi :

Baillou (Ballonii). Consiliorum medicinalium libri tres. Parisiis, 1635-1649.

Percival. Essays medical and experimental. 3 vol. in-8°. London, 1773-76.

Mead. Recueil des œuvres phys. et médicin. Traduction Coste. 2 vol. gr. in-8° avec figures. Bouillon, 1774.

Macbride. Introduction à la théorie et à la pratique de la médecine, traduction Petit-Radel. 2 vol. gr. in-8°, Paris, 1778.

Stoll. Ratio medendi, in nosocomio practico Vindobonensi. 1 vol. in-8°. Viennæ, 1785, et Parisiis, 1787.

Quarin. Animadversiones practicæ in diversos morbos. Vienne, 1786.

Cullen. Éléments de médecine pratique. Traduit de l'anglais par Bosquillon. 2 vol. in-8°. Paris, 1789.

Rush. Medical Inquiries and Observations. 2th edition, 4 vol. in-8°. Philadelphia, 1805.

II

TRAITÉS OU MÉMOIRES DE DÉTAIL

1. Prophylaxie héréditaire et individuelle de la phthisie.

Rosen a Rosenstein. Dissertatio de cognoscenda et curanda imminente phthisi pulmonari. Upsal, 1740.

Locke. Éducation des enfants. Traduction anglaise de Coste. 8e édit., 2 vol. in-12. Paris, MDCCXLVII.

Tinchant. Dissertatio de periculo operationis fistulæ ani a causa interna proveniente. Theses Argentor. 1790.

Beddoes. Essay on the causes, early signs and prevention of pulmonary Consumption. In-8. London 1790.

Ginet. Essai sur les moyens propres à prévenir la phthisie constitutionnelle ou héréditaire. Paris, in-4°, 1815.

Benoiston de Chateauneuf. Influence des professions sur le développement de la phthisie. (*Ann. d'hyg. publique*, 1831, 1re série, t. VI, p. 5.)

Louis. Note sur la fréquence relative de la phthisie chez les deux sexes. (*Ann. d'hyg.*, 1re série, 1831, t. VI, p. 50.)

Mondière (J.). Mémoire sur les dangers de la suppression de la sueur habituelle des pieds. (*Journal l'Expérience*, 1831, t. I, p. 481.)

Lombard (de Genève). De l'influence des professions sur la phthisie pulmonaire. (*Ann. d'hygiène*, 1834, t. XI, p. 5.) — Recherches des causes qui peuvent influer sur la fréquence de la phthisie pulmonaire. (*Ibidem*, 1834, t. XI, p. 26.) — Professions qui exercent une influence préservatrice et professions qui favorisent le développement de la phthisie. (*Ibidem*, 1835, t. XIV, p. 106 et 107.)

Trousseau. Des cas dans lesquels il convient de guérir les gourmes. (*Journal des*

Conn. médico-chir., juillet 1842, t. X, p. 1, et *Journal de médecine*, octobre 1845, p. 289.)

HERVIEUX. Influence de la grossesse sur la marche de la phthisie. Quelques mots sur la question de l'hérédité dans cette maladie. (*Un. méd.*, janvier et mars 1847, p. 38.)

LUCAS (Prosper). Traité philosophique et physiologique de l'hérédité naturelle. 2 vol. in-8. Paris, 1847-1850.

GRISOLLE. De l'influence que la grossesse et la phthisie pulmonaire exercent réciproquement l'une sur l'autre. (*Bullet. de l'Acad. de méd. de Paris*, 1849-1850, t. XV, p. 10, et *Arch. gén. de méd.*, janvier 1849.)

DUBREUILH (Charles). Influence de la grossesse, de l'accouchement et de l'allaitement sur le développement et la marche de la phthisie pulmonaire. Rapport de M. Grisolle. (*Bullet. de l'Acad. de méd.*, 1851, t. XVII, p. 14.)

DEVAY. Hygiène des familles. 2 vol. in-8. Paris, 1858. — Du danger des mariages consanguins sous le rapport sanitaire. In-12. Paris, 1862, 2e édit.

BOURGEOIS (A.). Quelle est l'influence des mariages consanguins sur les générations. In-4. Thèses de Paris, 1859.

CHAZARAIN. Du mariage entre consanguins considéré comme cause de dégénérescence organique et particulièrement de surdi-mutité congéniale. In-4. Thèse de Montpellier, 1859.

BOUCHARDAT. Mémoire sur l'étiologie et la prophylaxie de la phthisie pulmonaire. in *Supplément à l'Annuaire de thérapeutique pour* 1861.

BOUDIN. Danger des unions consanguines et nécessité des croisements. (*Ann. d'hygiène publique*, 1862, 2e série, t. XVIII, p. 5.)

VOISIN (Aug.). Étude sur les mariages entre consanguins dans la commune de Batz. (*Ann. d'hyg.*, 1865, 2e série, t. XXIII, p. 260.)

FALRET (J.). Des mariages consanguins; revue critique des travaux publiés sur la matière. (*Arch. gén. de méd.*, avril et mai, 1865.)

MITCHELL (Arthur). De l'influence de la consanguinité matrimoniale sur la santé des descendants (*Edinburgh medical Journal*, March and June. 1865), traduit par le prof. Fonssagrives. (*Ann. d'hyg. publique*, 1865, t. XXIV, p. 44 et suiv.)

BENNET (H.). De la connexion entre la phthisie et les maladies utérines, et de la nécessité de traiter ces dernières dans les cas ainsi compliqués. (*Bullet. de thérap.*, 1865, t. LXIX, p. 49.)

Voyez aussi comme indications des moyens propres à entraver le développement de la phthisie chez les sujets prédisposés héréditairement les traités d'hygiène, notamment ceux d'hygiène pédagogique, et en particulier :

LE ROY (Alph.). Médecine maternelle ou l'art d'élever et de conserver les enfants. In-8°, Paris, 1830.

HUFELAND Conseils sur l'éducation physique des enfants, in-8°.

RICHARD (de Nancy). Traité pratique des maladies des enfants. 1 vol. in-8°. Paris, 1839.

CHAILLY-HONORÉ. Éducation physique des enfants depuis la naissance jusqu'au sevrage (formant la cinquième partie de son Traité pratique sur l'art des accouchements, p. 1014 à 1058). In-8°. Paris, 1861.

BOUCHUT. Hygiène de la première enfance. In-18 jésus, de 400 p. Paris, 1862.

LEROY (Émile). De l'éducation des enfants, conseils aux parents sur l'hygiène à suivre. Paris, 1862.

DONNÉ. Conseils aux familles sur l'éducation des enfants. In-18 jésus. Paris, 1864.

DEHOUS. Lettres à une mère sur l'alimentation et l'hygiène du nouveau-né. In-18 jésus de 312 p. Paris, 1863.

La littérature médicale allemande abonde surtout en livres relatifs à l'hygiène pédagogique.

II. Atmosphères naturelles.

§ 1. INFLUENCE DES CLIMATS.

DEGAVE (Joseph). An phthisi Anglorum incipienti clima Avenionense? Avenione, in-12, 1716.

LEATH (J. G.). De phthisi cœloque phthisi idoneo. In-8. Edinburgi, 1820.

MOREAU ET BONNAFONT. Lettres sur l'influence du climat d'Alger sur la phthisie. (*Bull. de l'Acad. de méd.*, 1836, t. I, p. 71 et 129.)

LOUIS. Rapport sur la proposition de M. Costallat. (*Bull. de l'Acad. de méd.*, 1836, t. I, p. 45.) — Instruction sur l'étude de la phthisie considérée dans les divers climats. (*Bull. de l'Acad. de méd.*, 1836, t. I, p. 312.)

BURGESS (Thomas H.). Climate of Italy in relation to pulmonary Consumption. In-8. London, 1852.

COSTALLAT. Influence du climat d'Alger sur la phthisie. Rapport de MM. Andral et Louis. (*Bull. de l'Acad. de méd.*, 1836, t. I, p. 45.) — Mémoire présenté à la Chambre des députés sur l'influence probable du climat d'Alger pour la guérison de la phthisie, 5 avril 1837.

BARTH. Notice topographique et médicale sur la ville d'Hyères. (*Arch. gén. de méd.*, 1841, 3ᵉ série, t. XII, p. 161.) — Instructions devant servir de guide pour l'étude d'une localité au point de vue de son influence sur les affections chroniques de la poitrine. (*Bull. de l'Acad. de méd.*, 1861, t. XXVII, p. 105.)

NAUDOT. Influence du climat de Nice sur la marche des maladies chroniques, et particulièrement de la phthisie. In-8. Paris, 1842.

RUFZ. Étude de la phthisie pulmonaire à la Martinique (*Mém. de l'Acad. imp. de méd.*, 1842, t. X, p. 479), et Rapport de M. Louis. (*Bull. de l'Acad. de méd.*, 1842, t. VII, p. 617.)

HONORATY. Lettres à un médecin de Paris sur Hyères, son climat et son influence sur les maladies de poitrine. Toulon, 1846.

CARRIÈRE (Ed.). Du climat de l'Italie sous le rapport hygiénique et médical. In-8. Paris, 1849. — Les hivers de Venise. Climat, hydrographie, effets thérapeutiques. (*Union médicale*, 1856, t. X, p. 113, 129, 141, 149, 153.) — Les climats de l'Océan et de l'Adriatique. (*Union médic.*, 25, 29 août et 5 septembre 1863.)

REQUIN. Notice médicale sur Naples. In-8. Paris, 1854.

HUBERT RODRIGUES. Clinique médicale de Montpellier. Montpellier, 1855.
Voyez page 377 une bonne étude climatologique sur cette ville.

ROCHARD (Jules). De l'influence de la navigation et des pays chauds sur la marche de la phthisie pulmonaire. Mémoire couronné par l'Académie impériale de médecine. (*Mémoires de l'Acad. de méd.*, 1856, t. XX, p. 75.)

TAYLOR (A.). A comparative Inquiry as to the preventive and curative influence of the climate of Pau and of Montpellier, Hyères, Nice, Roma, Pisa, Florence, Naples, Biarritz, etc., on health and disease. New edition. London, 1856. — Traduction française, 3ᵉ édition, in-18 jésus. Paris, 1865.

MITCHELL. Alger, son climat et sa valeur curative principalement au point de vue de la phthisie. Traduction de Bertherand, Paris, 1857, et *Gaz. méd. de l'Algérie*, même année.

PIETRA-SANTA. Influence des pays chauds sur la marche de la phthisie pulmonaire. Paris, 1857. In-8. — Influence du climat d'Alger sur les maladies de poitrine. (*Ann. d'hygiène*, 1861, 2ᵉ série, t. XIV, p. 289, t. XV, p. 45.)

BARRAL. Le climat de Madère et son influence thérapeutique sur la phthisie pulmonaire. Traduction P. Garnier. Paris, 1858.

GARIMOND. Statistique des hôpitaux de Montpellier au point de vue de l'influence du climat sur le développement et la marche de la phthisie pulmonaire. (*Montpellier médical*, t. II, n° 2.)

BELCASTEL (G. DE). Le climat des Canaries et la vallée d'Orotava au point de vue hygiénique et médical. In-8°. Paris, 1862.

BENNET (J. Henry). Lettre au docteur Debout sur l'influence défavorable du changement subit de climat. (*Bulletin gén. de thérap.*, 1863, t. LXV, p. 241.)

SCHNEPP. Du climat de l'Égypte. Paris, 1862. — Climats de l'Afrique septentrionale, de l'Italie et du midi de la France. Paris, 1865.

BUTTURA (A.). L'hiver dans le Midi. Paris, 1864.

JOURDANET. Le Mexique et l'Amérique tropicale, hygiène, climats, maladies. Paris, in-18 jésus, 1864.

BOURLIER (A.). De la phthisie à Alger. Thèse de Montpellier. 1864, n° 71.

VALCOURT (DE). Climatologie des stations hivernales du midi de la France. In-8°. Paris. 1865. Thèse.

LUBANSKI. Guide aux stations d'hiver du littoral méditerranéen. Paris, in-12, 1865.

LAVERAN. De la valeur d'Alger comme station d'hiver pour les phthisiques. (*Dict. encyclopédique des sciences médicales*, art. ALGÉRIE. Paris, MDCCCLXV, t. II, p. 779.)

§ 2. INFLUENCE DES LOCALITÉS.

NEPPLE. Traité des fièvres rémittentes et intermittentes. Paris, 1835.
Question de l'antagonisme.

TRIBE. Heureuse influence de l'atmosphère des pays marécageux sur la tuberculisation pulmonaire. Thèse de Montpellier, 1838.

PACCOUD. Question de l'antagonisme. (*Comptes rendus de l'Acad. des sciences*, 15 août 1843.)

CHASSINAT. Lettre à l'Académie royale de médecine sur la question de l'antagonisme. Août 1843.

LÉVY (Michel). Lettre touchant l'influence des marais sur la fréquence de la phthisie pulmonaire. (*Bulletin de l'Acad. de médecine*, 1843, t. VIII. p. 939.)

LEFÈVRE (Amédée). De l'influence des lieux marécageux sur le développement de la phthisie et de la fièvre typhoïde étudiée particulièrement à Rochefort. (*Bulletin de l'Acad. de médecine*, 1844-1845, t. X, p. 968.) — Voyez aussi le rapport de Gaultier de Claubry sur ce travail. (*Bulletin de l'Acad. de médecine*, 1845, t. X, p. 1041.)

BOUDIN. De l'influence des localités marécageuses sur la fréquence et la marche de la phthisie pulmonaire. (*Ann. d'hyg. et de méd. lég.* 1845, t. XXXIII, p. 58.) — Traité de géographie et de statistique médicales. Paris, 1857, t. II, p. 628, avec une carte de la distribution géographique des maladies de poitrine.

BÉRENGUIER (A.). Notice sur la phthisie pulmonaire considérée dans ses rapports avec les maladies paludéennes dans le canton de Rabastens (Tarn). (*Ann. d'hygiène*, 1847, t. XXXVIII, p. 251.)

MÜHRY (A.). Die geograph. Verhältnisse der Krankheiten, t. I. Leipzig, 1856.

GARNIER. De l'influence de l'air marin sur la phthisie pulmonaire, d'après la statistique officielle de la mortalité dans les hôpitaux maritimes. (*Bulletin de l'Acad. de médecine*, 1858, t. XXIII, p. 1147.) — Voyez la discussion (*Bull. de l'Acad. de méd.*, 1861, t. XXVII, M. Piorry, p. 9, 29; M. Bouchardat, p. 14).

GUILBERT. De la phthisie dans ses rapports avec l'altitude et avec les races au Pérou et en Bolivie et du soroche ou mal des montagnes. Thèses de Paris, 1862, n° 162. — Rapports de la phthisie avec l'altitude. (*Ann. d'hyg.* 1863, 2e série, t. XIX, p. 449.)

Le Roy de Méricourt. De l'air marin à propos du livre de M. Schnepp sur le climat de l'Égypte. (*Arch. générales de médecine*, octobre et novembre 1863.)

Schnepp. La phthisie, maladie ubiquitaire, devenant rare à de certaines altitudes, comme aux Eaux-Bonnes. (*Presse scientif. des Deux-Mondes*, 1865, n° 2, p. 86, et *Arch. g. de méd.*, juin et juillet 1865.)

III. Atmosphères artificielles.

Vasse. An ulceribus pulmonum, suffumigia a balsamicis prodesse possunt? In-4°. Parisiis, 1751.

Read. Essai sur les effets salutaires du séjour des étables dans la phthisie. In-12, 1767.

Clerc. Du séjour des étables dans la phthisie *in* Hist. nat. de l'homme considéré dans l'état de maladie. Paris, MDCCLXVII, t. II, p. 382.

Percival. Observ. on the medicinal use of fixed air in Priestley (*Experiments and observ. on different kinds of air*. London, 1774) appendix, p. 300.

Billard. Remarques et observations sur l'usage des fumigations dans la phthisie pulmonaire. (*Mémoires de l'Acad. royale de chirurgie.* Paris, 1774, t. V, p. 549.)

Triller. Programma de nova nitida phthiseos curandi methodo per vetera olida pecorum stabula. In-4°. Wittembergæ, 1775.

Valette (Du). An in carnariis conservatio phthisicis prodesse possit? In-4° Monspellii, 1788.

Home (Francis). Clinical Experiments. London, 1782.

Voyez section 6, sur l'emploi de l'acide carbonique contre la phthisie.

Ingenhouz. Sur l'emploi de l'acide carbonique contre les plaies, ulcères (*Miscellanea, physico-medica.* 1794-1795, p. 8.)

Mühry. Dissertatio de aeris fixi inspirati usu in phthisi pulmonali. In-4°. Gœttingæ, 1795.

Beddoes. Emploi des fumigations d'acide carbonique contre la phthisie. Compte rendu. (*Biblioth. britannique*, 1797, Genève, t. VI, *Sciences et arts*, p. 257.)

Watt. On the use of factitious airs in Medecine. (*Edinburgh practice of physic. surgery and midwifery*, vol. II, p. 617.)

Buxton (Isaac). Essay on a regulated temperature in Winter-Cough and Consumption. In-12. London, 1810.

Sutton (Th.). Letters on Consumption. In-8°. London, 1814.

Dans cet ouvrage se trouvent développés les avantages qu'offrent aux phthisiques les atmosphères à températures constantes.

Crichton. Practical observations on the treatment and cure of several varieties of pulmonary Consumption and on the effects of the vapour of boiling Tar in that disease. London, 1823.

Albers. Du chlore dans la phthisie. (*British and Foreign medical Review*, vol. IV, p. 212.)

Cottereau. Emploi du chlore dans le traitement de la phthisie pulmonaire. (*Arch. gén. de méd.*, 1830, 1re série, t. XX, p. 289 et t. XXIV, p. 347.)

Gannal. Du chlore employé comme remède contre la phthisie pulmonaire. In-8°. Paris, 1832.

Scudamore. Cases illustrating the remedial power of the inhalation of Iodine and Conium in tubercular Phthisis. Second edition. London, 1834.

Pétrequin. Expériences comparatives sur l'emploi thérapeutique de la kréosote et de l'eau de goudron dans le catarrhe pulmonaire chronique et dans la phthisie à divers degrés. (*Gazette médicale*, 1836, t. IV, p. 705.)

Tabarié. Recherches sur l'air comprimé. (*Comptes rendus de l'Acad. des sciences*, 9 avril 1838, t. VI, p. 477 et 896; t. VIII, p. 415 et t. XI, p. 26.)

Toulmouche. Emploi du chlore dans la phthisie. (*Journal de méd. et de chir. prat.*, t. V, p. 244.)

Marochetti. Méthode ou cure hydropneumatique pour le traitement radical et topique de la phthisie pulmonaire et trachéale, ainsi que de toutes les maladies locales des organes et voies de la respiration. Rapport de MM. Marcatan et Louis. (*Bull. de l'Acad. de méd.*, 1839, t. III, p. 392.)

Steinbrenner. Quelques considérations sur la prédisposition constitutionnelle à la phthisie pulmonaire, et sur l'emploi des inhalations et exhalations de l'air de la respiration, pour prévenir cette prédisposition ou pour y remédier. Rapport de MM. Louis, et Gaultier de Claubry. (*Bull. de l'Acad. de méd.*, 1840, t. V, p. 12.)

Klée (L. A.). Traitement de la tuberculisation pulmonaire par l'atmiâtrie. Thèse de Strasbourg, 2e série, 1848, n° 189, p. 57.

Grisolle. Rapport sur l'emploi des eaux de Saint-Alban contre la phthisie. (*Bull. de l'Acad. de méd.*, 15 octobre 1850, t. VI, p. 56)

Dans ce rapport, provoqué par un travail de M. Goin, est appréciée l'utilité des inhalations d'acide carbonique contre la phthisie.

Pravaz. Essai sur l'emploi médical de l'air comprimé. Paris, 1850.

Chartroule. Inhalations iodées contre la phthisie. (*Bullet. de l'Acad. de méd.*, nov. 1850, t. XVI, p. 87, et 1853, t. XVIII, p. 1109). —Voyez aussi le rapport de M. Piorry, même recueil, 1853-54, t. XIX, p. 335.)

Bertin (E.). Essai clinique de l'emploi et des effets de l'air comprimé. Paris, 1855.

Macario. Efficacité des inhalations de vapeurs d'iode dans un cas de phthisie. (*Bull. de thérap.*, 15 janv. 1851 et 1856, t. XL, p. 27.)

Champouillon. Inutilité des inhalations iodées dans la phthisie. (*Gaz. des hôpitaux*, décembre 1858.)

Sales-Girons. Nouvelle thérapeutique respiratoire. Lettre au docteur Debout. (*Bullet. de thérap.*, 1858, t. LIV, p. 385.) — Application de l'instrument pulvérisateur des liquides médicamenteux au traitement des maladies de poitrine. In-8. Paris, 1861.

Voyez aussi les travaux contradictoires qu'a suscités, depuis 1858, la question de la pulvérisation des eaux minérales, et en particulier :

Fournié (de l'Aude). De la pénétration des corps gazeux, volatils, solides et liquides dans les voies respiratoires au point de vue de l'hygiène et de la thérapeutique (*Acad. des sc.*, 16 septembre 1861).

Delore (X.). De la pulvérisation des liquides et de l'inhalation pulmonaire au point de vue thérapeutique. (*Gaz. méd. de Lyon*, 1er et 16 septembre 1861.)

Briau (R.). Des effets de la respiration de l'eau minérale pulvérisée. (*Gaz. hebdom*, 5 et 11 avril 1861.)

Pietra-Santa. La pulvérisation. État de la question. Paris, 1861.

Poggiale. Rapport à l'Académie. (*Bull. de l'Acad. de méd.*, janvier 1862, t. XXVII.)

Chevandier. Inhalations résineuses du pin mugho dans la phthisie. (*Gaz. méd. de Lyon*, juill. 1865, et rapport de Gibert, 1865. *Bull. de l'Acad. de méd.*, t. XXX.)

IV. Genre de vie et régime.

Meibomius (Henricus). Dissertatio de phthiseos curatione per lac. Helmstadii, 1687.

Stahl. Dissertatio de novo specifico antiphthisico, equitatione. Halæ, 1699.

Quartier. Ergo vinum ad tabem pulmonum vergentibus perniciosissimum. Parisiis, 1701.

Gilchrist (Ébenezer). Utilité des voyages sur mer pour la cure de différentes maladies et notamment de la consomption. Traduction de Bourru, docteur-régent. Paris, 1770.

FULLER. De l'équitation dans la phthisie. (*Edinburgh practice*, vol. II, p. 142, 176, 480.)

SYDENHAM. Opera omnia. Tractatus de podagra, t. I, p. 275.

GRANT. Essai sur les fièvres. Trad. Lefebvre. Paris, 1775, t. I, p. 234.

PETIT-RADEL. Essai sur le lait considéré médicinalement sous ses différents aspects. Paris, 1786.

SALVADORI. Del morbo tisico. Trient, 1787.

MAY (William). Essay on pulmonary Consumption. London, 1792.

Cet ouvrage se propose pour but de faire valoir les avantages d'une méthode thérapeutique basée sur l'emploi d'une alimentation substantielle. Il en est de même du suivant.

PEARS (Ch.). Cases of phthisis pulmonalis successfully treated upon the tonic plan. In-8. London, 1801.

BEDDOES. Observ. on the medical and domestical management of the Consumptive, on the powers of Digitalis purpurea. London, 1801.

MURRAY (James). A dissertation on the influence of heat humidity. In-8. London, 1830.

RAMADGE. Du traitement de la phthisie pulmonaire et du mode de guérison de cette maladie. (*Arch. gén. de méd.*, 2e série, 1836, t. IX, p. 81.)

FITZ PATRICK Traité des avantages de l'équitation dans ses rapports avec la médecine. In-8. Paris, 1838.

LÉVÊQUE (Ch.). De la navigation considérée comme moyen thérapeutique dans certaines affections. Thèse de Montpellier, 1855.

CHAMPOUILLON. Du déplacement dans les maladies chroniques de la poitrine. (*Gaz. des hôpitaux*, 1857, et *Bull. de l'Acad. de méd.*, nov. 1857.)

FONSSAGRIVES. Influence curative du changement d'air et des voyages. (*Gaz. hebd.*, 1858.)

V. Médications diverses.

1° TARTRE STIBIÉ.

BALFOUR (William). Illustrations of the power of Emetic Tartar in Fever and in preservating Consumption. In-8. Edinburgh, 2e édit., 1819.

LANTHOIS. Théorie nouvelle de la phthisie pulmonaire. In-8. Paris, 1819.

FONSSAGRIVES. Du traitement de la phthisie pulmonaire à marche fébrile par le tartre stibié à doses rasoriennes longtemps prolongées. (*Bullet. de l'Acad. de méd.*, 1860, et *Bull. gén. de thérap.*, 1860, t. LIX, p. 5-13, 49-57 et 561-566.)

BERNARDEAU. Nouveaux faits touchant l'emploi thérapeutique du tartre stibié à doses très-réfractées dans quelques affections thoraciques (*Bull. gén. de thérapeutique*, 15 avril 1850, t. XXXVIII, p. 311).

FONSSAGRIVES. Des conditions propres à assurer les bons effets du tartre stibié dans les phthisies pulmonaires à forme fébrile. (*Bullet. de thérap.*, 1860, t. LIX, p. 561-566.)

FERRIER. Observation témoignant que le tartre stibié à haute dose ne saurait être administré impunément à tous les phthisiques. (*Bull. de thérap.*, 1860, t. LIX, p. 505. — Réponse de M. Fonssagrives, *ibid.*, p. 561.)

2° DIGITALE.

MAGENNI. Traitement de la phthisie pulmonaire par la digitale. (*Edinburgh practice of physic, surgery and midwifery*. London, 1803, p. 190 et suiv.) — *Journal de médecine et de chirurgie pratiques*, t. VI, p. 149.

SANDERS (James). Treatise on pulmonary Consumption with an inquiry into the medical properties of the Digitalis or Fox-glove. In-8. Edinburgh, 1808.

MICHAELIS. De phthisi. Lipsiæ, 1658.

FOUQUIER. *Bull. de la Faculté*, 1819, t. VI, p. 441.

HOCELÈS. *Journal de médecine et de chirurgie pratiques*, t. IX, p. 352.

BAYLE. Bibliothèque de thérap. Paris, 1830, t. III, p. 1-352.

RANQUE. *Bull. des sciences médicales*, t. V, p. 49.

FAURE. Traitement de la phthisie pulmonaire par la digitale. (*Gaz. méd. de Strasbourg*, sept. 1848, et *Bull. de thérap.*, mai 1848, t. XXXIV, p. 145.)

FORGET (P.). Traitement de la phthisie, empoisonnement par la digitale. (*Gaz. méd. de Strasbourg*, sept. 1848.) Principes de thérapeutique. Paris, 1860, p. 480.

3° PLOMB.

STARK. Dissertatio de usu sacchari saturni in phthisi pulmonum confirmata. In-4. Marburgi, 1801.

BOISSEAU. Observations sur les effets de l'acétate de plomb administré à l'intérieur dans les cas de phthisie pulmonaire pour modérer la sueur. (*Journal gén. de méd. française et étrangère*, 1823, t. LXXXII, 2ᵉ série, XXI, p. 382.)

BEAU. Traitement de la phthisie pulmonaire par les préparations de plomb. (*Union médicale*, juillet 1859, et *Gaz. des hôpitaux*, 17 mai 1859.) — De la médication saturnine dans le traitement de la phthisie pulmonaire. (*Gaz. des hôp.*, 1859, p. 229).

LECOQ (Jules). De la médication saturnine dans le traitement de la phthisie pulmonaire. (*Bull. de thérap.*, 1859, t. LVII, p. 337, 413.)

4° CURES DE RAISIN ET DE PETIT-LAIT.

HOFFMANN. De Connubio aquarum mineralium cum lacte longe saluberrimo.

SCHULZE (A). Die Weintraubenkur, 2ᵉ édit. Leipzig, 1844. In-8°.

SCHMITT (J. B.). Die Traubenkur. Mayence, 1844.

SCHNEIDER (L.). Die Molken und Traubenkur zu Bad Gleisweiler. Landau, 1853. In-8°.

KAUFFMANN. Die Traubenkur in Darkheim. Mannheim, 1854. In-8°. — Idem, Berlin, 1862.

CARRIÈRE (Ed). Les cures de petit-lait et de raisin en Allemagne et en Suisse, dans le traitement des maladies chroniques et en particulier dans les névroses, les troubles fonctionnels des organes digestifs, les pléthores, la phthisie pulmonaire et les affections chimiques des organes respiratoires. In-8°. Paris, 1860.

CURCHOD (H). Essai théorique et pratique sur la cure aux raisins, étudiée plus particulièrement à Vevey. Paris, 1860. In-8°.

HERPIN (de Metz). Du raisin considéré comme médicament ou de la médication par les raisins. In-8°. Paris, 1860. — Du raisin et de ses applications thérapeutiques, études sur la médication par les raisins connue sous le nom de cure aux raisins ou ampélothérapie. In-12. Paris, 1865.

BOGOIOLAWSKI. Manuel pratique de l'emploi et de la préparation du koumiss, composé à la suite de longues études sur ce sujet. — Ouvrage russe imprimé il y a quelques années à Samara.

L'auteur entre dans de longs détails sur l'emploi du koumiss dans la phthisie.

SCHNEPP. Traitement efficace par le galazyme des affections catarrhales, de la phthisie et des consomptions en général. Paris, 1865, in-8°.

5° SAIGNÉES.

MORTON (Richard). Op. medica. Lugduni, MDCCXXXVII. Tomus primus, lib. II, cap. IX. De curatione phthiseos in secundo ejus stadio, p. 67.
CHEVALIER. An phthisi pulmonali idiopathicæ præcavenda parva sed frequens sanguinis missio? In-4°. Parisiis, 1761.
MEAD. Recueil des œuvres phys. et médic., traduit par Coste, 1774.
FARR (Samuel). On the propriety of blood-letting in Consumption. In-8°. London, 1775.
MACBRIDE (David). Introduction à la théorie et à la pratique de la médecine. Édit. anglaise, 1768, traduction, Petit-Radel. Paris, 1778.
SCHRÖDER. Dissert. de venæsectionis in phthisi ex ulcere, præsertim pulmonali, usu. Gœttingæ, 1780.
WÖBKEN. Dissert. de usu venæsectionis in phthisi pulmonali. Ienæ, 1801.
Voir sur la question de l'utilité des saignées dans la phthisie :
BAUMES. Traité de la phthisie pulmonaire. Paris, 1806, t. I, p. 344, 449, et t. II, p. 273.
BROUSSAIS (F. J. V.). Histoire des phlegmasies ou inflammations chroniques. Paris, 1816, 2e édition, t. I, p. 561.
HUFELAND. Enchiridion médical. Traduction Jourdan. Paris, 1838, p. 320.

6° VOMITIFS.

HIPPOCRATE. Œuvres complètes, édition Littré, t. VII, 1851 (Des affections internes), p. 195 et t. II, p. 505, § 8; t. VII, p. 189, § 10.
MORTON. Opera medica, t. II. De methodo curationis phthiseos.
REID (Thomas). Essay on the Phthisis pulmonalis. Second edition. London, 1785. Appendix on the use of frequent vomits. A treatise of the Consumption. London, 1806.
Reid employait l'ipéca.
CULLEN. Œuvres complètes, traduction Bosquillon, t. II, p. 90. Note et p. 208 (Ipéca).
SENTER. *Transactions of Philadelphia*. Vol. I, part. I, n° 26.
Ipéca et sulfate de cuivre.
SIMMONS. Practical observ. on the treatment of Consumption. London, 1780.
Sulfate de cuivre.
BRICHETEAU. La phthisie pulmonaire et son traitement. (*Gaz. des hôpitaux*, décembre 1845, p. 610.) — Traité des maladies chroniques de l'appareil respiratoire. Paris, 1852.
GIOVANNI DE VITIS. *Ann. univer. di médicina*, décembre 1832.
CLARK. Traité de la consomption pulmonaire. Bruxelles, 1836, p. 326.
Clark donne de longs détails sur la méthode de Giovanni de Vitis.

7° SEL MARIN.

LATOUR (Amédée). *Presse médicale*, 1837. — Note sur le traitement de la phthisie pulmonaire. In-8°. Paris, 1857.
Médication chloruro-lactée.
ROTUREAU. *Annales de la Société d'hydrologie médicale de Paris*, t. III. 2 mars 1857.

Allard. Traitement de la phthisie pulmonaire par les eaux de l'Auvergne. (*Ann. de la Société d'hydrologie médicale*, t. IX, p. 406.)

Becker. *Comptes rendus de l'Académie des sciences*. 1846.

8° PHELLANDRIUM AQUATICUM.

Thomson. *Edinburgh medical Journal*, t. VI, p. 581.

Berens. Dissertatio de phellandrio aquatico ejusque in phthisi purulenta virtutibus. Francof., 1802.

Hufeland. *Journal*, juillet 1809. Voir dans ce journal les divers travaux de Michaelis, Hertz, Stein, Schermann, Struve, Lange, sur la matière.

Bertini. *Revue médicale*, t. II, p. 477.

Rosenmüller. Remarques sur l'emploi du fenouil aquatique dans la phthisie pulmonaire. (*Hufeland's Journal*, mars 1810.)

Michea. De l'efficacité des semences de phellandrium aquaticum dans certaines affections des organes respiratoires. (*Bull. de thérap.*, décembre 1847, t. XXXIII, p. 336.)

Sandras. Nouvelles observations sur l'emploi des semences du phellandrium aquaticum dans le traitement de la phthisie pulmonaire. (*Bull. de thérap.*, 1850, t. XXXVIII, p. 241.)

Valleix. Note sur le traitement de la phthisie pulmonaire par les semences de phellandrium. (*Bull. de thérap.*, février 1850, t. XXXVIII, p. 106 et 153.)
— Guide du médecin praticien, t. II, 5e édition. Paris, 1866.

9° FERRUGINEUX.

Morton. Phthisiologia. Lib. II, cap. IX, p. 68.

Bibliothèque médicale, t. XXXI, p. 122.

Dupasquier. *Journal de pharmacie*. Paris, 1841, t. XXVII, p. 117.

Blache. Dangers de l'admininistration des préparations ferrugineuses chez les phthisiques. (*Bull. de thérap.*, 1846, t. XXXI, p. 443.)

Putégnat. De la chlorose. Bruxelles, 1855, p. 118; Traité de pathologie interne du système respiratoire, 2e édition, t. II, p. 226 à 255.

Millet. Du danger des préparations ferrugineuses au début de la phthisie. (*Bull. de thérap.*, 1862, t. LVII, p. 507.)

Cotton. Le fer dans la phthisie. (*Union médicale*, août 1862, 2e série, t. XV, p. 343.)

10° EXUTOIRES.

Brendel. Dissertatio de ulcerum artificialium usu in phthisi. Gœttingæ, 1754.

Rostan. Considérations pratiques sur l'emploi du séton dans les affections chroniques de la poitrine. (*Journal de méd. et de chir. pratiques*, 1835, t. VI, p. 181.)

Marotte. Un mot sur les exutoires. (*Bull. de thérap.*, 1855, t. XLIX, p. 453.)

Discussion remarquable soulevée à l'Académie de médecine de Paris, en 1855 et 1856, à propos de la révulsion et de la dérivation, et à laquelle ont pris part Malgaigne, Bouillaud, Bouley, etc. (*Bull. de l'Acad. imp. de méd.*, 1855-1856, t. XXI, passim.)

Malgaigne. Discussion sur le séton à la nuque. (*Bulletin de l'Acad. de méd.*, 1855-1856, t. XXI, p. 66.)

Bouley. Discussion sur le séton. (*Bulletin de l'Acad. de méd.*, 1855-1856, t. XXI, p. 146.)

Bouillaud. Discussion sur le séton. (*Bulletin de l'Acad. de méd.*, 1855-1856, t. XXI, p. 211.)

Debreyne. Discussion sur le séton. (*Union médicale*, novembre 1858.)

11° EAUX MINÉRALES.

Bordeu (Théophile de). Lettres contenant des essais sur l'histoire des eaux minérales du Béarn. Amsterdam. In-12, MDCCXLVI, 221 pages.

Voir les lettres IX (Eaux-Bonnes) et XII, p. 151 (Cauterets).

Carrère. Traité des eaux minérales du Roussillon, Perpignan, 1756, 1 vol. in-8.

Étude d'ensemble sur les eaux de Molitz, de la Presle et de Nossa. Voir page 69 des observations de phthisies guéries par ces eaux.

Pilhes. Traité analytique et pratique des eaux thermales d'Aix et d'Ussat. Pamiers, 1787, in-8.

Voir p. 99, sept observations sur l'emploi des eaux d'Aix contre la phthisie.

Barrera-Villar (P.). Mémoire analytique et critique sur les eaux minérales du Vernet. Broch. in-8, de p. 129. Perpignan, an VII.

Voir en particulier les observations VIII, IX et X.

Bertrand (M.). Recherches sur les propriétés physiques, chimiques et médicinales des eaux du Mont-d'Or, département du Puy-de-Dôme. Paris, 1810, 1 vol.

Voir dans la quatrième partie, chap. I, p. 165, les considérations relatives à l'emploi de ces eaux dans le traitement de la phthisie pulmonaire.

Anglada (Joseph). Traité des eaux minérales et des établissements thermaux du département des Pyrénées-Orientales. 2 vol. in-8. Paris, 1833.

Andrieu. Essai sur les Eaux-Bonnes, des indications et des contre-indications de leur emploi. Agen, 1847. In-8, de 205 pages.

Excellent travail dont la valeur et la précision pratique n'ont pas été dépassées.

Niepce. Mémoire sur l'action des bains de petit-lait, soit pur, soit à l'état de mélange avec l'eau sulfureuse d'Allevard. Paris, 1850, 32 p.

L'auteur relate cinq observations (p. 14) qui peuvent être vraisemblablement rapportées à la phthisie.

Fontan. Recherches sur les eaux minérales des Pyrénées, de l'Allemagne, de la Belgique, de la Suisse et de la Savoie. Paris, 1853.

Génieys (Ernest). Étude sur Amélie-les-Bains au point de vue du traitement prophylact. et curatif des maladies chroniques des organes respiratoires. Montpellier, 1855. In-8, de 94 pages.

Voir au chapitre IV, p. 59, une étude intéressante sur les inhalations sulfhydriques dans la phthisie.

Pietra-Santa. Les Eaux-Bonnes; la pulvérisation. État de la question. (*Gaz. méd. de Paris*, 1861, p. 651, 665. 678.) — Les Eaux-Bonnes (Basses-Pyrénées). Voyage, topographie, climatologie, hygiène des valétudinaires, valeur thérapeutique des eaux, etc. Paris, 1862.

Pidoux. Discussion sur le traitement de la phthisie pulmonaire par les eaux sulfureuses. (*Annales de la Société d'hydrologie médicale de Paris*, t. X, p. 74, 116, 147, 229, 235, 260, 455.)

Collin. Du traitement des affections pulmonaires par les inhalations sulfureuses de Saint-Honoré. (*Annales de la Société d'hydrologie médicale de Paris*, 1863-64, t. X, p. 293.)

Artigues. Amélie-les-Bains, son climat et ses thermes. Paris, 1864.

Champouillon. Traitement de la phthisie par les eaux minérales. (*Gaz. des hôp.*, 1864, p. 481.)

Mascarel. Nouvelles recherches sur l'action curative des eaux du Mont-Dore dans la phthisie pulmonaire. Paris, 1865, in-8.

DUMOULIN. Des conditions pathogéniques de la phthisie au point de vue de son traitement par les eaux minérales. Br. in-8°. Paris, 1865.

Voyez aussi les traités généraux des eaux minérales et en particulier :

BOUILLON-LAGRANGE. Essai sur les eaux minérales naturelles et artificielles. Paris et Saint-Pétersbourg. In-8, 1811.

PATISSIER. Manuel des eaux minérales de la France à l'usage des médecins et des malades qui les fréquentent. Paris, 1818.

ALIBERT. Précis historique sur les eaux minérales les plus usitées en médecine, suivi de quelques renseignements sur les eaux minérales exotiques. Paris, 1826.

DURAND-FARDEL. Traité thérapeutique des eaux minérales de France et de l'étranger. Paris, 1857.

ROTUREAU. Des principales eaux minérales de l'Europe. Paris, 1857-1864, 3 vol.

DURAND-FARDEL, LEBRET ET LEFORT. Dictionnaire général des eaux minérales comprenant la géographie et les stations thermales, la pathologie, la thérapeutique, la chimie analytique, l'histoire naturelle, l'aménagement des sources, etc. Paris, 2 vol. in-8. Paris, 1860, article PHTHISIE PULMONAIRE, t. II, p. 525.

Le lecteur consultera également avec fruit les travaux relatifs au traitement hydrominéral de la phthisie, et consignés *passim* dans les *Annales de la Société médicale d'hydrologie de Paris ;* en particulier la discussion contenue dans le tome IV de cette collection.

12° AUTRES MÉDICATIONS.

POITEVIN. Emploi de l'arum triphyllum dans la phthisie pulmonaire. (*Bull. de thérap.*, 1850, t. XXXVIII, p. 517.)

DEVERGIE. Sur les médications composées et l huile de foie de morue iodo-ferrée. (*Bull. de thérap.*, 1860, t. LVIII, p. 262.)

DUCLOS (de Tours). De l'emploi de l'huile de foie de morue dans la phthisie pulmonaire. (*Bull. gén. de thérap.*, 1850, t. XXXVIII, p. 391 et 488.)

BENEDETTI. Nouveau mode de l'emploi de l'huile de foie de morue dans la phthisie. (*Journ. des conn. médico-chirurg.*, 15 avril 1852.)

THOMPSON. Quelques remarques sur la substitution des huiles végétales et animales et en particulier de l'huile iodée à l'huile de foie de morue dans le traitement de la phthisie pulmonaire. (*Bull. gén. de thérap.*, 1852, t. XLIII, p. 11.)

MARSHALL HALL. Sur l'emploi des lotions alcooliques dans le traitement de la phthisie pulmonaire. (*Gaz. méd.*, 1844, et *Bull. gén. de thérap.*, 1844, t. XXVII, p. 331.)

GRAVES. Emploi du nitrate d'argent contre la diarrhée des phthisiques. (*Arch. gén. de méd.*, 1833, 2e série, t. I, p. 580.)

BISSON. Mémoire sur l'emploi de l'agaric blanc contre les sueurs des phthisiques, in-8°. Paris, 1832.

BEYRAN. La phthisie pulmonaire traitée par la poudre d'éponge calcinée. — Caverne tuberculeuse cicatrisée. (*Union médicale*, 4 octobre, 1851.)

TABLE ALPHABETIQUE DES AUTEURS

CITÉS DANS CET OUVRAGE

NOTA. — Quand plusieurs chiffres sont placés en regard du même nom, ils se rapportent à des ouvrages différents.

K

L

M

N

O

P

Q

R

S

T

U

V

W

Y

THÉRAPEUTIQUE

DE LA

PHTHISIE PULMONAIRE

BASÉE SUR LES INDICATIONS

La thérapeutique de la phthisie pulmonaire peut être envisagée sous trois points de vue distincts, c'est-à-dire dans ses rapports : 1° avec l'état de prédisposition ou d'imminence ; 2° avec l'état d'évolution ; 3° avec l'état stationnaire. Dans la première période, le sujet n'est que menacé ; il est malade dans la seconde ; il devient valétudinaire dans la troisième. C'est dire que les moyens thérapeutiques à employer varient dans chacune d'elles. Principalement, sinon exclusivement hygiéniques dans la phase stationnaire et dans celle de simple prédisposition, les indications au contraire sont surtout médicamenteuses dans la phase d'évolution dont la fièvre est la caractéristique. La phthisie est donc une des maladies qui fait le mieux ressortir l'impérieuse nécessité d'une étroite alliance des médicaments et de l'hygiène. Par les médicaments on arrive souvent à enrayer la fièvre, à faire entrer l'affection dans une voie de chronicité apyrétique ; mais ce résultat une fois atteint, il faut, pour le consolider, faire appel à toutes les ressources d'une hygiène bien dirigée. C'est elle aussi qui maintient les sujets prédisposés sur la limite souvent étroite qui les sépare de la phthisie confirmée, en même temps qu'elle cherche à limiter par les conditions des alliances les ravages de l'hérédité tuberculeuse. C'est cette face de la thérapeutique de la phthisie que nous avons à envisager en premier lieu.

PREMIÈRE PARTIE

PRÉDISPOSITION ET IMMINENCE TUBERCULEUSES

Il y a des phthisies acquises; c'est là un fait incontestable et que l'observation clinique de tous les jours met en relief; mais ces phthisies sont relativement rares et elles le paraîtraient sans doute bien plus encore si les conditions d'une hérédité éloignée étaient scrutées avec plus de soin. C'est dire tout le soin que l'hygiéniste doit mettre à limiter la propagation héréditaire de la phthisie, ou à placer les sujets qu'une tare originelle menace de phthisie dans les meilleures conditions pour que ce germe diathésique ne vienne pas à éclore. Telles sont, en effet, les deux divisions naturelles de ce sujet si important de l'hygiène thérapeutique.

SECTION PREMIÈRE

PROPHYLAXIE HÉRÉDITAIRE DE LA PHTHISIE

L'hérédité de la phthisie est la transmission au produit de la diathèse tuberculeuse qui existe ou a existé chez quelques-uns de ses ascendants. Ce germe, déposé dans la constitution des enfants, peut évoluer chez tous ou chez quelques-uns d'entre eux seulement, ou bien il peut rester à l'état virtuel dans une génération, pour éclore dans celle qui la suivra. Les lois de l'hérédité tuberculeuse sont encore à formuler; on ne sait si le père et la mère jouent un rôle égal dans cet acte de transmission diathésique; si cette participation des deux facteurs demeure respectivement la même pendant toute leur vie, ou si elle varie avec les conditions d'âge et de vigueur; si cette diathèse a des équivalents pathologiques qui suspendent ou neutralisent ses manifestations héréditaires; si, au contraire, telles ou telles modifications de la santé accroissent son énergie, etc.; autant de problèmes qui sont à peine posés dans leur infinie variété, autant de mystères dont le voile ne sera sans doute pas soulevé de sitôt.

Dans ces derniers temps, on s'est beaucoup occupé des dangers qu'offrent les mariages mal assortis au point de vue des conditions d'âge, de parenté, d'hérédité morbide (1). La consanguinité matrimoniale en particulier a été considérée comme une source de déchéance organique pour les êtres qui procèdent de ces alliances suspectes, et on a porté au bilan des unions entre proches la production d'infirmités ou de malformations très-diverses, et celle non moins nombreuse de maladies diathésiques de nature différente. C'est là, disons-le, un fait parfaitement distinct de l'hérédité, puisque les parents, indemnes par eux-mêmes ou par leurs ascendants de toute tare diathésique, peuvent, par le fait seul de la consanguinité, voir celle-ci apparaître chez leurs enfants. L'aphorisme « *Nemo dat quod non habet* » cesse ainsi d'être acceptable dans ce qu'il a d'absolu. On ne s'est pas contenté de considérer la consanguinité matrimoniale comme susceptible de produire l'albinisme, la surdi-mutité, la rétinite pigmenteuse, le sexdigitarisme, etc., on a compris aussi la scrofule et le tubercule dans l'acte d'accusation qui a été dressé contre elle. Nous croyons fermement que la diathèse tuberculeuse est distincte de la diathèse scrofuleuse ; l'observation de tous les jours l'atteste; mais nous croyons aussi que la phthisie trouve dans la scrofule, soit directement, soit par métamorphose, une de ses conditions de développement les plus habituelles. Si donc il était prouvé que les mariages consanguins sont une cause de scrofule, leur influence indirecte mais réelle sur l'apparition de la phthisie serait démontrée par ce fait même. Or, il est incontestable que des arguments très-sérieux inclinent à penser que

(1) Voyez Mitchell, *De l'influence de la consanguinité matrimoniale.* (*Annales d'hygiène publique*, 1865, 2e série, t. XXIV, p. 44.) Voyez aussi les travaux originaux de Devay (*Du danger des mariages consanguins*, 2e édit., Paris, 1862), Chazarain (*Du mariage entre consanguins considéré comme cause de dégénérescence organique et particulièrement de surdi-mutité congénitale*, thèse de Montpellier, 1859), Alfred Bourgeois (*Quelle est l'influence des mariages consanguins sur les générations?* thèse de Paris, 1859), Boudin (*Danger des unions consanguines et nécessité des croisements* in *Annales d'hygiène publ.*, 1862, 2e série, t. XVIII, p. 5), Aug. Voisin (*Étude sur les mariages entre consanguins dans la commune de Batz* in *Annales d'hygiène publ.*, 1865, 2e série, t. XXIII, p. 260), etc., et la remarquable revue critique de Jules Falret sur cette question (*Archives génér. de méd.*, avril et mai 1865).

les unions entre proches produisent la scrofule, ou du moins y prédisposent singulièrement. Les tumeurs blanches, les luxations spontanées, les déviations rachidiennes, les maladies du système osseux, qui ont été signalées si habituellement chez les sujets procédant de mariages consanguins, sont autant de manifestations qui doivent être rattachées à la scrofule. On sait de plus que l'on a invoqué comme preuve de la production de cette diathèse par la consanguinité la fréquence de son apparition chez les grands d'Espagne, parmi les juifs, dans les hautes familles nobiliaires, dans les populations restreintes qui vivent isolées des autres par la dissemblance de leur culte, et cela parce que, dans ces conditions diverses, le sang ne se croise pas, les mariages se faisant d'ordinaire entre parents.

Cette grave question de la consanguinité a été tranchée dans un sens trop absolu, et surtout d'une manière trop prématurée. Des esprits ardents ont été jusqu'à demander l'intervention de mesures légales, et la législature du Kentucky n'a pas hésité à entrer dans cette voie. C'est aller vite en besogne dans une question qui intéresse à un si haut degré la liberté humaine dans ce qu'elle a de plus intime. A notre avis, l'hygiène n'a qu'un droit : c'est de formuler des avertissements ; et, sans accepter le tableau si sombre qui a été tracé du long cortége de misères physiques que la consanguinité traîne à sa suite, nous estimons qu'elle constitue une condition très-défavorable par elle-même et par le renforcement de prédispositions similaires comme il en existe si souvent entre parents. Il est donc utile de déconseiller les mariages de cette nature, quand surtout la scrofule ou le lymphatisme ont marqué une famille de leur empreinte ; car aux dangers probables de la consanguinité viennent s'adjoindre alors ceux trop certains de la transmission héréditaire.

La diathèse scrofuleuse est peut-être, de toutes, la plus fatalement héréditaire, et quand on songe à la généralisation de ses désordres dans l'économie, et surtout à l'atteinte grave qu'elle porte à l'intégrité du système osseux, on comprend quel rôle immense elle joue dans les maladies et les difformités qui affligent notre espèce. Lugol (1) a montré à quel haut

(1) Lugol, *Recherches et observations sur les causes des maladies scrofuleuses*. Paris, 1844.

degré la scrofule est héréditaire ; elle offre en effet réunis presque tous les types de l'hérédité : hérédité directe ou par les parents; hérédité indirecte ou par les collatéraux ; hérédité en retour ou par les aïeux. On voit à quel point cette diathèse est héréditaire, et on pressent tout le soin que les familles doivent mettre à ce qu'elle ne pénètre pas dans leur sein par le mariage.

Les connexions étroites qui existent entre la scrofule et la phthisie se constatent également sur le terrain de l'hérédité. La phthisie pulmonaire est une des maladies dont l'hérédité est le moins contestable. « L'on peut affirmer sans crainte, dès aujourd'hui, dit Devay, que c'est à la transmission héréditaire qu'est due en grande partie la funeste propagation de cette maladie. Mais loin d'admettre à l'exemple de certains auteurs (ce qui anéantirait la portée de l'hygiène et la rendrait illusoire) que les parents dans ce cas transmettent à leurs enfants une disposition organique qui doit *nécessairement*, à une certaine époque de la vie, donner lieu au développement des tubercules nous pensons que la phthisie n'est héréditaire qu'en ce sens que les parents transmettent à l'enfant une organisation qui le rend plus disposé qu'un autre à être atteint de phthisie. L'observation permet encore d'établir que la prédisposition congénitale aux tubercules reconnaît souvent pour causes : l'âge trop avancé ou trop précoce des époux ou de l'un d'eux ; le mariage entre sujets d'un tempérament lymphatique, surtout s'ils appartiennent à la même souche ; le mariage entre individus débiles, affaiblis par des excès, par des maladies antérieures, par la misère. Il faut remarquer en outre que la propagation héréditaire de la phthisie est singulièrement favorisée par les circonstances suivantes : 1° les phthisies acquises, accidentelles, peuvent se transmettre par voie héréditaire ; 2° la prédisposition héréditaire augmente avec le nombre des générations ; 3° il suffit que l'un des parents soit lymphatique, débile, pour que l'enfant soit prédisposé à la phthisie, quelque robuste que soit la constitution de l'autre conjoint. Ceci devient majeur, et on le comprendra pour ce qui a trait au mariage. Il ne faut point se fier à la disparition momentanée de la phthisie dans la famille. Il arrive quelquefois, en effet, que cette maladie, après avoir fait périr une ou plusieurs générations, disparaît pendant une ou deux autres générations pour se remontrer avec une nouvelle intensité dans la génération suivante. Et, chose non moins remarquable! c'est ce qui fait aussi que l'influence héréditaire est d'autant moins à craindre que l'apparition de la phthisie dans la famille remonte à une époque plus rapprochée (1). »

Ajoutons enfin que, suivant certains auteurs, la tuberculisation pulmonaire est susceptible de naître par métamorphose diathésique, c'est-à-dire par transformation d'un autre vice en celui-ci, et que l'arthritisme, l'herpétisme, la scrofule et la syphilis (les maladies *chroniques capitales*, comme les appelle Pidoux) (2), peuvent produire la phthisie par transmission héréditaire. P. Lucas admet aussi que les alliances entre conjoints malades d'une certaine manière, mais non phthisiques, peuvent créer la tuberculisation par une véritable hybridation pathologique. Ce sont là des vues ingénieuses, mais qui conserveront un caractère purement hypothétique, jusqu'à ce que des statistiques irréprochables en aient démontré la justesse.

Nous avons dit tout à l'heure que pour la phthisie, comme pour les autres maladies héréditaires, le degré de participation transmissive de chacun des parents était encore indéterminé; que les uns faisaient jouer le rôle prépondérant au père, tandis que les autres l'attribuaient à la mère, et que beaucoup d'auteurs considèrent même l'intensité de cette influence relative des deux sexes comme susceptible de varier suivant la nature de la maladie héréditaire que l'on envisage. Lucas a formulé à ce sujet et d'une manière générale les propositions suivantes :

« 1° Les maladies communes aux deux sexes, mais qui prédominent dans le sexe mâle, sont plus fréquemment transmises et avec plus de puissance du côté paternel et de préférence aux mâles;

« 2° Les maladies qui prédominent dans le sexe femelle sont plus fréquemment transmises, et avec plus de puissance, du côté maternel et surtout aux femelles;

« 3° Les maladies d'une fréquence égale dans les deux sexes sont, toutes conditions égales d'ailleurs, plus souvent transmises des pères aux mâles ou des mères aux femelles, suivant

(1) Devay, *Hygiène des familles*. Paris, 1858, t. II, p. 152.

(2) Pidoux, *Introduction à une nouvelle doctrine de la phthisie pulmonaire*. (*Union médicale*, 1865.)

qu'elles proviennent nativement des pères ou des mères (1). »

En supposant ces lois générales de l'hérédité tout à fait exactes et en les appliquant à la phthisie, on arriverait à admettre une participation à peu près égale des deux facteurs au point de vue de la puissance héréditaire, c'est-à-dire de la fréquence de la phthisie transmise, avec prédilection transmissive pour le sexe correspondant à celui du parent contaminé. Ce sont là, je le répète, des indications peu sûres et qui ont certainement besoin d'être vérifiées (2).

Le fait de l'hérédité tuberculeuse étant surabondamment démontré et admis par tout le monde, l'hygiène a pour mission de s'opposer aux progrès de la phthisie en avertissant les familles et en les éclairant (quand son avis est demandé) sur les dangers d'unions qui, irréprochables souvent aux autres points de vue, pèchent à celui de la santé. Par malheur ce rôle si élevé et si utile du médecin dans la préparation du mariage va s'effaçant tous les jours; quand un conseil est demandé, il l'est souvent au hasard, et le *médecin de la famille*, ce type touchant dans lequel se résumaient autrefois la fidélité du dévouement et la fidélité de la reconnaissance, est remplacé, pour cet office si grave et qui exige une connaissance si approfondie de l'histoire morbide d'une famille, par le premier médecin venu dont les avis n'ont nécessairement qu'une valeur relative.

Le mariage est certainement un des actes les plus graves, si ce n'est le plus grave de la vie; il en est peu qui s'accomplissent avec une légèreté plus insouciante. L'attrait d'une passion vive et éphémère qui s'éteindra bientôt à l'épreuve des froides réalités de la vie; des convenances de nom, de situation, des rapprochements d'habitudes ou de famille; plus souvent encore la recherche cupide et inintelligente de la fortune : tels sont les mobiles les plus ordinaires de ces unions qui de deux êtres, n'en font plus qu'un, confondent leurs existences, leurs sentiments, leur avenir, presque leur santé, et qui devraient se baser surtout sur la recherche des convenances morales et hygiéniques. Que l'entraînement de la passion ne puisse ni

(1) Lucas, *Traité philosophique et physiologique de l'hérédité naturelle.* Paris, 1847-1850, t. II, p. 836.

(2) La phthisie est, il est vrai, plus fréquente chez la femme. Louis a démontré que le rapport est celui de 95 à 72 (*Annales d'hygiène publique*, 1831, t. VI, p. 50); mais cette différence en entraîne-t-elle une corrélative dans les aptitudes transmissives des deux sexes? Cela n'est en rien démontré.

ne veuille s'astreindre froidement à ces éléments de détermination, cela se conçoit, et il est bon, à certains points de vue, qu'il en soit ainsi; mais les familles qui raisonnent mieux et qui voient plus loin ont le devoir de peser ces conditions une à une, et de n'engager qu'à bon escient leurs enfants dans le mariage qui, suivant l'expression de Montaigne, *n'a de libre que l'entrée* (1). Le bonheur de la vie domestique et la procréation d'enfants sains (cet autre élément si puissant de la tranquillité intérieure) sont à ce prix, et c'est courir de terribles risques que de demander ce double résultat à des unions fortuites ou intéressées.

L'hygiène a donc le devoir d'avertir; a-t-elle le droit d'appeler à son aide la ressource radicale, mais vexatoire, et d'ailleurs si difficilement applicable, des interdictions légales? Nous ne le pensons pas. Elle s'aventure là sur un terrain qui n'est pas le sien. Le corps lui appartient, mais la liberté morale est en dehors de son domaine. Les législateurs anciens avaient, il est vrai, si bien compris le danger que les mariages malsains ou mal assortis faisaient courir à la santé, qu'ils s'étaient emparés de cette question et avaient pris des mesures particulières pour en prévenir les résultats. C'est ainsi que Lycurgue, en vue surtout de procurer à sa république des citoyens vigoureux et de diminuer le nombre des mariages de spéculation, avait supprimé la dot des filles. Cette loi, qui aurait peu de succès chez nous et qui pousserait inévitablement au célibat, avait son correctif dans la pénalité attachée à l'abstention volontaire du mariage. Les lois régulatrices des unions avaient, chez les Spartiates, un caractère vexatoire et tyrannique parce qu'elles reposaient sur cette idée que l'individu était fait pour l'État, et qu'il n'avait qu'une liberté conditionnelle, révocable toutes les fois que l'intérêt de la république l'exigeait. Chez les Hébreux, la loi n'intervenait que pour fixer les conditions d'âge des conjoints et celles d'incompatibilités par parenté. Les institutions égyptiennes ne se préoccupaient guère de l'hygiène du mariage et elles favorisaient même la consanguinité matrimoniale. Dans l'Inde, au contraire, les lois de Manou admettaient pour le mariage de nombreux empêchements dirimants dont plusieurs étaient évidemment basés sur des considérations d'hygiène; c'est ainsi

(1) Montaigne, *Essais*, édit. Firmin Didot, liv. I, chap. XXVII, p. 83.

qu'elles interdisaient le mariage avec les femmes présentant diverses malformations ; un membre de plus (ne s'agissait-il pas du sexdigitarisme?); atteintes d'hémorrhoïde, de phthisie, d'éléphantiasis; ayant les yeux rouges (était-ce la blépharite chronique ou l'albinisme?) (1). Chez les Romains, des mesures législatives intervinrent aussi à diverses reprises dans l'intérêt de l'hygiène du mariage. Je citerai entre autres la loi *Papia Poppæa* qui défendait le mariage aux sexagénaires comme impropres à la génération (2); la loi de Nerva interdisant le mariage entre les oncles et les nièces; les *Institutes* de Justinien, *de Nuptiis*, etc.

Les législateurs modernes ont édicté également des interdictions, mais qui se ressentent du respect que les progrès des mœurs ont successivement accru pour la liberté humaine. La consanguinité matrimoniale et la limite de l'âge minimum auquel le mariage est licite sont les deux seuls points qui aient été réglementés jusqu'ici, et qui nous paraissent susceptibles de l'être. Le mémorable rapport de Portalis sur la législation du mariage a montré avec une haute autorité que la loi ne pouvait s'immiscer plus avant dans cette question (3).

Quelques esprits ardents ont voulu qu'elle allât plus loin et ont formulé le vœu de voir des prohibitions légales s'opposer aux conséquences de l'hérédité morbide, notamment de l'hérédité tuberculeuse. Ces propositions faites au nom d'un prétendu libéralisme couvrent en réalité la plus odieuse des tyrannies. Que l'homme, qui est et doit rester libre, se marie comme il le veut ; sa descendance lui appartient bien plus qu'à la société, mais qu'il soit averti des dangers qui le menacent quand l'union qu'il projette est, de son fait ou du fait de la famille qu'il recherche, entachée à un degré quelconque du vice tuberculeux. Si l'homme est un être physique, il est surtout un être affectif et moral, et rien ne doit gêner la libre expansion de ses sentiments légitimes. Lycurgue était dans son rôle quand il s'étonnait, avec une crudité de langage qui n'était que naïve alors et qui serait cynique aujourd'hui, que les législateurs qui l'avaient précédé n'eussent pas réglementé les unions en vue des

(1) Voyez Devay, *op. cit.*, t. II, p. 364.

(2) Claude abolit cette loi ; le fait de l'impuissance des sexagénaires ne lui paraissant pas démontrée.

(3) Voyez Dalloz aîné, t. XXXI, p. 143, art. *Mariage*.

produits à obtenir, comme on le pratique pour les animaux « *quand on cherche pour les chiennes les meilleurs chiens et pour les juments les meilleurs étalons.* » Dieu merci, personne n'oserait aujourd'hui rajeunir cette assimilation grossière et révoltante. L'homme ne touche à l'animalité que par un côté, le moins noble certainement, et sa liberté n'est jamais plus sacrée que quand elle s'exerce pour le choix de la compagne de sa vie.

Quels remèdes convient-il donc d'opposer à cet accroissement de l'hérédité tuberculeuse qui menace la race humaine d'une dégénérescence et d'un amoindrissement progressifs? Nous venons de démontrer que la loi était impuissante, parce que la *recherche de la phthisie* serait aussi odieuse et impossible que l'est celle de la *paternité*, et parce qu'elle froisserait la liberté humaine dans ce qu'elle a de plus respectable et de plus intime. Il est à peine besoin de signaler cette pratique malthusienne de la limitation volontaire de la fécondité dont un hygiéniste moderne n'a pas craint de se constituer l'apôtre, pour que la raison et la conscience en fassent justice. Le crime d'Onan peut rencontrer de temps en temps des apologistes, il n'en restera pas moins une révolte cynique contre les lois de la nature et de la conscience. Que reste-t-il donc à faire? Poursuivre silencieusement l'étude de ces graves questions de consanguinité, d'hérédité et de métamorphose morbide, et quand on sera arrivé à quelque chose de certain, donner aux résultats obtenus toute la publicité désirable. Les familles les moins soucieuses de leur santé seront ainsi averties comme malgré elles, et elles agiront en toute connaissance de cause. D'un autre côté, les progrès de la thérapeutique médicamenteuse et de l'hygiène, en affaiblissant chez l'individu, comme nous allons le voir, la puissance des maladies héréditaires, arriveront à sauvegarder de plus en plus les intérêts de sa descendance (1). C'est là seulement qu'il est raisonnable et qu'il est honnête de chercher les moyens propres à limiter les ravages de l'hérédité tuberculeuse.

(1) « La médecine de l'espèce, dit Pidoux, consiste à prévenir la maladie chez l'individu. » (*Union médicale*, 1865.)

SECTION II

PROPHYLAXIE INDIVIDUELLE DE LA PHTHISIE

Un enfant naît en dehors de ces conditions heureuses de sélection matrimoniale qui donnent des garanties contre le développement de la phthisie pulmonaire; ses ascendants sont l'un ou l'autre, quelquefois tous les deux, entachés d'un degré accusé de lymphatisme; ils ont pu même présenter des indices non douteux de tuberculisation, et à supposer qu'il n'y ait que de la débilité constitutionnelle chez les ascendants directs, il peut se faire que l'hérédité collatérale ou l'hérédité en retour, quelquefois aussi la consanguinité, inspirent des craintes légitimes sur l'avenir de cet enfant. L'hygiène a mission de veiller sur lui et de tirer le meilleur parti qu'elle pourra de cet organisme qui apporte avec lui le germe d'une diathèse qui éclora presque à coup sûr.

Il est des périodes de la vie où, sans qu'on puisse se l'expliquer, la diathèse tuberculeuse accuse une énergie plus activement destructive; il en est d'autres, au contraire, où elle semble sommeiller. Connaître les unes et les autres est nécessairement d'une grande importance, puisque cette connaissance est la source d'un pronostic exact et surtout d'une prophylaxie fructueuse. Si on a vu des enfants mort-nés présenter dans divers organes des dépôts tuberculeux, il n'en est pas moins vrai que la tuburculisation ne se manifeste que rarement pendant les premiers mois de la vie; quand elle se produit, elle épargne habituellement les poumons et porte surtout ses désordres vers d'autres organes, soit simultanément, soit isolément: le mésentère, les méninges, les ganglions bronchiques; et cette tendance à la généralisation des produits tuberculeux s'affaiblit d'autant plus qu'on s'éloigne davantage de la naissance. Vers l'âge de quatre à six ans, et à une période caractérisée physiologiquement par la rapidité de la croissance et l'évolution des dents intermédiaires, la tuberculisation des méninges est surtout commune, et c'est cette cruelle affection qui ravage si souvent les familles entachées d'une tare héréditaire tuberculeuse. Les granulations méningiennes deviennent rares à partir de la deuxième dentition, quoiqu'on puisse exceptionnellement, ainsi que j'en ai recueilli des exemples, les voir apparaître jusqu'à dix ou onze ans et au delà. C'est à cette époque que la phthisie pulmonaire apparaît; rare d'abord, elle accroît ses ravages dans les années qui suivent, mais l'établissement de la puberté constitue une période indécise de la vie qui fournit à son développement un aliment singulièrement fécond. Hippocrate a dit: « La phthisie survient surtout aux âges de dix-huit à trente-cinq ans (1). » Et ailleurs: « L'âge le plus dangereux pour la phthisie est depuis dix-huit ans jusqu'à trente-cinq ans (2). » Et l'observation moderne n'a pas infirmé la justesse de cette double remarque; c'est bien là, en effet, la période de plus grande activité de la diathèse tuberculeuse. Si la puberté constitue une épreuve très-critique pour les jeunes gens qui procèdent d'une souche suspecte, la phase de trente à trente-cinq ans, quoique moins habituellement redoutée, les soumet cependant à des dangers tout aussi réels. Quand ils l'ont franchie impunément, grâce à un bénéfice de la nature ou à une intervention efficace de l'hygiène et de la thérapeutique, leurs chances de longévité augmentent dans une proportion considérable. Ce sommeil spontané de la diathèse (dont nous aurons souvent occasion de parler) tend à se manifester de plus en plus, et ses apparitions, séparées par des recrudescences de moins en moins graves, prennent une durée d'autant plus considérable qu'on avance davantage dans la vie. De sorte que l'on pourrait affirmer sans paradoxe que, passé l'âge de quarante-cinq à cinquante ans et toutes conditions de vigueur égales du reste, il est à cette époque à peu près indifférent d'être ou de ne pas être phthisique. Eh bien, c'est à épargner aux tuberculeux les risques que leur font courir ces périodes critiques, à en prévenir les dangers, à les amoindrir quand ils se présentent, à prolonger la durée des périodes d'inertie tuberculeuse, et à réduire au contraire celle des phases de poussée et d'acuïté, que doivent tendre tous les efforts d'une thérapeutique rationnelle, c'est-à-dire d'une thérapeutique qui ne se surfait pas la valeur de ses ressources, mais qui n'en méconnaît pas non plus la portée réelle.

(1) Hippocrate, *Aphorismes*, V, 9. *Œuvres complètes*, édit. Littré. Paris, 1844, t. IV, p. 535.

(2) Hippocrate, *Prénotions Coaques*, 431. *Œuvres complètes*, édit. Littré. Paris, 1846, t. V, p. 681.

La thérapeutique (et nous entendons toujours par ce mot l'hygiène thérapeutique, autant que les médicaments) doit déférer aux indications suivantes pour combattre les dangers de la prédisposition tuberculeuse :

1° Instituer une bonne éducation physique de la première enfance ;

2° Surveiller avec soin les phases et les périodes de plus grande activité diathésique ;

3° Combattre le lymphatisme et la scrofule ;

4° S'opposer à l'amaigrissement ;

5° Prévenir autant que possible les mouvements fluxionnaires ou inflammatoires qui se passent du côté de la poitrine ;

6° Donner une bonne direction à l'activité physique, morale et intellectuelle.

CHAPITRE PREMIER

INSTITUER UNE BONNE ÉDUCATION PHYSIQUE DE LA PREMIÈRE ENFANCE.

L'ovule fécondé dans une union reprochable sous le rapport de la santé a reçu en même temps que l'hérédité de ses aptitudes organiques et fonctionnelles ce germe de l'hérédité tuberculeuse dont il restera imprégné et qu'il conservera virtuellement jusqu'au jour où il commencera à évoluer. Si la transmission tuberculeuse est du chef de la mère, l'hygiène peut déjà entreprendre avec fruit cette tâche de préservation qui lui incombe. Nous écrivons ici un livre pratique, et nous n'encourrons pas sciemment le reproche d'aborder des détails oiseux ou parasites dans le seul but d'arrondir ou de parfaire un cadre, mais l'hygiène de la gestation intéresse si directement le développement normal du fœtus que l'on peut, sans subtilité, faire ressortir combien la direction de cette fonction transitoire importe au produit que menace la prédisposition à la phthisie.

Toutes les fonctions du fœtus se réduisent à la nutrition ; il construit activement son édifice organique avec le sang que lui fournit la greffe placentaire ; il importe donc que ce sang, surtout quand il est vicié par une diathèse, soit dans les meilleures conditions d'élaboration et de richesse.

Si une mère placée dans un état ordinaire de santé se doit tout entière à l'enfant qu'elle porte et a l'obligation, quelque sacrifice qu'il lui en coûte, de conformer sa vie au but qu'elle se propose, c'est-à-dire de se reproduire dans un enfant sain et vigoureux, à plus forte raison cette obligation de précautions incessantes est-elle plus strictement imposée aux femmes d'une santé suspecte. Nous n'avons pas l'intention de tracer ici les règles d'une bonne hygiène de la grossesse, disons seulement qu'une alimentation substantielle et simple en même temps, soustraite aux caprices de la fantaisie et aux exigences conventionnelles des relations du monde; l'usage de vêtements amples et commodes n'exerçant aucune constriction préjudiciable sur l'abdomen ou sur les seins; des précautions assidues contre des variations de température susceptibles de produire des bronchites et de fournir par cela même un prétexte à l'évolution des tubercules; autant que possible le séjour à la campagne, qui réunit au bénéfice d'un air plus pur les avantages de soustraire aux servitudes de la mode et d'affranchir des devoirs de société; un exercice bien réglé, une vie tranquille, exempte s'il se peut de ces émotions et de ces secousses dont l'influence fâcheuse s'accroît avec l'impressionnabilité maladive de la grossesse, etc., telles sont les bases d'une hygiène convenable de la gestation. Nous ne saurions insister plus longuement sur ce point.

L'enfant est né, il a rompu ses communications vasculaires directes avec sa mère; voyons dans quelles conditions il faut placer cette semence maladive pour corriger le vice originel qu'elle a contracté et par le fait de la fécondation, et peut-être aussi par celui de l'incubation utérine. Si un penseur éminent, J. de Maistre, a pu avancer que l'homme moral est terminé à quatre ans dans ce qu'il a d'essentiel, on peut dire avec la même raison qu'à cet âge l'homme physique a jeté les fondements de son organisme, qui vaudra désormais ce que valent les matériaux à l'aide desquels sa construction a été commencée. C'est faire pressentir tout le prix qu'offre l'hygiène des premiers temps de la vie chez les enfants qui offrent une prédisposition héréditaire.

L'hygiène de la première enfance est basée presque tout entière sur l'alimentation, sur l'alimentation spéciale ou allaitement, et sur l'alimentation générale ou ordinaire.

L'allaitement doit être formellement interdit aux phthisiques, dans l'intérêt de leur enfant non moins que dans leur propre intérêt, et je ne parle pas seulement ici des femmes chez lesquelles la tuberculisation pulmonaire s'annonce par des signes évidents et a produit des lésions déjà avancées, mais aussi de celles qui n'ont que l'habitus extérieur de la prédisposition à la phthisie et dont l'ascendance est incriminable à ce point de vue. La débilité de la constitution et le lymphatisme sont des motifs qui légitiment encore mieux cette interdiction. Nous sommes certainement de l'avis de Donné (1) quand il s'élève contre les exigences des médecins qui ne veulent reconnaître l'aptitude à nourrir que là où apparaissent tous les attributs d'une santé vigoureuse, et, comme lui, nous avons vu souvent des mères de médiocre apparence s'acquitter admirablement de cette tâche et pour elles et pour leur enfant ; mais il s'agissait de femmes simplement délicates, et non de *valétudinaires* comme le sont les phthisiques, à quelque degré qu'elles soient atteintes. Si l'hygiène n'a rien pu contre les dangers de cette communication vasculaire que la grossesse a établie pendant neuf mois entre une mère phthisique et son fruit, elle ne consentira pas du moins à prolonger ces rapports suspects par l'allaitement. Au reste, en admettant même que le lait d'une mère phthisique ne soit pas directement dangereux pour son enfant, n'est-il pas évident qu'elle ne constituera jamais qu'une nourrice très-médiocre ? D'ailleurs les intérêts de sa propre santé sont également en jeu. Si Morton a avancé ce fait que des femmes présentant les allures évidentes de la phthisie ont recouvré souvent, en allaitant, toutes les apparences d'une bonne santé, ce sont là des faits exceptionnels et sur lesquels le médecin ne saurait s'appuyer pour justifier ses conseils. Ce qu'il faut à un enfant placé dans de pareilles conditions de santé, ce n'est pas seulement une nourrice ordinaire, mais bien une excellente nourrice, et si on exclut à si juste raison de l'alimentation le lait des vaches atteintes de pommelière, nous ne voyons pas quelles raisons on pourrait invoquer en faveur de l'allaitement maternel dans ce cas.

La mère étant inhabile à nourrir, il n'y a pas d'hésitation sur la conduite à suivre ; l'allaitement artificiel au biberon est un expédient de nécessité et rien de plus (2), et auquel il

(1) Donné, *Conseils aux familles sur la manière d'élever les enfants*. Paris, 1864, p. 14.

(2) Levret appelait énergiquement les enfants nourris au biberon *des échappés de la famine*.

serait dangereux de recourir ; il faut nécessairement songer à une nourrice. Le choix de celle-ci est chose importante, et sans vouloir empiéter sur le domaine des ouvrages consacrés à l'hygiène pédagogique, nous rappellerons que l'âge de la nourrice ; celui de son lait, son abondance, sa richesse butyreuse ; une constitution vigoureuse et saine (1), des dents blanches, des cheveux noirs, une peau brune, des avantages de caractère, d'intelligence, de douceur, de propreté, etc., constituent ce programme idéal dont la réalisation est si difficile, mais duquel il faut approcher autant qu'on le peut. Ces conditions avantageuses doivent, bien entendu, être secondées par une bonne hygiène de la nourrice, car sa santé et celle de l'enfant qu'elle allaite sont étroitement solidaires.

Est-il opportun de soumettre l'enfant prédisposé héréditairement aux tubercules à un traitement antidiathésique pendant la durée même de l'allaitement, et peut-on, dans ce but, utiliser la voie indirecte de la médicamentation par le lait de la nourrice ? Si l'enfant présentait les attributs d'un lymphatisme exagéré, on pourrait lui faire suivre un traitement iodique de cette nature, mais il faut bien dire qu'à cet âge les indications sont principalement, sinon exclusivement hygiéniques, et un régime bien conduit, l'exposition à un air pur, les promenades, les bains d'air et de soleil, constituent les moyens les plus propres à donner du ton au système et à faire disparaître cette prédominance organique qui est à la fois un indice et un péril.

L'époque du sevrage demande dans ce cas à ne pas être trop retardée. Dans certaines provinces le sevrage se fait tardivement dans le but de prévenir les accidents graves qu'une température chaude, l'évolution dentaire et le changement d'alimentation conspirent à déterminer du côté de l'intestin. En dehors de cette exception, justifiée par des considérations de climat, on ne doit pas trop prolonger l'allaitement des enfants blancs, lymphatiques et prédisposés aux tubercules. Alphonse Leroy (2) pensait que ceux qu'on nourrit trop longtemps sont

(1) Becquerel et Vernois (*Annales d'hygiène publique*, 1853, t. XLIX et L), recherchant l'influence de la constitution sur la richesse du lait, sont arrivés à ce résultat singulièrement imprévu : que les femmes d'une constitution faible donnent un lait plus riche que les femmes vigoureuses. O statistique, voilà bien de tes coups ! Jusqu'à nouvel informé, il sera prudent néanmoins de choisir de préférence une nourrice robuste.

(2) Leroy, *Médecine maternelle*. Paris, 1830.

plus sujets aux gourmes, au rachitisme, aux scrofules. Quoi qu'il en soit, il ne faut pas, pour obvier aux inconvénients éloignés et incertains d'un sevrage prolongé, faire abstraction d'inconvénients très-réels et très-prochains, tels que ceux qui résultent d'une dentition retardée. Le moment qui sépare la poussée des premières molaires de celle des canines est le plus opportun pour le sevrage. Si la sortie des dents est tardive, on remédie, au reste, aux inconvénients d'un allaitement trop prolongé en instituant une alimentation mixte, basée principalement sur l'emploi combiné du lait et des bouillons de viande. La nourriture du sevrage doit pendant longtemps avoir le lait pour base. Il y a, en effet, un inconvénient sérieux à faire passer trop brusquement les enfants du sein à l'alimentation omnivore. Hufeland (1) établissait que les enfants avaient besoin, jusqu'à dix ans, d'une nourriture principalement lactée, et il recommandait pour eux, jusqu'à cet âge, l'usage quotidien d'une soupe au lait matin et soir. C'est l'exagération d'une idée juste. Le sevrage doit consister à priver les enfants du sein, mais non à les priver de lait.

Lorsque les enfants menacés héréditairement par la phthisie ont subi l'épreuve du sevrage, il faut exercer sur leur régime une surveillance assidue. L'usage de la viande, principalement pendant les premières années, doit être modéré. Cet aliment est souvent dur et mal digéré; les enfants ne sont pas, en effet, comme Tibère, *lentis maxillis;* ils ingurgitent sans mâcher, et la viande traverse quelquefois chez eux la filière intestinale sans être à peine modifiée. En tout cas, les viandes molles, tendres, peu cuites, sont celles qui leur conviennent le mieux; les aliments très-gras, la charcuterie, le gibier, les viandes faisandées, salées ou fumées, les aliments de haut goût, le fromage doivent leur être interdits. Le régime demande à être suffisamment varié pour soutenir l'appétit et pas assez pour fatiguer l'estomac. L'abus du sucre et des pâtisseries est particulièrement préjudiciable, parce qu'il émousse cet appétit légitime qui désire les aliments substantiels et qui recherche moins les satisfactions du palais que celles de la nutrition.

On a longuement discuté la question de savoir si le vin convient aux enfants. Hufeland était trop naturiste pour ne pas

(1) Hufeland, *Conseils sur l'éducation physique des enfants.*

le proscrire, et il recommandait l'eau à l'exclusion de toute autre boisson. « On assure, dit-il, le bonheur de ses enfants pour toute leur vie en les accoutumant à boire de l'eau pure (1). » Pourquoi le problème de leur félicité n'est-il pas aussi simple! Hufeland reprochait au vin d'habituer l'estomac à une stimulation dont il ne peut plus se passer ensuite; de débiliter le corps entier; de surexciter le cerveau et d'accroître la prédisposition aux maladies inflammatoires, aux méningites, au croup; d'échauffer le sang, de stimuler les passions et « de détruire, par conséquent, tout ce qui fait le charme de la vie. » C'est là une exagération évidente, ou plutôt une absence de distinctions nécessaires. Il est incontestable que d'une manière générale l'usage du vin n'est nullement indispensable à cet âge. On voit des enfants abstèmes qui sont remarquables par la succulence de leurs chairs et la fraîcheur de leur teint, et j'accorde qu'il y a toujours avantage à restreindre le plus qu'on peut le champ des besoins; mais chez les enfants mous, lymphatiques, étiolés, le vin, loin d'avoir des inconvénients, devient ce que G. Ballonius appelait un *aliment médicamenteux* (2), et il leur est fort utile, quand par ailleurs il est choisi avec discernement et permis avec mesure. Au reste, un fait ne doit jamais être perdu de vue dans l'hygiène de la prédisposition tuberculeuse : c'est que la nutrition est presque toujours languissante chez ces sujets, et il importe d'autant plus de la soutenir et de la relever, que la phthisie n'est jamais plus près d'éclore que quand l'économie se trouve dans des conditions passagères et surtout permanentes de détérioration et d'appauvrissement.

Le confinement, la vie en serre chaude, sont éminemment préjudiciables aux enfants d'une saine constitution; quelle influence fâcheuse cette séquestration n'exercera-t-elle pas, à plus forte raison, sur les enfants que menace une prédisposition tuberculeuse! Nous avons tous besoin d'air et de soleil, mais les enfants en ont encore plus besoin que nous (3). Les expériences mémorables de W. F. Edwards (4), celles plus récentes de Mor-

(1) Hufeland, *La Macrobiotique*, trad. Jourdan. Paris, 1838, p. 86.

(2) Gul. Ballonii *Opera omnia*, t. II. *Consiliorum medicinalium* lib. I.

(3) « De toutes les fleurs, a dit ingénieusement un écrivain, la fleur humaine est celle qui a le plus besoin de soleil. »

(4) W. F. Edwards, *Influence des agents physiques sur la vie*. Paris, 1824, p. 394

ren (1), ont démontré que la pénurie de l'excitant lumineux entrave la nutrition, s'oppose à l'harmonie du développement et retarde les transformations des animaux à métamorphoses. La persistance des formes fœtales serait aussi chez l'homme un résultat de la privation de la lumière. Elle éclate avec toute évidence dans les malformations du rachitisme. On connaît également l'influence de la pénurie de la lumière sur la production de la scrofule, du lymphatisme et de l'anémie, toutes conditions favorables à l'évolution tuberculeuse. C'est dire combien il importe que les enfants menacés par la phthisie usent largement de ces influences du soleil et de l'air libre en dehors desquelles ils s'étiolent comme les plantes qu'on soumet intentionnellement à l'action prolongée de l'obscurité. Par malheur, il y a chez eux un autre intérêt à ménager : c'est celui de les soustraire aux influences atmosphériques susceptibles de produire des répercussions sudorales et d'amener des bronchites à leur suite. Le praticien, tiraillé entre ces deux intérêts antagonistes, donne plus volontiers satisfaction au dernier, parce que sa responsabilité y est plus directement et plus ostensiblement engagée. Il y a là une grave question d'hygiène et dont le développement est tout à fait à sa place ici, parce qu'elle ne se pose jamais avec un plus grand caractère d'urgence que quand il s'agit d'enfants prédisposés à la phthisie.

On trouve deux doctrines en présence quand on s'occupe de l'éducation physique des enfants : l'une prétend arriver, par une surveillance assidue et par des précautions de tous les instants, à éloigner une à une les causes de dérangement de la santé ; l'autre, au contraire, convaincue que c'est là une tentative vaine, cherche uniquement les immunités dans l'assuétude ; elle aguerrit au lieu de protéger et émousse la réceptivité morbide par l'endurcissement, au lieu de l'éluder par des précautions. Le système de Locke (2) repose sur la doctrine de l'endurcissement ; il s'est fait autant d'adeptes parmi les philosophes qu'il en a trouvé peu parmi les mères ; le danger présent leur fait

(1) Morren, *Essais pour déterminer l'influence qu'exerce la lumière sur la manifestation et le développement des êtres végétaux et animaux.* (*Annales des Sciences naturelles*, 1835, 2e série, t. III, p. 5, 174, 224, et t. IV, p. 13, 42.) — Voyez aussi Sappey, *De l'influence de la lumière sur les êtres vivants*, thèse de l'agrégation. Paris, 1844.

(2) Locke, *Traité de l'éducation des enfants*, trad. de l'anglais par P. Coste. Amsterdam, 1695. — Nouvelle édition, Paris, 1798.

oublier la sécurité à venir; elles laissent la proie pour l'ombre, et le cœur, qui est d'ordinaire tout entier à l'actualité, étouffe trop souvent chez elles la raison, qui cependant voit plus loin et voit mieux. Aussi l'éducation physique des enfants est-elle engagée, en France du moins, dans une voie déplorable, et la mollesse conspire avec l'entraînement abusif et prématuré du cerveau à préparer des générations sans énergie morale, sans vigueur physique, on pourrait presque dire sans jeunesse. C'est contre cette tendance regrettable que Locke a réagi avec une remarquable verve de bon sens; seulement son système, suivi dans toute sa rigueur, n'était fait que pour les enfants vigoureux; ceux qui naissent débiles (les enfants issus de parents tuberculeux sont dans ce cas) ont plutôt besoin d'être soignés que d'être aguerris, et c'est précisément parce qu'il ne consacre pas cette distinction salutaire que ce système d'éducation physique a été considéré comme un jeu d'esprit ingénieux, plutôt que comme une doctrine pratique et utilement applicable. C'est affaire de discernement médical. Nous voyons passer tous les jours dans nos rues des enfants vigoureux qui étouffent sous une accumulation de vêtements épais et qui sont une proie promise par avance aux catarrhes, et, par contre, il nous arrive aussi de rencontrer des enfants débiles et malingres qui offrent aux agressions d'un vent froid un cou et des jambes nus. Des deux côtés, il y a abus et renversement des conditions hygiéniques rationnelles. C'est l'exagération, mais surtout la mauvaise application d'un système.

Locke a insisté avec une force de démonstration remarquable sur les dangers que l'on crée aux enfants en voulant trop les garantir contre les vicissitudes atmosphériques, et il citait avec éloge l'habitude qu'avaient de son temps certaines personnes en Angleterre, l'illustre Newton par exemple, de ne modifier en rien leurs vêtements, quelle que fût la saison. Le conseil était forcé à dessein, pour qu'il eût plus de relief. On pourrait toutefois soutenir sans exagération qu'il y a plus de rhumes engendrés par les précautions que par les imprudences. Le degré de sensibilité frigorifique auquel on est en effet conduit par une surcharge abusive de vêtements a quelque chose de prodigieux, et rien n'était plus légitime que de réagir contre cette exagération. Les idées de Locke ont jeté des racines profondes en Angleterre, mais si l'on y abuse de la nudité du cou, des jambes et de la tête pour les enfants, chez nous on tombe dans l'excès opposé. Ce n'est pas que nous soyons partisan de cette mode écossaise appliquée dans toute sa rigueur, mais nous voudrions que les vêtements des enfants fussent moins épais qu'ils ne le sont, et qu'on compensât pour eux l'abaissement de la température extérieure plutôt par le rhythme de la marche que par l'épaisseur des habits.

L'usage de l'eau froide pour les ablutions de propreté est traditionnel en Angleterre. Locke voulait que les enfants eussent les pieds lavés chaque jour à l'eau froide, « *fût-elle même mêlée de glaçons.* » — « Je suis très-persuadé, dit-il, que si un homme avait été accoutumé dès le berceau à aller nu-pieds et qu'il eût toujours les mains enveloppées de bonnes fourrures, il serait aussi dangereux pour cet homme de se mouiller les mains qu'il l'est présentement à plusieurs autres personnes de se mouiller les pieds. » Pour remédier à cette impressionnabilité au froid, il recommande de faire aux enfants des souliers qui puissent recevoir l'eau et de les aguerrir par des pédiluves froids. La coquetterie des mères éludera le premier de ces moyens d'endurcissement, et leur tendresse répugnera au second. Nous estimons que ces ablutions locales peuvent avoir des inconvénients, tandis que le passage d'une éponge mouillée sur tout le corps, en y allant avec les ménagements nécessaires, et en inaugurant cette pratique pendant la saison chaude, endurcit les enfants au froid d'une manière plus sûre et plus certainement inoffensive. Leur séquestration dans des chambres chaudes, en dehors des influences vivifiantes du soleil et de l'air extérieur est, nous venons de le dire, une des pratiques les plus répandues et les plus pernicieuses. Cette éducation en serre chaude ne peut produire que des plantes débiles et étiolées. L'idéal d'une bonne éducation physique serait la sortie de tous les jours, et sans tenir compte des conditions atmosphériques; quand on y est fait, on profite de celles qui sont bonnes et on neutralise par l'endurcissement celles qui sont mauvaises. Le bain d'air est aussi nécessaire aux enfants que la nourriture, et quand on en vient à supputer les chances d'un courant d'air, d'un nuage ou d'une variation du thermomètre, c'en est fait, la sécurité est à la merci d'un hasard.

Locke ne voulait pas seulement qu'on endurcît l'enfant contre les variations de la température, et cela dans la pensée qu'il sera impossible plus tard de les lui épargner constamment, mais il voulait aussi que, pour son sommeil comme pour sa nourriture, on arrivât par l'assuétude à lui procurer les bénéfices d'une sorte d'indifférence stoïque, qu'on instituât, en un mot, à son profit une éducation à la Cyrus. Il résumait du reste lui-même son système dans les règles suivantes : « Laisser aller les enfants en plein air ; leur faire prendre de l'exercice ; les laisser bien dormir ; ne les nourrir que des viandes les plus communes ; leur défendre l'usage du vin et de toutes les liqueurs fortes ; ne leur donner que peu ou point de médecines ; ne leur pas faire des habits trop chauds ou trop étroits, et surtout leur tenir la tête froide aussi bien que les pieds, qui doivent être souvent lavés dans l'eau froide et accoutumés à l'humidité (1). »

Étant donné un enfant d'une bonne constitution et d'une souche irréprochable, on en fera certainement un homme avec le système de l'endurcissement, s'il est pratiqué avec énergie et méthode, et comme le dit Montaigne, « *au lieu d'un beau garson et dameret*, on arrivera à produire de cette façon *un garson vert et vigoreux* (2) ; » mais ce n'est pas sur ce terrain que nous avons à poser la question présentement. Nous avons affaire à un enfant débile et diathésique, menacé à la fois par sa constitution et par son hérédité, et si le système de Locke lui est appliqué dans sa rigueur, il exécutera pour lui la cruelle loi de Lycurgue. Et cependant, le système des précautions à outrance, en lui évitant quelques dangers actuels, lui en préparera d'assurés pour l'avenir, et lui créera une étroite et dommageable servitude ; d'ailleurs, si les enfants sains n'ont qu'à se conserver, les enfants menacés de phthisie ont à s'améliorer ; pour les premiers il n'y a que les sollicitudes du présent, pour les seconds il y a aussi celles de l'avenir. Des deux côtés il y a donc et des avantages et des dangers. Heureusement ces deux systèmes, quelque opposés qu'ils soient par leurs procédés, ne s'excluent pas d'une manière absolue, et dans le cas qui nous occupe ils peuvent avoir tous les deux et successivement leur opportunité. Seulement leur usage combiné exige des ménagements assidus et un art véritable. Si la débilité originelle est considérable, il faut s'adresser surtout aux précautions ; mais

(1) Locke, *Traité de l'éducation des enfants*, trad. Coste. Londres, M DCC LXX III, t. I, p. 92.
(2) Montaigne, *Essays*, liv. I, chap. XXV.

aussitôt qu'on a réalisé un progrès, et que l'enfant a été mis en possession d'une santé relative, il faut inaugurer avec tous les ménagements nécessaires, non pas le système de Locke dans ce qu'il a d'absolu, mais une éducation propre à aguerrir dans une certaine mesure cette chétive organisation, sauf à rétrograder dès que l'assuétude semble devoir faire payer ses bénéfices par des périls trop sérieux. C'est alors qu'une certaine rusticité de genre de vie et l'emploi persévérant des procédés réguliers de la gymnastique trouveront leur opportunité. Ces distinctions ne sont pas de l'office des mères, qui sont disposées à abriter la faiblesse de leur cœur derrière ce prétexte trop réel de débilité de leur enfant, mais il importe qu'elles soient établies en toute connaissance de cause par un médecin instruit, attentif, et vivant surtout très-rapproché de la famille qui lui a confié cet intérêt si grave.

On voit combien cet art, qui sacrifie les ménagements à l'endurcissement ou l'endurcissement aux précautions, qui les fait tour à tour se succéder ou qui les combine dans des mesures diverses, est, quand il s'agit du gouvernement d'une santé de cette nature, un art difficile, hérissé d'embûches, et combien il exige de discernement et de tact. Si l'on objecte que tant de soins ne peuvent être pris que dans des circonstances exceptionnelles de position et de fortune, nous répondrons que c'est là un idéal dont il faut s'efforcer d'approcher le plus possible, et qu'il est aussi légitime de le proposer qu'il est légitime de tracer les règles de l'administration de la codéine et du musc, quoique ces médicaments luxueux soient interdits aux classes indigentes.

CHAPITRE II

SURVEILLER LES PHASES ET LES PÉRIODES DE PLUS GRANDE ACTIVITÉ DIATHÉSIQUE.

Nous avons dit que la phthisie accuse, à certaines périodes de la vie, une tendance plus activement destructive, et cela probablement parce que, à ces époques, l'évolution organique produit des modalités ou formes de la santé qui sont plus favorables à l'éclosion et au développement de la diathèse tuberculeuse. De même aussi il y a des fonctions adventitielles ou des maladies qui produisent le même résultat fâcheux et qui sont le prétexte du développement de la phthisie ou de l'accroissement de son acuïté. Il importe que le médecin connaisse ces phases critiques pour redoubler de surveillance au moment où le sujet qui est prédisposé à la phthisie va les traverser.

Comme nous venons de le voir tout à l'heure, la phthisie pulmonaire est relativement assez rare avant l'âge de dix ou douze ans, et les manifestations tuberculeuses avant cette période se portent de préférence sur des organes autres que le poumon. Nous ne nous occupons ici que de la phthisie et rigoureusement nous ne devrions pas dire un mot de la tuberculisation des méninges; mais cette cruelle affection s'oppose si fréquemment et d'une manière si néfaste à l'office de préservation que le médecin se propose, au point de vue de la phthisie, que nous n'hésitons pas à faire hors de notre sujet une excursion que justifie peut-être son immense intérêt pratique.

Il est certain que ce qu'il y a de mieux et de plus pressant à faire pour arrêter les effets d'une prédisposition à la phthisie qui n'éclôt pas d'ordinaire avant la puberté, c'est d'empêcher les enfants de succomber à ces tuberculisations du mésentère, des ganglions ou du cerveau qui jouent un si grand rôle dans la mortalité générale de la première enfance. Or, les considérations d'hygiène dans lesquelles nous venons d'entrer relativement à l'éducation physique des enfants nés de parents phthisiques s'adressent aussi bien à ces formes particulières de la tuberculisation qu'à la tuberculisation pulmonaire. Nous n'avons point à y revenir, nous voulons dire seulement quelques mots de l'imminence des granulations méningiennes et des ressources puissantes dont dispose la thérapeutique pour l'empêcher d'aboutir.

Il n'est pas de praticien qui n'ait gémi bien souvent de l'incurabilité absolue de cette cruelle affection qui procède toujours d'une hérédité directe ou collatérale, et qui, s'établissant dans une famille, lui enlève quelquefois presque tous ses enfants et souvent au même âge. Entre toutes les maladies dites *de famille*, il n'en est guère dont les ravages soient plus effrayants, aussi la thérapeutique s'est-elle évertuée à lui opposer un remède efficace; mais, comme cela arrive si souvent, elle s'est égarée à la recherche d'une formule ou d'un médicament quand il fallait surtout s'occuper d'analyse diagnostique et d'indications précises. Une de ces épreuves douloureuses qui ne permettent pas aux souvenirs de s'effacer, et qui ramènent invariablement l'esprit dans le sillon d'une même pensée, nous a conduit à méditer longuement sur la nature et sur le traitement de la méningite granuleuse, et si nous ne lui avons pas payé le second tribut qu'elle nous demandait récemment, nous le devons (c'est une conviction absolue) à un traitement dont la priorité ne nous appartient en rien, mais dont nous devons, par devoir, contribuer à généraliser l'application.

Et tout d'abord la méningite granuleuse est-elle incurable? Tous les auteurs classiques et le plus grand nombre des praticiens répondent affirmativement à cette question. Suivant nous, il y a lieu de distinguer. La méningite granuleuse (ou mieux les *granulations méningiennes* (1), car l'élément inflammatoire manque ou est peu apparent) a deux périodes distinctes : 1° la période de préparation, véritable poussée tuberculeuse qui ne s'accuse que par des symptômes généraux ; 2° la période de dépôts plastiques, dans laquelle les granulations se produisent. La première période est susceptible de ne pas aboutir à la seconde, et toute méningite granuleuse qui ne l'a pas franchie peut guérir ; la période cérébrale une fois établie est nécessairement mortelle. Et à supposer qu'il existe un médicament qui puisse empêcher, dans un bon nombre de cas, ce passage des accidents généraux aux accidents cérébraux, la méningite granuleuse perd son cachet de léthalité nécessaire, et tout se réduit à un diagnostic posé de bonne heure. Or, à notre avis, la question du traitement des granulations méningiennes en est là.

On sait que cette affection se manifeste de préférence de quatre à six ans ; non pas qu'on ne la retrouve avant et après cette limite, mais c'est là l'époque de la vie où elle se montre le plus souvent. On sait aussi que l'influence héréditaire étant réservée, toutes les causes de débilitation de l'économie (pauvreté, mauvaise hygiène, convalescence de maladies longues)

(1) On sait que la granulation est histologiquement distincte du tubercule. Elle correspond à ce que Bayle et Andral ont décrit sous le nom de *granulation grise* ou *demi-transparente*. Ce sont ces granulations qui constituent l'élément anatomique de la *phthisie granuleuse*, ou *galopante*. On les retrouve dans la méningite dite *tuberculeuse* des enfants, mais elles diffèrent de celles du poumon par ce caractère que l'élément fibro-plastique y prédomine.

peuvent provoquer son éclosion). La dentition intermédiaire qui se fait vers cinq ans et qui, pour le dire en passant, n'éveille pas suffisamment l'attention des médecins, paraît quelquefois avoir une certaine relation avec le développement de cette affection cérébrale. Ses débuts sont extrêmement lents et insidieux, et tout l'avenir de la thérapeutique de cette maladie consiste précisément, nous l'avons dit, à déchiffrer dès leur apparition ces symptômes en apparence discordants, à les grouper, à leur donner une signification, et à ne pas les rattacher vaguement, comme on le fait, à la faiblesse, à la diète, à une complication vermineuse, etc.

Il est un petit nombre de cas dans lesquels la méningite granuleuse s'accompagne de symptômes cérébraux précoces, mais c'est là l'exception. Il n'y a habituellement ni céphalalgie (ou quand elle existe elle est fugace), ni vomissements dès le début; tout se réduit en apparence à des signes de malaise et de débilité; mais, quand on analyse cet état prodromique (qui dure souvent plusieurs semaines) avec cette clairvoyance que donne l'inquiétude, on constate un ensemble de signes qui, isolément, ont une valeur réelle, et qui, réunis, forment les élément d'un diagnostic presque toujours possible s'il est difficile. Or ces signes résumés rapidement sont les suivants :

1° Amaigrissement progressif et que n'expliquent ni un état maladif antérieur, ni des privations, ni une croissance exagérée; 2° changement notable dans le caractère; morosité, irascibilité aversion pour le mouvement; l'enfant reste des heures entières assis, sans jouer, comme pelotonné sur lui-même, dans une sorte d'attitude sénile (il la conserve également dans son lit); 3° alternatives soudaines et très-répétées de rougeur et de pâleur de la figure (des douleurs lancinantes de la tête peuvent les expliquer, mais souvent aussi elles se manifestent en dehors de cette cause); la physionomie est du reste habituellement pâle; 4° large dilatation pupillaire; l'iris se contracte aisément par la lumière, mais ne revient pas complétement à ses dimensions normales; 5° pouls lent, tombant quelquefois à soixante et au-dessous; irrégularité notable et d'autant plus manifeste que le pouls est plus ralenti; quand il s'accélère les irrégularités diminuent, mais sans disparaître d'une manière complète; température assez basse de la peau; 6° sueurs copieuses, quelquefois profuses, inondant la tête et la partie supérieure du corps; elles coïncident avec la fraîcheur de la peau; le sommeil paraît provoquer leur retour plus que l'approche de la nuit, et ce qui le prouve, c'est que pendant le jour les enfants les présentent aussitôt qu'ils s'endorment; 7° la pâleur de la figure, l'amoindrissement de la face par la maigreur et la prédominance apparente du volume du crâne, la dilatation des pupilles, donnent à la figure un cachet spécial qui rappelle la physionomie fœtale; 8° l'intelligence, sauf la morosité, n'accuse rien de particulier; cependant la mémoire est un peu en défaut; les enfants cherchent leurs mots et parlent, pour ce motif, avec une lenteur qui a quelque chose de caractéristique; leur sommeil est assez lourd et prolongé; ils se réveillent plus difficilement, mais leur respiration pendant qu'ils dorment n'a pas ce caractère bruyant qui accuse le sommeil de la santé; c'est à peine si, en approchant l'oreille, on entend les bruits respiratoires; 9° l'élongation très-rapide du corps caractérise aussi cette période; 10° elle est généralement apyrétique et le pouls comme la chaleur organique sont au-dessous de leur rhythme normal, mais au début il y a presque constamment des accès pseudo-intermittents sur la nature desquels on se trompe invariablement et que l'on combat inutilement, mais sans inconvénients, il est vrai, par le sulfate de quinine; 11° il existe habituellement de la constipation, la langue est nette, l'appétit continue et la persistance de la maigreur malgré l'alimentation est un indice de plus.

Ces symptômes prodromiques sont plus ou moins accentués, ils sont groupés en plus ou moins grand nombre; la phrase *symptomatique*, comme disait Récamier, est plus ou moins complète, mais nous ne doutons pas qu'une analyse attentive ne parvienne dans le plus grand nombre des cas à en percer la signification. Et c'est là l'intérêt immense, nous le répétons; quand les vomissements, la céphalalgie, le délire, ont apparu, il est d'habitude trop tard; la thérapeutique est désarmée; elle devient, comme on l'a dit de celle des Stahlianistes, *la contemplation de la mort*, et il n'y a plus qu'aridité pour l'esprit et tristesse pour le cœur. Dans la période de préparation, au contraire, l'intervention médicale a une puissance incontestable. C'est donc dès le début qu'il faut s'empresser d'agir.

Il est un médicament dont les applications ont été peut-être étendues outre mesure, mais qui rend à la médecine d'incalculables services : c'est l'iodure de potassium. Il agit à la fois et comme médicament iodique, constitutionnel, et comme agent susceptible d'empêcher ou de ralentir les formations plastiques. C'est de cette double façon que l'on peut interpréter son efficacité dans la première période de la méningite granuleuse.

Cette médication a été recommandée et mise en pratique, il y a vingt-cinq ans environ, par Rieser, et après lui par Copland, Willshire, West, qui ont professé, eux aussi, qu'administré à une période peu avancée des affections tuberculeuses du cerveau, avant l'épanchement, l'iodure de potassium faisait tomber, dans un grand nombre de cas, un appareil symptomatique très-alarmant. En 1860, un médecin anglais, le docteur John Coldstream, a repris cette question thérapeutique si importante, et il a préconisé l'iodure de potassium contre la méningite granuleuse avec une ferveur de conviction qui ne nous paraît nullement exagérée. L'association de quelques purgatifs à ce médicament lui paraît la médication la plus rationnelle. Il prescrit l'iodure de potassium à la dose de 0,05 à 0,15 centigr. toutes les trois ou quatre heures en solution dans une eau carminative. « Aux périodes avancées des formes tuberculeuses des maladies cérébrales, dit cet auteur, il ne faut pas espérer de grands avantages de l'emploi de l'iodure de potassium, mais je suis convaincu que si l'on s'y prenait de bonne heure, on couperait court aux accidents plus souvent qu'on ne le pense. Ma propre expérience me fait considérer l'iodure de potassium comme l'agent avec lequel on peut le plus facilement se permettre des résultats avantageux, et ma confiance en ce remède comme le moyen le plus efficace contre les affections tuberculeuses de la tête est telle, que je persisterais sans hésiter, même dans les cas en apparence désespérés. Il me paraît, en effet, que dans les maladies des enfants il faut continuer le traitement avec persévérance jusqu'à la fin. Je suis d'ailleurs convaincu que l'iodure de potassium ne fera jamais de mal alors même qu'il échouera (1). » Telle est aussi ma conviction, et je suis heureux de pouvoir l'étayer sur le témoignage d'un méde-

(1) John Coldstream, *Note sur l'emploi de l'iodure de potassium dans le traitement des maladies du cerveau chez les enfants.* (*Bulletin de Thérap.*, 1860, t. LVIII, p. 151.)

cin d'un sens médical exquis, Le Roy de Méricourt, qui m'a dit avoir vu plusieurs fois des accidents cérébraux imminents s'arrêter sous l'influence de cette médication si simple et si inoffensive. L'amélioration dans ce cas est annoncée par le rétablissement des sécrétions des muqueuses céphaliques, larmes, mucus nasal, salive, dont la suppression a, dans les maladies cérébrales des enfants, une signification pronostique si redoutable. Je viens de constater ce double fait chez un enfant qui offrait, réuni au tableau symptomatique complet que j'ai tracé plus haut de cette période de prodromes, le fait confirmatif d'une empreinte héréditaire. Chez lui aussi cet appareil effrayant d'accidents céda à l'iodure de potassium, mais seulement lorsque ce médicament eut déterminé un coryza iodique abondant.

La dose quotidienne de 0,50 à 0,60 centigrammes d'iodure de potassium me paraît suffisante pour un enfant de quatre à cinq ans ; l'existence ou l'absence du coryza est un indice qui permet d'ailleurs de l'augmenter ou de la diminuer. Une simple solution aqueuse contenant 0,10 à 0,20 centigrammes d'iodure de potassium par cuillerée à bouche et étendue dans de l'eau sucrée constitue le meilleur mode d'administration, en ce sens qu'il permet de dissimuler le médicament. Je pense qu'il faut continuer l'iodure de potassium assez longtemps après la disparition des accidents, mais à doses amoindries. La persistance de l'appétit doit aussi être utilisée pour maintenir, tant que les enfants s'y prêtent, une alimentation aussi substantielle que possible. L'emploi de vins généreux me paraît également indiqué comme moyen de combattre cette débilité générale, cette diminution de la vitalité qui est une condition si favorable aux manifestations tuberculeuses ; la pâleur diminue sous leur influence et le pouls se relève en même temps qu'il prend une régularité relative. L'usage concomitant des lavements purgatifs et de tous les moyens que prescrit une bonne hygiène est enfin le complément de ce traitement, dans lequel nous avons une confiance que fortifie encore l'obtention récente d'un succès qui nous est doublement cher.

La tuberculisation des ganglions bronchiques, qu'elle se manifeste chez l'enfant ou plus tard (1), celle du mésentère au

(1) Fonssagrives, *Mém. sur l'engorgement des ganglions bronchiques chez l'adulte.* (*Union médicale.* 1861.)

moment où elle se produit, et les poussées qui dénotent chez les phthisiques la génération de nouveaux tubercules, indiqueraient-elles l'emploi de la même médication? Nous ne saurions le dire, mais cela nous paraît bien probable, et nous avons tenu à appeler l'attention sur ce point de pratique auquel nous attachons l'importance la plus sérieuse. La thérapeutique a assez de médicaments ; des esprits chagrins diraient qu'elle en a trop (et nous ne les contredirons pas). Le secret de son progrès à venir réside moins dans des acquisitions nouvelles que dans une saine et judicieuse utilisation de ses ressources, et celle-ci est au prix d'un diagnostic plus exact et d'une science plus avancée des indications.

L'époque de la puberté est une des périodes dans lesquelles la prédisposition tuberculeuse a le plus de tendance à éclore, et cela se conçoit : une fonction nouvelle cherche à s'établir en même temps que l'organisme tend à son achèvement et que la nutrition a peine à faire face aux dépenses que la croisssance lui impose; il y a donc à cette époque, en même temps que cette mobilité de la santé qui constitue déjà une imminence morbide, une sorte d'appauvrissement que j'appellerai physiologique, et qui favorise l'évolution du germe tuberculeux. Il faut aussi faire entrer en ligne de compte la facilité avec laquelle s'établissent à cet âge les mouvements fluxionnaires vers la poitrine, principalement chez les jeunes filles dont la menstruation s'établit avec lenteur et difficulté. Nous aurons occasion d'étudier plus tard le rôle que joue l'élément congestion dans l'évolution de la phthisie ; son influence sur son éclosion (quand par ailleurs existe une prédisposition diathésique) n'est pas moins réelle.

Nous avons enfin signalé la période de trente à trente-cinq ans comme l'une des épreuves les plus critiques, si ce n'est la plus critique de toutes celles que les sujets prédisposés héréditairement à la phthisie aient à franchir. L'interprétation physiologique de ce fait m'échappe complétement, mais il est positif, et il faut à cette époque de la vie entourer les sujets dont la poitrine est suspecte des précautions les plus minutieuses et les plus assidues. Il est d'autant plus important de le faire, que cette épreuve est la dernière de celles que les transformations produites par les âges imposent aux phthisiques; s'ils en sortent victorieux, ou du moins sans des lésions pulmonaires trop graves, les chances d'une longévité raisonnable leur sont ouvertes.

La période de plus grande activité de la diathèse tuberculeuse étant précisément celle de plus grande activité génésique, et les excès de cette nature compromettant plus que tous les autres la durée des phthisiques, on peut se demander si la cause de l'apparition ou de l'aggravation de la phthisie aux époques de la vie que nous venons d'indiquer ne gît pas précisément dans l'exagération des appétits génitaux et dans la satisfaction abusive qui leur est donnée. Les habitudes vicieuses de l'enfance prépareraient ainsi l'épreuve de la puberté, et les excès de la période virile conduiraient à celle qui attend les tuberculeux ou les sujets simplement prédisposés vers l'âge de trente à trente-cinq ans.

Nous avons parlé tout à l'heure de la puberté comme cause d'imminence tuberculeuse pour les sujets issus d'ascendants suspects au point de vue de la phthisie. Cette influence s'accuse plus énergiquement chez la femme et se retrouve dans les autres fonctions maternelles dont celle-ci ouvre la série : la grossesse et l'allaitement. Nous traiterons ailleurs de cette influence de la grossesse sur la marche de la phthisie, et nous montrerons, en opposition avec les idées de Grisolle (1), que la grossesse retarde pendant sa durée l'évolution de la phthisie, mais que l'état puerpéral lui imprime au contraire une accélération manifeste. La gestation exerce-t-elle la même influence fâcheuse pour faire aboutir la prédisposition à la phthisie? L'analogie conduit naturellement à le supposer, et si l'hygiéniste n'est pas en droit de baser sur cette crainte une interdiction du mariage, il doit au moins attendre avec une inquiétude justifiée cette épreuve du premier enfant, qui est trop souvent la pierre de touche des poitrines délicates. L'allaitement, il est à peine besoin de le dire, ne saurait être permis sans un double inconvénient aux jeunes femmes qui sont sous le coup d'une imminence tuberculeuse; outre que leur enfant ne puiserait à cette source qu'une alimentation insuffisante, en admettant même qu'elle ne lui offre pas d'autres dangers, leur nutrition n'est pas assez florissante pour qu'elles puissent faire impunément les frais de cette sécrétion, fît-on même abstraction des fatigues et de l'insomnie qu'impose l'allaitement. Si Morton a

(1) Grisolle, *De l'influence que la grossesse et la phthisie pulmonaire exercent réciproquement l'une sur l'autre.* (*Bulletin de l'Acad. de méd.* Paris, 1849-1850, t. XV, p. 10; *Archives gén. de méd.*, janvier 1849.)

vu des phthisiques recouvrer une sorte de santé en nourrissant leurs enfants, et si divers auteurs, Perroud (1) en particulier, ont pensé que la poitrine pouvait bénéficier de cette contre-fluxion physiologique, nous estimons que ce sont là des exceptions rares et que l'interdiction de l'allaitement dans des cas de cette nature doit être la règle très-générale.

Si la dentition, l'accroissement, la puberté, la grossesse, sont autant de phases critiques pour les sujets prédisposés à la phthisie, il est un certain nombre d'affections qui, pendant leur durée ou pendant la convalescence qui les suit, leur font aussi courir des dangers plus ou moins sérieux. Les maladies aiguës de longue durée qui amènent un amaigrissement considérable, comme la fièvre typhoïde, sont surtout dans ce cas (2). Il est vrai que cette affection n'agit pas seulement sur les sujets prédisposés à la phthisie par l'atteinte qu'elle porte à la nutrition; il faut aussi faire entrer en ligne de compte l'état congestionnel permanent de leurs poumons pendant la durée de cette pyrexie, état congestionnel qui s'accuse dès le début par l'existence de râles sonores nombreux, et qui aboutit trop souvent plus tard à des pneumonies hypostatiques, et à des carnifications pulmonaires. En règle générale, tout individu qui est entaché de l'hérédité tuberculeuse et qui devient très-maigre par une cause ou par une autre, que ce soit le fait d'une maladie longue, de privations prolongées, de passions dépressives ou d'excès, est menacé de phthisie si cet amaigrissement est d'une certaine durée. Et c'est pour cela précisément que l'allaitement qui amène souvent par l'insomnie, par les douleurs des gerçures autant que par la déperdition humorale elle-même, un amaigrissement qui confine au marasme (*marcor lactantium*) constitue une épreuve qu'il est prudent de ne pas affronter.

Les fièvres éruptives (fièvres impétigineuse et eczémateuse ou gourmes, variole, scarlatine, rougeole) exercent également sur la prédisposition tuberculeuse une influence qu'il importe de connaître. Ce que c'est que ces gourmes dépuratoires qui se

(1) Perroud, *De la tuberculose ou de la phthisie pulmonaire*. Paris, 1861.

(2) Louis (*Recherches sur la phthisie pulmonaire*, Paris, 1843) n'a vu la tuberculisation survenir dans la fièvre typhoïde qu'après une très-longue durée de celle-ci. Bouchardat (*Mémoire sur l'étiologie et la prophylaxie de la phthisie pulmonaire*, dans le supplément à l'*Annuaire de thérapeutique pour* 1861, p. 5) invoque ce fait à l'appui de sa théorie étiologique sur le rôle que joue la pénurie des *aliments de la calorification* dans la production de la phthisie.

traduisent par des poussées aiguës d'impétigo ou d'eczéma, poussées précédées de symptômes généraux, nul ne le sait, mais tout accuse l'extrême parenté de ces fièvres éruptives avec les pyrexies à déterminations cutanées. Leur caractère manifestement contagieux, leur prédilection pour l'enfance, l'utilité évidente de la dépuration qu'elles produisent, les dangers attachés à leur suppression brusque, sont autant de caractères analogiques qui frappent l'esprit. La rétrocession de l'impétigo ou de l'eczéma aigus ou leur guérison intempestive déterminent souvent les dangers les plus soudains, et c'est presque toujours la poitrine qui en reçoit le contre-coup. Il convient donc, ainsi que Trousseau (1) l'a judicieusement enseigné, de ne pas traiter avec trop de dédain les idées vulgaires qui ont cours sur le respect dû à ces éruptions ; il est surtout justifié quand il s'agit de sujets chez lesquels on suppose une prédisposition tuberculeuse ; se borner à des soins de propreté et, au moment où cette dermatose sécrétante se supprime, la remplacer par des bains et des purgatifs, quelquefois aussi par un vésicatoire entretenu quelque temps en suppuration : telle est la conduite que conseille la prudence.

On voit quelquefois à la suite de la variole, plus rarement de la scarlatine, des sujets dans ces conditions présenter les signes d'une évolution tuberculeuse rapide, mais c'est surtout la rougeole qui agit avec efficacité comme cause déterminante de la phthisie. Cette influence provocatrice et accélératrice en même temps, signalée par Sydenham et constatée depuis par Blache, Rayer, Guersant, tient-elle aux modifications générales que la rougeole imprime à l'ensemble de l'économie, ainsi que l'a pensé Rufz? dépend-elle de ce que cette fièvre éruptive s'accompagne constamment d'un exanthème développé sur la muqueuse aérienne, et produit une bronchite profonde et de longue durée qui est le prétexte du développement des tubercules? Il serait difficile de le dire, mais cette influence de la rougeole est réelle. On pourrait presque affirmer qu'un sujet, quel qu'il soit, qui traverse impunément cette épreuve de la rougeole a des poumons actuellement sains ou n'a pas de prédisposition tuberculeuse.

(1) Trousseau, *Des cas dans lesquels il convient de guérir les gourmes.* (*Journal des Connaissances médico-chirurgicales*, juillet 1842, t. X, p. 1, et *Journal de Médecine*, octobre 1845, p. 289.)

CHAPITRE III

COMBATTRE LE LYMPHATISME ET LA SCROFULE.

La phthisie, nous l'avons déjà dit, peut se développer chez des sujets qui ne présentent aucun des attributs du lymphatisme, et à plus forte raison de la scrofule; mais il n'en est pas moins vrai que cet état constitutionnel et ce vice diathésique créent des prédispositions redoutables à la phthisie. S'il est toujours indiqué de les combattre, cette nécessité devient plus pressante encore quand les sujets qui présentent les attributs de cette formule organique offrent dans leurs ascendants directs ou collatéraux des exemples plus ou moins nombreux de phthisie.

Le lymphatisme n'est-il qu'un degré de la scrofule, ou plutôt n'est-il que l'habitus général de cette diathèse séparée de toute manifestation locale? On serait assez disposé à le croire quand on considère la facilité avec laquelle les sujets lymphatiques, soumis à des conditions hygiéniques débilitantes, contractent la scrofule, et quand on songe également à l'aptitude du lymphatisme (lorsqu'il est doublé dans le mariage par le rapprochement de deux constitutions similaires) à produire des descendants scrofuleux. Quoi qu'il en soit, il est d'un grand intérêt de chercher à modifier, dès le berceau, les constitutions lymphatiques pour retarder ou même pour neutraliser un germe tuberculeux héréditaire.

Nous avons parlé du choix d'une nourrice, du séjour à la campagne, d'une bonne direction donnée aux exercices et à l'alimentation, comme autant de précautions susceptibles d'atteindre ce résultat. Mais cela ne suffit pas quand le lymphatisme a marqué profondément de son empreinte la constitution, et divers moyens médicamenteux doivent alors intervenir.

Les bains de mer, les eaux thermales et les médicaments divers : sulfureux, iode, feuilles de noyer, etc., opposés d'habitude au lymphatisme ou à la scrofule, constituent des ressources à utiliser dans ce cas à titre de prophylaxie.

Tout récemment un médecin distingué (1) a insisté avec

(1) Brochard, *Des bains de mer chez les enfants*. Paris, 1864, in-12.

une force de conviction très-communicative sur l'importance de ce qu'il appelle la *médication marine* (air de la mer et bains) dans le traitement de la débilité, du lymphatisme et de la scrofule chez les jeunes sujets. Il est certain que des enfants chétifs et étiolés subissent en quelques semaines une transformation véritable quand ils passent de l'atmosphère brumeuse et étouffée de nos villes aux grandes plages de l'Océan ou de la Méditerranée. Là, une lumière éclatante, un air sans cesse renouvelé et d'une vivacité proverbiale, qui se traduit par l'augmentation de l'appétit; des douches aériennes; la gymnastique des bains de lames et de la natation; un exercice fortifiant favorisé par la liberté des allures et par l'animation d'un spectacle nouveau, tout concourt à imprimer à l'économie une de ces modifications radicales qu'on demanderait vainement aux agents médicamenteux. « De toutes les diathèses qui affligent l'enfance, dit ce médecin judicieux, la diathèse lymphatique est celle que l'on rencontre le plus fréquemment dans les diverses classes de la société. Tous les médecins ont dans leur clientèle des enfants au teint pâle, dont les yeux sont cernés, les paupières rouges et chassieuses. Ces enfants, qui sont souvent d'une maigreur extrême, ont l'air ennuyé; leur démarche est languissante. D'autres, au contraire, ont la peau blanche et rose, des cils magnifiques, les chairs flasques un peu bouffies; malheureusement ce teint frais et rose, dont leurs mères sont quelquefois si fières, ne cache que trop souvent une constitution lymphatique. Quelque prononcé que soit le lymphatisme, il cède toujours à la médication maritime. Mais il est nécessaire pour cela que les enfants fassent un séjour prolongé sur le bord de l'Océan; il faut donc que la plage sur laquelle on les conduit se trouve dans un climat tempéré, afin que ces petits malades puissent être *du matin au soir et pendant des mois entiers* soumis à l'influence bienfaisante de l'atmosphère maritime. En agissant de la sorte, les enfants lymphatiques retireront un bénéfice certain des bains de mer, et l'on sera toujours assuré de voir leur constitution se modifier complétement (1). »

Le même auteur s'est efforcé de faire ressortir tout le parti que l'on peut retirer du séjour sur les plages maritimes et des bains de mer dans les cas de lymphatisme ou de scrofule, mais il

(1) Brochard, *op. cit.*, p. 159.

déconseille ces moyens de la manière la plus formelle quand la phthisie a franchi la période d'imminence ou de prédisposition pour entrer dans celle de tuberculisation confirmée. Sans anticiper sur ce que j'aurai à dire plus tard des avantages trop gratuitement attribués au séjour du littoral dans le cas de phthisie, je ne puis que maintenir cette distinction essentiellement pratique. Je me rappelle avoir vu, pendant mon séjour en Normandie, un enfant de quatre ans atteint de tuberculisation pulmonaire subaiguë, et qu'un des plus éminents praticiens de Paris, sur la foi des vertus hypothétiques accordées à l'air du littoral, avait envoyé passer l'été à l'île de Wight. Les accidents marchèrent là avec une rapidité extrême, et la famille effrayée ramena en toute hâte cet enfant en France, où il ne tarda pas à succomber. Les moyens hygiéniques comme les moyens médicamenteux ne sont ni bons ni mauvais en eux-mêmes ; c'est une question d'opportunité. « Pour moi, ajoute à ce sujet Brochard, je dirai que sur toutes les côtes de l'ouest de la France les bains de mer et l'atmosphère maritime doivent être formellement interdits aux enfants atteints de phthisie pulmonaire; ils ne peuvent tout au plus leur être conseillés que dans quelques localités privilégiées du midi. Lorsque des enfants n'ont qu'une prédisposition à la phthisie pulmonaire, prédisposition qu'ils doivent le plus souvent à l'hérédité, il peut se faire que, dans un climat doux et uniforme, l'atmosphère maritime exerce sur ces jeunes malades une influence salutaire. Son action fortifiante modifiera peut-être la prédisposition tuberculeuse, pourra même, dans certains cas, empêcher son développement fatal. C'est de cette manière seulement que l'atmosphère maritime peut avoir une influence heureuse sur la phthisie. Dans toute autre circonstance et dès que les tubercules pulmonaires ont manifesté leur présence par des signes appréciables à l'auscultation, l'atmosphère de l'Océan, en France, devient nuisible et ne peut exercer qu'une action dangereuse sur la marche de cette maladie (1). » Nous allons plus loin, et nous excluons aussi formellement les bains de mer des stations méditerranéennes, quand la phthisie est dans la période d'évolution et même dans la période stationnaire. Quant au séjour du littoral, il expose les phthisiques fébricitants à des

(1) Brochard, *op. cit.*, p. 179.

variations diurnes de température trop brusques et trop étendues pour pouvoir leur être profitable. Nous dirons en effet plus tard, que si certaines localités du midi : Cannes, Nice, Menton, etc., ont une valeur réelle comme refuges pour les phthisiques, elles le doivent à leur climat et non pas à leur proximité de la mer. Cette dernière condition est un avantage dans le cas de prédisposition tuberculeuse accusée simplement par le lymphatisme ; elle est un inconvénient dans la phthisie confirmée.

L'auteur que nous venons de citer a insisté longuement sur les particularités d'administration des bains de mer qui peuvent en rendre l'usage inoffensif et fructueux pour les enfants. Il conseille de les faire prendre de préférence dans le milieu de la journée, ou, si la marée ne le permet pas, de choisir la matinée ; le soir, les bains de mer sont moins bien supportés ; le bain de mer pris à la marée montante est plus chaud et plus agréable ; celui de la pleine mer joint à l'avantage d'une bonne température celui de la tranquillité de l'eau ; l'exercice régulier de la natation ou l'exercice irrégulier de mouvements quelconques sont des moyens de réaction que les enfants, surtout les enfants débiles, doivent utiliser ; la précaution d'avoir constamment le corps immergé jusqu'au cou ; une durée maximum de cinq à dix minutes ; l'immersion des pieds dans un pédiluve chaud, au sortir du bain ; un exercice actif aussitôt qu'on est habillé, constituent autant de précautions qui permettent aux bains de mer de déployer chez les enfants toute leur efficacité et sans leur faire courir aucun risque. Il fixe à trois ans l'âge minimum auquel les bains de mer peuvent être permis. Enfin l'usage alimentaire abondant des huîtres et des coquillages de mer lui paraît un moyen complémentaire, utile, pour faire pénétrer dans l'économie de l'iode et du chlorure de sodium sous une forme facilement assimilable. Nous avons nous-même signalé dans un autre ouvrage, et dans les termes suivants, le parti que l'on peut tirer de cette *médication alimentaire* dans le cas qui nous occupe : « On ne saurait contester que la digestion des huîtres est singulièrement facile et qu'elles stimulent les estomacs paresseux en leur présentant, sous une forme très-favorable, de fortes doses de ce sel marin sans lequel l'appétit et la nutrition languissent. N'est-il pas permis de croire aussi que ces mollusques vivant dans un milieu très-riche en iode, emmagasinent ce produit et le communiquent aux organismes qu'ils alimentent, sans leur faire courir le moins du monde les risques de cet iodisme constitutionnel que les gastronomes de profession affrontent tous les jours impunément en dégustant les produits savoureux des parcs d'Ostende et de Marennes? J'ai l'habitude, pour mon compte, de recommander l'usage des huîtres aux enfants faibles, lymphatiques, à chairs molles, et de leur faire boire une assez grande quantité du liquide qu'elles répandent au moment où on les ouvre, et je me crois fondé par l'expérience à accorder à ce moyen une action très-favorable contre les diverses manifestations du lymphatisme (1). »

Les bains de mer chauffés constituent une ressource relativement utile quand les enfants très-jeunes opposent une répugnance invincible aux efforts que l'on tente pour les faire entrer dans l'eau. Les bains de sable peuvent aussi être employés avec avantage.

Nous avons insisté sur cette médication parce que de longues années passées sur le littoral des trois mers qui baignent la France nous ont donné des occasions nombreuses d'apprécier son extrême énergie, et nous estimons que l'auteur de ce livre a rendu un service réel à la pratique en montrant tout ce qu'on peut obtenir chez les enfants débiles, lymphatiques et scrofuleux d'une médication dont les bénéfices, on ne sait trop pourquoi, ne sont guère invoqués que pour l'adulte.

L'emploi des eaux mères des salines se rattache directement à la médication maritime (2). Les eaux mères des salines terrestres, celles de Nauheim, de Kreuznach, de Bex, de Salins, etc., et celles des salines maritimes peuvent être indifféremment employées suivant les conditions de proximité et de convenances. Ces eaux mères renferment principalement du chlorure de magnésium, du chlorure de sodium, du sulfate de magnésie, du bromure et de l'iodure de sodium, etc. Les eaux mères de Salins contiennent 157 grammes de chlorure de

(1) Fonssagrives, *Hygiène alimentaire des malades, des convalescents et des valétudinaires, ou du régime envisagé comme moyen thérapeutique*. Paris, 1861, p. 115.

(2) Voyez Trousseau et Pidoux, *Traité de matière médicale et de thérapeutique*. Paris, 1855. — Voyez aussi les recherches de Rotureau, Lebert, Germain, et analysées dans le *Dictionn. des Eaux minérales* de Durand-Fardel, Lebret et Lefort, article EAUX-MÈRES, Paris, 1860, t. I, p. 580.

sodium par litre; celles de Moutiers, 200 grammes environ; celles de Nauheim, près de 300 grammes; celles de la Méditerranée, 40 grammes (quand elles marquent 30° à l'aréomètre). Les eaux mères de Bex et de Nauheim se distinguent par l'abondance du chlorure de magnésium, celles de Kreuznach par la prédominance du chlorure de calcium. Ces dernières eaux et celles de Nauheim contiennent de fortes proportions de bromures de sodium et de magnésium, etc. La pratique doit tenir compte de ces différences.

Les eaux minérales chlorurées sodiques constituent une des médications prophylactiques les plus utiles contre la prédisposition tuberculeuse quand elle repose, comme cela est si habituel, sur un fond de lymphatisme ou de scrofule. L'eau de mer est, de toutes les eaux minérales, celle que la nature a répandue avec la plus libérale profusion, c'est aussi celle dont nous tirons le moins parti. C'est bien toujours cela : « *Trahimur peregrinis et exoticis, indigena vero despicimus* (1). » La médecine du littoral dispose là d'une ressource immense, et c'est à peine si elle l'utilise comme médication externe; et cependant on pourrait tirer de son administration intérieure un excellent parti dans le cas de scrofule. Il y a quelques années, un pharmacien de Fécamp a proposé de recueillir de l'eau de mer à une certaine distance du littoral (afin qu'elle offrît des garanties de pureté), de la filtrer et de la charger d'acide carbonique pour en faire une boisson supportable au goût. Il est regrettable qu'il n'ait pas été donné suite à ces essais. J'ai soumis, à Cherbourg, une jeune fille scrofuleuse à l'usage quotidien d'un verre à bordeaux d'eau de mer; elle prit d'abord ce médicament avec une certaine répugnance, mais elle finit par s'y habituer, et le résultat de cette médication si simple fut la fonte assez rapide d'un énorme chapelet de ganglions cervicaux, en même temps que la constitution accusait une amélioration corrélative.

La France possède cinquante-quatre sources chlorurées sodiques. Les unes sont chlorurées-sodiques simples, c'est-à-dire ne renfermant d'autre élément minéralisateur important que le chlorure de sodium; les autres sont chlorurées sodiques bicarbonatées; les dernières enfin se rangent dans les chlorurées sodiques sulfurées. Leur température les distingue en ther-

(1) Baglivi.

males et froides, et leur richesse en chlorurées sodiques fortes, moyennes et faibles. Il y a dans cette série une échelle de thermalisation et de chloruration très-avantageuse pour la pratique (1).

Principales eaux chlorurées sodiques (2).

THERMALES			FROIDES		
FORTES.	MOYENNES.	FAIBLES.	FORTES.	MOYENNES.	FAIBLES.
Balaruc, 40-50°, C. S. S. Bourbonne, 50-58°, C. S. S. Hamam-Melouane, 39-40°, C. S. S. Soden, 12-24°, C. S. S. Nauheim, 21-39°, C. S. S. Kreuznach, 10-30°, C. S. S. Saint-Nectaire, 18-40°, C. S. B. Uriage, 26-27°, C. S. Sulf. Soden, C. S. S.	Bourbon-l'Archambault, 50° C. S. S. Châtelguyon, 23-35°, C. S. S. Baden, 44-67°, C. S. S.	Luxeuil, 19-56°, C. S. S. Bourbon-Lancy, 28-56°, C. S. S. Wildbad, 38°, C. S. S. Aix-la-Chapelle, 45-55°, C. S. Sulf.	Salins, C. S. S. Hombourg, C. S. S.	Rethel. Availles.	Niederbronn, C. S. S. Kissingen, C. S. S. Salz (Aude). Schwalheim, C. S. B. Pouillon.

Les eaux de Balaruc et celles de Salins sont, entre les chlorurées sodiques, celles qu'on oppose avec le plus de succès aux manifestations lymphatiques et scrofuleuses. Les premières sont thermales (de 40 à 50°), et contiennent près de 7 grammes par litre de chlorure de sodium ; les secondes sont froides et renferment jusqu'à 27 grammes de ce sel. Crouzet, qui a étudié avec autant de sagacité que de conscience les eaux de la source de Balaruc, leur attribue, sous ce rapport, une efficacité remarquable, et Dumoulin vient de montrer que les eaux de Salins ne sont pas moins utiles dans le cas de lymphatisme constitutionnel chez les enfants (3). La médication instituée dans ce dernier établissement consiste dans l'emploi d'un bain par jour

(1) Voyez Rotureau, *Des principales eaux minérales de l'Europe*. Paris, 1857-1864 ; — Durand-Fardel, Lebret et Jules François, *Dictionn. des Eaux minérales*. Paris, 1860.

(2) C. S. S., chlorurées sodiques simples; C. S. Sulf., chlorurées sodiques sulfurées; C. S. B., chlorurées sodiques bicarbonatées.

(3) Dumoulin, *De l'action reconstituante des eaux de Salins*. Paris, 1865.

d'une durée d'une heure et à 34°; d'une douche en arrosoir ou en jet, prise immédiatement après le bain et à une température de 35 à 36°; d'une friction ou d'un massage consécutifs; chez les enfants trop jeunes la douche est supprimée, et, pour les adultes, les bains de piscine sont remplacés avec avantage par ceux de baignoire. L'eau de Salins peut aussi être donnée en boisson, mais en petite quantité et en élevant progressivement les doses pour ne pas éveiller une intolérance gastro-intestinale inopportune. On peut charger cette eau d'acide carbonique ou bien la couper d'eau de gomme, de sirop simple. On comprend combien est énergique une eau minérale qui contient près de 25 grammes de sel marin par litre, et des proportions sensibles de bromure de potassium; nous croyons *à priori* les eaux de Salins parfaitement adaptées au traitement du lymphatisme constitutionnel, et leur bénéfice nous semble devoir être avantageusement invoqué par les malades qui ne peuvent, pour un motif ou pour un autre, aller passer une saison sur le bord de la mer; mais nous ne saurions accorder à l'auteur la supériorité qu'il attribue à la cure de Salins sur la médication hydromarine. Celle-ci renferme en effet des éléments actifs que l'autre ne possède pas.

Les enfants que des raisons de position ou de santé empêchent de profiter des avantages du séjour sur le bord de la mer ou des eaux naturelles chlorurées sodiques pourraient retirer un certain profit de l'emploi intérieur du sel marin, administré directement (le sel gris est préférable) ou bien présenté à l'assimilation dans le lait d'une femelle laitière à laquelle ce sel aurait été donné en quantité notable. Nous reviendrons plus tard sur cette médication chloruro-lactée dont les règles ont été tracées par Amédée Latour (1). Dans ce cas aussi, les bains salés ou bains de Bourbonne artificiels (sel marin, 1,600 gr.; chlorure de calcium, 990 gr.; sulfate de soude, 1,550 gr.; bicarbonate de soude, 140 gr.; bromure de potassium, 15 gr. pour 300 litres d'eau) ou, plus simplement, 4 à 5 kilogr. de sel pour la même quantité d'eau (2) peuvent, dans une certaine mesure, remplacer les bains de mer ou ceux des eaux chlorurées sodiques fortes.

(1) A. Latour, *Note sur le traitement de la phthisie pulmonaire*. Paris, 1857.

(2) Ces formules sont celles de bains entiers pour adultes; pour les bains d'enfants il faut réduire les doses de sel proportionnellement au nombre de litres d'eau.

Les préparations sulfureuses qui jouent, nous le verrons bientôt, un rôle si considérable dans la thérapeutique rationnelle de la phthisie, ne sont pas moins utiles comme agents de prophylaxie pour les sujets prédisposés. Elles raffermissent la constitution, combattent le lymphatisme et font disparaître ou rendent stationnaires les manifestations scrofuleuses. Les eaux chlorurées-sodiques sulfureuses, telles que celles d'Aix-la-Chapelle, d'Uriage, de Weilbach, réunissant à la fois les avantages thérapeutiques du soufre et du chlorure de sodium, ont peut-être un grand avenir comme médication prophylactique de la phthisie. L'usage des bains de Baréges artificiels combiné avec l'emploi intérieur du soufre ne réalise pas sans aucun doute tous les avantages des traitements hydro-minéraux sulfureux, mais cette médication n'en a pas moins une utilité très-réelle. Le soufre agit ici de deux façons : en combattant le lymphatisme ou la scrofule et en aguerrissant la peau contre cette impressionnabilité au froid qui est le point de départ de la susceptibilité catarrhale.

L'iode et les eaux minérales bromo-iodurées constituent des modificateurs puissants de la disposition lymphatique et scrofuleuse. Les eaux sulfo-sodiques et bromo-iodurées de Challes, celles de Saxon (Valais), celles de Wildegg, dans le canton d'Argovie, celles de Bondonneau, dans la Drôme, jouissent, sous ce rapport, d'une réputation très-méritée; mais, à notre avis, l'iode n'a son indication dans la prédisposition tuberculeuse que quand il existe des traces de scrofule; le lymphatisme seul doit être attaqué surtout par les moyens hygiéniques : bains de mer, pratiques hydrothérapiques, exercices gymnastiques, etc. Nous avons parlé plus haut de l'utilité de l'iodure de potassium comme moyen prophylactique des granulations méningiennes; aurait-il la même efficacité pour prévenir les dépôts tuberculeux pendant ces périodes critiques signalées plus haut, où les sujets maigrissent, ont une toux sèche, quelques sueurs partielles, et semblent en mot sortir de la phase d'imminence pour entrer dans celle d'évolution tuberculeuse? L'expérience me fait défaut à ce sujet, mais l'analogie m'inclinerait à répondre affirmativement. Il y a, en tout état de choses, lieu d'expérimenter ce moyen.

Nous avons eu principalement en vue les enfants dans l'énumération des agents propres à modifier le lymphatisme et la scrofule, parce que c'est surtout à cette époque de la vie que l'hygiène et la thérapeutique ont une puissance transformatrice considérable; mais ils sont parfaitement applicables aux adultes, qui sont dans des conditions analogues de tempérament et de prédisposition.

CHAPITRE IV

S'OPPOSER AUTANT QU'ON LE PEUT A L'AMAIGRISSEMENT.

Tout individu prédisposé à la phthisie qui traverse une phase accidentelle d'amaigrissement confine à la période de tuberculisation confirmée. Et je ne parle pas ici de l'amaigrissement tuberculeux lui-même, qui se constate souvent dans la période prodromique de la phthisie, en l'absence de lésions pulmonaires, mais aussi de cet appauvrissement accidentel qui succède à une alimentation insuffisante, à une dépense nerveuse exagérée, à des maladies aiguës ou chroniques graves, à des déperditions humorales prolongées (sueurs, diabète, suppurations), à ces excès de toute nature qui demandent au système nerveux plus qu'il ne peut donner. L'amaigrissement est, dans la prédisposition tuberculeuse, un danger des plus sérieux et dont il faut toujours se préoccuper. Son traitement repose essentiellement sur la connaissance des causes qui l'ont produit. Remédier à celles-ci quand elles sont amovibles, et instituer une bonne hygiène dans laquelle les apports nutritifs excèdent les dépenses fonctionnelles : tel est le but à atteindre.

Entre toutes ces dépenses, il n'en est pas de plus ruineuses pour l'embonpoint que celles qui dérivent des excès vénériens. La surcharge graisseuse qu'entraînent à leur suite la continence et la castration, aussi bien chez l'homme que chez les animaux; l'infécondité relative des femelles dont le tissu adipeux surabonde; l'excitabilité génitale infiniment plus marquée, toutes choses égales d'ailleurs, chez les gens maigres que chez les gens surchargés d'embonpoint, sont autant de faits qui mettent en relief cet antagonisme de l'activité génésique et de la formation adipeuse. L'ardeur des appétits vénériens signalée chez les phthisiques tient peut-être à cet état de déchet de leur nutrition. Si les femmes prennent si souvent, à l'époque de la ménopause, une surcharge adipeuse relative, on peut aussi, jusqu'à un certain point, s'expliquer ce fait par la cessation des aptitudes génératrices. C'est dire combien les excès de cette nature conduisent facilement à la maigreur et exposent, par suite, les individus prédisposés à la tuberculisation, à des dangers très-sérieux. De même aussi (mais d'une manière moins marquée qu'on n'a voulu le dire) l'activité intellectuelle et l'embonpoint sont souvent dans un rapport inverse, et l'amaigrissement peut tenir à un fonctionnement cérébral excessif. Même considération pour un travail physique exagéré, pour les chagrins, les soucis qui, aux inconvénients d'une tension cérébrale trop grande, joignent celui d'émousser l'appétit, de diminuer le sommeil et de rendre l'assimilation imparfaite.

Il faut donc se hâter de combattre la maigreur quand elle se manifeste, même accidentellement, chez un sujet prédisposé par hérédité à la phthisie. Si Louis (1) a constaté que chez la moitié des phthisiques environ l'amaigrissement est un symptôme du début (et que n'expliquent dès lors ni la fièvre ni les sueurs), n'est-il pas permis de penser que dans ce relevé beaucoup d'amaigrissements ont été considérés comme symptômes alors qu'ils constituaient des conditions provocatrices de l'évolution tuberculeuse? L'emploi des analeptiques alimentaires, surtout des analeptiques gras, les huiles de poisson par exemple, combiné avec les précautions d'hygiène qui peuvent faire naître ou relever l'appétit, sont les moyens à opposer à l'amaigrissement. Les boissons copieuses constitueraïent aussi, au dire de certains auteurs, un moyen avantageux et qu'utilisent les femmes de l'Orient pour maintenir leur embonpoint et prolonger ainsi leur jeunesse. L'influence attribuée aux boissons abondantes sur la production de la polysarcie est une analogie de plus. Un professeur agrégé à la Faculté de Montpellier, le docteur Jacquemet, m'entretenait récemment des résultats obtenus par lui chez des phthisiques qu'il soumettait à cette sorte d'entraînement. Du bouillon dégraissé, coupé avec de l'eau de riz, et donné à la dose de quatre à six litres par jour, laisserait l'appétit intact et accroîtrait l'embonpoint d'une manière durable et dans des proportions notables, que des pesées faites avec soin lui ont permis de mesurer. Il y a peut-être dans cette pratique quelque chose d'extrêmement important pour l'entretien de l'embonpoint des tuberculeux (2).

(1) Louis, *Recherches sur la phthisie*, 2e édit., 1843, p. 569.
(2) Communication orale. — Dancel a adressé à l'Académie des sciences, en 1864

Nous ne dirons rien ici des autres ressources ; leur indication trouvera sa place plus naturellement dans la deuxième partie de cet ouvrage, quand nous nous occuperons des moyens de soutenir la nutrition pendant la période d'évolution de la phthisie. La formule qu'Hippocrate a donnée de l'entraînement chez les athlètes, *manger peu, s'exercer beaucoup*, doit être renversée ici ; il faut, au contraire, réduire les dépenses au strict nécessaire et nourrir dans les limites de l'appétit et de la tolérance digestive.

CHAPITRE V

PRÉVENIR LES MOUVEMENTS FLUXIONNAIRES OU INFLAMMATOIRES QUI SE PASSENT DU COTÉ DE LA POITRINE.

Nous démontrerons bientôt que toute congestion ou inflammation qui se localise, même momentanément, sur l'appareil respiratoire est, chez un phthisique dont l'affection évolue, un danger qu'on ne saurait trop s'attacher à prévenir et à pallier. La production de nouveaux tubercules ou la fonte des tubercules déjà déposés sont en effet la conséquence de cet afflux insolite de sang vers la poitrine. De même aussi les bronchites, les pneumonies, les pleurésies et les congestions pulmonaires constituent-elles pour les sujets simplement prédisposés des épreuves très-critiques. Dans ces conditions, les bronchites tendent à s'éterniser ; elles prennent des allures singulièrement tenaces, chroniques et qui ne rappellent en rien celles des bronchites qui se produisent chez des individus sains. La doctrine des *rhumes négligés* s'applique quelquefois à une évolution tuberculeuse dont l'on méconnaît les débuts, mais souvent aussi elle repose sur des faits de bronchites purement accidentelles, mais qui ont été la cause provocatrice du développement d'une phthisie dont il n'existait avant elles que le germe diathésique ; les pneumonies sont dans le même cas : c'est une épreuve à laquelle résistent rarement des poumons suspects ; de même aussi la pleurésie accidentelle, de cause extérieure, passe facilement à la chronicité dans ces conditions, et il n'est

une note relative à l'influence qu'exerce l'abondance des boissons sur l'engraissement et l'obésité. Dans une expérience qu'il rapporte, un cheval maigre, dont la ration journalière fut diminuée de 1 kilogr. 500 gr. d'avoine, mais qui reçut de l'eau à discrétion, avait augmenté de 18 kilogr. en 27 jours. (*Bulletin de thérapeutique*, 1864, t. LXVII, p. 44.)

pas rare de voir la portion du poumon comprimée par un épanchement ou encapuchonnée de fausses membranes s'infiltrer de matière tuberculeuse; il serait enfin superflu d'insister sur le rôle provocateur des congestions; elles apportent au poumon le plasma qui doit servir de trame au tubercule, et celui-ci se développe sous cette influence. Nous reviendrons bientôt sur cette question avec tous les développements qu'elle mérite, et les détails dans lesquels nous entrerons sur le rôle de la congestion dans l'évolution et l'aggravation de la phthisie seront, dans ce qu'ils ont de pratique, aussi applicables à la période de prédisposition qu'à celle de l'évolution tuberculeuses. Ce serait donc faire un double emploi que d'insister maintenant sur cette question.

CHAPITRE VI

DONNER UNE BONNE DIRECTION A L'ACTIVITÉ PHYSIQUE, MORALE ET INTELLECTUELLE.

Les exercices, le choix d'une carrière professionnelle, la détermination au célibat ou au mariage, constituent les éléments essentiels du genre de vie que doivent suivre les sujets prédisposés à la phthisie pulmonaire, s'ils veulent faire disparaître cette prédisposition ou tout au moins l'empêcher d'aboutir. Nous allons envisager ces questions avec d'autant plus de soin que, malgré leur extrême importance, les auteurs qui se sont occupés de la phthisie ne leur ont pas accordé une attention suffisante.

Article I. — Exercices.

Les exercices, qui ont joué de tout temps un rôle si considérable dans la thérapeutique de la phthisie pulmonaire, interviennent à la fois comme moyen de relever ou de soutenir l'appétit, et comme agents de régularisation de l'action nerveuse et de maintien de l'équilibre circulatoire; la nutrition reprenant sous leur influence, on s'explique très-bien que quelques-uns d'entre eux, si ce n'est tous, aient été successivement invoqués comme des spécifiques de la pulmonie. Si nous doutons prudemment de la puissance des exercices pour guérir la phthisie une fois que la maladie est confirmée, nous croyons au contraire que chez les jeunes sujets qui ont été rompus de bonne heure aux exercices d'une gymnastique régulière on peut en retirer d'inappréciables avantages.

La kinésithérapie constitue une médication complexe et énergique qui embrasse à la fois : les positions, les mouvements musculaires, les manipulations (massage, frictions, percussion). On sait le rôle prépondérant que jouait la gymnastique dans l'hygiène et dans la thérapeutique des anciens. Ce rôle, singulièrement amoindri dans la médecine française, est remis actuellement en relief par les médecins anglais et allemands, qui, adoptant les idées de Ling (1), fondateur de l'école gymnastique suédoise, les appliquent avec succès à la prophylaxie et au traitement des maladies chroniques. Chez nous, l'enseignement de la gymnastique, quoique prescrit dans les lycées (2), les régiments, les écoles publiques, n'entre dans nos mœurs qu'avec une lenteur qu'on peut qualifier de déplorable quand on songe aux avantages que l'hygiène et la thérapeutique pourraient en recueillir.

Chez les sujets prédisposés à la phthisie, la cage thoracique est habituellement remarquable par son exiguïté ; les muscles qui la recouvrent sont débiles et ceux des bras ont également une gracilité très-grande. La gymnastique, commencée de bonne heure et d'une façon régulière, peut élargir les diamètres de la poitrine, exagérer la nutrition des muscles respiratoires, et, par suite, contribuer au développement des poumons eux-mêmes, et ces résultats demandent, pour être obtenus, plutôt de la persistance que des ressources techniques très-complètes. Le gymnase de chambre, du système Pichery, dans lequel des ressorts à boudin, par leur extension et leur réaction successives, produisent des mouvements méthodiques, suffit à la rigueur pour atteindre le but. La gymnastique des sujets prédisposés à la phthisie doit avoir surtout en vue les mouvements des bras et ceux des muscles qui tapissent les parois du thorax.

Nous aurions à parler des diverses sortes d'exercices : promenades, natation, équitation, escrime, etc., dans leurs rapports avec l'hygiène des sujets prédisposés à la phthisie ; mais

(1) Ling, *Traité sur les principes généraux de la gymnastique*, 1834-1840. Traduction Massmann.

(2) Voyez Bérard, *Rapport sur l'enseignement de la gymnastique dans les lycées*. (*Annales d'hygiène*, 1854, 2e série, t. I, p. 415.)

les détails qui s'y rapportent trouveront plus naturellement leur place dans la dernière partie de cet ouvrage : celle qui traitera de l'hygiène des phthisiques pendant la période stationnaire de leur affection. Nous verrons alors que ces exercices, qui ont une action prophylactique très-utile, ne sauraient, au contraire, être employés comme moyens curatifs qu'avec la modération la plus grande. A cette époque, en effet, il s'agit bien plus pour les malades de conserver ce qu'ils ont de santé que de tendre, par des moyens hasardeux, à une santé idéale qui leur est probablement et à jamais interdite.

Article II. — Choix d'une carrière ou d'un métier.

Il n'est pas beaucoup de questions d'une gravité plus réelle que celle-ci et qui exigent au même degré, de la part du médecin, ce mélange de prudence et de tact sans lequel il compromet si aisément les intérêts sérieux qui lui sont commis par les familles. Et je ne parle pas ici seulement des carrières libérales, de celles qui offrent un choix assez large et assez varié pour que, dans une certaine position, on puisse faire une part équitable aux préoccupations de la santé, mais aussi des professions manuelles qui sont, à un degré encore plus marqué que les premières, dangereuses ou inoffensives pour les sujets qui les exercent.

Déterminer, toutes choses égales d'ailleurs, les professions dans lesquelles la phthisie exerce principalement ses ravages et faire ressortir par contraste celles qu'elle épargne au contraire d'une manière notable, c'est indiquer d'une manière *probable*, mais non *positive*, les chances de longévité qui attendent l'adolescent prédisposé à la tuberculisation pulmonaire quand il se décide pour telle ou telle carrière. Nulle partie de la prophylaxie de cette cruelle affection n'appelle certainement une attention plus sérieuse.

On comprend que nous ne pouvons passer en revue, dans leur infinie variété, les professions diverses ; cette énumération serait aussi fastidieuse que dénuée d'intérêt. Établir des catégories reposant sur les éléments étiologiques les plus importants de la phthisie pulmonaire et leur rapporter des exemples de professions de nature diverse, c'est là tout ce que nous pouvons faire.

Rien n'est complexe en hygiène comme l'influence d'une profession, et, par un corollaire très-naturel, rien n'est délicat et dangereux comme le maniement de la statistique appliquée à cet ordre de faits. Des recherches persévérantes ont été dirigées, et le sont encore, vers l'étude des professions insalubres; c'est là l'une des parties les plus importantes de l'hygiène; on peut dire cependant que, malgré tant de travaux, l'influence de la profession est encore très-incomplétement dégagée des conditions hygiéniques multiples avec lesquelles elle est mêlée. Les mémoires, si consciencieux par ailleurs, de Benoiston de Chateauneuf (1) et de Lombard (de Genève) (2) ont plutôt révélé les difficultés de cette étude qu'ils n'ont avancé la solution des graves problèmes qui s'y rattachent.

Les professions peuvent, en hygiène, être classées de deux façons différentes : suivant leur caractère *industriel*, suivant leur caractère *hygiénique;* le premier arrangement n'est guère qu'une énumération et n'aurait pas plus d'utilité pour le médecin que l'ordre alphabétique; le second, basé sur l'influence hygiénique dominante à laquelle sont soumis les individus de telle ou telle profession, est évidemment le seul qui puisse intéresser le médecin. C'est celui adopté par Lombard, qui a successivement étudié la fréquence de la phthisie dans les catégories professionnelles suivantes :

1° Professions à émanations minérales et végétales; 2° à poussières diverses; 3° à vie sédentaire; 4° à vie passée dans les ateliers; 5° à air chaud et sec; 6° à position courbée; 7° à mouvements des bras par secousses; 8° à exercices musculaires et vie active; 9° à exercice de la voix; 10° à vie passée à l'air libre; 11° à émanations animales; 12° à vapeurs aqueuses.

On comprend combien ces catégories sont artificielles; il n'est pas, en effet, une seule d'entre elles qui puisse être considérée comme *simple* et qui ne s'agence avec deux, trois, si ce n'est avec un plus grand nombre de catégories voisines. C'est ainsi que (pour prendre un exemple) une profession à vie sédentaire peut en même temps obliger à des efforts assidus de la voix, s'exercer dans un atelier, exiger une position courbée

(1) Benoiston de Châteauneuf, *Influence des professions sur le développement de la phthisie*. (*Ann. d'hygiène*, 1831, 1re série, t. VI, p. 1.)

(2) Lombard (de Genève), *De l'influence des professions sur la phthisie*. (*Ann. d'hygiène publique et de méd. légale*, 1834, 1re série, t. XI, p. 1.)

du corps, etc., comment démêler, par suite, la part à faire à chacune de ces influences? Aussi la critique a-t-elle eu beau jeu quand elle s'est occupée de ces statistiques et a-t-elle pu faire remarquer des dissonances choquantes, telles que, par exemple, la position qu'occupe l'agent de change entre le palefrenier et le marchand de vin; l'avocat auprès de l'officier; le boucher à côté de la garde-malade et du fabricant de chandelles, etc.

On peut dire d'une manière générale que les professions sédentaires, celles qui exposent à des poussières ou à des vapeurs irritantes, celles où l'on est en butte à des vicissitudes climatériques ou thermologiques incessantes, celles qui exigent des efforts assidus de la voix, doivent, autant que possible, être évitées par les sujets prédisposés à la phthisie.

§ 1. *Professions sédentaires et professions actives.*

Les professions sédentaires sont fatales aux sujets prédisposés à la phthisie, voilà le fait brut que fournit la statistique; mais quand on l'analyse on trouve, comme nous le disions tout à l'heure, qu'au fait simple de l'*activité* ou de la *sédentarité* (1) viennent s'ajouter d'autres faits accessoires qui en altèrent l'influence ou qui même la changent du tout au tout. C'est ainsi que la vie sédentaire d'un ouvrier dont l'atelier n'est pas dans de mauvaises conditions hygiéniques retardera davantage l'éclosion de la phthisie que celle d'un autre artisan qui mènera une vie active, mais qui sera moins bien nourri et plus exposé aux causes de répercussion sudorale, de bronchite, etc. De même aussi les statistiques de longévité enseignent que les médecins, dont l'existence est si active, ont une carrière moins longue que les ecclésiastiques, les juristes, les avocats, les commerçants, etc., qui ont au contraire des habitudes sédentaires. Il faut donc, de toute nécessité, ne pas comparer ces deux termes l'un à l'autre sans tenir compte des catégories professionnelles très-diverses qu'ils embrassent. Ces réserves faites, on peut citer, en n'y attachant qu'une signification relative, les résultats auxquels la comparaison de ces deux grandes séries de professions a conduit Lombard. Il a trouvé que sur 1,000 décès

(1) Nous sollicitons l'indulgence du lecteur pour ce mot, très-français du reste, mais peu usité; l'hygiène aurait certainement le droit de s'en emparer et de le rajeunir.

il y avait 141 décès de phthisiques appartenant à des professions sédentaires, et sur ce même nombre 64 seulement exerçant des professions actives, c'est-à-dire qu'il y aurait entre les deux mortalités par la phthisie le rapport de 2,05 à 1. Cet écart est considérable; mais si l'on songe que les professions sédentaires sont surtout des professions d'atelier, exercées par des gens pauvres dont la vie se partage entre des privations et des excès, on comprendra une fois de plus qu'à côté des conditions *vie sédentaire* ou *vie active* il y en a beaucoup d'autres dont ces statistiques d'ensemble ne tiennent pas suffisamment compte.

Lorsqu'à la vie sédentaire viennent se joindre l'action d'une atmosphère confinée et impure, la privation de lumière et la position courbée pendant le travail (1), l'influence accélératrice de ces professions sur la phthisie éclate alors dans toute son évidence. Les professions manuelles qui s'exercent dans les premières conditions sont surtout dangereuses à ce point de vue. Telles sont les professions de cordonnier et celle de tailleur. Lombard a trouvé, sur 247 cas de décès parmi les tailleurs, 57 décès par phthisie (plus du sixième); les cordonniers lui ont fourni 1 phthisique sur 8 ouvriers. Dans une statistique récente, le docteur Neufville (de Francfort) a constaté d'une manière plus saillante encore cette influence néfaste des professions; suivant lui, les tailleurs succombent à la phthisie dans la proportion de 17 pour 100, dans les limites de 20 à 25 ans, et dans la proportion de 52 pour 100, si l'on fait abstraction des âges; de même aussi la mortalité par phthisie chez les cordonniers est représentée par 49 pour 100 (2). Lombard a fait remarquer que les états complétement sédentaires produisent un plus nombre de phthisiques que ceux qui demandent un certain degré d'exercice musculaire, et il en conclut que cet exercice est le correctif de cette influence (3). L'action fâcheuse

(1) On a signalé la fréquence extrême de la phthisie chez les écrivains copistes et les expéditionnaires (1 décès par phthisie sur 4 environ), et on a expliqué ce fait par leur attitude demi-courbée; mais l'inaction et aussi les conditions morales fâcheuses inhérentes à ces états, qui sont sur la limite des professions libérales et des arts manuels, peuvent bien aussi y être pour quelque chose.

(2) Mejer, *Influence de la profession et de la position sociale sur la durée de la vie*, analyse par Beaugrand. (*Annales d'hygiène publique*, 2e série, janvier 1865, t. XXIII, p. 229.)

(3) Lombard, *loc. cit.*, p. 33.

des professions sédentaires (les femmes n'en exercent pas d'autres) ne serait-elle pas pour quelque chose dans la fréquence plus grande de la phthisie chez la femme que chez l'homme (1)? Je serais disposé à le croire, et cette condition me paraît être plus légitimement incriminable que l'usage du corset, la prédominance du tempérament lymphatique dans ce sexe, etc.

En résumé, nous voyons que les professions actives, quand elles ne soumettent pas les individus à des fatigues considérables et à des variations incessantes de température, sont préférables aux professions sédentaires entourées de médiocres conditions hygiéniques, et encore faut-il distinguer parmi les sujets prédisposés à la phthisie ceux qui ont des ressources organiques telles qu'ils puissent bénéficier de l'endurcissement que procurent les professions actives, de ceux qui ne sauraient courir de tels risques et qui ont plutôt besoin d'être ménagés que d'être aguerris.

§ 2. *Professions à atmosphères viciées.*

Il n'y a rien de particulier à dire des atmosphères viciées par méphitisme, confinement, humidité, privation de lumière, etc. Il est évident que les travaux qui exposent les sujets tuberculeux à des influences de cette nature, nuisibles pour tout le monde, doivent autant que possible leur être épargnés; c'est là de l'hygiène commune ; nous parlerons seulement des professions qui versent dans l'atmosphère des vapeurs, des gaz ou des poussières de diverses natures. Elles doivent être considérées comme mortelles pour les adolescents que menace la phthisie.

Lombard a consacré des développements importants à l'influence des professions à poussières sur la production de la phthisie. Les brossiers, les pelletiers-fourreurs, les matelassiers, les plâtriers, les maçons, les épingliers, les polisseurs d'acier, etc., payent un lourd tribut à la phthisie. Ces poussières (toutes choses égales d'ailleurs) sont d'autant plus dangereuses qu'elles sont plus fines et qu'elles proviennent de corps plus durs. C'est ainsi que les polisseurs d'acier de Sheffield meurent

(1) Louis, *Note sur la fréquence relative de la phthisie chez les deux sexes.* (*Ann. d'hygiène*, 1831, 1re série, t. VI, p. 50.)

presque tous de phthisie; les faiseurs d'aiguilles de montres offrent 55 phthisiques sur 100; les ouvriers en silex de Meusnes succombent également en grand nombre à la phthisie (1); les tailleurs de grès sont dans le même cas. En 1859, le docteur Peacock a fait une enquête sur l'état des ouvriers de Londres qui taillent les pierres meulières, et il est arrivé à cette conclusion que la respiration des poussières était chez eux une cause déterminante de phthisie. Les poussières végétales, celles par exemple que respirent les cordiers, les boulangers, les amidonniers, les charbonniers, semblent moins dangereuses, mais encore sont-elles à éviter. Comparant, à ce point de vue, les poussières minérales, végétales et animales, Lombard a trouvé pour les premières 177 phthisies sur 1,000 décès; pour les secondes 105, et pour les troisièmes 144 (2).

Les professions qui soumettent les ouvriers à des vapeurs ou à des gaz de nature irritante doivent être évitées avec le même soin; nous avons dit, en effet, que tout sujet prédisposé à la phthisie qui contractait une bronchite, quelque simple qu'elle fût, courait par cela même un danger sérieux; or, les vapeurs de chlore (3) qui se dégagent dans les manufactures de chlorure de chaux; les vapeurs sulfureuses, nitreuses ou chlorhydriques ne sauraient être considérées, quand elles agissent avec persistance, comme inoffensives pour les poumons. Le docteur Maisonneuve, professeur à l'école de médecine navale de Rochefort, a fait ressortir, dans un excellent travail (4), les inconvénients hygiéniques du séjour des ouvriers zingueurs dans une atmosphère de vapeurs acides, et il considère celles-ci comme propres à faire naître ou à entretenir des affections graves de la poitrine. Des professions de cette nature doivent donc, autant que

(1) Benoiston de Châteauneuf, *De l'influence de certaines professions sur le développement de la phthisie pulmonaire, à l'occasion d'une industrie particulière à la commune de Meusnes* (*Loir-et-Cher*). (*Ann. d'hygiène*, 1re série, t. VI, p. 1.) — Voyez aussi, dans le même recueil, *Influence des poussières dans diverses professions*, t. XIV, p. 3; — *Des poussières de grès*, t. XLIII, p. 84; — *Du cardage des frisons de soie*, t. XXI, p. 382, et t. XXXVI, p. 35. — Sanders et Stewart, *Phthisie des ouvriers houilleurs* (*Edinburgh Medical Journal*, 1865, t. X, p. 274 et 957.)

(2) Lombard, *De l'asthme des rémouleurs*. (*Gaz. méd. de Paris*, 1847, p. 733.)

(3) L'opinion de Gannal sur l'utilité des vapeurs de chlore pour les phthisiques ne s'est pas concilié un grand nombre de partisans.

(4) C. Maisonneuve, *Hygiène et pathologie professionnelles des ouvriers des arsenaux maritimes*. (*Arch. de méd. navale*, t. II, 1864, p. 88, et t. III, 1865, p. 25.)

possible, être déconseillées aux individus qui sont sous l'imminence du développement de la phthisie.

D'après Lombard, l'humidité de l'atmosphère exercerait, au contraire, une influence très-favorable sur les maladies de poitrine, et les ouvriers placés dans cette condition succomberaient moitié moins souvent à la phthisie que les autres. Les professions de tisserand, de teinturier, de batelier, de blanchisseuse, etc., seraient privilégiées à ce point de vue; mais n'est-ce pas encore là une des nombreuses illusions de la statistique appliquée à des faits aussi complexes? Il est permis de le craindre.

§ 3. *Professions à vicissitudes thermologiques ou climatériques.*

Toute profession qui soumet à l'action d'une température élevée est, par ce fait même, une profession à *vicissitudes thermologiques*. La phthisie s'accommode bien surtout des températures modérées, mais encore résiste-t-elle à des températures excessives, *pourvu qu'elles soient constantes*, principalement aux températures très-froides (1). Ce qui l'influence surtout, ce sont les transitions de température. Or, elles interviennent nécessairement dans les migrations continuelles d'une latitude à une autre, ou dans les travaux qui exigent l'intervention d'une chaleur élevée.

Entre toutes les professions qui ont l'inconvénient, pour les sujets prédisposés à la phthisie, de les soumettre à de préjudiciables et incessantes variations de température, il en est une sur laquelle nous avons à nous arrêter un instant, parce que ses conditions hygiéniques sont généralement mal appréciées et puis aussi parce que nous pouvons en parler dans notre propre expérience; nous faisons allusion à celle de marin. Cette carrière si pleine d'incidents, si brillante à certains points de vue, qui ouvre à l'imagination et à l'ambition des perspectives si séduisantes, est une de celles qui exigent le plus de vigueur et le plus de santé, et beaucoup de familles, il faut bien le dire, laissent leurs enfants s'y aventurer sans tenir compte de leurs aptitudes physiques, et cèdent trop souvent en cela à l'attrait d'une de ces vocations romanesques que les dures réalités du

(1) L'influence favorable du climat très-froid de l'Islande en est une preuve.

métier ne laisseront pas longtemps intacte. L'épuration opérée par les visites de médecins qui se font à l'entrée de la carrière est sans doute une garantie sérieuse, mais encore vaut-il mieux que les familles soient prévenues par avance, et avant toute direction spéciale donnée aux études en vue de cette profession, qu'elle ne convient nullement aux enfants délicats, et, à plus forte raison, à ceux dont la poitrine inspire des inquiétudes fondées. Les veilles commandées par les quarts de nuit, l'exiguïté des chambres dans lesquelles les officiers de marine passent une partie de leur vie; les changements incessants de température qu'ils subissent dans les transitions de l'intérieur du navire à l'atmosphère libre du pont, sont autant de dangers qui passent au crible les poumons suspects; et nous ne faisons pas intervenir ici les fatigues corporelles de l'initiation au métier, les occasions incessantes de refroidissement et de rhumes, les vicissitudes climatériques, qui sont les conditions inséparables de cette noble mais rude profession. « Les brusques transitions de température que subissent les navigateurs ne peuvent manquer, avons-nous dit ailleurs (1), d'exercer une influence fâcheuse sur leur santé. Il n'y a plus de saisons pour eux : à un hiver passé en France succède sans interruption un hivernage (2) sous les tropiques; aux chaleurs de nos étés les frimas des mers du Nord. S'il est vrai qu'à chaque saison, notre économie subit des modifications intimes qui la mettent en rapport avec les conditions climatologiques nouvelles qu'elle va traverser, ces mutations organiques salutaires sont nécessairement contrariées par des changements brusques de climat. Les départs de France et les arrivages de retour, surtout maintenant que la vapeur rapproche si bien les distances, prennent souvent un équipage dans la neige d'un de nos ports de mer et le transportent en huit ou dix jours sous un soleil torride dont la chaleur est insupportable, même pour les indigènes. En 1843, nous avons fait, en neuf jours, sur la frégate à vapeur *l'Asmodée*, le trajet de Toulon à Gorée. Une autre fois, en 1851, nous avons laissé à Saint-Louis du Séné-

(1) Fonssagrives, *Hygiène navale, ou des conditions physiques et morales dans lesquelles l'homme de mer est placé et des moyens de conserver sa santé.* Paris, 1856, p. 408.

(2) L'*hivernage* sous les tropiques est la saison la plus chaude; elle est signalée par des orages, du calme et des pluies.

gal une chaleur moyenne de 28° pour trouver sur les côtes de France, dix jours après, une température de plusieurs degrés au-dessous de zéro. Nous connaissons un capitaine de vaisseau qui fut appelé successivement au commandement d'une canonnière à Terre-Neuve et en Islande, qui repartit peu à près pour les Antilles où il arriva dans l'hivernage, et qui effectua son retour en France pendant un hiver rigoureux. » On comprend combien ces variations brusques de climat sont dangereuses; les constitutions vigoureuses elles-mêmes ne leur opposent qu'une résistance relative; un matelot présente à cinquante ans tous les traits d'une sénilité précoce, et les officiers de marine eux-mêmes, malgré le bien-être et les soins dont ils peuvent s'entourer, vieillissent avant l'âge. Qu'attendre dès lors d'une profession aussi rude pour un jeune homme chétif qui tousse habituellement et qui a dans sa famille des antécédents tuberculeux (1)?

L'hygiène professionnelle des ouvriers et employés de chemins de fer a été l'objet de travaux attentifs, dus surtout à Oulmont, Duchesne (2), Devilliers (3), Bisson (4), Gallard, Pietra-Santa (5), etc.; malheureusement les chiffres d'ensemble qui ont été produits, englobant des professions très-diverses, quoique se rattachant à une même industrie (mouvement, services de traction, voie, administration), n'ont pas par cela même une grande valeur. Oulmont s'est attaché à démontrer que les mécaniciens et les chauffeurs sont dans d'excellentes conditions de santé, et que la seule influence qu'ils accusent est une augmentation de vigueur et d'embonpoint. Nous le voudrions, mais *à priori* et sans avoir fait de statistiques sur

(1) Les conclusions du mémoire de J. Rochard, *De l'influence de la navigation et des pays chauds sur la marche de la phthisie pulmonaire*, contestables à un certain degré pour la *navigation libre*, sont rigoureusement exactes pour la *profession de marin*. (Voyez *Mémoires de l'Acad. imp. de médecine*, Paris, 1856, t. XX, p. 75.) Nous aurons plusieurs fois l'occasion de revenir sur cet important travail qui a excité dans le public médical un légitime intérêt.

(2) Duchesne, *Des chemins de fer et de l'influence sur la santé des mécaniciens*. Paris, 1857.

(3) Devilliers, *Recherches statistiques et scientifiques sur les maladies des diverses professions du chemin de fer de Lyon*. Paris, 1857.

(4) Bisson, *Guide médical à l'usage des employés des chemins de fer*. Paris, 1858.

(5) Pietra-Santa, *Étude médico-hygiénique sur l'influence qu'exercent les chemins de fer sur la santé publique*. (*Annales d'hygiène publique*, 1859, 2e série, t. XII, p. 5.)

ce point, il nous semble difficile de considérer comme hygiénique une profession dans laquelle on parcourt jusqu'à 450 kilomètres par jour, et qui fait traverser en aussi peu de temps des températures très-diverses. Que ce métier retrempe les santés vigoureuses (et pendant un certain temps), je le concède et je le crois, mais comment traitera-t-il les santés débiles?

Nous disions tout à l'heure que les professions qui exposaient à une chaleur forte et soutenue étaient surtout dangereuses pour les sujets prédisposés à la phthisie. Lombard a signalé, sous ce rapport, les métiers de taillandiers, d'émailleurs, de fondeurs, de forgerons, qui fournissent un chiffre de 127 phthisiques sur 1,000 décès. Les chauffeurs de machines sont dans des conditions encore plus défavorables, et particulièrement les chauffeurs de navires, qui aux vicissitudes thermologiques qui leur sont communes avec les matelots joignent celles inhérentes à leur office particulier. Bourel-Roncière, à qui nous devons un excellent travail sur cette hygiène professionnelle (1), a noté des températures de 70 à 75° et même 80° dans la chambre de chauffe de certains navires, la température extérieure étant de 28 à 35°. Cette différence entre la chaleur de la machine et celle de l'air atteignant ainsi quelquefois jusqu'à 40 et 45°, est par elle-même une influence dont il est inutile de faire ressortir le danger. Je maintiens donc, bien qu'elle ait été contestée depuis (2), cette assertion que la profession de chauffeur à bord des navires est une des plus périlleuses, et les médecins de la marine feront bien d'interdire ce travail spécial aux sujets qui accusent la moindre prédisposition à la tuberculisation pulmonaire.

§ 4. *Professions exigeant des efforts assidus de la voix.*

Lombard est arrivé à des résultats statistiques qui lui ont montré que l'influence fâcheuse attribuée communément aux professions qui exigent de grands efforts de voix n'est rien

(1) Bourel-Roncière, *Considérations sur les conditions hygiéniques des mécaniciens et des chauffeurs à bord des bâtiments de l'État*. Thèse inaugurale, Montpellier, 1864.

(2) Lauvergne, *Le Matelot, esquisse d'hygiène nautique*. Thèse inaugurale, Montpellier, 1862.

moins que réelle, et qu'elle serait au contraire plutôt favorable que nuisible. Rangeant dans cette catégorie les professions d'instituteurs, ministres du culte protestant (?), professeurs d'arithmétique (?), officiers, musiciens, avocats, professeurs, etc., il ne trouve que 75 phthisiques sur 1,000 décès, chiffre inférieur à la moyenne. Benoiston de Châteauneuf a été plus réservé, en faisant ressortir d'une part la difficulté d'atteindre des chiffres suffisants pour une statistique de cette nature, et en admettant que si ces professions ne produisent pas la phthisie chez les sujets sains, elles peuvent y conduire les sujets prédisposés. « Il est incontestable, dit-il, que l'exercice de la voix, du chant, des instruments à vent, peut nuire à la poitrine, mais chez ceux-là seulement qui l'ont faible, délicate. » Dans la statistique de Casper, nous trouvons indiqués les chiffres de 58 et de 56 comme représentant la longévité des avocats et des instituteurs (celle des commerçants est de 62,4). Cette différence tient-elle à l'exercice exagéré de la voix? Il est difficile de l'affirmer, mais cela ne paraît pas improbable quand on songe que la phthisie laryngée entre pour un chiffre assez élevé dans la mortalité générale de la pulmonie, et personne ne conteste l'influence d'un exercice exagéré du larynx sur les maladies de cet organe. Une statistique sérieuse manque sur ce point; elle devrait comprendre les crieurs publics, les chanteurs, les joueurs d'instruments à vent et les chanteurs d'église, et laisser de côté le plus grand nombre des professions que Lombard a rapportées à cette catégorie. En attendant, il sera prudent d'interdire ces professions aux sujets menacés de tuberculisation (1).

On le voit, cette grave et difficile question du choix d'une carrière ou d'une profession manuelle n'est rien moins que tranchée; toutefois le médecin trouvera dans les quatre catégories que nous venons d'établir des motifs généraux d'exclusion, en les subordonnant, bien entendu, aux particularités de la santé des sujets et surtout à la liberté plus ou moins restreinte que les circonstances de position laissent au choix d'une profession. Disons seulement que les familles assument une lourde responsabilité en décidant elles-mêmes, et avec une

(1) Lombard, nous venons de le dire, considérait l'exercice exagéré de la voix comme une condition favorable de préservation de la phthisie, et Bouchardat se range à cet avis, que nous ne saurions partager.

sollicitude incompétente, une question qui exige tout le savoir et toute la réflexion d'un médecin attentif. Il y a là, en effet, une question de bonheur et souvent même une question de vie qui est sérieusement engagée.

§ 5. *Célibat ou mariage.*

Quelle est l'influence qu'exerce le mariage sur la prédisposition tuberculeuse, et convient-il de le déconseiller ou de le permettre? Grave question qui a trois faces : l'une hygiénique, l'autre morale, la dernière sociale, et qu'on ne peut décomposer sans la mutiler. S'il était permis toutefois d'isoler ici l'intérêt exclusivement hygiénique, cette question ne saurait encore, à notre avis, recevoir la même solution, suivant qu'il s'agit de l'homme ou de la femme. Le mariage est désirable pour le premier, il est à craindre pour la seconde. Et voilà les raisons sur lesquelles nous basons cette distinction qui n'a encore, que nous sachions, été établie par personne et qui nous paraît cependant parfaitement justifiable.

Le mariage est à la fois moins nécessaire et plus dangereux (au point de vue de la phthisie) pour la femme que pour l'homme. L'éducation, une fougue génésique plus facile à contenir, permettent le célibat à la femme sans lui faire courir les risques d'excès compensateurs à la fois compromettants pour la santé et pour la morale. De plus, la série des fonctions maternelles (menstruation, gestation, parturition, allaitement) fournit à la prédisposition tuberculeuse de redoutables occasions pour éclore. L'homme, au contraire, trouvera dans le mariage la satisfaction légitime et inoffensive de ses appétits physiques, si surtout il sait les régler par la modération; et il lui offrira des conditions de soins et de vie régulière très-propres à ménager sa santé (1). Tel est, à mon avis, le sens dans lequel ce problème si délicat et si difficile doit être résolu, lorsqu'on se trouve en face d'une prédisposition accusée à la fois par des

(1) Les statistiques montrent que la mortalité est plus considérable dans le célibat que dans le mariage, malgré les inquiétudes, les soucis de tout genre qui se rencontrent dans la vie de ménage même la plus heureuse. Les excès et les désordres du célibat établissent donc une ample compensation. Casper, *Influence du mariage sur la durée de la vie humaine.* (*Annales d'hyg. publique,* 1835, t. XIV, 1re série, p. 227.)

antécédents héréditaires et par les signes non équivoques de l'habitus tuberculeux. Mais le médecin, en usant du droit de conseil, doit avoir assez de pénétration d'esprit pour savoir si, son avis donné, on passera outre, ou bien si l'on s'y conformera ; dans le premier cas, il serait en effet parfaitement inutile de donner des inquiétudes gratuites aux familles. La situation change quand il est consulté directement ; il y a alors pour lui office de profession et charge de responsabilité. Une autre question, toute de déontologie, se rattache à celle-ci, c'est celle du secret. Une famille voulant s'allier une personne prédisposée à la phthisie, et chez laquelle elle ne fait que soupçonner ce genre d'hérédité, consulte *son* médecin. Si celui-ci a, *sans l'avoir acquise par confidence ou investigation médicales*, une opinion arrêtée, il la doit à ceux qui se sont liés à lui par la confiance. Dans le cas contraire, et s'il est le médecin des deux parties intéressées, un refus ou un faux-fuyant sont pour lui de stricte obligation. C'est surtout à propos de la phthisie que ces questions si sérieuses et si délicates se posent journellement dans la pratique.

DEUXIÈME PARTIE

PHTHISIE EN VOIE D'ÉVOLUTION

Le phthisique, avons-nous dit, est un malade ou un valétudinaire : un malade quand les tubercules évoluent, un valétudinaire quand se manifeste spontanément, ou sous l'influence de l'intervention thérapeutique, une de ces périodes de répit pendant lesquelles la phthisie reste stationnaire.

Nous allons nous occuper d'abord de la thérapeutique du phthisique malade, c'est-à-dire de celui dont l'affection marche et accuse cette aggravation par des troubles morbides plus ou moins expressifs. À cette période de la phthisie correspondent surtout les indications médicamenteuses.

Poser les indications dans une maladie, c'est quelque chose certainement, mais ce n'est que l'un des éléments d'une thérapeutique féconde. L'autre, non moins nécessaire, consiste à hiérarchiser (si je puis ainsi dire) les indications, à distinguer leur importance respective et à y déférer dans l'ordre suivant lequel elles se rangent sous ce rapport.

Dans la phthisie, comme dans toute autre affection, les indications se classent en deux catégories : 1° celles que j'appellerai *primitives* ou *fondamentales*, qui tiennent à l'essence même de la maladie et correspondent à des éléments morbides dominateurs ; 2° celles qu'on peut appeler *accessoires* ou *secondaires*, qui se rapportent à des éléments de second ou de troisième ordre. Ces dernières, quand on les remplit, ne sont pas susceptibles par elles-mêmes d'apporter dans l'évolution de la maladie des modifications radicales, mais elles font gagner du temps, déblayent le terrain et facilitent souvent, d'une manière singulière, l'action des agents qui remplissent des indications d'un ordre plus élevé.

Occupons-nous d'abord des premières.

LIVRE PREMIER

INDICATIONS PRIMAIRES OU FONDAMENTALES

Prévenir ou combattre l'élément congestion, qui apporte au tubercule son blastème ou élément nourricier; éteindre l'inflammation péri-tuberculeuse sans laquelle le tubercule resterait inerte, n'évoluerait pas; affaiblir la puissance de la diathèse en agissant directement sur elle ou en modifiant les conditions de l'organisme qui favorisent ses manifestations; relever la nutrition : telles sont ces indications, dont l'importance, on le pressent, est capitale.

CHAPITRE PREMIER

INDICATIONS QUI SE RAPPORTENT A L'ÉLÉMENT CONGESTION.

Il convient de s'occuper d'abord de cette indication, non pas que nous la considérions comme la plus importante (celle relative à l'élément inflammation pourrait légitimement lui contester le premier rang), mais parce que la congestion est l'acte préparateur, en quelque sorte nécessaire, de la production ou de l'accroissement des tubercules, et aussi du travail inflammatoire qui, à certains moments, s'allume dans les vésicules pulmonaires placées autour des tubercules. Faisons ressortir l'importance de ce rôle pathogénique de la congestion.

§ 1. *Rôle de la congestion dans l'évolution de la phthisie.*

Les tubercules, comme toutes les productions organiques, qu'elles soient homœomorphes ou hétérologues, ont pour matière première le plasma du sang qui s'épanche dans les tissus et qui, au lieu de contribuer à la réparation normale de ceux-ci, s'organise suivant des lois vicieuses. C'est dire que plus le sang se portera avec abondance et fixité vers la poitrine, plus (l'existence antérieure de la diathèse tuberculeuse étant supposée) les lésions pulmonaires auront de la tendance à s'étendre ou à s'aggraver. Il importe, à ce propos, d'établir une différence entre la congestion proprement dite ou *hyperhémie* et la *fluxion;* la première est un simple engorgement sanguin de nature passive et de cause mécanique; la seconde est une détermination active du sang vers tel ou tel réseau de capillaires. Autant la congestion passive intervient peu pour la production ou l'accroissement des tubercules (la rareté de ceux-ci chez les individus atteints d'affections organiques du cœur le prouve suffisamment), autant la fluxion active exerce, au contraire, une action aggravatrice manifeste. Le sang est apporté par la fluxion vers le tissu pulmonaire; que deviendra-t-il? Le cas le plus heureux, d'habitude, est celui où la fluxion aboutit à une hémoptysie; le sang, accumulé en quantité anormale, trouve ainsi son issue au dehors, et les malades échappent, pour le moment, à tous les périls d'une congestion durable. Il suffit d'avoir observé le soulagement qu'éprouvent souvent les phthisiques quand ils ont craché une quantité médiocre de sang, pour comprendre le bénéfice de cette terminaison heureuse de la congestion hémorrhagipare. Il ne faut donc pas, comme on le fait trop souvent, s'empresser d'arrêter une hémoptysie dès son apparition. Tant que la quantité de sang ne dépasse pas certaines limites et que l'hémorrhagie conserve les caractères d'une hémorrhagie active, que le pouls, la chaleur, la coloration de la face, la dyspnée, n'indiquent pas que le molimen fluxionnaire est complétement éteint, il faut se garder d'intervenir. Tout faire pour prévenir la fluxion hémoptoïque, et respecter l'écoulement de sang quand il n'est pas compromettant par son abondance, telle est la double règle de conduite qui doit inspirer le praticien dans ce cas. Nous reviendrons bientôt sur cette question.

Il faut rapprocher de cette fluxion, qui aboutit à une hémorrhagie, la fluxion *phlegmasipare* ou inflammatoire; ici, le sang reste dans ses vaisseaux et les distend sans déchirer leurs parois, mais il ne peut surabonder longtemps dans le poumon sans que le plasma, sa portion incolore, ne transsude à travers le filtre si délié des parois vasculaires et ne s'épanche dans les vacuoles interstitielles de cet organe. Cette exsudation, point de départ initial de tout travail inflammatoire, une fois opérée, ne peut aboutir qu'à l'inflammation ou à la génération de nouveaux tubercules. Or, les poumons des phthisiques sont extraordinairement irritables, et cela est dû à la présence des tubercules, véritables corps étrangers dont la présence est tolérée parfois par le tissu pulmonaire, mais qui constituent aussi des épines susceptibles d'allumer à un moment donné un mouvement inflammatoire qui souvent ne s'éteint plus. Il y a sous ce rapport une analogie et une dissemblance entre la scrofule et la tuberculose pulmonaire; dans les deux cas on constate la même *irritabilité inflammatoire* des tissus, la même tendance à la formation du pus ; mais ces actes pathologiques, manifestes surtout à la périphérie chez les strumeux, s'accomplissent ordinairement chez eux d'une manière lente et sans éveiller de sympathies très-vives, tandis que dans le poumon, et sans doute à cause de l'importance hiérarchique de cet organe et de sa vascularité considérable, le moindre travail inflammatoire retentit sur l'économie tout entière et allume la fièvre. Nous entrerons bientôt dans de longs développements sur le rôle que joue l'inflammation dans l'évolution de la phthisie pulmonaire, et nous montrerons que cette affection ne marche qu'à la faveur de cet élément morbide surajouté. C'est dire combien les congestions actives, qui en sont l'acte initiateur, exercent sur l'aggravation de cette maladie une influence redoutable (1).

On comprend qu'une fluxion qui ne se résout pas d'elle-même ou sous l'influence d'un traitement approprié, qui n'aboutit ni à l'inflammation, ni à l'hémoptysie, doive nécessairement fournir leur trame génératrice à de nouveaux tubercules; et c'est ce qui arrive. Que l'on admette ou que l'on repousse la doctrine de l'hétérologisme, que l'on considère le tubercule comme un produit nouveau, hétéromorphe, sans analogue dans l'économie, ou comme le résultat de l'altération de la cellule normale (2), il n'en est pas moins vrai qu'il lui faut un blas-

(1) On s'explique en partie de cette manière le coup d'éperon que la fièvre typhoïde, mais surtout la rougeole, donnent à la tuberculisation pulmonaire. Dans l'une et l'autre de ces pyrexies, en effet, il se produit un état congestif des poumons qui apporte aux tubercules l'élément de leur accroissement et de leur évolution. Cela est plus marqué dans ces deux fièvres, où la congestion pulmonaire s'accuse par des signes expressifs; mais cette influence doit se retrouver, quoique à un moindre degré, dans toutes les autres.

(2) La doctrine de l'hétérologisme, principalement défendue par Lebert (*Physiologie pathologique*, Paris, 1845; *Traité d'anatomie pathologique*, Paris, 1857) et Julius Vogel (*Traité d'anatomie pathologique générale*, traduct. Jourdan in *Encyclopédie anatomique*, 1847, t. IX, p. 251), perd tous les jours du terrain, et les anatomo-pathologistes se rallient de plus en plus aux idées de Virchow (*La pathologie cellulaire*, trad. franç., Paris, 1860), de Küss et de Ch. Robin (*Dictionnaire de médecine d'après le plan suivi par Nysten*, 12e édit., Paris, 1865, p. 1564,

tème pour prendre naissance et s'accroître, et que c'est le sang qui le lui fournit; toutes les fois donc qu'une fluxion congestive se produit vers la poitrine, il y a là occasion, utilisée ou non utilisée, à la formation de tubercules nouveaux.

En résumé, sans congestion ou fluxion, les tubercules ne peuvent ni se développer, ni s'accroître, ni évoluer. C'est dire tout le prix que le thérapeutiste doit attacher à prévenir ces congestions ou à les combattre.

§ 2. *Prophylaxie des congestions.*

Chaque organe a, suivant les conditions de la santé individuelle, son aptitude congestive spéciale; cette aptitude peut être héréditaire ou acquise; par cela même qu'elle a été mise en jeu une fois, elle a de la tendance à se reproduire, et cette tendance est d'autant plus accusée que la répétition de cet acte morbide a été plus fréquente. Et cela se conçoit : en dehors de tout état congestif, les divers réseaux capillaires ne reçoivent que la quantité de sang qui est nécessaire à l'entretien et au fonctionnement des tissus où ils répandent leurs rameaux; il y a sous ce rapport un équilibre circulatoire admirable, mais un équilibre fragile, qu'un rien compromet et qu'il est difficile de rétablir. Cette rupture de l'équilibre au profit, ou plutôt au détriment d'un organe, est ce qui constitue la congestion. Par cela seul que les vaisseaux capillaires sont restés quelque temps dans un état de réplétion sanguine anormale, ils ont perdu une partie de leur ressort, leur calibre a augmenté, et ils ont acquis, par ce fait (indépendamment de causes plus vitales), une singulière propension à se congestionner de nouveau. Toutes les fois que l'équilibre circulatoire sera compromis, par une cause ou par une autre, toutes les fois que le sang sera chassé d'un certain ordre de capillaires, on le verra s'acheminer de préférence vers l'organe enclin aux congestions et y produire un mouvement fluxionnaire. C'est ce qui arrive pour le poumon, qui devient si aisément le centre de ces afflux congestifs et qui conserve si fâcheusement ce redoutable privilége, une fois qu'il l'a acquis. Ainsi, le refroidissement d'un point de la périphérie, principalement

article TUBERCULE), qui admettent que le tubercule dérive d'une modification des tissus normaux et très-habituellement de l'altération du tissu épithélial. (Voir sur cette question un intéressant travail de Masse, prosecteur à la Faculté de Montpellier, *Développement et structure intime du tubercule*, 1863.)

des pieds, la suppression du flux cataménial, la disparition momentanée des hémorrhoïdes, la guérison d'une maladie qui entretenait dans certains organes une fluxion congestive, la disparition brusque de diverses affections sécrétantes, sont, indépendamment des maladies qui agissent par voisinage sur le poumon lui-même (pleurésie, bronchite, etc.), autant de causes de congestions sanguines qu'il importe de connaître pour les combattre quand elles sont amovibles.

Première indication. — *Entretenir ou faire naître certaines fluxions physiologiques.* — L'entretien ou le rétablissement de la menstruation, la lactation et la fluxion sanguine énorme dirigée sur l'utérus par la gestation, sont autant d'agents de contre-fluxion physiologique que nous avons à passer en revue.

Si l'utérus joue dans la vie pathologique de la femme ce rôle dominateur que les observateurs de tous les temps lui ont reconnu, ce n'est pas seulement parce qu'il est, pendant une bonne période de sa vie, le centre d'où part le signal des troubles de l'innervation, mais surtout parce qu'il est le point d'irradiation des fluxions sanguines qui se portent vers tel ou tel organe. Cette vérité n'apparaît nulle part plus évidente que quand on envisage cette influence de l'utérus par rapport au poumon. On pourrait dire que le réseau capillaire sanguin de cet organe et celui de l'utérus sont comme les deux capsules d'un sablier, dont l'une s'emplit quand se vide l'autre; et cette solidarité circulatoire explique pourquoi la puberté, époque où la vascularisation utérine devient nécessaire à l'équilibre de la santé, joue dans l'évolution de la phthisie un rôle plus accentué chez la femme que chez l'homme, pourquoi une menstruation régulière coïncidant avec des lésions pulmonaires même avancées (comme j'en ai vu des exemples) est pour celles-ci une sorte de soupape de sûreté et permet une prolongation de la vie à laquelle des hommes arrivés au même degré de la phthisie ne sauraient prétendre; pourquoi la menstruation, menacée par les fluxions qui se font du côté de la poitrine est, chez les phthisiques, une fonction si fragile, pourquoi enfin une aggravation manifeste coïncide toujours avec sa suppression temporaire ou définitive. La physionomie du molimen menstruel qui précède la première apparition des règles, à l'époque de la puberté, ou leur réapparition périodique chaque mois, montre bien la tendance qu'ont ces fluxions à se porter vers la poitrine et la tête. Les alternatives brusques de rougeur et de pâleur, la chaleur de la face contrastant avec le froid des extrémités, des étouffements passagers, etc., sont autant de symptômes qui accusent par leur mobilité ces oscillations du courant sanguin, ce flux et ce reflux circulatoires qui aboutiront à une congestion salutaire vers l'utérus, ou à une congestion funeste vers la poitrine. Il est des femmes qui, sans être tuberculeuses, présentent ce balancement antagoniste sous son expression la plus accentuée, huit ou dix jours avant chaque époque cataméniale, surtout quand elles sont dysménorrhéiques. Chez elles, l'invasion de la période menstruelle (qu'il ne faut pas confondre avec l'écoulement sanguin qui n'en est que la crise) s'annonce sept, huit ou dix jours à l'avance, par une coloration empourprée du visage, de l'enchifrènement, une sensation de chaleur et de poids derrière le sternum ou entre les épaules, une petite toux sèche, persistante, sans expectoration, due évidemment à une turgescence sanguine, avec sécheresse, de la muqueuse des des bronches; du froid aux pieds, de la fréquence du pouls, de l'accélération de la respiration. Tous ces symptômes tombent dès que quelques gouttes de sang se sont écoulées par l'utérus. Est-ce à cette perte sanguine, souvent insignifiante, qu'il faut attribuer cette *décongestion* du poumon? Non, sans doute, mais bien à l'apparition de la congestion utérine dont elle n'est que la conséquence. Et cela est si vrai, que si cette fluxion physiologique vient à manquer, le mois tout entier qui s'écoulera entre cette période avortée et la suivante sera rempli par ces troubles circulatoires du côté de la tête et de la poitrine.

Maintenir dans son intégrité la fonction menstruelle chez les phthisiques est donc d'une importance capitale pour prévenir ces fluxions vers la poitrine qui sont la conséquence inévitable de ses dérangements et à plus forte raison de sa suppression. Par malheur, cette indication est toujours extrêmement difficile quand elle n'est pas impossible à remplir.

La sécrétion ovarique, comme la menstruation qui en est la manifestation extérieure, est une fonction d'une extrême fragilité, et cela se conçoit; n'étant nullement indispensable à la vie individuelle, elle est la première que la vie sacrifie dans les moments nécessiteux; aussi, toutes les fois que l'organisme subit une perturbation un peu forte, tend-elle à se supprimer momentanément, et le seul fait de sa suppression accidentelle rompant avec une extrême facilité l'harmonie de la périodicité à laquelle elle est soumise, l'aménorrhée devient ainsi une cause d'aménorrhée. C'est dire que les causes de celle-ci sont excessivement nombreuses et variées, et que lui opposer sans discernement des formules emménagogues, c'est faire acte d'un empirisme aveugle et dangereux. Un état pléthorique général, un état chloro-anémique, une surexcitation nerveuse, générale ou locale, mais par-dessus tout une contre-fluxion morbide dérivant d'une organe malade, sont les catégories principales auxquelles on peut rattacher les causes de l'aménorrhée. Le traitement méthodique de celle-ci, cela se conçoit, repose essentiellement sur ces distinctions.

L'aménorrhée primitive ou consécutive des phthisiques est tantôt considérée comme la cause, tantôt comme l'effet de la phthisie pulmonaire. L'opinion vulgaire reste très-attachée à la première de ces théories, l'opinion médicale embrasse plus volontiers la seconde. Comme l'aménorrhée s'accuse par une expression matérielle frappante, alors que la phthisie au début n'a que des signes équivoques, il s'ensuit que la suppression des règles semble toujours précéder la phthisie. Ce n'est là qu'une apparence due à l'imperfection de nos moyens de diagnostic. La suppression des mois, on peut l'affirmer, ne se manifeste que quand des lésions pulmonaires sérieuses avec fluxions concomitantes sont déjà produites. L'aménorrhée est donc bien plus habituellement la conséquence de la phthisie qu'elle n'en est le point de départ; mais, d'un autre côté, on ne saurait nier que comme cause de congestion elle ne joue un rôle fâcheux dans l'évolution de cette maladie. Il faut donc faire tous ses efforts pour neutraliser ce danger.

Baumes établissait que le dérangement des règles amène la phthisie et que leur suppression annonce que la phthisie est imminente (1). Il est difficile d'admettre cette gradation. Si la dysménorrhée est susceptible de produire la phthisie, à plus forte raison l'aménorrhée doit-elle conduire à ce résultat, et on ne saurait réduire le rôle de celle-ci à un présage d'imminence tuberculeuse. Quoi qu'il en soit, convient-il d'intervenir dans l'aménorrhée ou de la considérer avec Fothergill (2) comme un bénéfice de la nature? Ce praticien éminent, qui

(1) Baumes, *Traité de la phthisie pulmonaire*, 2e édit. Paris, 1805, t. I, p. 445.
(2) Fothergill, *Edinburgh Practice*, vol. II, p. 182.

s'est occupé avec tant de sagacité de l'influence de la fonction menstruelle sur la santé des femmes, n'admettait d'exception à cette règle que quand l'aménorrhée était *brusque*. Si ce mot était remplacé par celui de *récente*, nous partagerions l'avis du médecin anglais. En effet, on peut lutter indéfiniment contre une aménorrhée d'origine tuberculeuse quand un certain nombre de périodes auront manqué; on n'aboutira à rien, à moins que la nature n'accuse par un molimen utérin, qu'il faudra s'empresser de favoriser, une tendance au rétablissement de cette fonction si fragile et si importante à la fois. Mais si la thérapeutique ne peut pas grand'chose en dehors de cette circonstance, elle peut beaucoup pour ménager cette fonction chez les phthisiques par un ensemble de précautions observées aux époques menstruelles, par l'emploi adjuvant des moyens artificiels de fluxion utérine quand la menstruation s'établit avec peine, ou bien quand le molimen s'accuse sans aboutir à l'hémorrhagie. Le précepte « *principiis obsta* » trouve surtout ici son application. Quant aux moyens thérapeutiques à mettre en œuvre, je n'ai rien de spécial à en dire : les bains de siége chauds, les pédiluves sinapisés, l'application de deux ou trois sangsues aux genoux, seront ici des moyens d'autant plus utiles qu'ils tendront à provoquer la fluxion physiologique utérine en même temps qu'ils diminueront la congestion pulmonaire qui est imminente à ce moment. Le but des sangsues est moins, il est inutile de le dire, de provoquer un écoulement sanguin remplaçant l'écoulement menstruel absent, que de congestionner le système vasculaire des membres inférieurs et d'appeler le sang vers la zone sous-ombilicale du corps. D'ailleurs, de quel prix réel est cette quantité minime de sang quand on compare sa valeur à celle qu'il faut attacher au rétablissement de la menstruation? Quant aux emménagogues directs (et Dieu sait s'ils sont nombreux), c'est-à-dire aux médicaments qui vont, par une action élective propre sur l'utérus, ou plutôt sur l'ovaire, solliciter le rétablissement des menstrues, nous ne leur accordons qu'une importance secondaire; tels sont l'armoise, la matricaire, le safran, la rue, la sabine, etc. L'apiol nous inspire plus de confiance, et un esprit très-sérieux, Marotte, a apporté récemment, en faveur de cet emménagogue, un témoignage important (1). Seulement nous croyons, quoi qu'en aient dit

(1) Marotte, *Bulletin de thérapeutique*, 1863, t. LXV, p. 341.

Joret et Homolle (1), que la dysménorrhée douloureuse avec coliques utérines et douleurs lombaires s'accommode mal de cet agent thérapeutique. On sait qu'il s'administre sous forme de capsules gélatineuses contenant chacune 0,25 centigrammes d'apiol. On donne, au moment du molimen, une capsule le matin et une autre le soir dans une cuillerée d'eau sucrée, et on continue ainsi pendant toute la durée habituelle de l'époque menstruelle. Le mois suivant, on prescrit le même traitement à la même époque et pendant le même laps de temps; enfin, on recommence le troisième mois, si la menstruation n'est pas suffisamment abondante et parfaitement régularisée. Si, après cinq ou six jours de l'administration de l'apiol, la menstruation n'avait pas lieu, il serait sage d'ajourner à l'époque suivante plutôt que d'en continuer l'emploi.

Comme l'aménorrhée tuberculeuse coexiste presque toujours avec l'anémie et s'accompagne des troubles nerveux de la chlorose, la question de l'indication des ferrugineux se présente ici, mais nous en ajournons la discussion à l'époque où nous nous occuperons des moyens propres à relever la nutrition et à lui rendre les éléments qui lui manquent.

Quand, ce qui est rare, les phthisiques ont traversé la longue période de trente à trente-cinq ans qui sépare la puberté de la ménopause, et quand, ce qui est plus rare encore, les fonctions menstruelles ont persisté avec leur régularité habituelle, il faut redoubler de précautions au moment de l'époque climatérique. Ce n'est pas sans raison, en effet, que cette période a été appelée l'*âge critique*. Elle décide souvent de la santé à venir, et si cette transition n'est pas une maladie par elle-même, elle demande à être envisagée comme une source d'imminences morbides très-sérieuses. C'est bien le cas de considérer, avec Fothergill (2), cette période de transformation comme exigeant l'intervention assidue d'une bonne hygiène et souvent aussi de moyens médicamenteux variés. Ce praticien recommandait alors, chez les personnes d'une poitrine délicate, sujette par conséquent à se fluxionner, de petites saignées de quelques onces pratiquées au pied ou au bras au moment où s'établissait

(1) Joret et Homolle, *Bulletin de thérap.*, 1862, t. LIX, p. 104.

(2) Fothergill, *Conseils aux femmes de quarante-cinq à cinquante ans, ou conduite à tenir lors de la cessation des règles*, trad. Petit-Radel. Paris, an VIII, p. 21.

le molimen menstruel. L'application d'un cautère à la jambe est aussi un moyen dont il ne faudrait pas généraliser l'application avec Fothergill, mais qui aurait son utilité, dans le cas qui nous occupe, à titre de moyen permanent de contre-fluxion.

C'est certainement par un mécanisme d'antagonisme fluxionnaire que l'on peut s'expliquer le répit que la grossesse procure aux phthisiques. C'est chose remarquable, en effet, que de voir la nutrition reprendre chez les poitrinaires dès que les troubles digestifs du début de la gestation se sont dissipés ; les symptômes offerts par l'appareil respiratoire accusent en même temps un amendement corrélatif qui persiste jusqu'à ce que le volume de l'utérus distendu par le produit de la conception soit devenu une cause mécanique de dyspnée. Il y a en un mot une amélioration temporaire, et il semble que la mort, miséricordieuse comme la loi, suspende l'exécution de ses arrêts jusqu'au terme de la grossesse. S'ensuit-il qu'il faille considérer cet état comme utile et désirable pour les phthisiques? A coup sûr non; si la grossesse est un bénéfice du moment, l'état puerpéral, comme nous l'avons dit (voyez page 30), est un danger immense et auquel peu de phthisiques avancées peuvent résister. A peine, en effet, l'accouchement a-t-il eu lieu, que la contre-fluxion utérine n'existant plus, des fluxions phlegmasipares se produisent vers la poitrine et les accidents de ramollissement subaigu se pressent alors avec une activité à laquelle cette grossesse intempestive ne saurait certainement être considérée comme étrangère.

A cette question se rattache étroitement celle de l'allaitement ; question éminemment délicate, qui se pose journellement dans la pratique, et que nous avons déjà agitée à propos de la prédisposition tuberculeuse (voyez pages 13 et 31). Quand une phthisique vient d'accoucher, doit-on lui permettre d'allaiter son enfant? Deux intérêts ici sont en jeu : celui de l'enfant, celui de la mère. Nous n'avons pas à envisager ici le premier, mais sans admettre que la tuberculose soit transmissible par le lait, il est certain qu'une phthisique ne sera jamais qu'une médiocre nourrice, et que l'enfant a bien assez des dangers d'une hérédité suspecte sans qu'on aille les accroître de ceux d'une mauvaise alimentation. Pour la mère, la question est très-controversée : les uns, ne songeant qu'aux fatigues de l'allaitement, le proscrivent d'une manière absolue; les autres, pensant qu'une fluxion sécrétoire aussi abondante et aussi durable ne peut être entravée sans dangers pour les poumons, conseillent formellement aux mères d'allaiter. Cette doctrine est, avons-nous dit, celle de Morton. Perroud (1) s'y est rallié sans hésitation. « Il est évident, dit-il, que la femme ne peut retirer de cette pratique que de très-bons effets et de très-heureux résultats ; en allaitant son enfant elle fixe du côté des seins une fluxion permanente qui sert de dérivatif et devient contre la formation des dépôts tuberculeux une sorte de soupape de sûreté. Supprimer ce mouvement fluxionnaire qui s'effectue sur les glandes mammaires, c'est le déplacer et le détourner peut-être sur un viscère important à la vie; c'est en même temps faire cesser cet état chloro-anémique qui est normal chez les nourrices et qui, chez elles, est entretenu par la plus ou moins abondante déperdition lactée qu'elles font journellement; c'est, en un mot, anéantir les deux principales causes qui maintenaient la diathèse à l'état latent et en favoriser les manifestations.

« Dans son intérêt, la femme affectée de tuberculose générale devra donc allaiter, non pas son enfant, qu'elle pourrait infecter, mais des animaux, de jeunes chiens ou de jeunes chats. Cette pratique, qui est d'un emploi journalier contre les engorgements laiteux des seins, sera continuée plusieurs mois de façon à maintenir vers les mamelles une sorte de fluxion qui remplace celle qui s'effectuait du côté de l'utérus pendant la grossesse et les suites des couches (2). » Nous avons tenu à reproduire ce passage, mais s'ensuit-il que nous approuvions et que nous recommandions le conseil qu'il préconise? Non sans doute. Quand nous nous rappelons l'état de détérioration nutritive dans lequel tombent souvent les nourrices, non pas seulement poitrinaires, mais simplement délicates, état qui simule la phthisie; quand nous songeons aux fatigues de l'allaitement, à la privation de sommeil, nous sommes conduit à conclure que le bénéfice de la contre-fluxion laiteuse est acheté bien cher, puisqu'il faut le payer de tant d'inconvénients graves. Que la sécrétion mammaire ne soit pas supprimée brusquement;

(1) Perroud, *De la tuberculose ou de la phthisie pulmonaire*. Paris, 1861.
(2) Perroud, *op. cit.*, p. 254.

qu'elle soit entretenue quelques semaines par la succion, les moyens mécaniques; que les purgatifs, quand l'état de l'intestin le permet, ou les diurétiques détournent vers d'autres glandes cette fluxion sécrétoire qui va tarir, c'est là ce que la prudence exige, mais elle exige surtout que l'allaitement soit interdit.

Deuxième Indication. — *Faire naître ou entretenir diverses fluxions morbides ou accidentelles.* — Les hémorrhoïdes, certaines sueurs partielles, les dermatoses sécrétantes, et en particulier les gourmes, la fistule à l'anus et les maladies chroniques utérines, les suppurations habituelles sont autant d'éléments de contre-fluxion qui jouent un grand rôle dans la prophylaxie des congestions pulmonaires chez les phthisiques.

Les ouvrages des auteurs du siècle dernier sont remplis de faits qui attribuent à la cessation du flux hémorrhoïdal le développement de la phthisie pulmonaire. Nous admettons volontiers que sur ce point d'étiologie, comme sur tant d'autres, le paralogisme « *post hoc ergo propter hoc* » est intervenu pour sa part, mais c'est là la seule concession que nous puissions faire, et nous concevons à merveille que chez un sujet prédisposé, c'est-à-dire *diathésique*, la cessation d'un écoulement hémorrhoïdal puisse favoriser l'établissement d'une congestion pulmonaire active avec toutes les conséquences qui en découlent. On ne saurait donc accorder trop d'importance à ce point de pratique, et trop s'efforcer de rappeler ce flux sanguin par des moyens appropriés (aloès, sangsues en petit nombre, bains locaux de vapeur, etc.).

Les sécrétions diverses, quand elles sont abondantes, constituent de véritables *hémorragies humorales* qui ont une action spoliatrice et contre-fluxionnante tout aussi réelle que les écoulements de sang. Il manque des globules rouges à ces liquides, et c'est là tout. Il y a donc lieu non-seulement de les respecter, mais encore de les rétablir en toute hâte aussitôt que ces sécrétions pathologiques ou artificielles accusent une tendance à s'arrêter. Cette indication est encore plus urgente lorsque simultanément se produisent des signes de congestion vers la poitrine.

Les sueurs localisées sont surtout dans ce cas; on sait qu'un grand nombre d'hommes présentent des hypersécrétions sudorales et folliculeuses bornées à des régions déterminées de la peau : cuir chevelu, aisselles, scrotum, mains ou pieds. Lorsque ces sueurs localisées, qui sont habituellement très-odorantes, ont duré longtemps, elles entrent dans le concert des sécrétions nécessaires et leur suppression s'annonce par des symptômes quelquefois très-graves et qui ne se dissipent que quand on est parvenu à les rappeler. La fétidité de ces sueurs locales semble indiquer que l'hypersécrétion des follicules contribue à les produire autant que celle des glandes sudoripares elles-mêmes. Lobstein, Kruegelstein, Ideler, Ruete, Mondière (1), qui ont étudié ces sécrétions anormales, mettent la phthisie au nombre des maladies que leur rétrocession brusque peut faire naître (2). Admettons que cela n'arrive que rarement, les lois de la physiologie pathologique ne nous apprennent pas moins à attacher un grand prix à la prophylaxie des congestions viscérales, notamment des congestions pulmonaires qui peuvent en être le résultat. Les sueurs des pieds sont les plus communes de ces sécrétions exagérées ; viennent-elles à se supprimer, on peut les rétablir par des moyens divers, parmi lesquels nous citerons les suivants : 1° chaussons de laine recouverts de taffetas verni ; 2° bains de sable chaud ou pédiluves sinapisés ; 3° bas de laine saupoudrés intérieurement de farine de moutarde ou d'un mélange d'une partie de sel ammoniac et de deux parties de chaux vive (Ruete) ; 4° bains locaux de vapeur, cataplasmes chauds aromatiques, etc.

Les maladies sécrétantes de la peau, eczéma, impétigo, gourmes fluentes, entretiennent aussi sur le tégument externe une fluxion morbide qu'il est important de ménager, ou du moins dont il faut craindre la suppression brusque. L'observation vulgaire fait voyager théoriquement ces humeurs de la tête à la poitrine. L'observation médicale, si elle n'admet pas ces métastases grossières que les doctrines médicales des siècles passés ont fait entrer si avant dans les croyances populaires, reconnaît au moins que c'est là une occasion de congestions

(1) J. Mondière, *Mémoire sur les dangers de la suppression de la sueur habituelle des pieds*. (*L'Expérience*, 1838, t. I, p. 481.)

(2) Le *Bulletin de la Société médicale d'émulation de Paris* (1825, p. 530) relate l'observation d'une jeune fille qui, bien portante jusque-là, fut prise d'une phthisie galopante pour s'être baigné les pieds dans l'eau froide afin de se débarrasser d'une sueur habituelle qui l'importunait.

dangereuses vers la poitrine. J'ai vu, pour mon compte, des accidents si graves de ce côté succéder à la dessiccation brusque d'impétigos fluents du cuir chevelu, que je ne saurais considérer cette influence comme hypothétique.

Les suppurations habituelles, qu'elles soient morbides ou qu'elles soient artificielles, n'exigent pas de moindres ménagements. Ce sont des fonticules ou exutoires dont l'économie n'avait sans doute que faire, au moment où ils se sont établis, mais dont elle ne peut ensuite se passer, ou du moins dont elle ne peut se passer brusquement. Ici, l'intervention des agents qui augmentent d'autres sécrétions : des sudorifiques, des diurétiques, des purgatifs, ne constitue pas, comme on est trop disposé à le croire aujourd'hui, un ensemble superflu de précautions, et on fera prudemment de ne pas les omettre.

Parmi les maladies assez nombreuses dont le bénéfice palliatif se rattache à un mécanisme de contre-fluxion sanguine et que, pour ce fait, on a considérées comme dangereuses à guérir chez les phthisiques, nous noterons : la fistule à l'anus et le groupe des maladies utérines chroniques.

La relation remarquable qui existe entre la phthisie pulmonaire et la fistule à l'anus peut, à notre avis, s'expliquer par le dépôt de matière tuberculeuse dans le tissu cellulaire péri-anal, matière tuberculeuse qui évolue et arrive par la suppuration à provoquer l'établissement de la fistule. Quoi qu'il en soit, on a cru remarquer très-souvent que la phthisie pulmonaire s'aggravait après l'opération suivie de succès, d'où l'interdiction de cette opération (1). Il est probable que cette utilité de la fistule à l'anus, si elle est réelle (et c'est un point controversé), s'explique par l'état congestionnel dans lequel elle maintient la fin du gros intestin et par la sorte de congestion hémorrhoïdale qu'elle produit. Cette maladie chirurgicale constitue une telle incommodité, que je crois qu'elle ne doit être respectée que si le phthisique est arrivé à une telle période de son affection qu'il faille éviter toute méthode perturbatrice. J'ai vu un jeune avocat, manifestement tuberculeux, guérir d'une fistule après l'opération et après une saison aux eaux sulfureuses, sans que l'état de sa poitrine parût le moins du monde s'aggraver. A mon avis,

(1) Voyez Tinchant, *Dissertatio de periculo operationis fistulæ ani a causa interna proveniente*. Thèses Argentor, 1790.

il faut opérer quand la phthisie n'est pas très-avancée. On a recommandé d'ouvrir un cautère aussitôt après l'opération; cette pratique est certainement rationnelle.

Viennent enfin les maladies chroniques de l'utérus, et en particulier les déplacements de cet organe. Le professeur Courty nie, avec raison, l'importance pathogénique qu'on a attribuée dans ces dernières années aux déplacements de l'utérus (1). Il ne croit pas que les déplacements aient, leur appartenant en propre, un seul symptôme nettement accusé. Nous pensons aussi que la symptomatologie si variée et si expressive des maladies utérines dépend d'un élément commun, l'engorgement ou la congestion chronique. La métrite, l'antéversion, la rétroversion, l'abaissement, le présentent également. Cette congestion chronique peut-elle être guérie impunément chez les phthisiques? Lisfranc (2), et après lui Aran (3), ne le pensaient pas, et ils estimaient que la poitrine bénéficie de cet état permanent de congestion de l'utérus. C'est là une question d'antagonisme morbide extrêmement intéressante; elle a l'analogie pour elle, mais elle ne saurait être décidée avec les éléments cliniques dont on dispose aujourd'hui; il faut de nouvelles recherches.

Indépendamment de ces causes, que l'on pourrait appeler *pathologiques* de la congestion pulmonaire, il en est d'*hygiéniques* et qu'il ne faut pas éviter avec moins de soin; tels sont le séjour dans une atmosphère trop chaude ou trop encombrée de personnes, l'habitation d'une chambre étroite, l'exercice de certains travaux obligeant à une position courbée, le jeu d'instruments à vent, l'ascension rapide d'un escalier, l'aspiration de vapeurs ou de poussières irritantes, les efforts de voix, la déclamation, etc., autant de causes de congestion dont l'influence pathogénique est facile à saisir, et qu'il faut autant que possible éviter.

(1) Courty, *Traité pratique des maladies de l'utérus et de ses annexes*. Paris, 1865.

(2) Lisfranc, *Maladies de l'utérus. Leçons cliniques* recueillies par Pauly, Paris, 1836, p. 162. « En pareille occurrence, dit Lisfranc, il est prudent de ne pas chercher à guérir l'affection de l'utérus. Le praticien bornera ses soins à modérer les symptômes les plus alarmants, de manière à prolonger l'existence de la malade le plus longtemps possible. »

(3) Aran, *Leçons cliniques sur les maladies de l'utérus*. Paris, 1858-59, p. 104, 168.

§ 3. *Traitement des congestions.*

Une fois que la congestion pulmonaire est produite et qu'elle s'accuse par ses signes habituels, il faut la combattre avec une certaine énergie, mais avec une énergie proportionnée aux ressources organiques du malade. Les émissions sanguines et les agents de contre-fluxion cutanée et intestinale sont les moyens à utiliser dans ce cas. L'idée de saignée et celle de phthisie (nous insisterons plus tard sur ce point) sont devenues tellement antagonistes, qu'il faut une certaine conviction pour oser les rapprocher aujourd'hui. Singulières vicissitudes de la thérapeutique ! Il y a cinquante ans, il fallait modérer le zèle des phlébotomistes ; aujourd'hui il faut persuader aux médecins que la saignée peut trouver sa place, exceptionnelle il est vrai, mais sa place utile dans le traitement de la phthisie pulmonaire, et ce faisant, on a presque l'air d'un novateur. Certainement nous ne conseillerons pas d'ouvrir la veine aux phthisiques émaciés, pâlis, qui confinent à la colliquation ; mais quand une congestion pulmonaire assez intense se produit chez un sujet dont la nutrition n'a pas encore beaucoup souffert, qui a une certaine plénitude circulatoire, ne pas le saigner pour lui économiser quelques onces de sang, c'est ouvrir la porte à des lésions qui lui en coûteront peut-être quelques livres, et faire en somme un détestable calcul d'économie. Même dans les cas d'opportunité que nous venons de signaler plus haut, ces saignées doivent être révulsives plutôt que déplétives, c'est-à-dire qu'il faut les faire extrêmement peu copieuses, à la charge d'y revenir plusieurs fois si l'indication s'en présente. Quand la saignée n'est pas indiquée d'une manière très-nette, j'ai l'habitude de recourir aux applications de sangsues aux malléoles. Deux ou trois sangsues dont on règle l'écoulement comme on le veut suffisent quelquefois pour faire tomber une congestion pulmonaire, au grand bénéfice de la marche ultérieure de la phthisie, et au prix d'une spoliation sanguine insignifiante. Je ne saurais trop recommander cette pratique si simple et qui me fait rarement défaut. Les sangsues au siége ou à la partie supérieure des cuisses seraient indiquées dans les cas de congestion pulmonaire d'origine hémorrhoïdale ou dysménorrhéique, mais dans ce cas encore je préfère les appliquer aux malléoles, parce qu'il n'est pas nécessaire de découvrir les malades, et puis aussi parce qu'il est extrêmement facile d'arrêter le sang dans ce point, à l'aide d'une compression convenable. La contre-fluxion humorale produite par les purgatifs a également son utilité, et le choix de ces agents est déterminé surtout par l'état de l'intestin ; s'il n'y a pas de susceptibilité du ventre, l'aloès associé au savon amygdalin doit être préféré aux autres purgatifs. Les pédiluves sinapisés et les applications de sinapismes sont des moyens qui ont aussi une utilité restreinte mais réelle.

Si, sans passer à l'état chronique, la congestion devenait une sorte d'habitude, on combattrait cette tendance fluxionnaire par l'emploi d'exutoires permanents, en particulier de cautères, avec la précaution de les placer sur les extrémités inférieures plutôt que sur la poitrine ou au bras.

Entre toutes les précautions hygiéniques propres à assurer le succès de ces moyens et à prévenir le retour de ces mouvements fluxionnels, il n'en est pas de plus importantes que celles qui ont pour but de neutraliser les inconvénients d'une répartition vicieuse du calorique, notamment du froid habituel aux pieds. On sait que cette incommodité est extrêmemnt commune chez les femmes ; leur vie sédentaire, l'étroitesse et le peu d'épaisseur de leur chaussure contribuent à l'entretenir ; on sait aussi que c'est au moment où la sensation de froid aux pieds est surtout pénible que les joues s'empourprent et qu'un état congestionnel s'accuse vers les parties supérieures du corps. Cette cause est minime en apparence, mais elle acquiert de l'importance par sa répétition incessante. L'usage des chaufferettes, justement incriminé par l'hygiène, n'aboutit qu'à un résultat du moment ; les frictions sèches et aromatiques sur les pieds, l'usage de bas de laine, de chaussures épaisses dans lesquelles on interpose une semelle de liége ou de paille, et la précaution, comme nous l'avons indiqué plus haut, de saupoudrer l'intérieur des bas d'une petite quantité de farine sèche de moutarde, activent la circulation et la calorification cutanées et entretiennent une sorte de fluxion fort utile.

On le voit, nous faisons jouer à la congestion un rôle considérable dans la marche de la phthisie pulmonaire. C'est un ennemi qui veille toujours et dont il faut surveiller incessamment les agressions. Il n'a sans doute pas l'influence aggravatrice de l'élément inflammatoire, mais il en est l'acte préparateur, et si on ne le combat dès sa première apparition, on ne tarde pas à voir surgir des accidents dont il est difficile ensuite de se rendre maître.

CHAPITRE II

INDICATIONS QUI SE RAPPORTENT A L'ÉLÉMENT INFLAMMATOIRE.

Article I.— Du rôle que joue l'inflammation dans l'évolution de la phthisie.

On a tour à tour, et au gré des doctrines médicales qui se sont succédé, exagéré ou amoindri systématiquement le rôle que joue l'inflammation dans la genèse ou dans l'évolution des tubercules pulmonaires. Aujourd'hui que le domaine pathologique de l'inflammation a été resserré dans ses limites réelles et que l'on est d'accord sur ce point, que des productions morbides diverses peuvent naître et évoluer en dehors de son influence, cette question qui a provoqué tant de controverses peut être jugée d'une manière plus facile.

Trois opinions sont en présence relativement à l'influence de l'inflammation sur la production des tubercules. La première nie expressément que le tubercule dérive de l'inflammation; la seconde n'y voit qu'un produit inflammatoire sans racines diathésiques; la troisième ne fait jouer à l'inflammation que le rôle subalterne de prétexte ou de provocation morbide qui n'aboutirait pas sans le concours d'une diathèse tuberculeuse antécédente. Nous nous rallions sans hésitation à cette dernière doctrine.

La théorie qui ne voit dans le tubercule qu'un produit phlegmasique n'est pas soutenable. Laennec l'a fortement combattue et lui a opposé des arguments irrésistibles: « Rien n'est plus commun, dit-il, que de voir des phthisiques mourir sans avoir eu de pneumonies; rien n'est plus commun dans les pneumonies aiguës que de voir des poumons indemnes de tubercules; la pneumonie chronique est aussi rare que la phthisie pulmonaire est fréquente; les signes anatomo-pathologiques de l'une et de l'autre sont essentiellement différents (1). » Cette

(1) Laennec, *Traité de l'auscultation médiate et des maladies des poumons et du cœur*, 2e édit., 1826, t. I.

opinion de Laennec a été défendue par Bayle (1) et par Louis (2), et elle réunit aujourd'hui le plus grand nombre d'adhérents. L'auteur d'un excellent travail sur la tuberculose, le docteur Perroud, a cru néanmoins pouvoir avancer que l'inflammation peut, en dehors de toute diathèse, créer des dépôts locaux de matière tuberculeuse comme elle crée des dépôts locaux de matière purulente, et il se base sur une théorie anatomo-pathologique suivant laquelle le corpuscule tuberculeux ne serait qu'un globule purulent, flétri et ratatiné. « On trouve très-souvent, dit-il, des globules purulents bien caractérisés, non pas seulement à la périphérie des masses tuberculeuses en voie de ramollissement, mais bien au milieu même de ces productions anormales dans le point central ramolli ; or, ces globules purulents ne peuvent provenir de la suppuration des tissus environnants ; leur siége l'indique suffisamment ; les regarder comme essentiellement distincts des globules tuberculeux, c'est s'obliger à admettre qu'ils sont nés spontanément, hétérotopiquement, au sein de la production tuberculeuse, ou qu'ils ont été formés par elle, et dans ces deux hypothèses, comment une substance ou une masse privée de vie pourrait-elle créer des éléments anatomiques ou les voir naître et se développer en elle? N'est-il pas évident plutôt que ces globules purulents ne sont que des globules tuberculeux auxquels l'endosmose a rendu la forme arrondie et l'aspect régulier que la momification tuberculeuse leur avait fait perdre (3)? » N'est-on pas plus près de la vérité en admettant que l'acte initiateur de toute inflammation, l'exsudation d'un plasma interstitiel, ne fait que fournir la matière du dépôt tuberculeux, matière qui ne s'organiserait pas si la diathèse ne s'en emparait et ne lui imprimait une direction formatrice? Au reste, si l'auteur précité admet des dépôts de matière tuberculeuse par cause locale, dérivant de l'inflammation, il en admet aussi par cause diathésique ou générale, en sorte qu'on peut le considérer comme ayant sur la genèse du tubercule une opinion en quelque sorte mixte. Nous ne concevrions guère, pour notre compte, que le même produit morbide, évoluant suivant des lois régulières et avec des phénomènes tou-

(1) G. L. Bayle, *Recherches sur la phthisie pulmonaire*, in-8°. Paris, 1810.
(2) Louis, *Recherches sur la phthisie*, 2e édition, Paris, 1843.
(3) Perroud, *De la tuberculose ou de la phthisie pulmonaire*, etc., mémoire couronné par la Société impériale de médecine de Bordeaux. Paris, 1861, p. 45.

jours identiques, pût être indifféremment tantôt d'origine diathésique, tantôt de cause locale. Nous aimons mieux croire avec Laennec que le dépôt tuberculeux présuppose la diathèse, mais qu'une inflammation accidentelle peut favoriser parfois son développement. « J'admettrais assez volontiers, dit-il à ce propos, comme une chose indifférente en pratique et comme une opinion sans conséquence en théorie saine (vu qu'on ne peut la baser ni sur des expériences directes ni sur des observations positives), que dans le petit nombre de cas où l'on voit les signes de la phthisie se développer dans le cours d'une péripneumonie aiguë, il peut arriver quelquefois que l'inflammation du poumon y hâte le développement des tubercules *auxquels le malade était disposé par une cause encore inconnue pour nous, mais bien certainement autre que l'inflammation*, et cela, non pas que les mouvements organiques qui constituent l'inflammation puissent par eux-mêmes produire des tubercules, mais parce que le surcroît de mouvement et le surcroît de nutrition qui constituent l'orgasme inflammatoire ont hâté l'apparition d'une modification toute différente de l'économie. Ainsi, pour me servir d'une comparaison qui n'est peut-être pas aussi étrangère à l'objet dont il s'agit qu'elle le semblerait au premier abord, ainsi la terre fortement labourée, après un long repos, fait germer une multitude de graines qu'elle renfermait dans son sein depuis plusieurs années (1). »

Laennec est ici dans le vrai, il s'en écarte quand il dénie aux bronchites une influence quelconque sur la production de la phthisie. Sans doute l'influence du *rhume négligé*, si en honneur dans le vulgaire, est singulièrement exagérée, mais si une bronchite est inapte à produire par elle-même des tubercules chez un sujet indemne de toute diathèse tuberculeuse, elle pourra, comme la pneumonie, en faire naître sur un terrain diathésique. En nous résumant, nous dirons que si l'inflammation ne peut rien sans la diathèse tuberculeuse pour déterminer le *développement* des tubercules, elle peut beaucoup, quand cette diathèse existe, pour hâter l'*éclosion* et la *maturation* de ces produits morbides. Occupons-nous de ce dernier point, c'est-à-dire de l'influence de l'inflammation sur l'évolution des tubercules ou sur leur passage de l'état de crudité à l'état de ramollissement.

(1) Laennec, *Traité de l'auscultation médiate et des maladies des poumons et du cœur*. Paris, 1826, 2e édit., t. I, p. 570.

Une fois que les dépôts tuberculeux sont opérés, ils ne peuvent se ramollir sans l'intervention de phénomènes locaux et généraux qui dénoncent la nature inflammatoire de ce travail. Se passe-t-il dans la matière tuberculeuse elle-même ou bien dans les tissus vivants où elle s'est épanchée? Il serait difficile de ne pas adopter cette seconde manière de voir. Les tubercules sont des corps étrangers qui peuvent être tolérés quelquefois indéfiniment par la substance pulmonaire, mais il peut arriver un moment où cette tolérance fléchit tout d'un coup et où l'épine tuberculeuse suscite dans les vésicules pulmonaires qui l'entourent un travail de nature inflammatoire. Le résultat de ce travail est l'exsudation d'un plasma qui s'organise en globules purulents ou qui devient la trame de nouveaux tubercules élaborés sous l'influence diathésique qui a produit les premiers. Dans le premier cas, le pus d'origine véritablement inflammatoire, formé à la périphérie des tubercules crus, pénètre ceux-ci par sa partie liquide, dissocie leurs éléments, et l'effort éliminateur qui se manifeste pour l'expulsion du pus d'un abcès se produit également pour ce mélange du pus et de matière tuberculeuse et a pour résultat la formation d'une caverne. La suppuration ne se produit-elle pas, le plasma épanché dans les vésicules pulmonaires, jusque-là demeurées saines, s'organise en tubercules crus et l'altération primitive s'accroît en étendue jusqu'à ce qu'une cause occasionnelle, extérieure ou organique, vienne mettre le feu aux poudres et faire évoluer des tubercules jusque-là restés inertes. Souvent le motif de cette maturation n'est pas appréciable, et on constate pour les tubercules comme pour les corps étrangers ces singuliers caprices d'une tolérance qui dure quelquefois de longues années pour fléchir tout d'un coup; mais souvent aussi le ramollissement reconnaît pour motif l'influence de certaines causes physiologiques (établissement de la puberté, état puerpéral), ou de certaines causes morbides : rougeole, coqueluche, pneumonie, bronchites, pleurésies, etc. L'influence de la bronchite sur le ramollissement tuberculeux est évidente, et Laennec a été certainement emporté par l'ardeur de la controverse en la niant d'une façon absolue. On s'explique, du reste, cette exagération en songeant qu'il avait à lutter contre l'opinion de Broussais et de ses disciples, qui considéraient la phthisie comme une forme du catarrhe pulmonaire chronique, et professaient qu'on peut rendre un animal quelconque tuberculeux en irritant ses poumons d'une certaine manière. Il en est de même de la pleurésie, quoique à un moindre degré. Il est certainement permis de croire avec Laennec que souvent la pleurésie, considérée comme cause de la phthisie, n'en est que la conséquence ; mais, d'un autre côté, il ne répugne pas de penser, comme le faisait Broussais, qu'un travail phlogistique fixé sur la plèvre puisse se transmettre à la partie contiguë du poumon (1). Seulement, et en opposition avec sa doctrine, cette inflammation n'aboutira à des tubercules que si le sujet est dans des conditions diathésiques particulières.

Quoi qu'il en soit, à partir du moment où les tubercules ont commencé à se ramollir, la phthisie a un cachet inflammatoire évident ; il est accusé localement par la production de pus, par des lésions péritub erculeuses très-analogues à celles de la pneumonie chronique, et du côté de l'état général par la persistance de la fièvre, l'élévation de la température de la peau, etc. Je sais bien que cette inflammation repose sur un fond constitutionnel appauvri, mais ce n'est pas le seul exemple en pathologie d'une inflammation se développant dans des conditions générales qui excluent le plus habituellement les phlegmasies, et faisant surgir, par suite, des indications thérapeutiques discordantes.

L'inflammation, étrangère d'habitude à la production et au dépôt de la matière tuberculeuse, est l'intermédiaire obligé de son développement et de son aggravation ; si on parvient à l'éteindre dans ses manifestations et dès qu'elle apparaît, tout s'arrête et la maladie rentre dans ses conditions de chronicité apyrétique. C'est à atteindre ce résultat que doit tendre la thérapeutique, et elle y parvient par l'emploi successif ou combiné de deux séries de moyens : 1° les antiphlogistiques directs ; 2° les hyposthénisants.

Article II. — Antiphlogistiques directs.

Les antiphlogistiques étaient autrefois d'un usage très-fréquent dans le traitement de la phthisie pulmonaire. Les médecins du

(1) Broussais, *Histoire des phlegmasies ou inflammations chroniques*, 3e édition, 1822, t. II, p. 56.

dix-huitième siècle, imitant la pratique de Cullen et de Morton, recouraient très-fréquemment aux saignées, principalement au début, et Baumès (1) nous a conservé l'énumération des auteurs qui ont patronné ce moyen thérapeutique; Duret, Pringle, Mead (2), Macbride (3), Schrœder et Monro, etc., s'en sont constitués les défenseurs. Parmi les auteurs contemporains, Hufeland (4) et Broussais (5) lui ont fourni l'appui de leur témoignage. Par malheur, on a voulu ériger un moyen exceptionnellement applicable, et seulement dans des cas bien déterminés, en une sorte de panacée empirique, et de cette exagération est résulté un tel discrédit de l'emploi des saignées, qu'il faut peut-être du courage pour défendre aujourd'hui ce moyen contre la proscription absolue dont il est devenu l'objet.

On se représente trop habituellement le phthisique sous les traits que lui attribuent généralement les descriptions classiques de cette maladie : pâleur, amaigrissement, faiblesse, appauvrissement du sang, détérioration nutritive, débilité générale. Ce type est fréquent sans doute, mais il ne l'est pas au début de l'affection, surtout quand celle-ci marche vite; il n'est pas rare alors de rencontrer des phthisiques vivement colorés, à circulation active, ayant encore des forces, du sang et de l'embonpoint. Cette forme particulière de phthisie dite *floride* s'accompagne d'une fièvre plus intense que ne l'est d'habitude la fièvre de ramollissement, et elle accuse une tendance marquée aux hémoptysies. Eh bien, on peut affirmer que les saignées très-peu copieuses, mais répétées de temps en temps, contribuent, avec un régime antiphlogistique convenable, à diminuer la fièvre et à détourner le molimen congestionnel et hémorrhagique qui se fixe sur les poumons et qui y apporte les éléments ou de nouvelles poussées tuberculeuses, ou du ramollissement des tubercules déjà déposés. Seulement il faut, suivant la recommandation de Morton, n'user de ce moyen qu'avec une certaine

(1) Baumès, *Traité de la phthisie pulmonaire*. Paris, 1806, t. I, p. 344, 449, et t. II, p. 273.

(2) Mead, *Recueil des Œuvres physiques et médicinales*, traduit par Coste, 1774.

(3) Macbride, *Introduction à la théorie de la pratique de la médecine*, trad. de l'anglais par Petit-Radel. Paris, 1778.

(4) G. Hufeland, *Enchiridion medicum ou Manuel de médecine pratique, fruit d'une expérience de cinquante ans*. Traduction Jourdan. Paris, 1838, p. 320.

(5) F. J. V. Broussais, *Hist. des phlegmasies ou inflammations chroniques*. Paris, 1816, 2e édition, t. I, p. 561.

discrétion : « *Sanguis ob tabem præsentem et virium languorem parca potius manu ventilandus quam profusè extrahendus* (1) » C'est dans ce cas aussi qu'il prescrivait un régime ténu, adoucissant, le lait d'ânesse, des émulsions. L'orgasme inflammatoire calmé, on revenait progressivement à une alimentation fortifiante. Cette pratique si rationnelle est sortie complétement de nos habitudes médicales, et prescrire une saignée à un phthisique, même dans le cas où elle est le mieux indiquée, serait s'exposer à endosser la responsabilité d'accidents qui découlent de la marche naturelle de l'affection, mais qu'on ne manquerait pas d'imputer au traitement lui-même. Par bonheur, nous avons dans l'emploi des hyposthénisants, en particulier du tartre stibié à doses rasoriennes, un moyen de déférer avec la même certitude à cette indication et sans soulever les mêmes répugnances. Nous allons consacrer à ce point de la thérapeutique de la phthisie des développements étendus. Ils paraîtront sans doute justifiés par l'importance pratique de cette question, et aussi par ce fait que les idées sur lesquelles elle repose nous sont personnelles et ne sont pas encore entrées dans le domaine général de la pratique.

Le tartre stibié, l'ipéca et la digitale sont les seuls hyposthénisants médicamenteux dont nous nous occuperons. Nous n'ignorons pas que beaucoup d'autres substances analogues ont été essayées, mais celles-ci suffisent pour remplir l'indication dont il s'agit, et il serait par suite tout à fait superflu de chercher ailleurs. Mais il est en dehors de la matière médicale, et sur le domaine de l'hygiène thérapeutique, deux méthodes de traitement de l'élément inflammatoire suraigu qui accompagne si souvent la phthisie et auxquelles je crois devoir accorder quelques développements; je veux parler des cures de petit-lait et de raisin; ce sont là, en effet, des médications énergiques dont nos confrères de Suisse et d'Allemagne tirent un très-bon parti et qui me paraissent appelées à un certain avenir.

Article III. — Tartre stibié.

Si les antiphlogistiques directs, et en particulier les émissions sanguines générales, sont rarement opportuns dans le

(1) Richardi Morton, *Opera medica*, Lugduni, MDCCXXXVII. Tomus primus, lib. II, cap. IX. De curatione phthiseos, in secundo ejus stadio, p 67.

traitement de la phthisie, à raison des conditions de débilitation au milieu desquelles elle se produit ou qu'elle entraîne à sa suite, il n'en est pas de même des médications qui, sans spolier l'économie, contribuent directement à éteindre le travail inflammatoire subaigu dont les poumons tuberculeux sont habituellement le siége. Les pharmacologistes italiens, exagérant dans un intérêt doctrinal le rôle que joue cet élément morbide dans l'évolution de la phthisie, ont préconisé contre cette affection toute la série si nombreuse de leurs agents hyposthénisants, tels la ciguë, la digitale, l'aconit (1), etc., mais, chose remarquable, ils n'ont établi entre ces médicaments envisagés à ce point de vue et le tartre stibié aucune comparaison à l'avantage de ce dernier. C'est en réfléchissant, d'une part, aux effets en quelque sorte merveilleux que produit l'émétique à doses rasoriennes dans le traitement de la phlegmasie pulmonaire franche, la pneumonie ; d'une autre part, à l'intervention évidente de l'élément inflammatoire, sinon pour produire les tubercules, au moins pour en précipiter l'évolution, que nous avons été conduit à employer la stibiation rasorienne contre la phthisie pulmonaire fébrile. Ce n'est donc pas, comme un critique nous l'a reproché bien à tort (2), l'empirisme qui nous a conduit à cette méthode, mais plutôt un dogmatisme raisonné, car on ne saurait, sous peine d'altérer singulièrement la valeur des mots, qualifier d'empirique une médication qui part d'une idée de physiologie pathologique très-concrète pour arriver à un médicament. Bornée dans le principe à quelques essais timides institués avec cette circonspection qui est le devoir de l'inexpérience et la règle d'une expérimentation honnête, cette méthode n'a pas tardé à se révéler à nous avec de tels caractères d'efficacité dans un bon nombre de cas et d'innocuité dans tous, que nous en avons rapidement étendu l'application dans nos salles d'hôpital et dans notre clientèle. D'un autre côté, un certain nombre de nos confrères, instruits par nous-même ou par les journaux des résultats que nous obtenions, ont bien

(1) Voyez A. Giacomini, *Traité philosophique et expérimental de matière médicale et de thérapeutique*. Traduction Mojon et Rognetta, in *Encyclopédie des sciences médicales*, 2e division, Paris, 1839. — Voyez aussi *Bibliothèque du médecin praticien*, t. XIV. *Traité de matière médicale et de thérapeutique*, par Rognetta, Paris, 1850. — Pour l'école italienne la phthisie est de nature inflammatoire, c'est une artérite chronique du poumon.

(2) Voyez Ferrier, *Bulletin gén. de thérap.*, 1860, tome LIX, p. 505.

voulu entrer spontanément dans la même voie de recherches et ont obtenu des succès qui ont été pour nous à la fois et une garantie et un encouragement. C'est donc avec la certitude bien douce d'avoir réalisé dans la thérapeutique à la fois si riche et si nue de la phthisie pulmonaire un progrès de quelque valeur, que nous appelons la sérieuse attention des praticiens sur l'emploi du tartre stibié comme moyen de ralentir la marche de la phthisie. Cette méthode ne réussit sans doute pas dans tous les cas et n'est pas applicable à tous, mais comme il importe de faire dans les échecs une part équitable entre l'impuissance de la médication et l'inopportunité de son emploi, nous croyons devoir l'exposer dans ses détails les plus minutieux, afin de mettre les praticiens à même de pouvoir contrôler nos résultats par les leurs en se plaçant, ce qui est indispensable, dans les mêmes conditions d'expérimentation. Il s'agit ici d'une question assez grave pour qu'il nous soit permis de ne reculer devant aucun des développements qui peuvent servir à son élucidation.

§ 1. *Historique.*

Dès les temps les plus anciens de la médecine, on recourait d'une manière usuelle aux vomitifs dans le traitement de la phthisie, et les bons résultats qu'on en obtenait tenaient bien moins, à notre avis, aux secousses du vomissement et à une prétendue révulsion gastro-intestinale, qu'à ce qu'une certaine quantité des substances émétiques passait dans l'absorption et allait agir dynamiquement sur l'état sub-inflammatoire du poumon ; il y avait là une action jusqu'à un certain point analogue à celle des antimoniaux prescrits suivant la méthode rasorienne, mais une action peu durable, et par conséquent infiniment moins énergique.

Cette médication vomitive, inaugurée par Hippocrate (1), a été mise en œuvre par un assez grand nombre de ses successeurs et nous la voyons de nos jours jouir encore d'un certain crédit, principalement en Angleterre et en Amérique, où ont cours des idées particulières sur le rôle que joue la surcharge du système de la veine porte dans la genèse de la phthi-

(1) Hippocrate, *Œuvres complètes,* édition Littré, t. VII. 1851. *Des affections internes*, p. 193.

sie ; idées qui portent naturellement à user, sinon à abuser, des évacuants. C'est précisément la fréquence des essais qui ont été tentés pour faire des vomitifs répétés un traitement méthodique de la phthisie, qui a porté quelques critiques à nous contester la priorité de cette médication. Il nous sera facile de prouver qu'elle diffère radicalement du traitement par les vomitifs, sous le rapport de son mode d'emploi, de sa durée et surtout du but thérapeutique qu'elle se propose.

Hippocrate, Galien et leurs successeurs n'ont eu en vue, avons-nous dit tout à l'heure, que le seul emploi des vomitifs ; l'acte du vomissement aussi répété et aussi laborieux que possible, était considéré comme une condition indispensable pour le succès de cette méthode. Beaucoup de médecins de l'antiquité recouraient aux émétiques dans le traitement de la consomption pulmonaire, non pas à titre de méthode exclusive, mais seulement comme moyen accessoire commandé par un état saburral des premières voies. Hippocrate lui-même employait concurremment, mais avec circonspection, les vomitifs, les cautères, les purgatifs, la diète lactée, la gymnastique, et il est difficile de savoir au juste quel rôle jouaient les émétiques dans ce traitement compliqué (1).

Il faut en réalité arriver à Morton pour trouver une indication nette et positive de l'emploi des émétiques comme méthode exclusive de traitement dans la phthisie. Il leur attribue le double avantage de combattre les saburres et les nausées, de relever l'appétit et de détourner en même temps la fluxion humorale qui s'opère vers les poumons et prépare leur dégénérescence. Il raconte qu'instruit par les succès authentiques d'empiriques qui se vantaient de triompher ainsi de la phthisie commençante, il recourut lui-même à cette médication, et que, dans un bon nombre de cas, il fut à même de constater sa haute utilité. Morton employait habituellement l'oxymel scillitique ou le vin béni, mais presque toujours il saignait avant d'administrer les vomitifs, et il recourait en dernier lieu à l'opium (2).

Ettmuller (3) et Baglivi préconisaient aussi les vomitifs. Ce dernier donnait la préférence à l'ipéca et lui attribuait (asser-

(1) Hippocrate, *op. cit.*, t. II, 505, § 8 ; t. VII, 189, § 10.
(2) Rich. Morton, *op. cit.*, t. II. *De methodo curationis phthiseos*.
(3) Michaelis Ettmulleri, *Operum omnium editio novissima*. Lugduni, MDCLXXXX. enutritione partium læsa, p. 244.

tion évidemment très-hasardée) l'avantage de prévenir l'hémoptysie. Cette pratique de l'emploi des vomitifs prit de bonne heure racine de l'autre côté de la Manche, elle y jouit encore d'un certain crédit. Elle a été surtout mise en faveur, tant en Angleterre qu'en Amérique, par les travaux de Simons, de Bryan Robinson (de Dublin), de Th. Reid, de Macbride, de Sims, etc. Marryat donnait deux ou trois fois par semaine une poudre composée de 1 grain de tartre stibié, et de 3 grains d'ipéca. En agissant ainsi, il avait évidemment en vue l'obtention d'un effet vomitif. Quoique Cullen (1) n'érigeât pas les vomitifs en méthode exclusive, il en reconnaissait néanmoins les avantages, et, au dire de Bosquillon, son traducteur et son commentateur, il citait souvent dans ses leçons le fait d'un homme qui, ayant entrepris de guérir la phthisie par l'émétique, le donnait impunément, *même dans l'hémoptysie*. Sur cent malades, cinquante avaient guéri. Toutefois, Cullen ayant administré une fois un vomitif dans le cours d'une hémoptysie, vit le crachement de sang augmenter d'une manière si effrayante, qu'il y renonça dans la suite. Bosquillon ajoute qu'il a employé souvent et avec un certain succès de petites doses d'ipéca (2). Reid, qui préconisait aussi les vomitifs, donnait la préférence à ce dernier médicament. Sérand père (de Montpellier) prescrivait également l'émétique dans la phthisie pulmonaire tous les deux jours, avec ou sans addition de manne ; son but évident était d'obtenir un effet évacuatif; Bordeu, qui nous a transmis les détails de cette méthode, rapporte avec une verve toute méridionale et quelque peu railleuse le différend singulier survenu entre Sérand père et fils: «L'un, bonhomme qui avait été instruit par de grands maîtres, » préconisait l'émétique; l'autre, « théoricien léger, qui savait par cœur et redisait continuellement tous les documents de l'inflammation, » ne songeait qu'à la saignée. Comme ils voyaient leurs malades ensemble, ils se faisaient, dit Bordeu (3), un échange réciproque de concessions à la faveur duquel leurs phthisiques échappaient à la fois au tartre stibié et à la lancette.

Un médecin italien, le docteur Giovanni, de Vittis, a essayé, à l'hôpital militaire de Capoue, de 1828 à 1832, l'usage des émé-

(1) Cullen, *Œuvres comp.*, t. II, p. 90. Note.
(2) Bosquillon, *ibid.*, p. 208.
(3) Bordeu, *Recherches sur le tissu muqueux*, édit. Richerand, 1818, p. 794.

tiques dans les diverses périodes de la phthisie pulmonaire. Clark rend compte en ces termes des résultats obtenus par ce médecin : « Pendant cette période, dit-il, il est sorti parfaitement guéri de l'hôpital 40 cas de catarrhe chronique, 47 cas de phthisie au premier degré, 102 au deuxième et 27 au troisième, formant le total de 216 guérisons, dont 176 se rapportaient à des phthisiques. Le mode de traitement consistait à donner, chaque matin et soir, une cuillerée à soupe d'une solution contenant trois grains d'antimoine tartarisé dans 5 onces d'infusion de fleurs de sureau et 1 once de sirop. Une seconde cuillerée de cette solution était donnée un quart d'heure après, *quand la première n'avait point produit de vomissements.* Les malades étaient soumis en même temps à une diète légère et farineuse, composée principalement de riz, de chocolat et de biscuits. Si l'antimoine excitait une vive purgation, on le suspendait pendant quelques jours et on le remplaçait par la digitale et l'ipéca, auxquels on attribue de puissants effets pour la guérison de la diarrhée quand on les administre à la dose de *un* grain de chaque substance répétée d'heure en heure et même plus souvent, jusqu'à ce que la diarrhée ait cessé (1). »

L'auteur auquel nous venons d'emprunter cette citation était lui-même partisan convaincu de l'utilité des vomitifs dans le traitement de la phthisie, et il adoptait, pour expliquer leur action, la théorie de Carswell, qui admet que la matière tuberculeuse, primitivement en circulation dans le sang, est déposée ensuite à la surface des muqueuses, d'où elle est avulsible par les efforts du vomissement; mais il reconnaît en même temps que tout n'est pas mécanique dans cette action des vomitifs et qu'il faut aussi tenir compte de leur influence sur les sécrétions qui font d'eux de véritables altérants.

En Amérique, avons-nous dit, les vomitifs sont encore en honneur dans le traitement de la phthisie, mais on y a recours plus habituellement au sulfate de cuivre (méthode de Simmons), ou au sulfate de cuivre et à l'ipéca mêlés ensemble (méthode de Senter). Le dernier de ces médecins fait prendre à jeun de sept à dix grains et au delà de ce médicament (2).

(1) J. Clark, *Traité de la consomption pulmonaire et des maladies scrofuleuses.* Bruxelles, 1836, p. 329.

(2) *Op. cit.*, p. 333.

Cette formule indique assez que l'effet vomitif est recherché bien plutôt que l'effet dynamique.

En 1815, un médecin du nom de Lanthois publia, sous le titre suivant : *Théorie nouvelle de la phthisie pulmonaire* (1), un ouvrage qui avait la prétention d'inaugurer du même coup et une thérapeutique et une pathogénie nouvelles de la phthisie pulmonaire. Franchement humoriste, ce médecin admettait un principe morbifique unique, dont l'une des altérations consistait dans l'épaississement, et il soutenait cette théorie restaurée depuis, et, comme nous l'avons dit, fort en honneur chez nos voisins d'outre-Manche, qui place le point de départ de la phthisie dans un fonctionnement anormal du système de la veine porte. Pour débarasser ce système des matières qui le surchargent, et pour combattre cette tendance à la coagulation de l'humeur morbifique de laquelle dérivait, suivant lui, la tuberculisation pulmonaire, il faisait choix du tartre stibié, *à titre d'incisif*. « Cet agent, disait-il, assez subtil pour s'insinuer dans tous les recoins (*sic*), assez actif pour circuler dans tous les détours, assez vigoureux pour vaincre toutes les résistances..., c'est l'émétique. Pris à la dose de un grain, un grain et demi, deux grains au plus, dans huit litres d'eau pure ou de forte décoction de tussilage, et formant ainsi la boisson habituelle du malade, il remonte le système des forces, facilite les digestions, agite et dissout les sucs dégénérés qui croupissent dans les premières voies, entretient la transpiration, facilite les mouvements excréteurs du centre à la circonférence, mais, sur toutes choses, il est fondant et résolutif au plus haut degré. » Du reste, Lanthois préconisait en même temps des pilules fondantes, des bouillons médicinaux de beccabunga et de trèfle d'eau, des lotions et bains aromatiques, un régime alimentaire sec et nourrissant, principalement composé de harengs saurs, d'anchois, de jambon, de viandes salées et fumées, etc. Il serait difficile, on le voit, de trouver l'idée de l'administration rasorienne du tartre stibié dans ce salmigondis doctrinal et thérapeutique que notre plume eût hésité à reproduire, si un critique éminent (2) n'avait cru devoir rapporter la priorité de cette méthode à Lanthois.

(1) Paris, 1815, in-8° de 275 pages.
(2) A. Latour, *Union médicale*, 1860.

Bricheteau, de son côté, a préconisé chez nous, et avec une grande autorité, l'emploi du tartre stibié dans le traitement de la phthisie pulmonaire, mais ici encore l'action vomitive était considérée comme utile et par suite était recherchée. On est fondé à le croire en se rappelant : 1° que Bricheteau insiste sur le courage qu'il faut aux malades pour supporter cette médication ; 2° qu'il invoque la théorie de Carswell pour expliquer l'efficacité de l'émétique dans le traitement de la phthisie pulmonaire. Voici au reste la formule de l'ancien médecin de Necker; elle est, comme on peut en juger, très-analogue à celle de Giovanni de Vittis : « Nous donnons, dit-il, de 0,05 à 0,15 centigr. de tartre stibié dans une potion de 150 grammes d'eau ou d'infusion de sureau avec addition de 30 grammes de sirop ; le malade en prend une cuillerée à bouche le matin et le soir, deux heures avant et après le repas; *il ajoute une seconde cuillerée quand le médicament ne produit ni vomissements ni nausées* (1). » Les observations relatées dans le chapitre XXIV de son livre montrent que cette méthode, dans laquelle l'auteur donnait l'émétique à la dose de quelques centigrammes, le remplaçait souvent par l'ipéca, le suspendait de temps en temps à cause de la diarrhée, ne ressemble en rien à la méthode rasorienne dont nous allons bientôt tracer les règles.

Un certain nombre de praticiens de nos jours ont employé également l'émétique dans le traitement de la phthisie pulmonaire, mais les uns à doses infinitésimales et à titre d'altérant, les autres à doses vomitives, d'autres enfin pour conjurer certaines pneumoniesorituberculeuses. A. Latour n'est véritablement pas fondé à arguer de cette application commune du tartre stibié pour éloigner une complication inflammatoire, contre la nouveauté de l'emploi de l'émétique, à titre de méthode générale de traitement dans la phthisie fébrile. Qu'une pneumonie soit franchement aiguë, qu'elle siége dans un poumon sain ou qu'elle éclose sous l'influence d'une épine tuberculeuse, dès qu'elle se révèle avec ses caractères classiques, c'est dans l'un et l'autre cas le traitement ordinaire de la pneumonie, et il n'y a là rien qui ressemble à l'emploi de ce médicament, tel

(1) Bricheteau, *Traité des maladies chroniques qui ont leur siége dans l'appareil respiratoire*. Paris, 1852.

que nous allons le formuler, dans les périodes fébriles de la phthisie.

Tel était l'état de la question lorsque les idées que nous avons développées plus haut, relativement au rôle de l'inflammation dans l'évolution des tubercules pulmonaires, nous portèrent à appliquer le traitement rasorien à la phthisie fébrile. Nous y avions, au reste, été conduit naturellement par une première série d'expériences qui nous avaient montré que le tartre stibié à hautes doses déploie contre les diverses formes de la bronchite fébrile aiguë la même efficacité que contre les pneumonies, expériences dont nous avions consigné les résultats dans un travail spécial (1). Dès cette époque, nous avions constaté : d'une part, la tolérance remarquablement prolongée que présentent les malades auxquels on administre de l'émétique, tolérance qui peut se continuer pendant deux, trois mois et plus, sans préjudice aucun ni pour les fonctions digestives, ni pour la nutrition ; d'une autre part, la possibilité de cumuler l'administration de l'émétique, entrant ainsi dans le régime ordinaire, avec une alimentation copieuse et réparatrice; enfin, la propriété remarquable qu'a cette médication d'enrayer temporairement ou définitivement le travail de ramollissement tuberculeux, et de faire passer la phthisie de cette marche aiguë, dont le terme presque inévitable est la mort, à un état de chronicité apyrétique qui ouvre une voie d'opportunité et d'utilité aux huiles de poisson, aux eaux minérales, aux sulfureux, au sel marin, etc.

A l'époque où nous publiâmes ce travail, nous avions réuni un nombre assez considérable de faits démonstratifs pour que notre conviction fût arrêtée sur ce point, mais depuis, grâce à la fréquence de la phthisie pulmonaire sur notre littoral et à la rapidité avec laquelle elle évolue dans ces conditions climatériques, le champ sur lequel nous expérimentions s'est élargi rapidement, et, en 1860, nous pûmes, en toute sécurité de conscience, tracer les règles de cette médication, ses indications, ses contre-indications, affirmer son innocuité et annoncer ses résultats (2).

(1) Fonssagrives, *De la généralisation de l'emploi du tartre stibié à doses rasoriennes dans le traitement de toutes les maladies fébriles de l'appareil respiratoire.* (*Bulletin de thérap.*, juillet 1859.)

(2) Fonssagrives, *Du traitement de la phthisie pulmonaire à marche fébrile*

Nous n'avons pas cessé, depuis cette époque, de continuer sur une large échelle l'essai du tartre stibié dans la phthisie, et notre expérience, fortifiée par celle d'un assez grand nombre de nos confrères, nous a montré que la thérapeutique de la phthisie pulmonaire pouvait retirer un immense avantage de ce médicament, à la double condition qu'il fût manié avec opportunité et hardiesse.

Les questions de priorité, quand il s'agit d'une méthode thérapeutique, n'ont sans doute qu'une importance très-secondaire; cependant le champ de la science est assez ardu à remuer pour que chacun ait bien le droit de revendiquer ce qu'il croit lui appartenir légitimement, et nous tenions à prouver : 1° que l'application de la méthode rasorienne au traitement de la phthisie n'avait été formulée par personne avant nous; 2° que les traitements de Lanthois, de Giovanni de Vittis, de Bricheteau, n'ont aucun rapport avec celui-ci; 3° que si la potion rasorienne a été souvent administrée, comme le dit A. Latour, dans la pneumonie intercurrente des tuberculeux, cette médication se proposait, pour but unique, d'éloigner une complication et ne s'adressait en rien à la phthisie elle-même; 4° que les méthodes anglaise et américaine sont fondées sur l'utilité du vomissement répété, tandis que la nôtre, si différente par ses moyens, vise au contraire à obtenir d'emblée la tolérance, et à la maintenir aussi longtemps que possible.

Nous tenions à placer les pièces du procès sous les yeux de nos lecteurs pour qu'ils pussent juger, en toute connaissance de cause, de la nouveauté de cette méthode thérapeutique, en attendant qu'une expérimentation personnelle leur ait permis de juger de son utilité.

§ 2. *Formules et modes d'administration.*

Le but de la médication étant d'éviter autant que possible toute perturbation digestive, et en particulier le vomissement, il convient d'administrer le tartre stibié avec les précautions qui sont propres à amener presque d'emblée la tolérance ra-

par le tartre stibié à doses rasoriennes longtemps prolongées. (*Bulletin de thérap.*, 1860, t. LIX, p. 5 à 13 et 49 à 57. — Voyez aussi *Bulletin de l'Acad. imp. de médecine.* Paris, 1860.)

sorienne (1). L'association classique d'une préparation opiacée et d'une eau distillée aromatique avec des doses journalières de 0,20 à 0,30 centigr. de tartre stibié permet, dans le plus grand nombre des cas, d'atteindre ce résultat. Le véhicule de la potion peut être de l'eau simple, mais il peut aussi être avantageux de la remplacer quelquefois par une macération amère de *quassia amara*, principalement chez les malades dont l'appétit et l'estomac ont besoin d'être stimulés. Dans ce même cas, on peut ajouter de cinq à dix gouttes de teinture de noix vomique. Lorsque, ainsi que cela arrive très-souvent chez les tuberculeux, le cœur est très-excitable et que l'énergie de ses battements fait pressentir l'imminence d'une hémoptysie, je prescris l'addition de dix à vingt gouttes de teinture de digitale ou bien je fais dissoudre dans la potion un à deux granules de digitaline. Les formules ci-après me paraissent, à la différence près des doses, remplir toutes les indications :

1° POTION STIBIÉE SIMPLE.

Tartre stibié, de.	0,20 à 0,30 centigr.
Sirop diacode.	15 grammes.
Eau distillée de laurier-cerise.	2 —
Sirop de fleurs d'oranger..	15 —
Eau.	120 —

2° POTION STIBIÉE AMÈRE.

Tartre stibié..	0,20 à 0,30 centigr.
Sirop diacode.	15 grammes.
Sirop de gentiane.	15 —
Macération de 1 gramme de *quassia amara* dans eau.	120 —

3° POTION STIBIÉE SÉDATIVE.

Tartre stibié..	0,20 à 0,30 centigr.
Sirop diacode.	15 grammes.
Granules de digitaline n° 2 à dissoudre dans eau.	120 —

La première de ces trois formules est celle que j'emploie le plus habituellement; les deux autres répondent à des indications particulières.

Je ne vois pas d'utilité à porter au delà de 0,30 centigr.

(1) Fonssagrives, *Des conditions propres à assurer les bons effets du tartre stibié dans les phthisies pulmonaires à forme fébrile.* (*Bulletin de thérap.*, 1860. t. LIX, p. 561 à 566, et *Bull. de l'Acad. de méd.*, 1860.)

par jour la dose d'émétique à introduire dans ces potions. Il m'arrive même assez souvent, quand la fièvre n'est pas trop vive, de m'en tenir à 0,20 centigr. J'ai constaté cependant plusieurs fois que cette quantité ne suffisait pas toujours pour abattre le mouvement fébrile, qui tombait au contraire sous l'influence de doses quotidiennes de 0,30 centigr. Quelquefois même on peut dépasser cette dose et prescrire 0,40 centigr. les premiers jours, mais le plus habituellement, je le répète, des doses de 0,20 à 0,30 centigr. sont pleinement suffisantes.

Il convient de maintenir ces doses tant que la fièvre est un peu vive et que les exacerbations vespérales sont bien accusées; il m'est arrivé bien souvent de continuer l'administration du tartre stibié à cette dose pendant des périodes d'un mois ou deux; toutefois, quand la fièvre tombe, j'ai l'habitude de réduire les quantités à 0,10 centigr., puis à 0,05 centigr., et de persister dans cette médication jusqu'à ce que le mouvement fébrile soit complétement et solidement arrêté. Si lorsque les malades sont ramenés à ces doses de 0,10 à 0,05 centigr., la fièvre reparaissait, il faudrait sans hésitation revenir aux quantités du début pour atténuer ensuite progressivement les doses au fur et à mesure de la disparition de la recrudescence fébrile.

L'association de faibles quantités de sirop d'opium et d'une eau aromatique (eau de laurier-cerise ou hydrolé de fleurs d'oranger) m'a paru de nature à diminuer en même temps et les troubles digestifs des premiers jours et la répugnance nauséeuse que la saveur de l'émétique ne tarderait pas à susciter. L'opium paraît agir dans le traitement rasorien par cette belle propriété corrective que les anciens lui avaient reconnue avec tant de sagacité, et à laquelle il doit de favoriser la tolérance de certains médicaments, mercure, arsenic, fer, émétique, etc.

J'ai remarqué que la monotonie de la saveur de cette potion, qui est destinée à un usage prolongé, répugnait au bout d'un certain temps et qu'il y avait avantage à en varier le goût et l'odeur. L'eau distillée de laurier-cerise, en particulier, a un arome fragrant dont les malades se dégoûtent assez vite; de l'eau de fleurs d'oranger ou de l'eau distillée de menthe ou d'anis peuvent la remplacer momentanément; assez souvent même, il est avantageux de supprimer tout correctif aromatique, ce qui importe peu au reste quand la tolérance est bien établie. Il m'arrive quelquefois, lorsque les malades sont habitués au médicament, de leur prescrire tout simplement une dissolution d'émétique dans l'eau simple, et j'ai constaté assez souvent qu'ils préféraient cette forme aux potions dont le goût douceâtre finit par les fatiguer à la longue; je le répète, toutefois, je crois qu'au début la potion-type indiquée plus haut est la seule qui convienne.

Nulle préparation n'est nécessaire avant l'institution du traitement stibié; toutefois il est bon que les malades soient soumis, dès la veille, à un régime un peu ténu et qu'on profite pour commencer la médication d'un moment où il n'existe aucun trouble digestif, notamment de la diarrhée. Une précaution, à laquelle j'attache beaucoup d'importance, consiste à commencer l'administration de l'émétique le matin de très-bonne heure, afin d'avoir toute la journée devant soi pour en surveiller les effets, et pour presser et ralentir les doses suivant que la tolérance aura plus ou moins de facilité à s'établir.

J'ai l'habitude, toutes les fois que je le puis, principalement chez les malades affaiblis et impressionnables, chez les femmes en particulier, de m'entourer de certaines précautions que l'expérience m'a appris être extrêmement favorables à l'établissement facile de la tolérance. C'est ainsi que je recommande le séjour au lit, l'immobilité, la position déclive de la tête et que je fais renouveler fréquemment l'air de la chambre. Ces pratiques bien simples préviennent les souffrances de l'état demi-syncopal dans lequel les premières cuillerées de potion jettent les malades, et en réduisant au minimum les troubles digestifs, elles leur épargnent des perturbations dénuées de danger, sans aucun doute, mais parfaitement inutiles pour le succès de la médication. La potion est d'ailleurs plongée dans un vase contenant de l'eau très-froide, et de la glace est préparée pour le cas où il surviendrait des vomissements rapprochés.

La potion stibiée est administrée d'heure en heure et par cuillerée à bouche si les phénomènes qui précèdent l'assuétude ne sont pas trop violents, ou d'une heure et demie en une heure et demie dans le cas contraire. Quelques médecins qui ont essayé cette méthode préfèrent diminuer les doses au lieu d'augmenter les intervalles et administrent toutes les heures une cuillerée à entremets ou même une cuillerée à café; c'est affaire de tâtonnement ou d'expérience personnelle, mais, à mon avis, il vaut mieux pousser un peu activement les doses au début pour conquérir rapidement la tolérance, que de la compromettre par des ménagements intempestifs. S'il survient des vomissements fatigants, la précaution d'enlever complétement les oreillers, de frapper de glace la potion et de faire boire au malade quelques gorgées d'eau de Seltz glacée suffit habituellement pour amener la tolérance. Il est important d'ajouter qu'il ne faut pas se hâter d'éloigner les doses de la potion et, à plus forte raison, de la suspendre, comme sont tentés de le faire, à la sollicitation des malades, les médecins qui n'ont pas l'habitude de cette médication; avec de la persistance et en recourant aux moyens que nous venons d'indiquer, on vient toujours à bout de cette révolte de l'estomac, à moins qu'on ne rencontre une de ces idiosyncrasies exceptionnelles que je n'ai jamais trouvées pour mon compte.

J'aurai l'occasion de dire bientôt qu'une fois la tolérance stibiée bien établie, la diarrhée est l'exception et la constipation la règle très-habituelle; mais il n'est pas rare de voir les premières doses d'émétique produire des selles répétées avec les phénomènes de collapsus qui accompagnent la superpurgation. Je redoute beaucoup plus, pour mon compte, ce phénomène d'intolérance que je ne redoute le vomissement même très-répété. Il faut le dire toutefois, en dehors d'une mauvaise et inopportune prescription du tartre stibié à un sujet qui présente ces lésions intestinales, qui sont si communes dans la période de colliquation, l'intensité de la diarrhée accuse presque toujours un mauvais emploi de l'émétique dont les doses trop minimes ou trop espacées ne se font pas sentir à l'estomac et concentrent toute leur action sur l'intestin. L'augmentation des doses d'opium introduites dans la potion, ou mieux l'administration de quarts de lavements amidonnés et additionnés de dix gouttes de laudanum, permettent habituellement d'arrêter la diarrhée tout en continuant l'emploi de l'émétique. J'ai constaté souvent cette efficacité des lavements laudanisés dans des cas pareils.

Le malade est maintenu rigoureusement au lit tant qu'il existe des nausées; c'est dire que la durée de l'alitement est variable; d'habitude, la tolérance est établie au bout de douze à vingt-quatre heures; les malades peuvent alors se lever quelques instants en consultant, bien entendu, et l'état de leurs forces et la disposition aux nausées qui les avertit de la nécessité de reprendre momentanément la position horizontale. Si le temps et la saison le permettent, les fenêtres sont maintenues ouvertes, à la condition qu'ils soient vêtus chaudement de façon à éviter les répercussions sudorales si promptes à s'établir chez les sujets placés sous l'action de l'émétique et dont la peau est habituellement moite.

Dans les cas très-rares où la potion a été momentanément suspendue par le fait de l'indocilité du malade ou d'une complication intercurrente du côté des voies digestives, j'ai remarqué que la reprise de la médication n'est signalée d'habitude que par des troubles médiocres, d'autant plus prononcés, néanmoins, ainsi que cela se conçoit, que l'interruption a eu plus de durée, circonstance avantageuse, en ce sens qu'elle promet aux malades qui ont déjà subi ce traitement une sorte d'immunité lorsque, au bout de quelques mois, une aggravation saisonnière ou accidentelle force à y revenir. Est-ce continuation, à un certain degré, de la tolérance une première fois établie, ou bien simple fait d'une habitude qui émousse l'impressionnabilité au médicament?

Quand, ainsi que cela arrive assez souvent, la fièvre tombe d'une manière sensible, sous l'influence d'une succession de dix à vingt potions à 0,20 centigr., le malade étant soumis par ailleurs à un régime tonique et substantiel qu'il supporte et utilise très-bien, je réduis à moitié, soit à 0,15 ou 0,10 centigr. la dose initiale du tartre stibié, et je continue ainsi pendant un temps variable, mais assez ordinairemt double de celui pendant lequel la potion du début à été prescrite; enfin, j'arrive à abaisser cette dose à 0,05 centigr. par jour, et le malade peut la continuer pendant des mois entiers. C'est chose merveilleuse que la solidité de cette tolérance une fois qu'elle est établie. Une seule circonstance peut la compromettre, c'est le défaut d'appétit; mais j'ai constaté que cette inappétence est tout à fait exceptionnelle, et qu'elle est d'autant moins imputable au traitement que la médication stibiée a, au contraire, pour effet secondaire à peu près constant de relever d'une manière notable l'appétit.

Il est à peine nécessaire d'ajouter que quand un malade soumis à l'usage du tartre stibié est repris, après une amélioration passagère, d'une recrudescence de la fièvre, il faut revenir sans hésitation aux doses initiales pour suivre ensuite la progression descendante aussitôt que les accidents nouveaux auront été réfrénés.

Ce qui précède montre qu'on ne saurait assigner de durée même approximative à une médication qu'il faut adapter aux conditions si variables de la marche de la maladie; on peut cependant en fixer les limites entre un mois au minimum et trois mois au maximum. J'entends parler ici de chaque traitement en particulier, car le retour de la phthisie à une marche un peu aiguë, après quelques mois ou quelques années de cessation de l'émétique, indique la nécessité d'en reprendre l'usage, et si on ajoute ces médications partielles les unes aux autres, on arrive à une durée beaucoup plus longue.

Tant qu'il ne surgit pas de complications amenant avec elles des indications thérapeutiques spéciales, il faut s'en tenir à la seule médication rasorienne secondée par toutes les conditions d'une bonne hygiène, mais il importe cependant de ne pas oublier que l'emploi de l'émétique, comme médicament essentiel, n'exclut en rien l'adjonction de moyens accessoires. C'est ainsi que la diarrhée, qui est très-rare (je ne parle pas de la diarrhée initiale), peut être combattue simultanément par des moyens appropriés ; que les exacerbations vespérales de la fièvre appellent l'usage de la quinine ou de l'arsenic; que l'insomnie, la toux opiniâtre, l'oppression, font naître des indications spéciales auxquelles il convient de déférer. Le traitement de la phthisie, qu'on ne l'oublie pas, ne peut être rationnellement et fructueusement basé que sur une saine interprétation de la doctrine des éléments morbides, et si le tartre stibié combat celui de ces éléments qui se subordonne les autres par son importance *actuelle*, il trouve, dans les ressources adjuvantes empruntées à l'hygiène ou à la matière médicale, des auxiliaires qui confirment son action. Je ferai remarquer, à ce sujet, que les médicaments dans ce cas doivent, autant que possible, à moins qu'ils soient peu volumineux et sans action sur la muqueuse gastrique, être donnés de préférence sous forme de lavements. Cette remarque s'applique en particulier au sulfate de quinine, aux agents antidiarrhéiques, etc. ; comme j'aurai l'occasion de le dire, toutefois, il n'y a pas d'incompatibilité absolue entre l'emploi simultané de la potion stibiée et de l'huile de morue. Un médecin distingué de Brest, le docteur de Lezeleuc, m'a montré dernièrement dans l'une de ses salles de l'hôpital civil un malade qui supportait à merveille et sans le moindre trouble digestif cette double médication et qui tirait, de plus, un excellent parti de la ration alimentaire copieuse qui lui était accordée. Je ne donne certainement pas cette tolérance de l'estomac comme un fait très-général, mais ne se montrât-elle que de temps en temps, elle n'en prouve pas moins combien, une fois la tolérance stibiée établie, l'émétique laisse intactes les fonctions digestives. Il est superflu de dire que quand on croit opportun de combiner les deux médications (ces occasions sont, à mon avis, tout à fait exceptionnelles), il faut se garder de donner l'huile de morue et les cuillerées de potion à des moments rapprochés; l'huile doit être prise au commencement des repas et les doses de tartre stibié doivent au contraire être administrées aussi loin que possible des moments où les malades s'alimentent. En tout cas, si on croyait devoir recourir à cette association pour relever la nutrition en même temps que l'on combat la fièvre de ramollissement par l'emploi de l'émétique, il ne faudrait pas la tenter au début du traitement rasorien, mais seulement à l'époque où le malade a repris son régime alimentaire habituel et peut, par une vie active, l'exercice, le séjour à la campagne, se placer dans des conditions favorables pour la bonne utilisation de l'huile de morue.

Les règles de la diététique alimentaire qui doit coïncider avec l'emploi de l'émétique ont besoin d'être formulées avec soin, car elles concourent puissamment au résultat que l'on a en vue, c'est-à-dire d'amener la tolérance promptement et à aussi peu de frais que possible. C'est là un point auquel on ne saurait attacher trop d'importance et trop d'attention, car le succès est tout entier à ce prix. Et ici se manifeste encore tout ce qu'a d'artificiel la limite qui sépare la thérapeutique hygiénique de la thérapeutique médicamenteuse; l'hygiène ne contribue pas seulement, en effet, à augmenter ou favoriser l'action de tel ou tel médicament, il arrive quelquefois, et cela se vérifie dans ce cas, qu'elle est la condition *sine quâ non* de son utilité. La médication stibiée, je ne saurais trop le répéter, a pour base l'usage de l'émétique, mais elle est essentiellement complexe dans ses moyens comme dans ses détails d'application; c'est une *méthode thérapeutique* dans le sens que les anciens attachaient à ce mot, méthode qui, de même que l'*elléborisme*, tel qu'il était pratiqué chez eux, comprend en dehors du médicament principal une sorte d'*entraînement* qui est la condition indispensable de sa réussite.

J'ai dit plus haut que la veille du jour où le traitement est institué, il convient, sans mettre le malade à la diète, de lui prescrire néanmoins un régime plus ténu que d'habitude. Le premier jour, l'alimentation doit se borner à des bouillons de viandes, et encore ne convient-il de les permettre que quand les troubles digestifs du début ont cessé complétement ou se sont atténués d'une manière notable, c'est-à-dire dans l'après-midi (je suppose le traitement commencé de très-bonne heure). Le bouillon de bœuf dégraissé par despumation et, pour plus de garantie, passé à travers un linge mouillé de manière à le débarrasser des plus petites particules de graisse, est l'aliment qui convient le mieux ; je le préfère aux bouillons de viandes blanches ; il est, en effet, plus aromatique, plus sapide et il se supporte plus aisément. J'ai l'habitude de prescrire les premiers bouillons en petites quantités et complétement froids ; s'ils déterminent quelques nausées, il est même bon de les frapper de glace. Il m'est arrivé quelquefois de pouvoir faire tolérer des potages gras au tapioca dès le premier jour, mais ce n'est pas là le cas le plus habituel. La concession de ces aliments légers ne trouble en rien la régularité de l'administration du médicament ; il est prudent, toutefois, de ne permettre ces potages qu'une heure après la dernière cuillerée de potion et de ne reprendre celle-ci qu'une heure après. Au reste, les malades en proie aux perturbations digestives qui signalent presque toujours le début du traitement, ne se montrent guère exigeants sous le rapport de l'alimentation et on peut les diriger à son gré. Le lendemain, si tout se passe régulièrement, on permet deux potages aux heures où les malades font leurs repas habituels ; le troisième jour, on porte le nombre des potages à trois, on en augmente la quantité et la succulence et on alterne l'usage des diverses fécules (pains, pâtes, sagou, tapioca), de manière à ne pas provoquer la satiété ; le quatrième jour, on joint aux potages des aliments légers, tels que poissons plats, œufs sous diverses formes, etc. ; le cinquième, on permet de la viande rôtie, à un repas au moins, et le malade peut généralement, dès la fin de la première semaine, se nourrir à son appétit et sans tenir compte de la médication énergique à laquelle il est soumis. Il y a plus, une nourriture forte et substantielle est la condition d'une tolérance durable, et de là vient peut-être que celle-ci s'obtient plus difficilement chez les femmes que chez les hommes, et surtout chez celles qui mangent peu d'habitude et dont l'alimentation ordinaire est subordonnée aux fantaisies du goût et aux caprices de l'état nerveux. Il est impossible de ne pas être frappé de la ressemblance qui existe, sous ce rapport, entre la médication stibiée et la médication arsenicale, qui se supporte, elle aussi, d'autant mieux que les malades prennent une nourriture plus substantielle.

La progression alimentaire que nous avons indiquée plus haut n'a, bien entendu, rien d'absolu. Personne n'est plus ennemi que nous des règles tracées par avance et auxquelles la pratique doit déroger à chaque instant. La conduite d'un traitement est œuvre de médecin et non de mathématicien; sur ce terrain, tout est mobile, variable d'un cas à l'autre, aux diverses phases d'un même cas; c'est affaire d'observation, de jugement et de tact.

Alors que nous n'avions qu'une expérience insuffisante de cette médication, il nous arrivait souvent de voir surgir chaque matin quelques signes d'intolérance, des nausées, quelquefois des vomituritions, puis tout se calmait et la tolérance était complète le reste de la journée. En recherchant la cause de cette particularité, nous avons été conduit à l'attribuer à l'impression de la première cuillerée du médicament sur l'estomac vide et à ce que l'interruption de la potion pendant le sommeil avait un peu compromis l'assuétude. Nous recommandâmes dès lors aux malades de ne jamais prendre leur potion à jeun, et depuis ce moment nous ne rencontrons plus cette intolérance du matin. L'aliment que nous leur conseillons de préférence est ou un potage léger ou quelques cuillerées de chocolat à l'eau. Cette précaution est très-importante; elle éloigne, en effet, un phénomène pénible et qui pourrait, par sa répétition, lasser à la longue la patience des malades.

Je n'ai pas essayé l'ipéca (1) formulé suivant la méthode rasorienne, parceque le tartre stibié m'ayant habituellement

(1) Je l'ai employé une fois seulement; la tolérance a été obtenue sans peine, mais le traitement n'a pas été assez prolongé pour que je pusse arriver à quelque chose de saillant.

réussi, je n'ai pas eu à chercher ailleurs ce que me donnait si bien ce médicament ; mais je ne doute pas, par analogie avec les résultats que fournit l'ipéca dans la pneumonie, qu'une infusion concentrée de ce médicament, additionnée de sirop diacode et d'eau de laurier-cerise, ne fournît des résultats très-analogues à ceux de la potion stibiée. Toutefois je suis démuni d'expérience personnelle à ce sujet. Je dois faire remarquer à ce propos que la tolérance stibiée une fois établie, les malades n'en restent pas moins impressionnables à l'ipéca qui détermine chez eux le vomissement avec autant de facilité que s'ils n'étaient pas sous l'influence de l'émétique. C'est là un fait assez curieux et qui a son utilité pratique, pour le dire en passant. Dans certaines formes de pneumonie catarrhale ou dans des bronchites profondes, il est quelquefois important, en effet, de recourir aux vomitifs, et l'ipéca agit alors avec autant de sûreté que s'il s'agissait de malades vierges de toute autre médication. Mon excellent ami, le docteur de Méricourt, à qui j'avais signalé ce fait, a été à même plusieurs fois d'en constater la réalité. Il y aurait des essais intéressants à faire sur la substitution de l'ipéca à l'émétique dans le traitement de la phthisie ; j'y ai songé, mais je n'ai pas eu le temps de les aborder jusqu'ici.

Un reproche qui pourrait être adressé à la médication rasorienne dans la phthisie, et que je tiens tout d'abord à écarter, est celui de traitement dispendieux et inaccessible aux pauvres. Il n'en est rien en réalité ; la prescription assez onéreuse d'une potion quotidienne peut, en effet, leur être évitée. Il suffit de prescrire du tartre stibié par paquets de 0,20 centigr., que l'on dissout dans une fiole d'eau additionnée d'une cuillerée à bouche de sirop diacode et d'une petite quantité d'eau de fleurs d'oranger. Les malades préparent ainsi leur potion et sans grands frais. J'ai dit, du reste, qu'à une certaine époque, quand la tolérance est établie, une simple dissolution aqueuse de tartre stibié remplit parfaitement le but.

§ 3. *Indications et contre-indications.*

L'emploi du tartre stibié dans la phthisie constitue une médication énergique qui a ses indications et ses contre-indications, lesquelles doivent être soigneusement tracées. Le plus dangereux ennemi d'une idée juste, en médecine comme ailleurs, est l'abus inconsidéré qu'on en fait. Je n'ai nullement prétendu, comme on me l'a fait dire bien à tort, que le tartre stibié convînt à tous les phthisiques comme à toutes les formes et à toutes les périodes de la tuberculisation pulmonaire. Une recette qui courbe brutalement tous les cas sous une même loi est affaire d'empirique et non de médecin. Les personnes qui suivaient mon service de l'hôpital de Brest ont pu se convaincre aisément que je n'employais le tartre stibié que chez un certain nombre de phthisiques et que pour les autres je m'en tenais à cette médecine banale qui ne promet ni ne compromet pas grand'chose. Il y a donc, à mon avis, des contre-indications positives à l'emploi de cette médication; et ce serait servir aussi mal ses intérêts que ceux des malades que de la présenter comme un moyen banal dont l'application peut être indistinctement généralisée à la grande majorité des cas. Je déclare pour mon compte que, malgré l'habitude que j'en ai maintenant, c'est à peine si j'y ai recours dans le tiers des cas. Il est donc important de spécifier les conditions qui indiquent ou contre-indiquent ce traitement.

La phthisie galopante, qui, ainsi que l'a si bien démontré Trousseau (1), doit être distinguée de la phthisie rapide, dont elle diffère au point de vue symptomatique et anatomo-pathologique; la phthisie galopante, dis-je, m'a paru réfractaire dans tous les cas à l'action du tartre stibié; pour mon compte du moins, je n'ai jamais rien obtenu de ce médicament contre l'une ou l'autre des deux formes catarrhale ou typhoïque de la phthisie granuleuse. Cette sorte de phthisie, qui est si commune chez les nègres qui émigrent des pays intertropicaux vers les climats froids de l'Europe, marche imperturbablement vers une issue funeste, sans que la fièvre soit en rien modifiée par la médication rasorienne. J'avais eu l'espoir, dans le principe, que l'état d'extrême acuïté fébrile qui caractérise cette forme de phthisie la rendrait facilement impressionnable au tartre stibié; mais l'expérience n'a pas tardé à me démontrer que ce moyen échouait comme tous les autres contre cette irrémédiable dégénérescence pulmonaire.

La phthisie acquise, chez des individus primitivement vigoureux, à forte stature, à poitrine bien développée, indemnes de toute tare héréditaire, m'a paru également résister à l'émé-

(1) Trousseau, *Clinique méd. de l'Hôtel-Dieu*, 2e édit. Paris, 1865, t. I.

tique, sans doute parce que cette forme de phthisie est granuleuse plus habituellement que tuberculeuse, et qu'elle est marquée dès lors au coin de cette inévitable léthalité qui est le cachet de cette première forme de phthisie.

La phthisie héréditaire, classique, est le véritable domaine d'action de la médication stibiée; c'est là surtout qu'elle déploie, dans certains cas, une efficacité remarquable en provoquant, dans la marche de l'affection, ces temps de répit ou de sommeil qui surviennent quelquefois spontanément et qui, ajoutés les uns au bout des autres, conduisent les phthisiques à une longévité raisonnable ou leur font franchir au moins ces périodes de la vie pendant lesquelles leur affection accuse de la tendance à évoluer plus rapidement.

Une condition pour que le tartre stibié soit indiqué, c'est qu'il y ait de la fièvre. Les données les plus plausibles de la physiologie pathologique permettent de considérer la fièvre hectique à exacerbations vespérales terminées par des sueurs comme une véritable fièvre de ramollissement ou de suppuration. Une phthisie sans fièvre est une phthisie qui ne s'accroît pas, ou du moins une phthisie dans laquelle le tissu pulmonaire péri-tuberculeux ne réagit pas contre le corps étranger qui l'infiltre. La fièvre s'allume-t-elle avec un certain degré de permanence, on peut en conclure que les vésicules pulmonaires, qui entourent le tubercule, s'enflamment, s'indurent, se pénètrent d'une lymphe plastique qui les rend imperméables à l'air, et qui deviendra bientôt la trame de nouveaux dépôts tuberculeux. C'est contre ces pneumonies vésiculaires, microscopiques, que le tartre stibié déploie toute son efficacité; il arrête le mouvement fébrile, et, avec lui, ce travail de désorganisation pulmonaire dont la fièvre n'est que le reflet. En dehors de cette condition d'un état fébrile évident, je n'ai jamais prescrit le tartre stibié, et si j'en prolonge l'administration une fois que la fièvre est éteinte, c'est pour me ménager contre son retour une garantie plus complète. La forme de phthisie, dite *torpide*, dans laquelle il n'y a que peu ou point de fièvre, me paraît contre-indiquer le tartre stibié, ou du moins ce médicament me semble-t-il devoir être inutile dans ce cas.

L'émétique peut être avantageux à tous les degrés de la phthisie, mais il ne l'est pas également dans toutes. Pendant la période de crudité où, sauf les signes physiques ou anamnestiques, le sujet doit être plutôt considéré comme en imminence morbide que comme en état de maladie, l'usage du tartre stibié n'est pas indiqué, à moins que le phthisique ne contracte accidentellement une bronchite aiguë. Cette affection d'habitude si légère, et qui tend spontanément à la guérison quand les poumons sont sains, hâte singulièrement leur désorganisation quand ils renferment un germe tuberculeux. Or, l'émétique, dans ce cas, constitue une ressource préventive des plus précieuses. A notre avis, *toute bronchite fébrile survenant chez un individu à poumons suspects exige la médication rasorienne.* On obtiendra, en effet, bien plus complétement et bien plus sûrement par l'émétique le résultat que l'on va demander avec des chances très-aléatoires aux antimoniaux insolubles ; on aura gagné du temps si la bronchite est simple, et de là sécurité si elle occupe des poumons prédisposés à la phthisie. J'attache une importance très-grande à cette règle de conduite ; si on s'y conformait plus habituellement, on couperait court à ces *rhumes négligés*, euphémisme vulgaire dont nous autres médecins connaissons la signification terrible. La bronchite intercurrente de la phthisie au premier degré s'accompagnant toujours de fièvre quand elle est un peu profonde, l'indication de l'émétique, dans ce cas, relève de la règle que nous avons posée tout à l'heure sur la nécessité d'un certain mouvement fébrile pour que l'emploi du médicament soit opportun. Et nous devons dire ici que c'est pour nous une question d'*utilité* et non pas de *possibilité;* nous n'admettons nullement avec Rasori que la fièvre, expression de ce qu'il appelait la diathèse de stimulus, soit une condition de la tolérance stibiée ; bien au contraire, cette tolérance se manifeste au minimum au début du traitement et en plein état fébrile, tandis qu'au contraire elle se consolide quand la fièvre est éteinte. La fièvre ici n'est qu'une indication.

Le passage du premier au deuxième degré de la phthisie est la véritable période d'opportunité pour l'emploi de l'émétique. A cette époque, en effet, les lésions ne sont pas encore très-avancées; les zones pulmonaires, placées dans l'intervalle des dépôts tuberculeux, suffisent aux besoins de l'hématose ; les troubles sympathiques fonctionnels sont nuls ou peu développés, et la nutrition n'a pas encore beaucoup souffert : toutes circonstances qui sont des garanties d'innocuité et de réussite.

Ce ramollissement se fait le plus habituellement par points isolés et par poussées successives; parvient-on à enrayer chacune d'elles par un emploi judicieux et prolongé de l'émétique, on maintient l'affection à l'état stationnaire et on réalise ainsi le meilleur résultat que la thérapeutique la plus ambitieuse puisse poursuivre.

Lorsque la fièvre hectique de ramollissement existe depuis quelque temps déjà avec ses caractères les plus accentués, il est évident que, plus encore que dans la période de transition signalée tout à l'heure, l'usage énergique et soutenu de l'émétique trouve son indication.

On ne saurait dire, d'une manière générale, que l'émétique est contre-indiqué dans la troisième période de la phthisie pulmonaire. On a voulu caractériser cette période anatomiquement par le fait de l'existence d'une ou de plusieurs excavations pulmonaires; mais je me demande si cette caractérisation, bonne en anatomie pathologique, n'est pas, en clinique, de nature à égarer. Une caverne peut exister dans des limites restreintes, sans graves altérations du tissu pulmonaire ambiant, sans retentissement sérieux sur la nutrition; or, le sujet sera moins sérieusement menacé par cette lésion que par une phthisie au deuxième degré seulement, mais plus généralisée. D'ailleurs, ainsi que l'a fait excellemment observer Pidoux, les altérations du poumon ne mesurent pas exactement la carrière promise aux tuberculeux; tel meurt avec une sur face d'hématose représentée par 10, tel autre vit et atteint une certaine longévité avec un chiffre 4 de vésicules pulmonaires. L'exploration physique de la poitrine est, en clinique, un merveilleux complément d'observation, mais n'est pas autre chose; il ne faut pas non plus exagérer son importance en thérapeutique. Les anciens, privés du secours de l'auscultation, étudiaient avec une sagacité merveilleuse les signes extérieurs et les signes généraux de la phthisie, et nous avons peut-être beaucoup à réapprendre sous ce rapport. Or, dans le cas dont il s'agit, je crois que les indications de l'émétique doivent plutôt se tirer de l'état général que de l'état local; et qu'alors même que l'auscultation a révélé du gargouillement ou de la pectoriloquie, s'il y a de la fièvre, si l'amaigrissement n'a pas atteint les limites du marasme et si par ailleurs l'état des fonctions digestives le permet, on peut hardiment instituer cette médication. C'est ce que j'ai fait plusieurs fois, et je n'ai jamais eu à m'en repentir.

Les contre-indications à l'emploi de l'émétique dans le traitement de la phthisie sont de diverses natures. Nous avons vu plus haut que la forme granuleuse de cette affection s'en accommodait très-mal. Il est évident, d'un autre côté, que l'étendue des lésions pulmonaires appréciée par l'auscultation peut légitimement éloigner de l'emploi d'un moyen qui, quoi qu'on fasse, est perturbateur; que l'existence d'une complication, constituant un danger qui prime par son imminence celui de la phthisie elle-même (d'une laryngite ulcéreuse, par exemple), est aussi une raison d'abstention. Il en est de même de l'intensité des symptômes de colliquation, sueurs, diarrhée, marasme, arthrodynies qui, lorsqu'ils sont réunis, accusent une tendance à une terminaison funeste contre laquelle il n'y a pas de lutte possible. Mais il est deux signes moins expressifs, et auxquels j'attache une grande importance comme contre-indication, je veux parler de l'état du pouls et de la langue. Lorsque le pouls dépasse habituellement 105 à 110, qu'il est mal calibré, ondulant, dépressible, qu'il n'y a que peu de chaleur à la peau, et que ces signes coexistent en même temps avec une altération profonde de la nutrition, j'ai bien garde d'intervenir. C'est en administrant le tartre stibié dans un cas analogue qu'un expérimentateur, fort distingué du reste, a vu survenir des accidents qu'il a eu tort d'imputer à la méthode elle-même, tandis qu'ils n'étaient attribuables qu'à son application inopportune. J'ai aussi l'habitude d'interroger soigneusement l'état de la langue avant de prescrire l'émétique; est-elle large, étalée, humide ou saburrale, d'une couleur rosée sur les bords, j'ai la certitude que la tolérance sera obtenue aisément; si, au contraire, elle s'offre sous un aspect lancéolé, si sa surface, dépouillée d'épithélium, est lisse, rouge et laisse, en quelque sorte, voir comme à nu les fibres musculaires, l'émétique serait intempestif, le malade le tolérerait mal, le muguet et une diarrhée colliquative seraient la conséquence de son emploi. A une époque où je n'avais qu'une expérience insuffisante de ce traitement, j'y ai eu recours dans un cas analogue; et si j'ai pu me rendre maître des accidents que provoqua l'émétique, il n'en fut pas moins la cause d'une perturbation aussi pénible qu'inutile.

Il va sans dire que les sujets faibles, débilités, gastralgiques, enclins aux syncopes par une disposition originelle ou par le fait de la coexistence d'une affection du cœur, sont dans de mauvaises conditions pour supporter le traitement et pour en retirer quelque bénéfice. Les malades pusillanimes ou capricieux, ceux qui ne sentent pas assez la gravité de leur état pour comprendre la nécessité de se soumettre à une médication dont les débuts sont pénibles, n'offrent que des garanties médiocres de persistance, et le tact du médecin doit s'exercer à pénétrer ces contre-indications morales, comme il s'exerce à rechercher les contre-indications physiques. C'est là, en effet, une médication dans laquelle le malade doit seconder son médecin et se livrer complétement à lui sous peine de renoncer en pure perte au traitement, au moment où l'établissement de la tolérance va lui en faire recueillir les fruits. Il ne faudrait pas cependant s'exagérer la résistance des malades; la conviction qui est dans l'esprit et dans le langage de l'homme auquel ils ont confié leur santé se communique aisément à eux, et il m'arrive bien rarement de rencontrer une indocilité dont je ne vienne à bout.

La grossesse et l'époque cataméniale sont-elles des raisons de ne pas instituer le traitement par l'émétique, ou du moins de le retarder? En ce qui concerne la grossesse, Grisolle (1), après quelques réserves un peu timides, en vient, avec son sens pratique exquis, à reconnaître que les vomissements provoqués ne doivent pas être plus abortifs que les vomissements incoercibles de la grossesse, et que l'avortement dans la pneumonie doit être imputé à l'affection elle-même bien plus qu'au tartre stibié administré pour la combattre (2). Je crois aussi que la question doit être jugée dans ce sens en ce qui concerne l'application du traitement rasorien à la phthisie. Le docteur Le Roy de Méricourt n'a pas hésité à soumettre à cette médication une jeune femme au début d'une première grossesse;

(1) Grisolle, *Traité de la pneumonie*, 2e édit. Paris, 1864, p. 653.

(2) Le joug des incompatibilités médicamenteuses pendant la grossesse est un des plus insupportables que le praticien ait à endurer. Le vulgaire est armé sous ce rapport d'une foule de préjugés, que bon gré, mal gré, le médecin est obligé de subir. D'une manière générale on peut dire cependant que les maladies aiguës, quand elles sont graves, sont plus abortives que les médications qu'elles réclament. Il faut certainement, en cette matière, de la prudence; mais une abstention trop timide conduit souvent au résultat qu'elle se propose d'éviter.

et bien que la tolérance ait été tardive et achetée au prix de vomissements laborieux, l'avortement ne survint pas et l'émétique amena chez cette malade, qui présentait une fièvre de ramollissement, une amélioration qui se continue depuis dix-huit mois. Quant aux époques menstruelles, il ne faut évidemment pas les choisir pour instituer le traitement; mais un fait que j'ai observé il y a quelques mois tend à me démontrer que les menstrues ne sont en rien troublées par cette médication. En tout cas, une fois la tolérance établie, il n'y a pas lieu de suspendre l'émétique aux époques où les règles reviennent.

§ 4. *Effets physiologiques et curatifs.*

Les effets physiologiques produits par la médication rasorienne appliquée au traitement de la phthisie ne diffèrent en rien, on le pressent, de ceux que l'on constate quand le médicament est administré dans le cours d'une pneumonie. Il m'a semblé toutefois, peut-être à raison des précautions signalées plus haut, que la tolérance s'obtient plus vite, et au prix de moins de souffrances, dans la première de ces deux affections. Or, la fièvre réactionnelle étant de beaucoup plus énergique dans la pleuro-pneumonie franche, ce fait prouve une fois de plus combien l'intensité de la prétendue diathèse de stimulus invoquée par Rasori est une condition indifférente au point de vue de la tolérance stibiée.

Les fonctions digestives sont naturellement les premières et les plus intéressées dans ce traitement. On trouvera sans doute quelques cas où les vomissements et la diarrhée persisteront au point d'empêcher la continuation du médicament (le tartre stibié reconnaît, comme toutes les substances actives, l'influence de certaines répugnances idiosyncrasiques qu'il faut reconnaître et non heurter); mais j'affirme que ce sont là, quand on se place dans de bonnes conditions d'expérimentation, des faits purement exceptionnels. Les vomissements du début une fois enrayés ne reparaissent plus qu'accidentellement et surtout, comme nous l'avons déjà dit, quand le malade prend la première cuillerée de potion à jeun, dans l'état de vacuité de l'estomac; mais de temps en temps il peut se manifester encore des nausées passagères. Il n'en est pas de même de la diarrhée. Après les premières évacuations liquides du début, j'ai presque toujours constaté ou l'état normal des fonctions intestinales, ou, ce qui est plus fréquent, une constipation assez opiniâtre pour exiger d'être combattue par des moyens appropriés. Est-elle due à l'administration quotidienne des petites doses d'opium incorporées dans la potion, ou bien dépend-elle du mouvement antipéristaltique sourd que provoque l'action de l'émétique et qui se révèle de temps en temps par la réapparition des nausées? L'une et l'autre cause concourent peut-être à la produire. Ce qu'il y a de remarquable, c'est l'intégrité de l'appétit une fois que la tolérance est établie, solidement même chez les individus qui ressentent de temps en temps des nausées. Un rapprochement légitime peut-être établi entre cet état des fonctions digestives et celui qui existe chez les femmes en proie aux troubles sympathiques de la grossesse. J'ai souvent montré dans mon service des malades soumis à des doses journalières de 0,20 centigr. de tartre stibié et qui dévoraient littéralement la ration très-substantielle et très-copieuse que je leur accordais. Il y a également sous ce rapport, je le répète, une analogie frappante entre le tartre stibié et l'arsenic.

Je m'attendais à voir une administration aussi longue de l'émétique produire la pustulation gutturale qui se constate quelquefois dans la pneumonie après quatre ou cinq potions. Il n'en a rien été ; c'est à peine si je me rappelle quelques cas où cette complication a appelé mon attention ou celle des malades ; dans aucun du reste elle n'est devenue un motif d'interruption momentanée, et, à plus forte raison, de cessation définitive du traitement. Il est vrai que je recommande, pour l'éviter, une précaution bien simple et qui me paraît atteindre parfaitement le but. Toutes les fois que mes malades ingèrent une cuillerée de potion, ils se gargarisent immédiatement après avec quelques gorgées d'eau froide. J'ai étendu cette précaution au traitement de la pneumonie et je dirai, incidemment, que je lui dois de ne plus rencontrer dans cette dernière affection de pustulation stibiée de la gorge. Cet accident me paraît, en effet, être bien moins l'indice d'une saturation antimoniale de l'économie qu'un effet purement topique. Si la première hypothèse était fondée, des malades qui prennent de l'émétique depuis un, deux et même trois mois, devraient présenter très-habituellement cette complication. Or, l'expérience montre qu'il n'en est rien.

Nous avons longuement parlé plus haut des circonstances qui retardent ou favorisent la tolérance stibiée, de celles qui la suspendent momentanément, et ces détails complètent ce que nous avions à dire des effets physiologiques du médicament. La diminution de la fréquence et de la dureté du pouls et la chute de la chaleur fébrile sont, en effet, bien moins des effets physiologiques que des effets curatifs. Occupons-nous dès à présent de ceux-ci.

Il importe, on ne saurait trop le répéter, de ne pas oublier que le tartre stibié répond, dans le traitement de la phthisie, à une seule indication bien importante sans doute, mais qu'il ne doit nullement être considéré comme un spécifique à action curative à peu près certaine. Le tartre stibié ne guérit pas la phthisie, mais il ralentit ou arrête mieux que nul autre agent (à notre avis du moins) le travail de désorganisation du tissu pulmonaire, et il peut, quand il est convenablement manié, permettre une certaine longévité aux phthisiques. Promettre plus, c'est se leurrer soi-même et leurrer les malades.

Une saine appréciation de la physiologie pathologique de la phthisie conduit à reconnaître que si l'inflammation est dans cette affection un élément secondaire, surajouté, c'est un élément d'une extrême importance en ce sens qu'il oblitère les vésicules pérituberculeuses, restées jusque-là perméables à l'air, et que la matière dont elles s'infiltrent est vouée sous l'influence de la diathèse antécédente à une rapide transformation tuberculeuse; l'inflammation intervient donc dans l'extension progressive des lésions pulmonaires et la fièvre en est l'expression constante. Or, le tartre stibié agit sur ces pneumonies vésiculaires microscopiques comme il agit sur les pneumonies lobaires; il fait tomber en même temps l'inflammation et la fièvre, et, sous son influence, la phthisie passe à l'état torpide, apyrétique, c'est-à-dire stationnaire. Ce bénéfice que la nature réalise quelquefois seule en faisant surgir dans le cours d'une phthisie ces périodes de sommeil, d'arrêt, dont on constate le début et la fin sans en comprendre habituellement les motifs, le tartre stibié, dis-je, peut le procurer également, ouvrir une voie d'opportunité aux moyens qui combattent la diarrhée tuberculeuse ou qui relèvent la nutrition; et si on y recourt à chaque poussée aiguë, on peut, en invoquant par ailleurs toutes les ressources de l'hygiène, prolonger singulièrement la vie des tuberculeux. Voilà ce que le tartre stibié peut donner, voilà tout ce qu'il peut donner. Lui demander plus, c'est discréditer gratuitement une médication que nous croyons sérieusement utile.

La fièvre, ai-je dit, est l'indice de l'opportunité de l'émétique; la chute plus ou moins rapide de la fièvre est l'indice de son utilité. Il n'est pas rare que cet effet soit obtenu dès le deuxième ou le troisième jour de l'administration du tartre stibié; quelquefois cependant il est plus tardif, et dans ce cas il peut être avantageux, si la tolérance se dessine, d'augmenter la dose journalière du médicament, sauf à la diminuer progressivement dès que la fièvre aura baissé. Et ici, il importe de ne pas mesurer seulement la fièvre par la fréquence des battements de l'artère. Le pouls est habituellement très-vite chez les phthisiques, principalement chez les femmes, et le nombre des pulsations ne saurait indiquer chez ces malades l'état fébrile ou apyrétique. L'appréciation de la chaleur de la peau, les sensations de malaise accusées par les patients et surtout l'intensité des sueurs qui terminent chacun de leurs accès hectiques sont, pour apprécier la chute de la fièvre, des indices bien autrement sûrs.

Quand la fièvre tombe peu à peu, quand la tolérance s'établit franchement, quand enfin le besoin de réparation s'accuse par un appétit assez vif, tout se passe aussi favorablement que possible, et on peut se tenir pour assuré que le but de la médication stibiée sera pleinement atteint. Malheureusement si ce résultat favorable se constate souvent, il ne constitue pas une règle sans exception. Il est un certain nombre de phthisiques chez lesquels, malgré une tolérance complète, la fièvre ne tombe pas; j'ai l'habitude alors, et au bout de huit ou dix jours, d'interrompre un traitement dont ces cas révèlent en même temps et l'inutilité et la parfaite innocuité. J'en ai rencontré un certain nombre, mais je ne saurais, quant à présent du moins, signaler les indices propres à les reconnaître. Aussi, quand les conditions d'opportunité signalées plus haut sont réunies, j'essaye toujours, tant je suis convaincu qu'il est inoffensif d'essayer, mais je ne m'obstine pas. Cette médication n'a pas le privilége refusé à toutes les autres de réussir constamment; mais les résultats qu'elle fournit souvent sont assez beaux pour qu'elle ne soit pas discréditée par des échecs qui ne font d'ailleurs courir aucun risque sérieux aux malades.

Je résumerai dans les conclusions suivantes les idées qui précèdent et auxquelles j'ai dû accorder des développements en rapport avec leur importance pratique :

1° L'inflammation érituberculeuse joue un rôle considérable dans l'extension et l'évolution de la phthisie pulmonaire ;

2° La fièvre en est l'expression constante. Toutes les fois qu'elle existe, elle accuse un travail de destruction progressive du tissu pulmonaire ;

3° L'émétique à doses rasoriennes et prolongées pendant un temps qui varie de un à trois mois développe, contre ces inflammations vésiculaires subaiguës, toute l'efficacité qu'il a dans le cas de pneumonies lobaires franches ; il fait tomber la fièvre, et donne à la phthisie une allure chronique et stationnaire ;

4° La tolérance peut, à la condition de certaines précautions et d'une diététique convenable, s'obtenir et se maintenir aisément, de telle façon que l'on ne saurait arguer contre cette médication des souffrances qu'elle impose aux malades ;

5° La médication stibiée, quand elle est employée avec prudence et discernement, est parfaitement inoffensive ;

6° L'emploi de l'émétique ne s'adresse qu'aux périodes fébriles de la phthisie ; il n'exclut en rien les moyens adjuvants tirés de la matière médicale ou de l'hygiène ; il doit dans tous les cas, et après un temps de repos suffisant, être suivi de l'usage des sulfureux, principalement des eaux thermales, des balsamiques et des huiles de poissons, tous moyens qui, comme on le sait, sont formellement contre-indiqués dès qu'il y a de la fièvre ;

7° En alternant l'usage de l'émétique pendant les périodes fébriles et celui des moyens que nous venons d'indiquer pendant les périodes apyrétiques, et en procurant aux malades les bénéfices de conditions hygiéniques bien entendues, on arrivera habituellement à prolonger leur vie d'une manière très-notable.

Article IV. — Hyposthénisants divers.

Nous ne ferons qu'indiquer, en les appréciant, leur valeur, ces contro-stimulants divers ; le tartre stibié remplit, en effet, très-bien le but ; et comme nous ne faisons nullement ici l'histoire de la thérapeutique de la phthisie pulmonaire, et que nous nous bornons à mettre en regard de chaque indication importante l'agent médicamenteux ou hygiénique qui nous paraît le plus propre à la remplir, nous sommes dispensé, par cela même, d'une longue et fastidieuse énumération de médicaments.

§ 1. *Ipéca.*

Richter, Weber, mais surtout Reid, ont recommandé l'ipéca comme moyen de traitement de la phthisie pulmonaire. Ce dernier auteur avait même fait de cette substance la base d'une méthode thérapeutique qui a conservé son nom et qui, sauf la nature du médicament, se rapproche singulièrement de celle que nous venons de préconiser. Il parle des appréhensions que les malades éprouvaient à l'idée de prendre pendant plusieurs mois une substance vomitive; mais il affirme qu'il n'a jamais vu le moindre inconvénient résulter de cette médication, quand elle était instituée avec des précautions convenables (1).

Il y avait quatre ans que nous avions commencé nos essais sur l'emploi de l'émétique, lorsque ce passage du livre de Reid nous tomba sous les yeux; il est inutile de dire que nous avons recueilli avec un vif plaisir ce témoignage (dont nous n'avions pas besoin au reste) relativement à l'innocuité d'une administration prolongée pendant plusieurs mois d'une substance vomitive, et relativement à la solidité de la tolérance. Seulement pour l'émétique comme pour l'ipéca le succès de la médication dépend de l'observance rigoureuse de certaines précautions (*proper precautions*). C'est, nous l'avons dit, une sorte de traitement complexe dans lequel l'émétique joue le principal rôle, sans aucun doute, mais où il ne réussit qu'à la condition de cet ensemble de règles qui constituent une méthode thérapeutique.

J'ai dit plus haut que j'avais essayé une fois de substituer l'ipéca au tartre stibié et que la tolérance s'était facilement établie, mais cette expérience est demeurée incomplète et je

(1) « I can safely affirm and I am warranted to do so by the best of all tests, experience, that I never saw any bad effects from a course of this kind continued for *several months* with proper precautions. » (*An Essay on the phthisis pulmonalis*, p. 186.

n'ai pas eu le loisir de la renouveler. La grande ressemblance d'action de l'émétique et de l'ipéca, l'usage utile que l'on fait à Montpellier de cette dernière substance pour combattre, et d'après la méthode de Broussonnet, certaines pneumonies, sont des présomptions en faveur de son utilité. Peut-être ce médicament pourrait-il être substitué à l'émétique dans la phthisie fébrile des enfants. En tout cas, il ne me paraît pas susceptible d'agir autrement que le tartre stibié, c'est-à-dire qu'il éteint le travail inflammatoire péritaberculeux et la fièvre qui en est le reflet. Il serait intéressant d'essayer ce médicament sur une large échelle et de savoir à quoi s'en tenir sur les avantages comparatifs du tartre stibié et de l'ipéca dans le traitement de la phthisie.

§ 2. *Digitale.*

La digitale a été fréquemment employée dans le traitement de la phthisie pulmonaire. Signalée par Fuchs comme utile à ce point de vue, ce médicament a été l'objet en Angleterre, principalement en Écosse, d'expériences nombreuses et dont les résultats ont été diversement interprétés. Les essais les plus sérieux dont ce point de thérapeutique ait été l'objet sont dus au docteur Magenni qui les institua, en 1799, sur huit prisonniers français présentant des phthisies avancées. Six étaient arrivés au troisième degré et deux n'avaient pas dépassé le second. Au bout de trois semaines d'administration de la teinture de digitale (*foxglove tincture*), l'expectoration avait diminué de moitié, la toux était moindre, le pouls était tombé de cent ou cent dix entre cinquante et soixante-cinq. Par malheur cette amélioration fut passagère, une recrudescence de temps froid ramena les accidents graves ; cinq succombèrent, deux guérirent, et le huitième fut renvoyé en France dans un état relativement meilleur, mais il fut impossible d'avoir ultérieurement de ses nouvelles. Ces cas étaient certainement choisis d'une façon peu favorable. Magenni fit de nouveaux essais à l'hôpital de la marine de Plymouth. La teinture alcoolique qu'il employa était au quart ; plus tard, il recourut à une teinture aux quatre cinquièmes, mais en diminuant les quantités. Avec la première il allait jusqu'à des doses variant de cinquante à deux cents et même trois cents gouttes par jour : quantité considérable et à laquelle il ne faudrait certainement pas arriver trop vite. Soixante-douze malades furent soumis à ce traitement. Sur ce nombre, vingt-cinq arrivés à la période de purulence et quinze à la première période seulement, recouvrèrent la santé. Le travail de Magenni respire une candeur et une bonne foi qui intéressent; il ne dissimule pas ses insuccès et il reproduit dans un tableau récapitulatif les noms et les professions des malades qu'il a soumis à l'action de la digitale; les observations qu'il reproduit *in extenso* sont bien faites et accusent un observateur exact et laborieux (1); à tous ces titres, les résultats qu'il énonce méritent de fixer l'attention. Fowler, Beddoe, Douglas, etc., ont fourni également des témoignages en faveur de l'utilité de ce médicament. Giacomini (2) qui rapporte avec une complaisance visible toutes ces louanges prodiguées à la digitale (parce qu'elles confirment sa théorie pathogénique sur la nature de la phthisie qui ne serait qu'une *pneumo-artérite* lente et sa théorie thérapeutique sur l'action de la digitale qu'il classe parmi les hyposthénisants cardiaco-vasculaires), Giacomini, dis-je, pense avec Bayle que ce médicament est susceptible de guérir certaines formes de phthisie. En 1848, un médecin français, le docteur Faure (3), appela l'attention sur ce moyen et publia deux observations dans lesquelles la digitale donnée, sous forme de teinture, à des doses atteignant progressivement jusqu'à deux cents et même deux cent cinquante gouttes, avait amélioré, d'une manière très-remarquable, l'état des malades. Forget (4) voulut essayer de son côté, mais sa malade qui en était arrivée à cent gouttes de teinture mourut inopinément et on put se demander si la digitale n'avait pas contribué à cette catastrophe. Cela me paraît peu probable; la digitale n'est toxique qu'à des doses plus élevées. Ne sait-on pas que dans ces dernières années elle a été employée contre la métrorrhagie à des doses considérables; et d'ailleurs, tous les auteurs

(1) *The Edinburgh Practice of physic, surgery and midwifery*. London, 1803, p. 190 et suiv.

(2) Giacomini, *Traité de thérapeutique et de matière médicale*, traduction Mojon, 1839, p. 173.

(3) Faure, *Bulletin de thérapeutique*, 1848, t. XXXIV, p. 145, et *Gaz. méd. de Strasbourg*, septembre 1848.

(4) Forget, *Traitement de la phthisie, empoisonnement par la digitale*. (*Gazette médicale de Strasbourg*, 1848.) — *Principes de thérapeutique*. Paris, 1860. p. 480.

ont signalé dans la phthisie ces morts brusques et inopinées qui déjouent toutes les prévisions et qu'on ne peut s'expliquer. Duclos et Hirtz (1), en préconisant la digitale dans la pneumonie, sont venus apporter assez récemment un témoignage indirect en faveur de l'utilité de cette substance dans la phthisie fébrile. Il est impossible, en effet, de faire table rase des succès relatifs obtenus de la digitale par les observateurs qui l'ont employée contre la phthisie, et on peut les expliquer par la sédation inflammatoire qu'elle produit, et par le ralentissement circulatoire qui est habituellement la conséquence de son administration. Ici encore, il y aurait place pour des essais certainement intéressants, et probablement utiles; mais nous croyons de prudence de ne pas brusquer la progression des doses et surtout de ne pas atteindre les limites maximum indiquées par Magenni. Mieux vaut, une fois la circulation impressionnée par le médicament, en prolonger l'administration que d'en exagérer les doses.

§ 3. *Plomb.*

Si nous appelons de nouveaux essais relativement à l'emploi de la digitale dans la phthisie pulmonaire, nous les répudions formellement en ce qui concerne le plomb. Beau (2), partant de ce fait, contestable en hygiène, que les ouvriers cérusiers et les peintres ne payent qu'un tribut médiocre à la phthisie, en a conclu à l'utilité de la céruse pour enrayer la marche de cette affection. Aux faits qu'il a allégués il convient d'opposer ceux de J. Lecoq qui a fait sous nos yeux, à l'hôpital de Cherbourg, des essais qui l'ont convaincu ainsi que nous de la parfaite inutilité de ce moyen (3). L'acétate de plomb, auquel les recherches de Leudet (4) et Strohl (5) attribuent une efficacité réelle contre la pneumonie, réussirait-il mieux dans la phthisie, et combattrait-il efficacement l'élément inflammatoire qui se surajoute si souvent à cette affection? Cela est possible, cela

(1) Duclos et Hirtz, *Bulletin de thérap.*, t. LI, p. 97, et t. LXII, p. 145.

(2) Beau, *Union médicale*, juillet 1859.

(3) Lecoq, *De la médication saturnine dans le traitement de la phthisie pulmonaire.* (*Bull. de thérap.*, 1859, t. LVII, p. 337, 415.)

(4) Leudet, *Bulletin de thérap.*, t. LXIII, p. 385.

(5) Strohl, *Gazette méd. de Strasbourg*, 1860.

est même probable; mais nous avons des moyens moins dangereux pour arriver au même résultat thérapeutique, et il faut les préférer. Nous n'aurions même pas parlé de ce médicament, si nous n'avions tenu à prémunir les praticiens contre les dangers inhérents à son administration.

Article V. — Cures de petit-lait et de raisin.

Ces deux médications, inaugurées depuis longtemps en Suisse et en Allemagne dans le traitement de certaines formes de la phthisie pulmonaire, n'ont pas encore pu prendre racine chez nous, malgré les efforts intelligents de Carrière (1), et cependant nous croyons, comme lui, que ces moyens, plus puissants qu'ils ne le paraissent au premier abord, peuvent rendre de grands services dans le traitement de cette affection.

Les médecins allemands assimilent le petit-lait et le suc du raisin aux eaux minérales, et les considèrent comme de véritables *eaux minérales organiques* qui doivent aux forces de la vie, sous l'influence de laquelle elles ont été élaborées, une suprématie d'action sur les eaux minérales ordinaires. Cette assimilation est ingénieuse, mais cette supériorité basée sur une interprétation mystique est certainement contestable. Ce qui n'empêche pas que ce double traitement par le petit-lait et le raisin n'ait une utilité réelle, comme nous allons le voir, en analysant rapidement et en les interprétant à un point de vue critique, les documents que Carrière a consignés dans un ouvrage très-bien fait. Occupons-nous d'abord des cures de petit-lait.

§ 1. *Cures de petit-lait et de koumiss.*

Petit-lait. On fait remonter à Fréd. Hoffmann l'idée des cures de petit-lait (*Molkenkur*), mais c'est seulement au milieu du siècle dernier que fut créé, en Suisse, le premier établissement consacré à ce genre de traitement; les stations de petit-lait n'ont pas tardé à se multiplier tant en Suisse qu'en Allemagne; mais la France, malgré les conditions favorables

(1) Carrière, *Les cures de petit-lait et de raisin en Allemagne et en Suisse dans le traitement des maladies chroniques*. Paris, 1860.

que lui font, sous ce rapport, la richesse de ses pâturages, est restée complétement en arrière de ses voisines. Carrière s'est attaché à démontrer que notre pays, « *où le lait coule à pleins bords*, » suivant son expression, serait pour ces cures dans des conditions aussi bonnes que la Suisse, et que ses fromageries constituent des sources de petit-lait très-abondantes, et qui attendent qu'on les utilise. Ce moment n'est pas encore venu, et la médication séro-lactée est peu connue chez nous, ou bien elle est considérée comme une pratique inspirée par le mysticisme thérapeutique allemand et ne reposant sur rien de scientifique. En Allemagne, au contraire, les cures de petit-lait sont l'objet d'une faveur qui ne se ralentit pas et qui doit reposer sur quelque chose de réel. Rehburg dans le Hanovre, Baden-Baden, Badenweiler, Beuron dans le Hohenzollern-Sigmaringen, mais surtout Ischl en Bavière, la Styrie, le Tyrol, les Carpathes, le canton d'Appenzell en Suisse, celui d'Unterwald, l'Oberland de Berne, offrent, au point de vue de cette médication, toutes les ressources désirables.

On peut utiliser toutes les espèces de petit-lait; mais les médecins allemands donnent, autant que possible, la préférence au petit-lait de brebis; ils se fondent sur ce fait que ce lait contient plus de sel que les autres, et que cette *eau minérale organique* est, par suite, plus active que celle fournie par le lait de vache ou de chèvre. Le petit-lait se prépare avec la présure. « Pour que le petit-lait soit bon, dit Carrière, il faut qu'il soit neutre ou qu'il n'accuse qu'une faible réaction acide; il doit être limpide, verdâtre ou légèrement opalin et d'une saveur douceâtre. Il y a des petits-laits qui ne présentent pas toujours une couleur aussi limpide. Dans beaucoup de stations d'Allemagne où, du reste, le sérum est parfaitement préparé, il se distingue par une couleur blanche assez opaque, comme s'il était formé d'un reste de lait. Ce n'est pas un inconvénient tellement grand qu'il oblige à le rejeter. Il y a même des médecins spéciaux, des auteurs de monographies sur les cures par ce produit organique, qui le préfèrent au petit-lait absolument clair (1). »

Le lait de brebis contient environ quarante grammes de sucre par litre; c'est celui qui offre le plus de matériaux solides,

(1) Carrière, *op. cit.*

le plus de caséum et le plus de sels (1). La quantité de beurre qu'il renferme le place au second rang, après le lait de chèvre. Je crois avoir dit que la forte proportion de ses matériaux salins est la raison du choix que l'on fait autant que possible de ce lait pour les cures séro-lactées. La qualité des pâturages et leur altitude élevée sont considérées comme des conditions favorables. Le petit-lait est un liquide d'une chimie très-mobile, il passe facilement à l'acescence, aussi faut-il le préparer au fur et à mesure des besoins. Dans les établissements bien tenus, on l'administre à la température normale du lait, c'est-à-dire à 38° c.

Le petit-lait est bu par verres d'une contenance de 120 à 130 grammes; on en prend généralement deux verres à jeun, le matin, en les séparant l'un de l'autre par un exercice d'un quart d'heure; le troisième verre se prend dans l'après-midi; cette dose est souvent dépassée, mais le succès dépend plutôt de la persistance que de l'exagération des doses. La cure doit durer de un mois et demi à trois mois. Elle est favorisée par un régime spécial, basé surtout sur l'usage d'une nourriture contenant peu de principes azotés, des viandes grasses, des végétaux herbacés, des compotes de fruits; les mets farineux et sucrés ne sont permis qu'en petites quantités. Les malades doivent rester un peu sur leur appétit; le vin coupé d'eau est la meilleure boisson, le café et les spiritueux sont interdits. L'exercice est conseillé dans la mesure indiquée par l'état des forces et les conditions atmosphériques.

Hoffmann avait recommandé le mélange des eaux minérales avec le lait (2); l'expérience des médecins allemands a consacré l'utilité de cette pratique, et les eaux de Carlsbad, de Marienbad, certaines eaux sulfureuses sont habituellement mélangées au petit-lait.

Les cures séro-lactées complètes impliquent aussi le traitement balnéaire, mais ce moyen thérapeutique est dispendieux et souvent inabordable; quelques établissements suisses sont dotés de bains de petit-lait; on peut se les procurer aussi dans les Carpathes; mais il est rare que les bains soient composés

(1) Je ne parle pas des laits de jument, d'ânesse et surtout de femme, qui contiennent des proportions beaucoup plus considérables de sels.

(2) Hoffmann, *de Connubio aquarum mineralium cum lacte longe saluberrimo.*

de petit-lait pur; presque toujours il est mélangé à des eaux minérales. Est-ce utilité ou économie?

Les phthisiques affluent dans les établissements de petit-lait, et il est difficile d'admettre que cette vogue persiste depuis si longtemps sans avoir pour base quelques résultats favorables; malheureusement l'utilité du petit-lait contre cette affection, si elle est de notoriété vulgaire et de notoriété médicale, ne repose sur aucune démonstration rigoureuse. Carrière avoue lui-même que les monographies allemandes affirment sans produire des faits. En revanche, les théories sur le mode d'action de ce moyen ne manquent pas; celles de la pléthore veineuse abdominale, de l'excès d'azote par suralbumination du sang, et de l'influence stimulante du chlorure de sodium se présentent au choix du médecin. Encore vaudrait-il mieux produire des faits. Je comprends très-bien que la cure du petit-lait et le régime qui l'accompagne puissent combattre favorablement des phthisies au début présentant des symptômes de subacuïté et d'éréthisme nerveux et fébrile; ce traitement me paraît rentrer dans le cadre des moyens antiphlogistiques qu'on peut opposer avec succès à cette forme de la phthisie; mais, je le répète, l'esprit médical est plus exigeant en France qu'en Allemagne, et il veut, avant toute théorie, des faits démonstratifs et des preuves concluantes.

Disons que les conditions de climat, et surtout d'altitude des diverses stations de petit-lait, demandent, sous peine de neutraliser les avantages de la cure, à être choisis avec le plus grand soin.

Koumiss. On doit rapprocher des cures du petit-lait celles de *koumiss* ou lait de jument fermenté, dont les praticiens russes font un usage qui s'étend tous les jours dans le traitement de la phthisie (1).

(1) Un mémoire spécial a été publié récemment sur cette cure par un médecin russe qui en a éprouvé sur lui-même les avantages. (*Manuel pratique de l'emploi et de la préparation du koumiss comme moyen curatif, composé à la suite de longues études sur ce sujet*, par le docteur conseiller d'État P. M. Bogoiawleuski.) Nous nous sommes procuré ce travail et nous l'avons fait traduire. Nous en extrayons l'analyse suivante, qui ne peut manquer d'offrir un certain intérêt.

Comme cette médication dont la vogue s'accroît tous les jours en Russie est fort peu connue en France, nous croyons devoir entrer à son sujet dans des développements assez considérables. L'étendue de ces détails dépasse peut-être un peu l'importance actuelle de cette médication, mais elle nous a paru néanmoins

Le koumiss est une boisson aigrelette et spiritueuse préparée avec du lait de jument dont on détermine la fermentation alcoolique au moyen d'une petite quantité de ferment de lait, c'est-à-dire de lait aigri et conservé dans ce but. Le koumiss est principalement préparé par les Bashkirs, les Kirghiz, les Tartares, les Kalmoucks et autres peuplades nomades des provinces méridionales et orientales de la Russie. C'est surtout dans les gouvernements de Pern, d'Orenbourg, d'Oufa, et dans les steppes des Cosaques du Don, que l'on va suivre le traitement par le koumiss. Cette boisson tient lieu pour ces peuplades des autres liquides fermentés qui leur font défaut. Le koumiss se vend aussi dans les bazars; mais alors il est de qualité médiocre et presque toujours coupé d'eau, et il vaut mieux aller le prendre sur place. Les malades qui viennent faire une cure de koumiss habitent d'ordinaire les *kibitka* ou huttes des Tartares, et vivent de leur vie; toutefois il existe quelques établissements dans lesquels les phthisiques trouvent un certain bien-être, et sont à portée de soins médicaux.

Pour préparer cette boisson, les Tartares observent des précautions minutieuses. Ils choisissent des juments d'âge moyen et qui ont récemment mis bas. Elles sont réunies en troupeaux vers sept heures du matin et restent séparées toute la journée de leurs poulains. Les Bashkirs les traient jusqu'à quatre fois par jour. Le soir elles sont mises en liberté, rejoignent leurs poulains et paissent jusqu'au lendemain. Chaque jument fournit trois ou quatre litres de lait par jour. Ce lait est blanc, bleuâtre, très-analogue au lait de femme, et, comme lui, fortement sucré; ses qualités varient du reste suivant les saisons et suivant que le temps est sec ou pluvieux. Les Tartares pensent que l'alimentation influe beaucoup sur la nature du lait, et ils font paître de préférence les juments qui doivent fournir le koumiss dans les prairies où abonde une herbe particulière appelée *kawil*, et qui a la réputation de rendre le lait plus abondant et plus savoureux.

Le koumiss se prépare dans des outres en peau désignées sous le nom de *toursouk;* elles sont faites de cuir de cheval; elles ont un mètre de haut et leur goulot est étroit; quelque-

assez sérieuse pour qu'il fût intéressant de signaler cette ressource et d'indiquer son mode d'emploi.

fois on les remplace par des vases en bois de tilleul, mais les Bashkirs préfèrent les outres parce que le lait y aigrit plus vite, et puis aussi parce qu'elles sont d'un transport plus facile. Ces outres sont, au préalable, séchées, enfumées et enduites de beurre intérieurement. Ainsi préparée, elles peuvent servir dix ou quinze jours. La fermentation du lait est produite par du koumiss desséché ou résidu trouvé au fond des outres qui ont déjà servi, et qui est conservé à cet effet; quelquefois aussi on emploie la levûre de bière. Après trois jours de barattage et par une température de 18 à 20° R., le koumiss est achevé. Il constitue alors un liquide blanc bleuâtre, d'un goût aigre, ne rappelant en rien celui du lait; il est légèrement alcoolique quand il est mis en bouteille, et il mousse assez fortement pour faire sauter le bouchon au bout de quelques heures. Si on le chauffe jusqu'à 28° R., la fermentation s'arrête définitivement. Abandonné à lui-même, il se divise en trois couches : une inférieure caséeuse, une moyenne constituée par une eau acide, une supérieure blanchâtre, c'est le *koumiss vieux*. Son degré de spirituosité est indiqué par son âge. Le koumiss de deux jours est faible, celui de trois jours est généralement préféré pour l'usage médical. Ces cures se font habituellement en mai et en juin, quoique le lait d'automne soit de meilleure qualité. Il est établi proverbialement que deux bouteilles de koumiss d'automne valent quatre bouteilles de koumiss d'été. Toutefois les malades partent généralement au mois d'août. Dans le gouvernement de Samara, les Bashkirs préparent le koumiss jusqu'en décembre. Au reste, beaucoup de malades, rentrés chez eux, continuent le traitement en prenant du koumiss préparé sur place. Des Tartares vont quelquefois très-loin de leurs steppes offrir leurs services pour la préparation de cette boisson.

Avant de faire prendre le koumiss, les Bashkirs recommandent de boire au préalable du lait de jument non fermenté pour amener de la diarrhée. Les médecins redoutent au contraire cet effet, à raison de la débilitation qu'il entraîne.

Les premiers jours on débute par du koumiss faible et on en prend trois bouteilles par jour : deux le matin et une le soir après le dîner. Le quatrième jour, on augmente la dose et pendant quatre jours on boit quatre bouteilles dans les vingt-quatre heures. Le huitième jour, on ajoute une bouteille de plus et on prend du koumiss fort. Il est beaucoup de malades qui, arrivés au vingtième jour, atteignent la dose quotidienne de quinze bouteilles, mais la quantité usuelle est de cinq à huit bouteilles. La tolérance de l'estomac est remarquable, elle est d'autant plus solide qu'on a augmenté les quantités plus graduellement. Toutefois on est souvent obligé de diminuer les doses, ou même de suspendre momentanément le traitement. Pendant les temps froids on chauffe le koumiss à une température de 22 à 28° R. Le meilleur moment pour le boire est le matin; pendant les grandes chaleurs, on fait la sieste dans le milieu du jour, on dîne à trois heures et quelques heures après on recommence le koumiss. La nourriture est grossière et se compose principalement de viande de mouton.

Le koumiss est habituellement bien digéré, même par les gastralgiques, à moins qu'on ne débute d'emblée par du koumiss trop fort. Il excite l'appétit, désaltère et régularise les selles. La diurèse est aussi une conséquence de son emploi; on a cru remarquer que pendant les premiers temps les dépôts urinaires étaient très-copieux. Les malades ressentent habituellement une sorte d'exhilaration agréable, due probablement à l'action combinée du gaz acide carbonique et de l'alcool, et il n'est pas rare sous cette influence de constater une modification très-heureuse dans le moral des hypochondriaques (1). Quelquefois une sorte d'ébriété avec vertige et turgescence de la figure se manifeste, mais ces effets sont passagers. Le sommeil reparaît et l'envie s'en fait sentir même le jour, il est calme et ne laisse au réveil aucune pesanteur de tête. Cet état de sommolence est considéré comme d'un bon augure pour l'issue du traitement. Un des effets les plus remarquables du koumiss consiste dans l'influence qu'il exerce sur la nutrition. Il n'est pas de moyen qui relève autant les forces et qui augmente aussi rapidement l'embonpoint. On voit des malades arrivés dans les steppes dans un état fâcheux de débilité et d'essoufflement, reprendre comme par enchantement au bout de quelques semaines. Quelquefois cette reprise de la nutrition s'accompagne de battements de cœur, de troubles congestifs vers la tête, d'hémorrhoïdes. Il n'est pas rare non plus de voir des hémoptysies se produire. Il faut alors diminuer successive-

(1) Une jeune dame russe qui a subi à Khazan un traitement par le koumiss me dépeignait, il y a peu de jours et d'une manière expressive, cette exhilaration remarquable que produit cette boisson fermentée.

ment les doses et la force du koumiss. L'époque menstruelle n'est pas un empêchement à la continuation du koumiss. On le suspend toutefois si les règles coulent avec trop d'abondance.

Les phthisiques doivent y aller avec beaucoup de mesure et éviter tout ce qui peut réveiller dans leur état des symptômes d'acuïté.

Nous ne connaissons que de réputation les steppes des Kirghiz, et nous sommes, par suite, assez mal placé pour émettre un jugement sur cette médication; mais ce n'est pas seulement une tradition ancienne qui la recommande, elle se présente aussi sous un patronage médical sérieux, et l'auteur du mémoire précité a accompli en même temps un acte de conviction thérapeutique et de gratitude, en préconisant ce moyen auquel il n'hésite pas à attribuer la guérison d'une phthisie avancée dont il était atteint.

Admettons le fait de l'efficacité du traitement soit par le koumiss seul, soit par le koumiss entremêlé ou précédé de lait de jument; il ne serait pas difficile de le théoriser. Le koumiss agit probablement par cette double action sédative, nerveuse et circulatoire en même temps, que l'on reconnaît aux cures de petit-lait de la Suisse et de l'Allemagne; mais son résultat le plus avantageux dérive, sans aucun doute, de son action reconstituante. Il augmente l'embonpoint, et nous avons dit toute l'importance de ce résultat pour les phthisiques. Y conduit-il par l'abondance des boissons, par les quantités de lactose qu'il renferme, par ses proportions d'alcool, offertes à l'assimilation sous une forme inoffensive, ou enfin par son acide carbonique, tous principes auquel on a reconnu de tout temps la propriété d'augmenter l'embonpoint? Il est probable qu'on doit attribuer ce résultat à chacun de ces éléments (1).

La phthisie avec éréthisme nerveux, mais sans fièvre, doit être la seule forme de cette affection qui s'accommode de ce traitement. Il est possible (cela est même probable) qu'on ait exagéré sa valeur thérapeutique; mais ce qui ne saurait être contesté, c'est qu'il exerce sur la nutrition une influence très-remarquable, et en cela, l'observation, même l'observation

(1) L'analogie de composition du koumiss avec la bière, dont les propriétés engraissantes sont bien connues, mérite d'être signalée.

vulgaire, ne saurait être en défaut. Des phthisiques partent très-amaigris pour les steppes et en reviennent avec de l'appétit, des forces accrues et un embonpoint inusité : cela suffit pour attribuer un rôle utile au koumiss dans la phthisie pulmonaire, cela ne suffit pas pour en faire un spécifique de cette affection (1). Ce traitement a donc une valeur sérieuse, mais il ne profitera de longtemps qu'aux Russes ; l'éloignement des steppes, quoiqu'on y arrive en partie par les grands fleuves, notamment par le Volga, sur lequel est établi un service de steamers, sera un empêchement à ce que les malades de l'ouest de l'Europe en recueillent les bénéfices. Toutefois ceux qui n'ont pas encore beaucoup souffert et qui, au lieu de redouter les fatigues d'un long voyage, compensées il est vrai par la beauté et l'originalité du pays, rechercheront les diversions qu'il offre, pourront tenter avec fruit une cure de koumiss.

Schnepp appelle *galazyme* (de γάλα, lait, et ζύμη, ferment) le produit de la fermentation d'un mélange de lait d'ânesse et de lait de vache. Sauf la nature du lait et le mode de préparation, ce n'est autre chose que le koumiss. Il a constaté que cette boisson prise à des doses progressivement accrues d'une à cinq bouteilles par jour exerçait sur la nutrition une influence favorable. Un de ses malades, pesé après six jours de traitement, avait gagné 2 kil. 300 gr. ; chez un autre l'augmentation de poids, après quatorze jours, était de 2 kil. 550 gr. ; un dernier avait, en douze jours, acquis 6 kil. 300 gr. Ces résultats concordent complétement avec ceux que nous avons relatés plus haut pour le koumiss. Nous ne pouvons donc que faire des vœux pour que cette médication soit essayée. Il n'y a certainement pas là un *spécifique* de la phthisie, et l'auteur ne s'y trompe sans doute pas plus que nous, mais c'est un moyen utile pour relever la nutrition et combattre l'amaigrissement. Rien de plus, rien de moins (2).

(1) Schnepp, *Traitement efficace par le galazyme des affections catarrhales. de la phthisie et des consomptions en général.* Paris, 1865.

(2) Le docteur Bogoiawleuski fournit à l'appui de l'utilité de cette médication la statistique suivante basée sur des relevés pris depuis 1818 jusqu'à l'époque actuelle : sur 100 phthisiques qui suivent les cures de koumiss, on compte en moyenne : 15 guérisons, 70 améliorations notables, 10 résultats nuls et 5 décès.

§ 2. *Cures de raisin.*

Les cures de raisin (*Traubenkur*) ne sont pas moins en vogue au delà des Alpes et du Rhin que les cures de petit-lait. Les médecins allemands font ressortir avec complaisance les analogies qui existent entre le suc de raisin et le petit-lait. L'existence du sucre, la forte proportion de matériaux salins, parmi lesquels figurent des phosphates et le chlorure de sodium, la présence des éléments azotés, sont les points les plus saillants de ce parallèle ingénieux.

Le suc de raisin varie nécessairement suivant une foule de circonstances de climat, de sol, de maturité, d'espèces de cépages; toutefois on peut considérer l'analyse suivante, empruntée par Carrière (1) au docteur Helft, comme représentant une moyenne assez exacte de composition :

Eau	80
Matériaux solides	20
Ainsi décomposés :	
Sucre	13,00
Albumine	1,50
Acides libres	1,00
Sels	4,00
	19,50

Toutes les localités dans lesquelles le raisin abonde et arrive à parfaite maturité conviennent pour ces cures. « Elles consistent, dit Carrière, à faire plusieurs fois par jour des repas uniquement composés de raisins. On commence par une livre, et on augmente progressivement jusqu'à deux, trois et même six ou huit, limite à laquelle on s'arrête le plus ordinairement. Il importe de prendre la première portion de grand matin, mais non chez soi, dans la vigne, lorsque le soleil n'a pas encore essuyé l'humidité qui baigne la grappe, et que le fruit est dans toute sa fraîcheur. Cette recommandation ne s'adresse pas aux phthisiques. Les influences matinales leur sont défavorables et même dangereuses... Le premier repas doit être le plus abondant. Les autres repas de raisin doivent être réglés de manière que les doses de fruits soient à peu près égales. La prome-

(1) Carrière, *op. cit.*

nade matinale doit durer jusqu'au moment du déjeuner au pain et à l'eau, qui a lieu deux heures après. Si le temps n'est pas propice pour le mouvement à ciel ouvert, on trouve dans toutes les stations de cure des promenoirs élégants, élevés pour protéger les consommateurs contre les intempéries assez fréquentes, en général, surtout dans les climats de montagnes. Le second repas de raisin se prend avant le dîner, qui a lieu vers deux heures de relevée; le troisième vers quatre ou cinq heures du soir; le dernier enfin, peu d'instants avant de se coucher et presque à la suite de la collation qui termine la journée. On recommence ainsi régulièrement pendant cinq à six semaines, non pas jusqu'au moment où les froids sont assez vifs pour faire abandonner les stations, mais jusqu'à celui où la vendange a complétement dépouillé les cépages (1). » Dans quelques établissements, les repas sont composés uniquement de pain de choix et d'eau pure, mais beaucoup de malades protestent contre ce régime cénobitique et réclament un régime varié, qui est basé surtout sur l'usage des viandes blanches et la privation de vin.

La diète végétale particulière, fondée sur l'emploi exclusif de certains fruits, a été fréquemment instituée avec succès comme moyen de traitement de la phthisie. Van Swieten a rapporté un cas de guérison par l'usage des fraises; Fréd. Hoffmann affirme avoir obtenu par le même moyen, et en deux mois, un succès semblable; Richter rapporte qu'il a observé un fait analogue, et que dans un autre, où les mûres, les cerises et les fraises furent associées, le succès ne fut pas moins remarquable. Berger a cité un fait de guérison par l'usage du jus de concombre. Rivière a publié l'histoire d'une jeune fille phthisique qui fut guérie par un régime exclusivement composé de pain et de raisins secs. Qu'une foule d'erreurs de diagnostic aient pu se glisser dans ces résultats pour en altérer la signification, nous ne songeons nullement à le nier, mais on ne saurait en faire table rase, non plus que des succès rapportés aux cures de raisin. A notre avis, elles agissent de deux façons : 1° en soumettant les phthisiques à une médication acidule, tempérante, et en éteignant par suite le travail inflammatoire subaigu ou chronique qui se passe du côté des poumons;

(1) Carrière, *op. cit.*

2° en engraissant les malades. Carrière fait remarquer à ce propos que l'action du raisin sur la restauration de l'embonpoint est un fait de notoriété vulgaire dans les pays à vignobles; que les oiseaux, les grives, par exemple, qui élisent domicile dans une vigne en sortent chargés de graisse, et que les gardiens des vignobles contractent, sous la même influence, les apparences les plus florissantes. Si le lecteur se reporte à ce que nous avons déjà dit de la nécessité d'engraisser les phthisiques, il comprendra toute l'importance que nous attachons, et pour un double motif, à cette médication.

Carrière émet le vœu que les cures de raisin, qui n'ont été jusqu'ici, dans notre pays, que l'objet d'essais isolés et empiriques, soient soumises, dans ceux de nos départements qui abondent en cépages, à une expérimentation méthodique et prolongée; il ne doute pas, et nous partageons cette conviction, que l'expérience ne consacre, dans un bon nombre de cas, l'utilité de cette ressource curative. Mais pour cela il faut être sobre de théories et prodigue d'expériences, dépouiller ce traitement des apparences mystiques dont il s'enveloppe et qui accusent son origine d'outre-Rhin, et substituer à des indications formulées d'une manière vague ou incompréhensible ces données précises dont la médecine francaise prend très-heureusement l'habitude. Alors, mais seulement alors, on pourra juger de la valeur de cette acquisition thérapeutique nouvelle (1).

Curchod (de Vevey) a publié en 1860, sur la cure de raisin, un mémoire dans lequel sont appréciés avec autant de sagacité que de conscience les avantages de cette médication. Ce travail marquera certainement entre tous ceux qui ont été écrits sur la matière par son ton véritablement scientifique et par la sagesse de ses déductions pratiques. L'auteur considère les cures de raisin comme très-utiles dans la période de prédisposition tuberculeuse et comme offrant des avantages dans la période de ramollissement, « en calmant la circulation, diminuant les congestions, et régularisant l'innervation. » (P. 75.) Quant à la dernière période de la phthisie, ces cures ne sont pas nuisibles, mais elles ne donnent que ce qu'on peut en attendre en

(1) Voyez Fonssagrives, *Hygiène aliment. des malades, des convalescents et des valétudinaires*, p. 594. — Herpin (de Metz), *Du raisin et de ses applications thérapeutiques*. Paris, 1865.

pareil cas (1). Ces conclusions sont parfaitement sages, et on peut y souscrire.

Tels sont les moyens propres à remplir cette indication capitale, qui constitue, avec celle relative à la stimulation nutritive, la plus grande partie de la thérapeutique de la phthisie pulmonaire. Par la première, on enlève à cette affection l'élément par lequel elle s'étend et s'aggrave; par la seconde, on répare les dommages que les accidents subaigus du ramollissement tuberculeux ont fait subir à l'économie; en les combinant toutes les deux, ou plutôt en les faisant se succéder d'une manière méthodique, on arrive, comme nous le disions tout à l'heure, à faire durer les phthisiques, à gagner du temps, et à donner aux guérisons spontanées, qui ne sont pas sans exemple, l'occasion de se produire. Mais, de même que, quand il s'agira de développer les indications relatives à la nutrition, nous n'omettrons aucune des particularités de l'hygiène qui peuvent concourir à atteindre ce résultat, de même aussi nous devons insister sur ce point que, toutes les fois que la fièvre s'allume, et, avec elle, l'inflammation du tissu pulmonaire, toutes les fois que la *poitrine s'échauffe*, comme le disaient les médecins du siècle passé, il faut instituer un régime antiphlogistique, c'est-à-dire recourir à une alimentation, réparatrice sans doute, mais qui n'ait aucune propriété stimulante, maintenir les malades dans un repos à peu près absolu de corps et d'esprit, éviter pour eux les vicissitudes atmosphériques, les placer, en un mot, dans ces conditions d'hygiène négative qui conviennent aux maladies inflammatoires, pour les échanger, plus tard, contre cette hygiène agissante qui trouve son utilité dans les convalescences.

S'il est, en effet, important de tâcher d'éteindre, dès son début, le travail inflammatoire qui se développe si aisément dans les poumons tuberculeux, il ne l'est pas moins de prévenir, par des précautions assidues, l'invasion des maladies intercurrentes de même nature, qui peuvent être le point de départ d'un ramollissement qui, sans elles, aurait peut-être été indéfiniment retardé. C'est ainsi que la bronchite, même la plus légère, ne saurait être considérée, chez les phthisiques, comme

(1) Curchod, *Essai théorique et pratique sur la cure de raisin étudiée plus spécialement à Vevey*. Paris, 1860.

un accident insignifiant; aussi doit-on s'efforcer de prévenir cette complication, et quand elle déjoue les précautions d'hygiène les plus minutieuses, il faut la traiter comme on traiterait une maladie grave; prescrire le repos à la chambre dans une température uniforme, et se conduire, en un mot, comme si (ce qui arrive trop souvent, en effet) cette bronchite pouvait, par une gradation insensible, conduire au ramollissement.

CHAPITRE III

INDICATIONS QUI SE RAPPORTENT A L'ÉLÉMENT DIATHÉSIQUE.

La diathèse tuberculeuse existe, c'est un fait incontestable; l'esprit de système a pu seul conduire à le nier. Les phthisiques sont en possession d'une disposition générale le plus souvent héréditaire, mais quelquefois acquise, qui est antérieure aux lésions pulmonaires, qui règle leur mode d'évolution une fois qu'elles se sont produites, et qui peut leur survivre lorsque, dans des circonstances rares, elles sont arrivées à la cicatrisation. Cette diathèse peut rester à l'état virtuel pendant toute l'existence d'un individu, traverser son organisme sans y germer et, transmise à sa descendance, éclore à un moment donné et se révéler chez elle par ses manifestations morbides habituelles. De même aussi elle accuse chez le même sujet des alternances bizarres d'activité et de virtualité; le passage de l'une à l'autre est souvent déterminé par une cause provocatrice apparente, hygiénique ou morbide, qui en est comme le prétexte, souvent aussi rien ne l'explique. Sorte de parasite pathologique, cette diathèse a sa vie à elle, ses périodes d'accroissement et de diminution, d'activité et d'inertie, qui se rapportent surtout aux âges que traverse l'organisme sur lequel elle exerce sa domination. La puberté et l'âge de stabilité organique, c'est-à-dire de trente à trente-cinq ans, sont, comme nous l'avons vu (p. 12), les époques de la vie où elle accuse la puissance destructive la plus grande. Les conditions du sol organique dans lequel cette graine est enfouie décident surtout de sa germination, et on peut affirmer que nombre d'hommes gardent cette diathèse en puissance chez lesquels elle n'éclôt pas parce que leur constitution, leur tempérament, leurs dispositions organiques ne s'y prêtent pas; ce sont, en quelque sorte, des phthisiques sans phthisie.

Aussi, que ces conditions changent, que la santé s'altère, que la nutrition subisse une atteinte profonde et durable, que des privations prolongées, des passions dépressives abaissent le rhythme de la résistance vitale, qu'un ensemble de circonstances hygiéniques défavorables, humidité, privation de lumière, mauvaise alimentation, fasse naître le lymphatisme ou la dégénérescence scrofuleuse, la diathèse passe de la puissance à l'action et la phthisie apparaît.

Les causes ordinairement attribuées à la phthisie pulmonaire n'agissent nullement sur la diathèse ; elles la favorisent en faisant disparaître des conditions de santé au milieu desquelles elle ne pouvait se manifester. Et de là vient que c'est surtout aux époques de la vie et dans les circonstances physiologiques dans lesquelles la santé est indécise, mobile, au moment de la puberté, pendant les convalescences, etc., que la diathèse tuberculeuse accuse une activité plus grande. Comment se produisent ces sommeils de la diathèse qui constituent pour les phthisiques des répits plus ou moins longs? On ne saurait le dire, quant à présent, mais s'il est permis de penser que l'observation à venir puisse soulever ce voile, on peut présumer qu'elle n'y arrivera que par une seule voie, en observant avec attention les modifications physiologiques ou morbides qui préparent ou accompagnent ces poussées successives d'activité diathésique, et en les comparant à la forme de santé individuelle qui correspond aux périodes d'inertie. L'étiologie a été laborieusement mais vainement interrogée sur ce point, et nous pensons qu'il est inutile de lui demander plus longtemps un secret qu'elle n'a pas.

Quand la diathèse tuberculeuse a fait naître des lésions pulmonaires, elle peut rentrer dans le repos, et ces lésions évoluent en vertu de leur existence propre, sous l'influence de la réaction vitale des tissus où elles siégent et des afflux congestifs qu'elles provoquent. Elles appellent alors toute l'attention des médecins, et les indications diathésiques qui occupaient d'abord le premier plan redescendent au second ; mais une fois que les lésions anatomiques sont bornées, il faut songer de nouveau à la diathèse, dont les manifestations tendent incessamment à reparaître. De sorte que l'on peut dire, sans faire de la thérapeutique paradoxale, qu'il convient surtout de s'occuper de la diathèse quand elle ne paraît pas. On répare autant qu'on le peut les désordres qu'elle a produits, et cela fait, on s'efforce de se prémunir contre des agressions nouvelles. Les indications antidiathésiques dans la phthisie sont donc du domaine pur de la prophylaxie. Elles surgissent avant la production des lésions locales chez les sujets enclins héréditairement à la phthisie; pendant les périodes spontanées ou provoquées de répit des accidents, et enfin après la disparition de ceux-ci et pour en prévenir le retour.

Quelle est la nature de cette diathèse? A-t-elle son autonomie propre ou dérive-t-elle de transformations pathologiques diverses? Les médicaments qu'on emploie contre elle agissent-ils par une neutralisation directe, *antidotique*, ou bien lui enlèvent-ils en modifiant l'organisme les conditions sans lesquelles elle ne peut se manifester? Autant de questions qui sont insolubles maintenant, mais qu'on ne saurait considérer comme devant l'être toujours.

Les sulfureux, l'iode, le phosphore, le chlorure de sodium et les préparations arsenicales sont les agents antidiathésiques dont nous avons à étudier successivement l'emploi. Quelques-uns d'entre eux, si ce n'est tous, n'ont pas une action unique : en même temps qu'ils agissent sur la diathèse, ils s'adressent aussi avec plus ou moins d'efficacité à d'autres éléments morbides, mais ce sont là des effets secondaires qui ont été déjà signalés ou que nous signalerons plus tard et que nous devons abstraire pour le moment.

Article I. — Soufre et médication thermo-sulfureuse.

Le soufre jouit, dans le traitement des affections chroniques de la poitrine, d'une réputation séculaire et que l'observation contemporaine n'a pas infirmée. Le soufre en nature peut être employé dans la phthisie, et nous y recourons très-habituellement pour les malades pauvres, ou pour ceux dont la poitrine est *irritable*, comme on le dit vulgairement, et qui s'accommoderaient mal des préparations sulfureuses solubles administrées dès le principe.

Nous verrons, à propos des moyens de tarir les sécrétions bronchiques quand elles épuisent le malade par leur abondance, que les préparations sulfureuses remplissent cette indication avec une incontestable efficacité, et nous appuyant sur les recherches de Claude Bernard (1), nous expliquerons ce résultat par le mode d'élimination du soufre, qui est rejeté principalement par la muqueuse pulmonaire et sous forme d'acide sulfhydrique. Que ne devons-nous pas attendre, à plus forte raison, sous ce rapport, des eaux sulfureuses naturelles qui offrent ce médicament à l'absorption sous une forme plus douce, plus assimilable et malgré cela plus active? D'ailleurs, ce n'est pas là la seule utilité des eaux thermales sulfureuses; elles aguerrisent la peau contre l'impressionnabilité au froid et préviennent, par suite, ces bronchites incessantes qui ne créent pas les tubercules, nous ne saurions trop le répéter, mais qui sont, par rapport à eux, ce que serait une bougie allumée promenée au milieu de sacs de poudre; de plus, par leur action stimulante et tonique à la fois, ces eaux relèvent tout le système et produisent cette sensation de mieux-être et de force accrue que Bordeu désignait par l'expression vive et imagée de *remontement général;* c'est probablement enfin par l'intermédiaire de cette dernière action que l'organisme est mis dans des conditions qui suspendent ou affaiblissent la puissance de la diathèse tuberculeuse. Pidoux, dans les vues ingénieuses et neuves, mais certainement contestables, qu'il a émises, le 18 janvier 1864, devant la Société d'hydrologie médicale de Paris, a cherché à faire prévaloir cette double idée : 1° que la diathèse tuberculeuse n'existe pas et que la phthisie, « maladie qui finit et non pas maladie qui commence, » n'est que la manifestation de ce qu'il appelle les *trois maladies chroniques capitales*, à savoir : scrofule, arthritisme et syphilis, ou de cette maladie chronique mixte qu'il range sous la désignation d'*herpétisme;* 2° que la phthisie ne guérit ou ne s'amende que par un mécanisme d'équivalence pathologique, c'est-à-dire quand on rappelle les maladies chroniques capitales ou mixtes qui l'ont produite. Or, suivant Pidoux, c'est là le résultat qu'atteindraient les eaux thermales sulfureuses. C'est en rappelant l'asthme (rattaché par lui à l'herpétisme), en ranimant certaines manifestations syphilitiques (syphilides, blennorrhagies), que les Eaux-Bonnes, par exemple, produiraient leurs effets palliatifs ou curatifs. La dyspepsie, l'éréthisme circulatoire, la chlorose, la cachexie saturnine, la cachexie palustre, seraient, suivant les

(1) Cl. Bernard, *Archives générales de médecine*, 1857.

idées de Pidoux, des équivalents pathologiques qui modèrent la marche de la phthisie pulmonaire et qu'il y a avantage dès lors à entretenir. Les Eaux-Bonnes n'agiraient que comme moyens excitateurs de l'herpétisme, de l'arthritisme, de la scrofule, de la syphilis, etc. Les opinions toutes personnelles de Pidoux ont été vivement attaquées par Sales-Girons, Buron et Durand-Fardel; la parenté de la phthisie avec la syphilis, l'arthritisme, l'herpétisme, a été contestée par eux, et ils ont rattaché le bénéfice incontesté des eaux sulfureuses à leur action d'ensemble sur la nutrition et aussi à leur action isolée sur quelques-uns des éléments morbides de cette maladie si complexe (1).

§ 1. *Sources sulfureuses les plus employées.*

Les sources sulfureuses que fréquentent habituellement les phthisiques sont froides ou thermales ; cette distinction est d'autant plus importante que le calorique exalte les propriétés actives de ces eaux minérales, de sorte qu'à sulfuration égale, on constate une différence notable de stimulation entre celles qui sont à la température ordinaire et celles qui sont chaudes.

I. Sources sulfureuses froides.

Les principales sources sulfureuses froides sont, en France, Enghien et Pierrefonds.

I. Enghien (Seine-et-Oise). Altitude de 48 mètres. Situé sur les bords du lac de même nom. Saisons médicales du 1er juin au 1er octobre. La source Cotte ou du Roi est la plus employée. Eau sulfatée, calcaire faible, carbonique moyenne, sulfureuse faible et athermale (Rotureau). Par litre, 0,51 centigr. de sulfure de calcium, de l'acide carbonique et de l'acide sulfhydrique libres. Température de 15° c. Limpidité, odeur hépatique. Saveur faible. Bains alimentés par l'eau réunie de toutes les sources. Action douce des eaux d'Enghien ; poussée peu sensible; saturation minérale rare. Utiles dans la phthisie à forme torpide, quand il n'y a ni fièvre ni tendance aux hémoptysies. Nécessité de commencer par de petites doses,

(1) Pidoux, *Discussion sur le traitement de la phthisie pulmonaire par les eaux sulfureuses.* (*Ann. de la Société d'hydrologie méd. de Paris*, t. X, p. 74, 116, 147, 220, 235, 260, 455.)

une cuillerée à bouche, par exemple, et d'élever très-lentement cette quantité. Précautions à prendre contre le froid du matin et du soir entretenu, même l'été, par le voisinage du lac. Les eaux d'Enghien ne contenant pas de matières organiques se transportent facilement et sont d'une bonne conservation.

II. Pierrefonds (Oise). Altitude de 84 mètres. Situé sur la lisière de la forêt de Compiègne. Saisons médicales du 1er juin au 30 septembre; les mois de juillet et d'août valent mieux, à cause de la fraîcheur des matinées et des soirées. Source athermale sulfureuse, calcaire faible, carbonique faible (Rotureau). Température de +12°,4 c. Eau limpide, de saveur et d'odeur hépatiques, mais nullement désagréable. Salles de bains et de douches. Salle de respiration parfaitement installée, dans laquelle de l'eau minérale est poudroyée à une température de +24° c. Peu d'effets d'excitation. Augmentation de l'appétit, constipation, hypersécrétion des bronches d'abord, puis, diminution des crachats. Débuter par de faibles doses, un quart de verre, par exemple; mélanger au début l'eau minérale avec du lait d'ânesse ou de chèvre. Se précautionner contre les variations de température. Comme à Enghien, il existe à Pierrefonds une source ferrugineuse.

II. Sources sulfureuses thermales.

Parmi les eaux thermales sulfureuses nous citerons :

I. Saint-Honoré (Nièvre). Altitude de 272 mètres. Saison médicale du 15 mai au 15 septembre. Durée de la cure, de vingt-cinq à trente jours. Sources mésothermales, amétallites, sulfureuses faibles, carboniques moyennes (Rotureau). Température moyenne de 26° c. Eaux limpides à odeur hépatique très-prononcée, mais fugace, renfermant une matière organique filante représentant la barégine des eaux thermo-sulfureuses des Pyrénées. Eaux très-abondantes pour bains. Salle d'inhalation dans laquelle le gaz sulfhydrique, chassé mécaniquement de l'eau, se répand à une température de 24 à 27° c. La source de *la Marquise* se digère mieux et est mieux supportée que celle de *l'Acacia*. Collin attribue aux eaux de Saint-Honoré une influence favorable comme moyen prophylactique de la phthisie chez les sujets prédisposés et il pense que dans le premier et le second degré de cette affection on peut en obtenir de bons résultats, surtout en combinant les inhalations avec les douches chaudes révulsives sur les extrémités inférieures (1).

II. **Allevard** (Isère). Altitude 475 mètres. Saison médicale du 1er juin au 30 septembre (limite extrême). Durée de la cure, de vingt à vingt-cinq jours. Température de la source de 24°. Eau proto-thermale, amétallite, sulfureuse faible, carbonique faible (Rotureau); louche à sa sortie, elle devient peu à peu limpide. Indépendamment des gaz acides sulfhydrique et carbonique, l'eau d'Allevard renferme 0,53 centigr. de chlorure de sodium par litre. Salle d'inhalation à odeur sulfhydrique très-prononcée et à une température de 20° environ. Bains de petit-lait. L'eau d'Allevard en boisson se donne au début à la dose d'un quart de verre le matin à jeun; on l'élève graduellement jusqu'à deux ou trois verres par jour.

III. **Bonnes** (Basses-Pyrénées). Altitude de 726 mètres. Situé dans la vallée d'Ossau. Climat excessif, chaleurs fortes le jour, fraîcheur piquante le matin et le soir. Saison médicale du 1er juin au 30 septembre. Durée de la cure, de vingt à vingt-cinq jours. La source Vieille est la plus importante; température de 31°; onctuosité au toucher, odeur franchement sulfhydrique. Échelle de thermalité comprise entre 31°,4 (Vieille) et 12°,8 (source froide ou du Bois). Échelle de sulfuration descendante : source d'Ortech, source Vieille, Nouvelle Source, et sur une même ligne, source du Rocher et source Froide. Eaux sulfurées, amétallites, azotées (Rotureau).

IV. **Amélie-les-Bains** (Pyrénées-Orientales). Altitude de 235 mètres. Situation dans une vallée abritée au midi, à l'ouest et au nord, ouverte au N. O. et au N. E. Température moyenne annuelle 15°,28. Hibernale, 7°,96; vernale, 14°,9; estivale, 23°,2; automnale, 15°,9. Moyenne annuelle de jours de pluie, 71 jours; hibernale, 11; vernale, 32; estivale, 16; automnale, 12. Vents nuisibles, N. O., N. E. et E. (2). Saison médicale la plus favorable pendant l'automne et l'hiver. Sources hypo ou hyperthermales, amétallites, sulfurées sodiques, azotées (Rotureau). Thermalisation variable de 64 à 30°.

(1) Collin, *Du traitement des affections pulmonaires par les inhalations sulfureuses de Saint-Honoré.* (*Ann. de la Société d'hydrologie méd. de Paris.* 1863-64, t. X, p. 293.)

(2) De Valcourt, *op. cit.*, p. 78.

Sulfuration variable de 0,016 à 0,008. Quantités de barégine différentes suivant les sources. Eaux limpides, incolores, perdant très-promptement leur caractère hépatique au contact de l'air. Eaux abondantes. Salles d'inhalation à une température moyenne de 18 à 20°. Climat très-variable, exigeant des précautions.

V. Le Vernet (Pyrénées-Orientales). Altitude de 620 mètres. Station d'hiver. Sources hyperthermales ou méso-thermales, amétallites, sulfurées sodiques, azotées. Température des sources de 57 à 18°. Sulfuration variable de 0,052 à 0,012. La source Élisa est une des moins sulfureuses, mais une des plus riches en glairine. La source des Anciens Thermes (établissement des Commandants) est la plus active. Vaporarium dont la température monte à 40°. Salle de respiration à 28°.

VI. Cauterets (Hautes-Pyrénées). Altitude de 992 mètres. Saison médicale du 30 juin au 1er octobre. Situation dans une vallée ouverte au nord et au sud. Variations considérables de température le matin et le soir. Sources hyper ou hypothermales, amétallites, sulfurées sodiques, azotées. Thermalisation variable de 24 à 60°. Sulfuration variable de 0,0099 (petit Saint-Sauveur) à 0,0304 (source des Œufs). La source de la Raillière est la plus importante pour les phthisiques. Située à 2 kilomètres de Cauterets, on y arrive par une route montueuse; température de 38°, réaction alcaline; saveur peu désagréable; elle contient par litre 0,019 de sulfure de sodium; elle est très-gazeuse. Assez abondante pour le traitement balnéaire. Les malades, avant de prendre la Raillière, débutent ordinairement par la source Mahourat, qui a une température de 50° et une sulfuration de 0,015 ; elle convient surtout quand les fonctions digestives s'exécutent d'une manière imparfaite. Il n'y a pas encore de salles de respiration à Cauterets.

Telles sont les principales sources sulfurées calciques ou sodiques auxquelles on envoie d'habitude les tuberculeux en France ; quatre éléments contribuent surtout à déterminer leur valeur thérapeutique dans cette affection : 1° leur altitude ; 2° leur thermalisation ; 3° leur sulfuration ; 4° leur graduation possible par des sources variées, permettant de passer sans transition brusque de la plus active à la plus faible ; 5° les ressources plus ou moins grandes de balnéation, de respiration, de douches, etc., offrant les conditions d'un traitement complet. Nous résumerons ces éléments divers dans le tableau suivant :

EAUX.	SITUATION.	ALTITUDE.	ÉCHELLE DE THERMA-LITÉ.	ÉCHELLE DE SULFURATION.	RESSOURCES HYDROTHERMALES.
Enghien, S. C. (1)	Seine-et-Oise	48m	eau froide	de 0,015 à 0,046	Boissons, bains, source ferrugineuse.
Pierrefonds, S. C.	Oise	84	eau froide	une seule source	Boissons, bains, salle de respir., source ferrugin.
Saint-Honoré, S. S. (2)	Nièvre	272	de 16 à 30°	sulf. assez unif.	Boissons, bains, salle d'inhalation.
Allevard, S. C.	Isère	475	tièdes, 24°	uniforme	Boissons, bains, salles d'inhalation chaude et froide, bains de petit-lait.
Bonnes, S. S.	B.-Pyrénées	726	de 31 à 12°	de 0,021 à 0,018	Boissons.
Amélie-les-Bains, S. S.	Pyrénées-Or.	235	de 30 à 64°	de 0,016 à 0,008	Boissons, bains, salles d'inhalation.
Le Vernet, S. S.	Pyrénées-Or.	620	de 57 à 18°	de 0,055 à 0,012	Boissons, bains, vaporarium, salles de respirat.
Cauterets, S. S.	H.-Pyrénées	992	de 60 à 24°	de 0,009 à 0,05	Boissons, bains.

Entre les eaux sulfureuses proprement dites et les eaux chlorurées sodiques se placent, comme anneaux intermédiaires, certaines eaux thermales qui renferment ces deux principes minéralisateurs, et qu'on pourrait appeler, pour cette raison, eaux thermales sulfo-chlorurées sodiques. Ces eaux me paraissent appelées à jouer un très-grand rôle dans le traitement des phthisies qui reposent sur un fond de lymphatisme ou de scrofule. Nous ne parlerons que des eaux d'Uriage et de Gréoulx, qui sont, en quelque sorte, les types de ces eaux intermédiaires.

I. **Uriage** (Isère). Altitude de 475 mètres. Saison médicale, du 15 mai au 15 septembre. Durée de la cure, de vingt à vingt-cinq jours. Eau hypothermale chlorurée forte, sulfureuse faible (Rotureau). Température de 22° c.; 7 grammes de chlorure de sodium par litre, et 10cc d'acide sulfhydrique. Salle de respiration de gaz et d'eau pulvérisée à une température de 25° c., et avec gradins superposés.

II. **Gréoulx** (Basses-Alpes). (Eau sulfo-calcique chlorurée);

(1) S. C., sulfurée calcique.
(2) S. S., sulfurée sodique.

1 gr. 50 de chlorure de sodium par litre. Température de 20 à 38°. Eaux très-importantes, encore peu connues. Elles mériteraient d'autant plus d'être étudiées, au point de vue de la phthisie, que le climat de Gréoulx est agréable l'automne, et que ce point a été indiqué comme une station intermédiaire favorable pour les phthisiques qui émigrent annuellement du nord vers les stations hivernales du midi de la France.

En résumé, les eaux sulfureuses françaises, qui sont habituellement utilisées pour le traitement de la phthisie, se divisent en deux groupes : 1° *eaux sulfureuses simples*, subdivisées en sulfurées sodiques (Bonnes, Amélie-les-Bains, le Vernet, Cauterets), et en sulfurées calciques (Enghien, Pierrefonds, Allevard, Saint-Honoré); 2° *eaux sulfureuses chlorurées*, également partagées en deux séries : eau sulfochlorurée sodique (Uriage), eau sulfochlorurée calcique (Gréoulx); ces dernières sont sensiblement bromo-iodurées.

§ 2. *Modes d'emploi des eaux sulfureuses.*

La médication hydro-sulfureuse emploie les modes suivants : 1° boissons; 2° bains; 3° douches; 4° inhalation et humage; 5° respiration d'eau poudroyée. Entrons dans quelques particularités sur ces divers modes d'emploi dans leurs rapports avec le traitement de la phthisie.

1° *Boissons*. L'extrême altérabilité des eaux sulfureuses implique la nécessité de les consommer immédiatement, et il y a même lieu de regretter que, dans quelques sources, l'eau ne soit bue par le consommateur qu'à une distance du griffon, qui a déjà permis à cette altération de se produire. Elle consiste dans le dégagement du gaz sulfhydrique, dans l'oxydation successive du sulfure de sodium ou de calcium qui le transforme en sulfite, hyposulfite et sulfate, et enfin dans la décomposition de l'hydrogène sulfuré par l'oxygène de l'air et le dépôt de soufre divisé, altération qui constitue le phénomène du *blanchiment*, observé surtout à Luchon. Le degré de stabilité des eaux sulfureuses varie, du reste, suivant leur nature, et on sait que l'eau de Labassère jouit, sous ce rapport, d'un véritable privilége qui fait d'elle l'eau sulfureuse la plus propre à être transportée.

Les phthisiques ont quelquefois une extrême impressionabilité à la médication hydro-sulfureuse; on peut la pressentir à la coloration du visage, à la facilité avec laquelle s'émeut la circulation, mais souvent aussi elle ne se révèle que par l'usage de ces eaux. Il est donc de règle de prudence de mitiger les eaux très-fortes en les mélangeant avec du lait, du sirop de gomme, de guimauve ou de Tolu. C'est ce qu'on fait aux Eaux-Bonnes, où la Vieille-Source jouit d'une activité telle que beaucoup de sujets ne la supporteraient pas d'emblée si elle était employée pure. Les sources de la Raillière et surtout du Mahourat, à Cauterets, n'imposent pas la même obligation. C'est ce qui fait que, toutes choses égales d'ailleurs, une station hydro-sulfureuse a d'autant plus de valeur qu'elle offre, dans ses différentes sources, une échelle de sulfuration plus étendue et à transitions mieux ménagées. La quantité d'eau qui doit être prise au début du traitement varie nécessairement suivant l'activité de la source; elle est généralement de quelques cuillerées à bouche, et on arrive très-progressivement à une dose de un à trois verres. Du reste, même quand on n'envisage qu'une seule source, toute réglementation de dose est impossible; chaque phthisique réagit à sa manière suivant son idiosyncrasie, la forme de son affection et son degré. Cette fixation des doses est donc œuvre de médecin, et elle n'a d'autre base rationnelle que les effets produits (1). Si l'eau est bien supportée, elle ne produit que des effets physiologiques favorables, tels qu'augmentation de l'appétit, stimulation des forces, etc.; dans le cas contraire, elle détermine des troubles digestifs variés, de l'inappétence, de l'anorexie. Ces accidents du début, qui impliquent la nécessité de mitiger les eaux, d'en diminuer les doses ou de recourir à une source moins active, sont distincts de ceux de saturation, dans lesquels aux troubles dyspeptiques que nous venons d'indiquer se joignent des phénomènes nouveaux de stimulation, d'insomnie, d'agitation, et ceux d'une poussée vers la peau. Durand-Fardel pense que les eaux dites *dégénérées* (2), c'est-à-dire dans lesquelles le sulfure

(1) On sait que Bordeu prescrivait les Eaux-Bonnes à des doses énormes, qui atteignaient quelquefois un ou deux litres par jour. Il faut des sujets peu irritables et des estomacs singulièrement tolérants pour s'accommoder de quantités semblables, qui, du reste, ne sont jamais prescrites aujourd'hui.

(2) Cette expression a été créée par Anglada, dont le beau *Traité sur les eaux minérales des Pyrénées* (Paris, 1833, 2 vol.) est un modèle de sagacité et de précision qui n'a pas été dépassé.

alcalin a été transformé par l'oxydation, sont plus facilement tolérées, et que les eaux sulfurées calciques le sont mieux que les sulfurées sodiques. Ces nuances ne doivent pas être méconnues dans le cas d'impressionnabilité extrême.

2° *Bains.* Quoique l'usage des bains n'ait pas la même importance dans le traitement de la phthisie que dans celui d'autres affections, des maladies de la peau, par exemple, il n'en est pas moins vrai que la partie balnéaire du traitement ne doit pas être négligée. Les Eaux-Bonnes sont, sous ce rapport, dans des conditions d'infériorité par rapport aux autres stations thermales sulfureuses, Cauterets, Amélie-les-Bains, Allevard, par exemple, où le débit des sources est très-considérable. Si les bains ne sont pas plus habituellement employés à Bonnes, ce n'est pas qu'ils soient inutiles, mais bien par suite de la pénurie d'eau. La seule médication balnéo-thermale est susceptible de produire à la longue tous les effets de saturation sulfureuse que détermine l'eau en boisson; c'est là un indice assuré d'utilité médicamenteuse; chez les sujets qui supportent mal ces eaux ou qui les digèrent avec peine, les bains constituent donc une ressource importante. On peut dire seulement que si les différentes sources d'un même établissement thermo-sulfureux produisent des effets quelquefois très-divers chez le même individu, il y aurait subtilité à attribuer cette diversité d'action aux mêmes sources utilisées en bains; aussi, dans quelques stations thermales, les bains sont-ils alimentés par un réservoir dans lequel différentes sources viennent se mêler.

Les bains partiels ne sont généralement pas employés dans le traitement hydro-thermal de la phthisie; toutefois, on a recours quelquefois aux demi-bains, et on a installé, il y a quelques années, aux Eaux-Bonnes, deux salles dans lesquelles les malades prennent des pédiluves à l'eau sulfureuse. Cette pratique n'a, à notre avis, d'autre avantage que de produire vers les extrémités une révulsion utile, et puis aussi d'exciter la circulation et de prévenir cet état de refroidissement habituel des pieds qui est si commun chez les phthisiques. Les douches, il faut le dire toutefois, atteindraient ce double résultat avec encore plus de certitude.

3° *Douches.* Les douches sulfureuses ne jouent qu'un rôle insignifiant dans le traitement thermo-sulfureux de la phthisie; la nécessité de découvrir les malades, l'impossibilité de les préserver contre le refroidissement, sont des inconvénients qui n'ont pas pour contre-poids des avantages probables. Il faut faire une exception pour les douches très-chaudes sur les extrémités inférieures; elles peuvent, en effet, prévenir ou combattre efficacement les tendances congestives vers la poitrine que l'excitation thermo-sulfureuse est de nature à favoriser.

4° *Inhalation et humage*. L'*inhalation*, qu'il faut distinguer avec soin de la *respiration*, consiste dans le séjour au sein d'une atmosphère confinée où se répandent des vapeurs sulfhydriques; Saint-Honoré, Allevard, Amélie-les-Bains et le Vernet sont les seules stations qui présentent jusqu'ici des *vaporarium* bien disposés. A Saint-Honoré-les-Bains, la salle d'inhalation a près de 5 mètres de hauteur, 11 de largeur et 7 de profondeur; de chaque côté se trouvent deux puits, du milieu desquels s'élèvent des appareils qui, sous l'influence d'une pression assez forte, divisent l'eau et en séparent mécaniquement l'hydrogène sulfuré, lequel remplit l'atmosphère de la salle. La température de celle-ci était autrefois de 25 à 30°, grave inconvénient que Collin a fait disparaître en éloignant l'eau très-chaude de la source des *Romains*. Aujourd'hui cette température n'est plus que de 18 à 20° c., et la quantité de vapeur d'eau qui se répand dans l'air avec l'hydrogène sulfuré est peu considérable. Ce médecin, qui a si bien et si complétement étudié les effets des inhalations sulfureuses, les décrit ainsi : « En entrant dans les salles (Saint-Honoré-les-Bains) on sent une forte odeur d'hydrogène sulfuré, et qui est parfaitement supportée par la plupart des malades ; on ne tarde pas à ressentir un certain bien-être, caractérisé par une respiration plus calme, plus facile, et une diminution dans le nombre et la force des pulsations artérielles. Une douce moiteur se répand sur tout le corps; c'est ce que j'appellerai la première période de l'inhalation. Après un certain temps, qui varie suivant les sujets, et qui est, en général, de 15 à 30 minutes, les mouvements respiratoires tendent à revenir à leur type normal, et les battements du pouls reprennent petit à petit, en nombre et en intensité, ce qu'ils avaient perdu d'abord. J'appelle ce temps de l'inhalation la deuxième période ou période de retour. La troisième période ou d'excitation suit de très-près la seconde, elle est caractérisée au début par de la pesanteur de tête, qui, faible d'abord, augmente au point d'amener une véritable céphalalgie, que j'ai vue accompagnée de vertiges. Une légère excitation, caractérisée par de la sécheresse et des picotements à la gorge, ne tarde pas à provoquer quelques accès de toux sèche et fatigante, qui bientôt, chez certains sujets sanguins, serait suivie d'hémoptysie s'ils continuaient l'expérience. Les pulsations augmentent d'intensité et de nombre ; la face se congestionne, et il est nécessaire d'avoir recours à des révulsifs sur les extrémités inférieures pour rétablir un équilibre qu'on n'obtient pas toujours facilement ; la céphalalgie surtout persiste quelquefois toute la journée... Certains malades ne peuvent pas supporter la salle d'inhalation sulfureuse plus de quelques minutes ; j'en ai vu d'autres y passer plusieurs heures, et, qui plus est, ne respirer librement qu'au milieu de cette atmosphère (1). » Collin pense que les seules inhalations sulfureuses sont susceptibles d'amener la saturation, mais comme ces malades prennent en même temps de l'eau à l'intérieur, il ne se croit pas autorisé à trancher cette question. L'activité absorbante de la muqueuse aspiratoire, et les effets physiologiques que produit une séance isolée d'inhalation, permettent toutefois de supposer qu'il doit en être ainsi. A Amélie-les-Bains, la salle d'inhalation, installée comme celles d'Aix en Savoie et du Mont-Dore, le cède, sous le rapport de la commodité, à celle du Vernet, suivant l'appréciation de Rotureau (2). Toutefois, nous estimons *à priori* que la température, quelquefois très-élevée de la salle du vaporarium de cette dernière station (elle atteint jusqu'à 40°), et le procédé trop primitif par lequel on mitige cette température, quand elle est trop forte, ne constituent ni le dernier terme du bien-être, ni celui du progrès. Patissier condamne avec raison les inhalations froides, telles qu'il les a vu pratiquer à Allevard et à Marlioz. Elles maintiennent en effet les malades dans une atmosphère humide et fraîche qui ne peut que leur être préjudiciable.

Le *humage* est un procédé d'inhalation directe, que Lambron a inauguré à Bagnères-de-Luchon, et qui se pratique également à Cauterets. Le malade applique sa bouche à une petite distance d'un tuyau d'aspiration dans lequel arrivent les vapeurs sulfhydriques. Suivant cet hydrologue distingué, cette

(1) Collin, mémoire cité, p. 310.

(2) Rotureau, *Des principales eaux minérales de l'Europe*. Paris, 1859, p. 688.

pratique a, sur le séjour dans les salles d'inhalation, des avantages nombreux; elle soustrait le malade à l'action de l'humidité, elle lui présente les vapeurs sulfhydriques dans leur pureté native, et l'exonère de la nécessité d'un séjour plus ou moins prolongé dans une atmosphère confinée. Nous ne savons si ce procédé est suivi dans d'autres établissements thermo-sulfureux, mais il nous paraît constituer un moyen très-doux et très-commode de médicamentation topique. Patissier a adressé au humage le reproche de provoquer la toux, mais il ne semble pas que cet inconvénient soit réel.

5° *Respiration d'eau poudroyée.* Depuis que l'ingénieuse idée de poudroyer les eaux médicamenteuses a été mise en avant par Sales-Girons, ce procédé a été appliqué à un certain nombre d'eaux sulfureuses; la salle de respiration de l'établissement de Pierrefonds, établie en 1857, réalise, sous ce rapport, toutes les conditions de commodité et de bien-être. Elle contient trois appareils poudroyeurs qui reçoivent de l'eau sulfureuse portée à 23 ou 24° c., et cette eau, chassée par le jeu impulsif d'une pompe foulante, s'échappe quand on ouvre le robinet, se brise contre de petits disques de zinc, et se répand sous forme de nuage dans l'atmosphère. Les malades se garantissent par des chaussures et des vêtements cirés contre l'impression de l'humidité et du froid. Eh bien, nous avouerons que ces précautions mêmes nous tiennent en défiance contre cette pratique. On dit bien que le coryza d'initiation disparaît vite et que les bronchites sont rares; nous appréhendons néanmoins une pareille atmosphère pour les phthisiques, si impressionnables au refroidissement. L'inhalation nous paraît bien préférable, et, à défaut de celle-ci, nous aimerions mieux l'inspiration d'eaux poudroyées par les instruments portatifs de Sales-Girons (1), le *néphogène* de Mathieu ou par le pulvérisateur de Lüer, pratique qui est aux salles de respiration ce que le humage est aux salles d'inhalation.

Nous avons eu fréquemment recours à la pulvérisation soit pour modifier l'état du larynx dans les cas de laryngite chronique, soit pour combattre certaines toux spasmodiques dont

(1) Voyez Rapport de M. O. Henry (*Bulletin de l'Acad. de médecine*, 9 septembre 1856, t. XXI, p. 1081), et Rapport de M. Bouillaud (*Bulletin de l'Acad. de méd.*, 2 janvier 1861, t. XXVI, p. 204).

nous parlerons plus tard, soit enfin pour porter des liquides hémostatiques dans les bronches lorsque nous avions à lutter contre des hémoptysies opiniâtres, et nous considérons ce moyen comme devant entrer dans la thérapeutique régulière de la phthisie. Ce n'est qu'une ressource accessoire, sans aucun doute, mais une ressource utile et dont il convient de ne pas se priver.

Ce mode particulier d'atmiâtrie ayant, dès son apparition, élevé des prétentions ambitieuses que l'expérience ne pouvait justifier, il en résulte, par une exagération en sens inverse, qu'on lui a dénié toute utilité. Les principaux reproches qui ont été adressés à l'inhalation des eaux poudroyées ont été : 1° de soumettre les malades à l'action d'une humidité froide qui par leur action directe sur les bronches ou par l'imprégnation des vêtements les expose à contracter des bronchites; 2° de ne pas faire pénétrer les liquides pulvérisés au delà de l'arrière-gorge, et de n'exercer par suite qu'une action thérapeutique équivoque; 3° d'affaiblir par l'évaporation les propriétés actives des eaux sulfureuses naturelles, de les désulfurer, et, par suite, de ne pas atteindre le but qu'on se propose. Il convient d'examiner la valeur de ces différents griefs.

L'inconvénient de faire courir aux phthisiques les risques de contracter des bronchites est plus apparent que réel ; on peut d'ailleurs l'éviter aisément en employant des appareils qui dirigent en quelque sorte vers la bouche le jet de l'eau poudroyée (le néphogène de Mathieu a plus particulièrement cet avantage) en recouvrant la tête et le haut du corps d'une enveloppe imperméable; enfin en chauffant à l'aide d'une lampe à alcool la poussière aqueuse au moment de son émersion quand la nature du liquide est telle que cette élévation de température ne puisse le décomposer. D'ailleurs l'expérience ne m'a pas appris que cette crainte eût un fondement sérieux.

Dès les débuts de la méthode dite *respiratoire*, on contesta la réalité de la pénétration jusqu'aux bronches de l'eau pulvérisée. Pietra-Santa (1), René Briau (2), Fournié, de l'Aude (3),

(1) Pietra-Santa, *Les Eaux-Bonnes (Basses-Pyrénées). La pulvérisation, état de la question.* Paris, 1861, et *Les Eaux-Bonnes*, 1 vol. in-12, 1862, p. 127.

(2) De Briau, *Effets de la respiration de l'eau minérale pulvérisée.* (*Gazette hebd. de méd.*, 5 et 11 avril 1861.)

(3) Fournié (de l'Aude), *De la pénétration des corps pulvérulents gazeux*

Delore (1) nièrent cette pénétration, dont Demarquay, Moura-Bourouillon, Sales-Girons (2), Poggiale (3) affirmèrent, au contraire, la réalité. Une opinion éclectique, et qui a pour elle une grande vraisemblance, admet que l'eau pulvérisée très-finement se comporte à la manière des gaz aériformes et pénètre avec le courant inspiratoire, que celle, au contraire, qui n'a pas une ténuité suffisante s'arrête, en les mouillant, sur la muqueuse pharyngienne et sur l'orifice supérieur du pharynx. C'est celle qu'a fait valoir Sales-Girons, par l'organe de Gavarret, dans la présentation qu'il a faite en 1861 à l'Académie de médecine d'un nouveau pulvérisateur des liquides.

L'altération des eaux sulfureuses pendant leur pulvérisation est un reproche grave, s'il est fondé. Il a été formulé principalement par Poggiale et par Pietra-Santa. Le premier évalue à 60 pour 100 la perte en acide sulfhydrique qu'éprouve l'eau d'Enghien quand elle est pulvérisée; une solution artificielle d'hydrogène sulfuré dans l'eau s'affaiblit aussi notablement par la pulvérisation; enfin, suivant son appréciation, les eaux sulfurées sodiques ne subissent qu'une altération médiocre, et celle-ci varierait suivant la nature de l'appareil employé; elle serait plus forte avec le néphogène de Mathieu qu'avec le pulvérisateur de Sales-Girons.

Quant au refroidissement, il est réel, et il a son explication physique dans la vaporisation elle-même. Par les appareils portatifs, on y remédie très-imparfaitement en chauffant l'eau au moment où elle se divise (les eaux sulfureuses ne subissent pas impunément ce traitement), et par les salles de respiration en maintenant leur atmosphère à l'état de saturation aqueuse, ainsi que l'a indiqué Tampier, et en élevant sa température au-dessus de celle de l'eau minérale que l'on poudroie. Nous l'avons dit, c'est là une condition qui nous paraît fâcheuse pour les

volatils, solides et liquides dans les voies respiratoires au point de vue de l'hygiène et de la thérapeutique. (*Comptes rendus de l'Académie des sciences*, 1861, et Paris, 1862, in-8°, 76 pages.)

(1) Delore, *De la pulvérisation des liquides et de l'inhalation pulmonaire au point de vue thérapeutique.* (*Gazette médicale de Lyon*, 1er et 15 septembre 1861.)

(2) Sales-Girons, *Nouveau pulvérisateur des liquides.* (*Bullet. de l'Acad. de méd.*, 7 février 1865. t. XXX, p. 567.)

(3) Poggiale, *De la pulvérisation des eaux minérales et médicamenteuses* *Bullet. de l'Acad. de méd.*, janvier 1862, t. XXVII, p. 267, 799, 815.)

tuberculeux, et, sans adopter, dans tout ce qu'elle a d'exclusif, l'opinion des médecins qui prescrivent dès à présent les salles de respiration et voudraient voir ce procédé disparaître de la thérapeutique hydrothermale des maladies de poitrine, nous estimons que l'information est encore incomplète et qu'il faut procéder à de nouvelles recherches. L'inhalation, qui n'est pas passible des mêmes reproches, mérite la préférence jusqu'à plus ample informé. Quant à l'usage des appareils portatifs, nous le considérons comme indiqué dans les cas spécifiés plus haut, mais il ne faut pas s'exagérer la portée de ce moyen, il peut atténuer utilement certains symptômes de la phthisie, mais on ne saurait raisonnablement rien lui demander au delà.

§ 3. *Indications et contre-indications.*

C'est précisément parce que les eaux thermales sulfureuses exercent sur toute l'économie une action stimulante très-énergique, que ces eaux ont des indications et des contre-indications précises. Ces indications et ces contre-indications se rapportent : 1° à la forme de la phthisie ; 2° à son degré ; 3° à l'absence ou à la présence d'un état d'éréthisme circulatoire ; 4° à la disposition plus ou moins grande aux congestions ou aux hémoptysies.

Il est des phthisies qui s'accommodent mieux que les autres de la médication thermo-sulfureuse. La phthisie des lymphatiques et des scrofuleux est dans ce cas (1) ; elle correspond, en effet, à cette forme que les Allemands désignent sous le nom de *torpide*, et il y a moins à craindre de ne pas arriver chez eux à une stimulation suffisante que de la dépasser. Patissier signale toutefois, comme susceptibles d'être employées dans ce cas, quelques eaux sulfureuses qui, par leur minéralisation peu considérable et leur température médiocre, ne sont que peu ou point stimulantes. Telles sont la source *Baudot* aux Eaux-Chaudes, qui n'a que + 27° et qui, distante de 4 kilomètres

(1) A. Dumoulin, *Des conditions pathogéniques de la phthisie au point de vue de son traitement par les eaux minérales.* Paris, 1855. L'auteur admet que la phthisie scrofuleuse est la seule curable, et il vante contre cette forme l'efficacité de la médication chlorurée sodique.

seulement des Eaux-Bonnes, devrait, suivant cet hydrologue, être toujours employée comme préparation aux Eaux-Bonnes; la source *Hontalade*, à Saint-Sauveur, les sources de Saint-Honoré; celle de Pierrefonds ; celle de Weilbach (Nassau), qui est froide, à 13°; celle de Labassère, etc.

En ce qui concerne le degré de la phthisie, on peut dire qu'il faut moins le déterminer par les signes physiques que révèlent l'auscultation et la percussion, que par ceux qui sont fournis par les conditions générales de la santé, par l'état de la nutrition. Pidoux a dit avec raison qu'on est quelquefois moins malade avec une phthisie au troisième degré qu'avec une phthisie qui n'a pas dépassé le premier, et cela est parfaitement exact; la gravité d'une phthisie est en effet moins accusée par l'étendue des lésions qu'elle a produites, que par ses allures stationnaires ou désorganisatrices. On ne saurait donc admettre que la constatation d'une caverne exclue l'idée des eaux, si, par ailleurs, l'état général n'est pas mauvais et si la nutrition n'a pas trop souffert (1).

Quant à l'état de la circulation, il y a là une question grave et qui n'est pas complétement résolue. Durand-Fardel estime que les sujets chez lesquels la fièvre s'allume aisément doivent s'abstenir des eaux sulfureuses. Buron pense au contraire que l'état fébrile n'est pas une contre-indication absolue. « S'il devait en être ainsi, dit-il à ce sujet, on pourrait admettre bien peu de phthisiques au bénéfice du traitement hydrosulfureux. Une pratique de quinze années a fait naître dans mon esprit une conviction tout opposée. Il faut distinguer entre la colliquation et la fièvre qui revient à intervalles presque réguliers chez les malades dont les tubercules se ramollissent. » Buron a cité, à l'appui de cette assertion, le cas d'une malade en plein ramollissement, c'est-à-dire dévorée par la fièvre, ayant du gargouillement sous une des clavicules et dont la phthisie s'arrêta pendant plusieurs années sous l'influence des eaux de Cauterets. Ce fait est intéressant sans doute, mais il ne

(1) Ce point de pratique a été très-diversement jugé : le docteur Andrieux considère les Eaux-Bonnes comme indiquées surtout dans le premier degré de la phthisie; de Puisaye doute de leur utilité à cette époque et craint qu'elles ne produisent un mouvement fluxionnaire autour des tubercules; Darralde croyait qu'elles pouvaient être prescrites à toutes les périodes, en tenant compte surtout des conditions de l'état général. (*Discussion sur le traitement de la phthisie.* — *Ann. de la Société d'hydrologie*, t. IV, p. 436.)

force pas notre conviction, et nous pensons que la médication thermo-sulfureuse est dangereuse dans des cas pareils, et qu'il faut toujours attendre une de ces périodes d'apyrexie, comme il en survient entre les poussées de ramollissement tuberculeux, pour invoquer les bénéfices de cette médication. Est-il bien opportun d'ailleurs, et pour un résultat équivoque, de faire courir aux malades les hasards d'un voyage fatigant, d'une rupture d'habitudes et d'un changement de climat, alors qu'ils présentent ces accidents aigus qui demandent avant tout des précautions et des ménagements?

La disposition aux congestions et aux hémoptysies est une contre-indication formelle. Ici deux conditions fâcheuses interviennent en effet : la stimulation produite par le traitement lui-même et l'influence de l'altitude; toutes les deux conspirent à rappeler les hémoptysies. Darralde a insisté avec soin sur cette contre-indication, mais il semblait la rapporter exclusivement à l'action des Eaux-Bonnes; l'altitude élevée de cette station est un élément dont il faut aussi tenir compte. On doit donc, quand cette prédisposition existe et que la contre-indication n'est pas formelle, choisir des eaux d'une sulfuration peu énergique, entre celles-ci, les sources les moins actives, et éviter surtout les altitudes considérables. Les eaux froides ou d'une thermalité moyenne sont aussi préférables aux eaux très-chaudes. Cauterets, Bonnes, le Vernet (1) et Allevard, dont les altitudes varient de 992 mètres à 475 mètres, doivent être évitées pour ce fait, et Saint-Honoré et Amélie-les-Bains méritent la préférence.

Telle est la médication thermo-sulfureuse dans ses rapports avec le traitement de la phthisie pulmonaire, médication prodigieusement utile et dans laquelle nous avons une confiance extrême. Aurions-nous donc rencontré là le spécifique de la phthisie? Pas le moins du monde; mais nous n'avons pas eu de mécompte, puisque nous savions ne pas l'y trouver. Le traitement hydrosulfureux ne *guérit* pas la phthisie dans le sens absolu du mot; mais il peut mettre l'économie dans des conditions telles, que les productions tuberculeuses ne s'accroissent

(1) Le docteur J. Anglada, qui soutient dignement au Vernet un nom cher à l'hydrologie médicale, m'a dit avoir constaté plusieurs fois cette influence défavorable des eaux thermo-sulfureuses chez les phthisiques en état de fièvre et enclins aux hémoptysies.

pas, et que les périodes spontanées du sommeil de la diathèse se prolongent; il modifie ou fait même disparaître une expectoration qui impose à l'économie une spoliation fâcheuse; enfin il n'est pas improbable que ce traitement, surtout quand on le complète par les inhalations, puisse favoriser la cicatrisation des cavernes peu étendues en tarissant la sécrétion purulente que fournit la membrane pyogénique qui les tapisse. Nous considérons donc les eaux thermales sulfureuses comme complétant la tâche de la médication rasorienne, quand celle-ci a éteint la fièvre et ramené la phthisie à ces allures de chronicité qui indiquent seules l'utilité des sulfureux.

Nous avons certainement trop de respect pour ces médicaments si complexes et si singulièrement délicats que nous offrent les sources minérales, pour admettre qu'ils puissent être suppléés complétement par les sulfureux ordinaires, et même par les eaux sulfureuses naturelles lorsqu'elles sont transportées. De même qu'un corps organique est livré aux opérations d'une chimie inappréciable, mais agissante, aussitôt que la vie l'a abandonné, de même une eau minérale ne reste pas longtemps ce qu'elle était à la source; cela est vrai, surtout des eaux sulfureuses dont la constitution est peut-être encore plus délicate que celle des autres; d'ailleurs, écartât-on la question de composition, il resterait toujours celle de thermalité et nous croyons, avec madame de Sévigné, que cette chaleur n'est pas de la même nature que celle « de ces vilains fagots froids de Paris (1). » En éloignant donc les avantages hygiéniques du déplacement, du changement d'air des distractions, on ne saurait admettre que de l'eau sulfureuse transportée ait la même action que celle bue *vivante* à la source. Néanmoins cette ressource doit être utilisée dans certains cas, et les Eaux-Bonnes et celles de Labassère (2) peuvent rendre des services en boissons ou poudroyées par les appareils indiqués plus haut.

(1) Madame de Sévigné, *Lettres*, édit. Grouvelle. Paris, 1820, t. V, p. 99.

(2) On sait que l'eau de Labassère, qui jaillit à deux heures de Bagnère-de-Bigorre, y est journellement transportée, et qu'on l'y conserve après l'avoir échauffée au bain-marie dans les sources thermales mêmes, et mélangée à du lait.

Article II. — Chlorure de sodium et médication chlorurée-sodique.

Nous avons parlé, à propos de la diète lactée, de l'emploi du chlorure de sodium chez les phthisiques et nous avons rattaché son utilité à la propriété remarquable dont jouit ce condiment, d'exciter l'appétit et de contribuer à l'engraissement. On sait que A. Latour a cherché à faire prévaloir l'utilité du sel marin dans le traitement de la phthisie, et qu'exagérant une idée qui a un fondement réel, il a voulu expliquer l'action de certaines eaux sulfureuses, les Eaux-Bonnes entre autres, par les quantités évidemment très-insignifiantes de chlorure de sodium qu'elles renferment. Durand-Fardel considère la médication chlorurée-sodique comme très-puissante pour prévenir le développement de la phthisie chez les individus qui y sont prédisposés par le lymphatisme ou la scrofule; mais il pense que ce moyen doit être proscrit une fois que la phthisie est confirmée (1). N'y a-t-il pas là un peu d'exagération et croit-on que les eaux chlorurées sodiques, moins excitantes en réalité que les eaux sulfureuses, doivent être redoutées plus que celles-ci, une fois que la phthisie est déclarée? Il y a évidemment une lacune sur ce point de la médication thermo-minérale dans la phthisie.

Les eaux chlorurées sodiques ont été divisées par Durand-Fardel en trois groupes : 1° eaux chlorurées sodiques faibles au-dessous de 1 gr. 50 cent. de sel marin ; 2° eaux moyennes entre 1 gr. 55 cent. et 3 gr. ; 3° eaux fortes au-dessus de 3 gr. Chacune de ces divisions comprend des eaux chlorurées sodiques simples, chlorurées sodiques sulfureuses et chlorurées sodiques bicarbonatées. Nous avons groupé ces eaux (p. 40) dans un tableau synoptique.

Les eaux chlorurées sodiques simples, telles que celles de Selters, de Luxeuil, de Bourbon-Lancy, ne sont guère employées dans le traitement de la phthisie. Les eaux chlorurées sodiques sulfureuses, celles d'Uriage, de Gréoulx, d'Aix-la-Chapelle par exemple, présentent associés deux principes médicamenteux qui doivent leur conférer une utilité réelle contre la phthisie,

(1) Rotureau, *Annales de la Société d'hydrologie médicale de Paris*, t. III. Séance du 2 mars 1857.

et il est bien à désirer que les médecins qui pratiquent auprès de ces sources les soumettent, à ce point de vue, à un examen attentif. Les eaux chlorurées sodiques bicarbonatées, principalement celles de l'Auvergne, ont été mieux étudiées. On peut ranger dans ce groupe le Mont-Dore, Royat, Chaudes-Aigues et Ems. Ces eaux sont thermales : la source Bertrand du Mont-Dore a une température de 45°; celle d'Eugénie à Royat 35°; celle de Chaudes-Aigues 72°; celle d'Ems 46°. Elles contiennent toutes du bicarbonate de soude en quantité variable de 0,39 à 1,09, du chlorure de sodium (de 1,01 à 0,13), des traces d'iode et d'arséniate de soude.

Allard, qui a publié un excellent travail sur l'utilisation de ces eaux dans la phthisie (1), partageant les idées de Pidoux, admet que c'est la phthisie, accompagnée d'antécédents ou de manifestations goutteuses ou rhumatismales, qui s'accommode le mieux de ces eaux. Il signale aussi l'établissement de la Bourboule comme pouvant rendre également des services réels dans cette affection.

Les eaux chlorurées sodiques fortes, telles que celles de Soden, de Balaruc, etc., sont en dehors de la liste des stations recommandées aux phthisiques. Cette proscription est-elle bien légitime? Je tiens du docteur Crouzet, inspecteur de Balaruc, que les poitrinaires qui vont dans ces thermes y chercher la guérison d'autres maladies, ne souffrent nullement de l'usage de ces eaux, et d'un autre côté, Kolb et Thilenius, médecins de Soden, vantent, avec une sorte d'enthousiasme, les effets de ces dernières sources dans le traitement de la phthisie. Leur minéralisation est beaucoup plus considérable que celle de Balaruc (11 gr. de chlorure de sodium au lieu de 6 gr. 8 cent.). Rotureau, dans la discussion qui s'est élevée sur ce point à la Société d'hydrologie (séance du 1er février 1858), a contesté ces résultats mais sans leur opposer des faits. Ils nous paraissent de nature à encourager l'essai des eaux thermales chlorurées sodiques, surtout dans la forme scrofuleuse de la phthisie pulmonaire.

Le Mont-Dore, Royat et Ems sont les seules de ces eaux sur lesquelles nous donnerons quelques détails.

(1) Allard, *Traitement de la phthisie pulmonaire par les eaux de l'Auvergne.* (*Ann. de la Société d'hydrologie médicale*, t. IX, p. 406.)

I. Mont-Dore (Puy-de Dôme) (1). Altitude de 1,046 mètres. La source de la Madeleine, la plus employée dans le traitement de la phthisie, a une température de 45° c. Établissement hydro-thermal complet. Bains de baignoire et de piscine. Salles d'inhalation et de respiration. Douches, etc. Climat variable; matinées et soirées fraîches. Fréquence des brouillards et des orages. Saison médicale, juillet et août. Les phthisiques sont soumis à l'usage de l'eau de la Madeleine à l'intérieur, à la dose progressivement croissante d'un demi-verre à quatre verres par jour, et aux inhalations. Il faut toutefois redouter la température élevée des salles d'inhalations pour les sujets enclins aux congestions ou aux hémoptysies.

II. Royat (Puy-de-Dôme). Altitude 450 mètres. Saison médicale, du 1er mai au 30 septembre. Durée de la cure, de quinze à vingt jours. La source principale a une température de 35° c. Salles d'aspiration. Piscines à eau courante.

III. Ems (Duché de Nassau). Altitude de 95 mètres. Thermalité variant de 29 à 47°. La source de Kesselbrunnen contient, par litre, 1 gr. 9 cent. de bicarbonate de soude, 1,01 de chlorure de sodium et 0,67 cent. d'acide carbonique, le résidu salin est de 3,51 par litre. Ces eaux jouissent en Allemagne d'une grande réputation dans le traitement des affections catarrhales et de la phthisie pulmonaire. Becquerel a apporté un témoignage en faveur de leur utilité dans le traitement de cette dernière affection, et Doring et Vogler ont admis que non-seulement elles agissaient sur les tissus avoisinant les tubercules, mais encore sur ceux-ci, qui subissent sous leur influence une sorte de retrait de ratatinement et deviennent dès lors indifférents au tissu pulmonaire. Cela est purement hypothétique sans doute, comme Rotureau l'a fait ressortir avec raison, mais ce médecin a nié, d'une manière trop absolue, l'utilité des eaux d'Ems, qui paraissent susceptibles de rendre des services réels dans le traitement de la phthisie.

En résumé, les eaux chlorurées sodiques ne semblent pas avoir été suffisamment étudiées en ce qui concerne leur emploi dans la phthisie. L'augmentation de l'appétit et consécutivement la reprise de la nutrition; une action spéciale contre le

(1) Voyez J. Mascarel, *Nouvelles recherches sur l'action curative des eaux du Mont-Dore dans la phthisie pulmonaire*. Paris, 1865.

lymphatisme, une influence résolutive sur les engorgements pulmonaires pérituberculeux, peut-être enfin un rôle actif dans l'artérialisation du sang, sont autant de présomptions d'utilité qui recommandent cette catégorie d'eaux, principalement les chlorurées sodiques sulfurées et les chlorurées sodiques bicarbonatées, à l'attention sérieuse des hydrologues.

Article III. — Iode et médication hydro-minérale iodo-bromurée.

L'emploi des préparations d'iode contre la phthisie a eu pour point de départ cette pensée que la diathèse tuberculeuse est une production à peu près constante de la scrofule, si elle ne se confond pas avec elle. Des arguments d'une grande valeur ont été opposés à cette manière de voir, et si on ne nie pas que la diathèse scrofuleuse puisse se transformer par l'hérédité et aboutir au tubercule, on ne peut pas contester davantage que très-souvent la phthisie se développe chez des individus indemnes personnellement de toute tare scrofuleuse. Mais il est une forme particulière de phthisie décrite par Morton et constatée par tous les observateurs, et qui s'accompagne de l'habitus ordinaire de la scrofule. On ne saurait la considérer comme aussi grave que d'autres formes; plus souvent qu'elles, en effet, elle affecte une marche remarquable vers la chronicité et prend les allures de la phthisie torpide. C'est celle-là seulement qui indique l'usage des préparations iodiques en tant que médicaments antidiathésiques. On sait l'abus que l'on a fait et que l'on fait encore de ce beau médicament auquel on attache bien gratuitement dans la phthisie des idées de spécificité thérapeutique, et qui est employé un peu à tort et à travers dans toutes les formes et à toutes les périodes de cette affection. A notre avis, les indications de l'iode se rencontrent surtout à deux époques extrêmes de l'évolution de la phthisie pulmonaire : 1° au début, alors qu'on peut espérer, en modifiant l'état lymphatique ou strumeux, arrêter l'affection dès son origine; 2° à une époque avancée, quand la marche de la maladie étant enrayée et la fièvre décidément tombée, on a à remplir ce double but de modifier l'état général dans un sens défavorable à l'éclosion de nouveaux tubercules, et de diminuer ou de faire disparaître les altérations de tissu et l'engorgement qui persistent dans les portions du poumon avoisinant les tubercules. Cette action résolutive de l'iode et surtout de l'iodure de potassium n'a peut-être pas attiré jusqu'ici l'attention autant qu'elle méritait de le faire.

Nous n'avons pas l'intention d'entrer dans la longue énumération des formes sous lesquelles l'iode a été administré dans la phthisie pulmonaire (1), et nous indiquerons seulement l'association de l'iode aux huiles de poisson comme une des plus avantageuses. On administre, en effet, en même temps, deux médicaments dont l'opportunité est souvent parallèle, et l'absorption de l'iode, présenté à l'économie sous la forme dite *alimentaire*, paraît plus assurée et plus facile. Les eaux bromo-iodurées, en particulier celles de Saxon (Suisse), qui contiennent, indépendamment des bromures, 0,11 c. d'iodures de calcium et de magnésium, celles de Wildegg, beaucoup moins actives, sous ce rapport, mais renfermant des proportions très-fortes de chlorure de sodium; enfin les eaux de Challes (Savoie) sont des stations hydro-minérales qui conviennent au traitement de la scrofule, et qui rendraient probablement des services dans la forme torpide de la phthisie scrofuleuse. Je dis probablement, car cette question de thérapeutique a été trop peu étudiée pour être passible actuellement d'une solution précise.

Nous reviendrons bientôt, du reste, sur cette question de l'iode à propos des atmosphères artificielles médicamenteuses.

Article IV. — Phosphore.

L'importance que joue le phosphore dans la constitution des liquides et des tissus de l'organisme, l'abondance avec laquelle ce principe est éliminé de l'économie sous forme d'acide phos-

(1) Le docteur Bouyer a eu la pensée d'incorporer certains médicaments actifs (iode, iodure de potassium, fer, arsenic, mercure) au lait, de façon à les rendre plus inoffensifs et plus facilement assimilables. En ce qui concerne l'iode, il a préparé un lait iodique, un sirop de lait iodique, une poudre de lait iodique et un chocolat de lait iodique. Chaque cuillerée à soupe de sirop de lait iodique ou de poudre de lait représente 0,04 centigr. du médicament; chaque tablette de chocolat, 0,03 centigr. La dose est d'une demi-cuillerée à soupe pour les adultes, d'une cuillerée à café pour les enfants, deux fois par jour. On dissout le sirop dans une tasse d'eau bouillante. Richelot (*Union médicale*, 9 mai 1865) prodigue les plus grands éloges à ces préparations. Nous y adhérons volontiers, pourvu qu'on n'y voie qu'une forme avantageuse d'administration de l'iode et non pas un spécifique.

phorique dans diverses maladies, surtout dans celles qui atteignent profondément la nutrition, sont autant de raisons qui ont conduit à penser qu'il y avait avantage à restituer cette substance à l'économie. C'est celte indication qui a fait recommander le phosphore dans la phthisie pulmonaire, et la présence de ce principe dans l'huile de morue a été invoquée comme l'une des causes de l'incontestable efficacité de ce médicament. Sans admettre qu'une part aussi large puisse y être faite à l'iode et au phosphore, nous estimons cependant que les idées professées par divers auteurs, surtout par les Allemands, sur l'importance du phosphore au point de vue de la formation normale des tissus, appellent un sérieux examen.

Pour l'introduction des principes phosphorés dans l'économie, on peut se servir ou bien de matériaux alimentaires, dans lesquels prédomine cette substance, ou bien du phosphore lui-même et de ses divers composés.

La nourriture substantielle prescrite habituellement aux phthisiques et fondée sur l'usage principal des viandes succulentes, des matières grasses, etc., introduit dans leur organisme des quantités notables de phosphore. L'hygiène trouve donc dans la *diète fibrineuse*, convenablement instituée, un moyen d'obvier à cette pénurie du phosphore. Mège-Mouriès a préconisé une fécule qui rend des services réels chez les enfants, et dans laquelle entre une notable proportion de phosphate de chaux. Les œufs sont aussi des aliments très-phosphorés. Gobley a constaté, en effet, que le jaune contenait sur 100 p. 2,22 de matières phosphorées sous la forme d'acide phosphoglycérique et de phosphate de chaux et de magnésie; c'est donc à ce titre, mais surtout à titre d'aliments gras, que les œufs peuvent entrer utilement dans l'alimentation des phthisiques. Les aliments de mer, poissons, mollusques, qui contiennent de fortes proportions de matières phosphorées, sont dans le même cas. Les vertus si vantées des huîtres tiennent en partie sans doute à cette particularité de composition.

Il y a quelques années, Baud a recommandé, dans toutes les maladies chroniques avec épuisement et débilité, notamment dans la phthisie, une substance dite *phospholéine*, qui offre à l'absorption des quantités sensibles de phosphore en combinaison avec les corps gras de la substance nerveuse des animaux. Pour préparer la phospholéine, on prend une partie de moelle de bœuf très-fraîche qu'on lave avec de l'eau alcoolisée, qu'on broie ensuite et qu'on étend d'eau aiguisée d'alcool. On filtre; on ajoute le quart du poids de sucre blanc, et on évapore dans le vide ou au bain-marie, mais à une température qui ne doit jamais dépasser 30°. L'extrait sirupeux, ainsi obtenu, est desséché, puis réduit en poudre. La phospholéine contient du sucre, des corps gras, de l'albumine, du soufre et du phosphore. La dose est de 10 grammes de poudre, renfermant 1 gr. 25 de matière phosphorée. Sans admettre avec Baud, qui peut en cela être légitimement soupçonné d'enthousiasme, que la médecine ait dans la *phospholéine* le moyen de produire une *transfusion nerveuse*, il est incontestable néanmoins que cette substance réunit aux propriétés nutritives des corps gras les avantages de l'administration du phosphore sous une forme douce et inoffensive. Aller plus loin, c'est certainement se leurrer d'une illusion. N. Gueneau de Mussy, qui a expérimenté ce médicament dans le traitement de la phthisie pulmonaire, ne paraît pas très-édifié sur ses vertus curatives, mais l'auteur n'accepterait probablement pas (et il aurait raison) la substitution proposée par N. G. de Mussy de l'usage alimentaire de cervelles fraîches à la poudre de phospholéine (1). Garot a extrait de la moelle allongée des animaux de boucherie une graisse phosphorée qui, mélangée au sucre, donne une poudre analogue à la *phospholéine*. Ces *aliments médicamenteux* peuvent avoir leur utilité, mais on ne saurait leur demander davantage.

Le phosphore est d'une administration difficile et même dangereuse. Bien que la substitution du phosphore rouge amorphe au phosphore blanc ait réalisé, sous ce rapport, un double progrès, cependant ce médicament ne sera jamais manié qu'avec une certaine hésitation et on lui substituera plus volontiers les composés dans lesquels il entre sous une forme inoffensive. Tels sont les hypophosphites alcalins. On sait que, il y a quelques années, un médecin américain, le docteur Francis Churchill, a préconisé leur emploi dans le traitement de la phthisie pulmonaire; comme de raison, il ne manque pas de leur attribuer une action spécifique (2). L'appauvrissement de

(1) Gueneau de Mussy, *Leçons cliniques sur les causes et le traitement de la phthisie pulmonaire*. Paris, 1860, p. 87.

(2) Francis Churchill, *De la cause immédiate et du traitement spécifique de la phthisie pulmonaire et des maladies tuberculeuses*. Paris, 1858.

l'économie en principes phosphorés est le fait théorique sur lequel il basait cette médication. Elle fit un très-grand bruit, occupa la presse et les sociétés savantes, et devint bientôt l'objet d'expérimentations cliniques très-sérieuses. Or, cette épreuve décisive ne lui fut pas favorable. Trousseau fut obligé de confesser l'insignifiance des résultats qu'il avait obtenus. Vigla arriva à cette conclusion que l'hypophosphite de chaux non-seulement ne touchait pas au fond de la maladie, mais encore qu'il n'avait pas prise sur ces éléments morbides secondaires, toux, expectoration, insomnie, etc., que tant de médicaments, inhabiles par ailleurs à guérir la phthisie, modifient cependant d'une manière favorable (1). Seul, Dechambre, tout en niant la spécificité curative des hypophosphites alcalins, a cru leur reconnaître une utilité relative, comme moyen de relever la nutrition et de calmer certains symptômes pénibles. Sur dix cas où Dechambre a eu recours aux hypophosphites, une seule fois l'état local s'était amendé au bout de quatre mois et demi ; une fois il était resté stationnaire au bout de quatre mois ; huit fois il s'était aggravé au bout de quatre mois, trois mois, deux mois, cinq mois, quatre mois, trois mois et demi. Quant à l'état général, cinq fois l'amélioration a été évidente ; une fois il ne s'est opéré aucun changement appréciable ; quatre fois il y a eu aggravation (2). En somme, on voit que le bilan de ce moyen thérapeutique n'a rien de bien favorable. Si on voulait y recourir comme moyen de restitution du phosphore, on pourrait employer l'hypophosphite de soude à la dose de 0,50 à 2 gr., continuée pendant plusieurs mois ; mais ce que nous venons de dire montre qu'on aurait grand tort, à notre avis, de faire un fond sérieux sur ce médicament.

Article V. — Arsenic.

Une étude attentive des effets physiologiques et thérapeuti-

(1) Vigla, *Journal de chimie et de pharmacie*, février 1858.

(2) Dechambre, *Gazette hebd. de méd.*, 1858. La méthode de Francis Churchill n'a pas été jugée moins sévèrement en Angleterre que chez nous. A l'hôpital Brompton, le docteur Quain a constaté que sur 22 phthisiques soumis à l'usage des hypophosphites, 16 n'en ont éprouvé aucune amélioration, il y a eu du mieux chez 6 autres, mais ce mieux n'a été durable que pour un seul. (*Bulletin de thérap.*, 1860, t. LVIII, p. 555.)

ques produits par les arsenicaux a donné, dans ces dernières années, la certitude que ces agents qui, à doses élevées, portent une atteinte si profonde et si rapide à la vie, pris en petite quantité, au contraire, relèvent l'appétit, stimulent la nutrition et augmentent l'énergie vitale. Et de là vient que l'arsenic est employé actuellement avec de remarquables avantages dans les affections marquées au coin d'une asthénie profonde ou d'une détérioration nutritive avancée. Isnard (1) a fait ressortir tout le parti que l'on peut tirer de ce médicament héroïque dans les diverses cachexies. Il a constaté, comme l'avait déjà observé Bouchut, que l'arsenic est extrêmement utile dans les diverses formes de la scrofule et dans le lymphatisme. Si l'on se reporte à ce que nous avons dit de l'influence de ces deux états constitutionnels sur la production de la phthisie, on se fera une idée de l'importance du rôle que les arsenicaux peuvent jouer dans le traitement de cette dernière affection. « La médication arsenicale, dit Isnard, donne des résultats véritablement extraordinaires par leur rapidité et leur constance dans la période ultime de la phthisie pulmonaire avec fièvre hectique, consomption, tubercules ramollis ou suppurés et cavernes. D'abord les redoublements fébriles sont affaiblis, abrégés, suspendus : cet effet est immédiat ; il a lieu dès les premiers jours du traitement. La fièvre diminue et cesse à son tour. Les sueurs nocturnes, l'éréthisme général et l'insomnie suivent la même progression décroissante. La peau, de sèche et brûlante qu'elle était, ne tarde pas à devenir fraîche et naturelle, malgré une certaine fréquence du pouls, d'ailleurs particulière à la convalescence des maladies graves. Ces résultats attestent à un haut degré, dans la fièvre hectique, la supériorité de l'arsenic sur le sulfate de quinine, dont l'action inconstante et fugace exige souvent des doses élevées, se trouve bientôt arrêtée par les limites de la tolérance et ne s'étend pas, du reste, au delà des paroxysmes fébriles, sur les autres symptômes de la maladie. A mesure que la fièvre cède, l'appétit, les fonctions digestives, la nutrition, se réveillent avec une surprenante énergie ; les vomissements, la diarrhée ou la constipation disparaissent, la fraîcheur, la coloration des tissus, les forces, l'embonpoint, renaissent ; toute la physionomie se transforme. Ces effets commencent à se pro-

(1) Isnard, *De l'arsenic dans la pathologie du système nerveux*. Paris, 1865.

duire dès la fin de la première semaine et se prononcent chaque jour davantage. Bientôt la reconstitution générale de l'organisme rejaillit sur les lésions locales et amène les plus remarquables résultats : la toux, l'oppression et l'expectoration se modèrent ; les crachats, en se réduisant, perdent de plus en plus le caractère purulent pour devenir simplement muqueux ; tout enfin révèle le travail de réparation qui s'effectue dans les bronches et les cavernes pulmonaires (1). »

Cette action reconstituante de l'arsenic, qui a été, du reste, constatée dans la phthisie par des observateurs d'une grande autorité, en particulier par Trousseau (2), est extrêmement remarquable, et en admettant même que les résultats qu'on en obtient soient essentiellement précaires (quel moyen peut prévaloir contre une phthisie arrivée à la période de colliquation?), il n'en ressort pas moins des trois observations de cachexie tuberculeuse rapportées par Isnard, que l'arsenic donne à cette période ultime de l'affection ce que nul autre médicament ne pourrait donner, en ce sens qu'il relève énergiquement la nutrition et arrête, pour un temps, la marche des accidents colliquatifs. Isnard va plus loin, et il se demande si l'arsenic, employé avec persistance et alors que des lésions pulmonaires irrémédiables ne se sont pas encore produites, n'est pas susceptible d'enrayer définitivement la phthisie dans un bon nombre de cas. Le médicament n'agirait, suivant lui, ni contre la diathèse, ni contre le produit tuberculeux lui-même, mais il relèverait la nutrition, stimulerait l'énergie vitale et mettrait ainsi l'économie dans des conditions opposées à celles qui font naître ou qui aggravent la tuberculisation pulmonaire. Les trois observations qu'il invoque à l'appui de cette manière de voir offrent un intérêt réel. La première est relative à une phthisie héréditaire avec tubercules ramollis dans les deux poumons, consomption, fièvre hectique. De l'acide arsenieux est donné pendant trois mois : la phthisie s'arrête et, deux ans après, le malade pouvait être considéré comme guéri. Cette observation, il faut le remarquer, concerne un sujet de quarante-cinq ans, et elle a, par cela même, moins de valeur, parce que les phthisies qui se manifestent à cet âge

(1) Isnard, *op. cit.*, p. 222.
(2) Trousseau, *Clinique médicale de l'Hôtel-Dieu*, 2e édit. Paris, 1865.

accusent souvent une tendance spontanée à la guérison. La seconde observation a plus d'importance, parce qu'il s'agit d'une jeune femme issue d'une mère morte de phthisie et tombée dans la colliquation tuberculeuse après un premier accouchement et une tentative infructueuse d'allaitement, conditions dans lesquelles, on le sait, la phthisie ne s'arrête guère. Un an après, elle avait recouvré toutes les apparences de la santé. Si cette période est courte pour admettre une guérison absolue, le résultat obtenu par l'arsenic n'en est pas moins très-frappant. Le troisième fait relaté par Isnard est celui d'un jeune homme de vingt et un ans, atteint de cavernes unilatérales et chez lequel ces lésions, compliquées de pleuropneumonie intercurrente et d'épanchement pleurétique, avaient produit un véritable marasme. Ici la guérison a été moins complète, mais le fait thérapeutique de l'extrême utilité de l'arsenic pour arrêter la marche de la phthisie, ou tout au moins pour la ralentir, ne ressort pas moins de cette observation (1). Il y a très-certainement là un moyen énergique et puissant, et qui appelle de nouvelles recherches.

L'arsenic a, en thérapeutique, une réputation équivoque et que la toxicologie lui a faite. Si l'esprit humain se laisse conduire par des mots, il se laisse aussi conduire par des impressions, et celle-ci pèsera longtemps sur l'avenir thérapeutique de ce médicament précieux qui, à tout prendre, est moins dangereux que certains alcaloïdes végétaux, strychnine, digitaline, etc., que nous manions tous les jours. L'atténuation des doses initiales, leur fractionnement, permet d'adapter ce médicament à toutes les organisations, quelque impressionnables qu'elles soient, et l'on peut dire avec Isnard que, n'en déplaise à sa réputation, c'est un des médicaments les *plus commodes et les plus innocents*. Les enfants, et c'est là un fait remarquable, semblent même le mieux tolérer que les adultes. Chez les uns et les autres cette tolérance peut s'obtenir d'emblée, et une fois établie, elle persiste pendant deux, trois mois, peut-être même indéfiniment.

Dans le traitement de la phthisie pulmonaire, la médication arsenicale peut être instituée à l'aide de l'arsenic lui-même, ou des eaux minérales qui renferment ce principe.

(1) Isnard, *op. cit.*, observ. LXXXIV, LXXXV et LXXXVI, p. 235.

Isnard recommande de préférence l'acide arsenieux en solution aqueuse. Voici sa formule :

Acide arsenieux.	0,20 centigr.
Eau.	1 litre (1).

On fait bouillir dans un ballon en verre, pendant trente minutes environ, 100 grammes d'eau avec cette quantité d'arsenic. La dissolution opérée, on ajoute le reste du liquide et on agite vivement, de manière à obtenir un mélange complet. Chaque 50 grammes de cette solution répondent à trois cuillerées à bouche et contiennent 1 centigramme d'acide arsenieux.

On peut aussi faire préparer des pilules d'un milligramme d'acide arsenieux et en donner progressivement de deux à dix par jour.

Les eaux minérales qui contiennent de l'arsenic sont très-nombreusés, mais il faut distinguer celles qui en contiennent des *doses chimiques* de celles qui en renferment des *doses thérapeutiques*. Les premières sont extrêmement nombreuses, et leur nombre ira croissant toujours au fur et à mesure que l'analyse hydrologique fera des progrès. Les eaux d'Hamman-Mez-Koutin, près de Constantine, celles de Bussang, de la Bourboule, de Vichy, du Mont-Dore, en présentent des quantités très-sensibles, et il est même permis de se demander si le Mont-Dore ne doit pas à ce principe l'efficacité dont il jouit contre certaines formes de la phthisie (2). Quoi qu'il en soit, c'est là une question pratique qu'il est extrêmement intéressant de mettre à l'étude.

CHAPITRE IV

INDICATIONS QUI SE RAPPORTENT A LA NUTRITION.

S'il est important d'arrêter aussitôt qu'on le peut le travail inflammatoire dont les poumons tuberculeux sont si habituellement le siége, de prévenir ou de détourner les fluxions congestives qui se font vers la poitrine et de combattre l'élément diathésique, il ne l'est pas moins, une fois qu'on a déféré à ces

(1) Isnard, *op. cit.*, p. 245.

(2) Mascarel, *Nouvelles recherches sur l'action curative des eaux du Mont-Dore dans la phthisie pulmonaire*. Paris, 1865.

indications, de tout faire pour relever la nutrition et pour compenser les pertes que l'organisme a subies. La nécessité de cette sorte d'entraînement a frappé de tout temps les observateurs, et quelques-uns d'entre eux, exagérant une idée pratique vraie, ont fait de l'alimentation à outrance la base d'une méthode thérapeutique de la phthisie. C'est ainsi que May en Angleterre, à la fin du siècle dernier, et Salvadori en Italie, ont préconisé l'emploi d'un régime tonique et fortifiant comme la médication la plus rationnelle à opposer aux progrès de cette affection. Les idées de May ont été reprises et développées, dans ces derniers temps, par Steuart d'Erskine, qui recommande le beefsteack et le porter comme les deux meilleurs médicaments à administrer aux phthisiques. Sans vouloir accepter ces idées browniennes dans ce qu'elles ont d'absolu, nous pensons néanmoins qu'il faut nourrir les phthisiques, mais nous pensons aussi qu'il faut y aller avec ménagements et se défier de ces excentricités diététiques qui, depuis quelques années, nous viennent de temps en temps d'outre-Manche ou des bords du Rhin. D'ailleurs, sur ce point comme sur tous les autres, il ne faut pas de règle absolue ; le degré de l'affection, sa forme, la constitution du sujet, sont autant d'éléments qui doivent entrer en ligne de compte dans la prescription d'un régime tonique ou fortifiant.

Il est essentiellement basé sur l'emploi des analeptiques, c'est-à-dire des aliments qui, sous un petit volume, contiennent une grande somme de matériaux assimilables et qui sont, par suite, doués d'une puissance restauratrice énergique. Leur utilité est subordonnée à deux conditions essentielles : il faut que le malade accuse pour eux un certain degré d'appétence et que leur estomac les tolère facilement. Ces analeptiques peuvent être empruntés à la classe des aliments gras, des aliments fibrineux ou des aliments féculents et sucrés.

Article I. — Analeptiques gras.

Les analeptiques gras jouent dans la diététique de la phthisie pulmonaire un rôle dont l'importance est accusée par la tendance à l'amaigrissement qui est caractéristique de cette affection. Cette maigreur s'accuse même quelquefois dès le début, à une époque où les malades n'ont pas encore subi de déperditions humorales, et on a pu même se demander si l'amaigrissement, au lieu d'être toujours un effet de la phthisie, n'en était pas quelquefois la cause. La maigreur des convalescents, celle des personnes épuisées par de longues privations ou minées par des passions tristes, celle des adolescents dont la croissance est trop rapide, semblent (la diathèse étant supposée) des causes provocatrices du développement de la phthisie. Sans qu'on puisse s'expliquer cette relation, il suffit qu'on la constate pour montrer le prix qu'il faut attacher à ramener les phthisiques, autant qu'on le peut, à un embonpoint relatif et à profiter, pour les nourrir d'une façon substantielle, de toutes les périodes pendant lesquelles la fièvre disparaît ou du moins tombe sensiblement.

La persistance du mouvement fébrile, l'alanguissement de l'appétit par la séquestration et le défaut d'exercice, les pertes humorales diverses qu'éprouvent les malades par l'expectoration, les sueurs, quelquefois aussi la diarrhée, portent, avons-nous dit, chez les tuberculeux une atteinte habituellement très-grave à la nutrition, et l'on est obligé d'employer des artifices variés pour y remédier. Tous les moyens médicamenteux ou hygiéniques qui contribuent à relever l'appétit tendent à ce but, mais on y arrive directement par une alimentation riche et substantielle, susceptible de fournir à la nutrition les éléments qui lui font défaut. Entre ces aliments, les corps gras jouent un rôle éminemment utile, en ce sens qu'ils ralentissent le mouvement de destruction organique et retardent, par suite, le moment où le marasme atteindrait des proportions inquiétantes. Beaucoup de médecins ajoutent à ce rôle des aliments gras une influence antidiathésique et pensent qu'ils agissent moins comme analeptiques que comme médicaments iodo-phosphorés ; il est possible, en effet, qu'ils aient, sous ce rapport, une certaine action médicamenteuse, mais ce qu'on peut affirmer, c'est qu'elle est singulièrement primée comme importance par leurs propriétés réparatrices, et que c'est à celles-là surtout qu'il faut rapporter une bonne partie de leur efficacité.

Bouchardat s'est attaché à faire ressortir la relation qui existe entre la production de la phthisie et l'insuffisance ou la mauvaise utilisation des corps gras alimentaires, et il a établi en fait que « la continuité dans la perte des *aliments de la calorification* (quand elle atteint des proportions considérables) conduit à la tuberculisation pulmonaire. » La fréquence de la phthisie chez les diabétiques lui paraît passible de cette interprétation. La glycosurie dispose à la phthisie, parce qu'elle entraîne la déperdition de quantités énormes de sucre qui peuvent s'élever quelquefois jusqu'à un kilogramme par jour. La calorification, exigeant pour se maintenir des proportions d'autant plus considérables d'aliments respiratoires que la température extérieure est plus basse, on peut s'expliquer ainsi pourquoi les animaux de nos ménageries ou de nos volières, transportés des colonies en France, y succombent si habituellement de la phthisie ; si les perroquets et les perruches font exception à cette loi, ils doivent ce privilége à leur alimentation qui se compose surtout de chènevis, qui renferme plus de 50 pour 100 d'huile. De même aussi, et pour chercher un exemple dans l'espèce humaine, les nègres transportés en Europe y succombent à la phthisie dans une proportion effrayante et qu'expliqueraient, suivant Bouchardat, l'insuffisance des aliments de la calorification et leur mauvaise utilisation (1). Ces vues ingénieuses de notre savant collègue peuvent être contestées dans ce qu'elles ont d'absolu, et le problème étiologique de la phthisie est certainement plus complexe qu'il ne le pense ; mais il n'en est pas moins vrai que la pénurie d'aliments gras ou adipogènes, et l'influence d'une température extérieure froide et humide, sont des conditions dans lesquelles les individus simplement prédisposés deviennent très-souvent phthisiques. C'est dire tout le prix qu'il faut attacher à l'introduction dans le régime des malades de quantités suffisantes de vin, de fécules et surtout de corps gras.

Les analeptiques gras qui sont employés dans le traitement de la phthisie sont assez nombreux ; les huiles de poisson, le beurre, la crème de lait, sont les seuls dont nous nous occuperons. Les huiles grasses végétales ont, indépendamment de leur indigestibilité, une efficacité contestable ; l'huile de pieds de bœuf et le lard sont dans le même cas ; il en est autrement du lait employé comme régime exclusif, comme diète particulière, il agit principalement par les matières grasses qu'il contient et qu'il présente à l'économie sous une forme facilement di-

(1) Bouchardat, *De l'étiologie et de la prophylaxie de la tuberculisation pulmonaire*. (*Supplément à l'Annuaire de thérapeutique pour* 1861, p. 1.)

gestible et assimilable. C'est un analeptique gras très-utile, mais ce n'est pas autre chose.

§ 1. *Huiles de poisson.*

Les huiles de poisson, employées empiriquement dans certaines localités, et depuis un temps immémorial, contre des affections diverses (maladies vermineuses, rachitisme, rhumatisme, etc.), ne sont guère entrées que depuis trente ans dans la thérapeutique de la phthisie, et elles y ont joué jusqu'à ces dernières années un rôle prépondérant, on pourrait dire abusif, qu'il s'agit maintenant de restreindre dans des limites raisonnables. Cet abus, contre lequel les meilleurs esprits réagissent aujourd'hui, dérive de cette pensée que l'huile de poisson agit dans la phthisie par une propriété occulte, spécifique, que c'est un médicament qui s'adresse au fond même de cette affection ; il n'en est rien : ce n'est qu'un agent déférant à des indications spéciales limitées et n'ayant qu'un rôle très-utile mais parfaitement accessoire dans cette thérapeutique complexe des indications, la seule qu'il soit de la dignité de l'art et de l'intérêt du malade d'instituer contre la phthisie. Les huiles de poisson relèvent quelquefois, d'une manière merveilleuse, la nutrition et les forces des tuberculeux ; elles leur donnent une fraîcheur et un embonpoint relatifs, mais elles ne les guérissent pas. Le plus sûr moyen de discréditer un agent thérapeutique, c'est d'en exagérer la portée. C'est ce qu'on a fait pour l'huile de morue ; il importe, dans l'intérêt même de cet agent si utile, dont la valeur ne tarderait pas à être méconnue si on ne réagissait contre cet engouement, il importe, dis-je, de tracer nettement ses indications et ses contre-indications.

Les huiles de poisson conviennent-elles à tous les phthisiques, à toutes les formes de la phthisie, à tous les degrés de la phthisie? Telles sont les trois questions qui se présentent tout d'abord à l'examen.

Les huiles animales, comme tous les médicaments, sont justiciables de l'influence des idiosyncrasies, et je ne parle ici ni des idiosyncrasies du goût qui opposent à son administration une répugnance parfois invincible, ni des idiosyncrasies digestives qui empêchent qu'elles soient tolérées, mais bien des conditions individuelles qui s'opposent au développement des effets curatifs de ces agents. Il arrive tous les jours, en effet, de voir des malades prendre 30 ou 40 grammes d'huile de morue par jour, la tolérer parfaitement, conserver l'intégrité de leur appétit, et chez lesquels cependant aucun des signes de la phthisie ne rétrocède, tandis que d'autres malades, placés dans des conditions identiques et arrivés au même degré de l'évolution tuberculeuse, retireront de cette médication un bénéfice réel. Ce sont là de ces faits qu'il faut se contenter de constater, mais qui ne sont susceptibles d'aucune explication. Il est évident que dans ces cas il faut, après une épreuve suffisamment démonstrative, suspendre l'huile de morue et s'en tenir à une expectation purement hygiénique.

Quelques auteurs ont opposé l'une à l'autre deux formes très-distinctes de la phthisie : l'une *torpide*, dont l'évolution est lente, silencieuse, s'accomplit au milieu d'un cortége de troubles sympathiques ou nuls ou médiocres, qui ne s'accompagne que de peu ou point de fièvre; l'autre *éréthistique*, dans laquelle la marche est rapide, aiguë, fébrile, et dont la succession des périodes est singulièrement pressée. Certainement, entre ces deux formes types, à contrastes accusés, il en est d'intermédiaires qui sont constituées par une alternance remarquable des phases de *torpidité* (qu'on me passe le mot) et de celles d'*éréthisme*, mais il n'en est pas moins vrai qu'elles indiquent deux modalités très-habituelles de la phthisie. Eh bien, l'on peut établir d'une manière générale que l'état fébrile contre-indique l'usage des huiles de poisson, en d'autres termes, que c'est seulement dans la forme ou dans les périodes apyrétiques de la maladie que ces agents déploient toute leur efficacité. Quand la fièvre s'allume, ce médicament reste inutile, et peut même provoquer des troubles digestifs qui sont une entrave à une bonne alimentation. Notre observation nous avait conduit à cette conviction, et nous avions adopté comme règle de ne jamais prescrire l'huile de foie de morue aux tuberculeux fébricitants, lorsque nous avons trouvé, dans un remarquable mémoire de Duclos, cette interdiction formulée d'une manière catégorique. « J'insiste, dit-il, tout spécialement sur ce point, et je suis très-convaincu que c'est là que l'on doit chercher l'inefficacité du remède dans les cas où il a échoué. Autant on peut compter sur l'effet de l'huile en l'absence de fièvre, autant il serait imprudent de le faire quand [déjà la fièvre] s'est manifestée (1). » Nous croyons cette assertion parfaitement justifiée par l'expérience clinique, et nous ne comprenons guère qu'un médecin anglais, le docteur Williams, qui s'est cependant occupé avec beaucoup de sagacité de cette question de thérapeutique, ait émis cette assertion que les effets de l'huile de morue étaient d'autant plus frappants qu'on l'employait à une période plus avancée de la maladie, et qu'il ait attribué à cet agent la propriété de modérer les symptômes de colliquation et de faire tomber la fièvre. L'induction et l'expérience concordent pour faire rejeter cette manière de voir.

Comme corollaire de ce que nous venons de dire, nous ajouterons que l'huile de foie de morue trouve surtout son utilité dans la première période de la phthisie (période généralement apyrétique), qu'elle est également indiquée pendant les phases d'apyrexie qui séparent les unes des autres les diverses poussées de ramollissement, et que son emploi n'est justifiable, dans la troisième période, que quand les lésions pulmonaires ne sont pas très-étendues et surtout en l'absence de symptômes graves de colliquation.

On voit qu'il y a une sorte d'opposition réciproque entre les moments d'opportunité du tartre stibié à doses rasoriennes, et ceux des huiles de morue, le premier médicament n'étant utile que quand il existe de la fièvre, le second, au contraire, perdant toute efficacité dans ces cas. On peut tracer d'une manière générale le domaine respectif des deux médications en disant que l'huile de morue convient surtout pendant la première période de la phthisie et pendant les phases apyrétiques de la seconde, tandis que le traitement rasorien est indiqué quand la phthisie passe du premier au second degré et au moment où apparaissent les différentes poussées de fièvre de ramollissement.

Lorsqu'en 1837 les recherches de Kopp, de Hanau, de Hansmann, de Hopfer, de Gmelin, etc., démontrèrent que l'iode entrait pour des quantités très-sensibles dans la constitution de l'huile de morue (2), ce métalloïde précieux jouissait d'une telle faveur thérapeutique, qu'on n'hésita pas à lui rapporter les résultats favorables obtenus par les huiles de poisson. Si cette

(1) Duclos, *De l'emploi de l'huile de foie de morue aux diverses périodes de la phthisie pulmonaire*. (*Bulletin de thérap.*, t. XXXVIII, p. 395.)

(2) Voyez *Note sur la présence de l'iode dans l'huile de foie de morue*. (*Journal de pharmacie*, t. XXIII, p. 501.)

idée n'était pas sortie du domaine de la théorie, on eût pu se contenter d'en discuter placidement la légitimité; mais il n'en fut pas ainsi, et on afficha bientôt la prétention de remplacer ces médicaments naturels, dont le groupement constitutif n'est encore qu'imparfaitement connu, par des corps gras additionnés d'iode, et même par des iodiques divers : l'iodure de fer ou l'iodure d'amidon, par exemple. La thérapeutique doit protester contre ces pastiches grossiers qui trompent la crédulité des malades d'autant plus facilement qu'ils les exonèrent de l'obligation de prendre des médicaments d'un goût désagréable. Qu'on profite de la solubilité de l'iode, de l'iodoforme, etc., dans les huiles de poisson pour développer dans celles-ci certaines propriétés thérapeutiques, rien de plus légitime assurément; mais on ne saurait, sans préjudice, leur substituer des médicaments qui n'ont avec eux qu'une fausse analogie.

Les huiles de poisson agissent surtout comme analeptiques, comme corps gras, mais ce n'est pas à dire pour cela qu'il soit indifférent de leur substituer d'autres matières grasses (1); quand il s'agit de médicaments aussi complexes, l'analogie est un guide dangereux, et il faut se confier uniquement à l'expérience clinique. Or, elle a appris que les huiles de morue, de raie, de squale, de sardine, relèvent avec une énergie quelquefois merveilleuse les forces et la nutrition des phthisiques, elle n'a rien démontré de semblable jusqu'ici pour les huiles qu'on leur a substituées; il faut donc, jusqu'à nouvel informé, s'en tenir aux premières. Headlam Greenhow, qui a étudié très-scientifiquement cette question du mode d'action de l'huile de foie de morue dans la phthisie, semble incliner à penser qu'elle agit surtout comme moyen de récorporation, et il fait remarquer que l'accroissement de poids des malades est une présomption ou plutôt un signe d'utilité du médicament. Il a soigneusement pesé des phthisiques soumis à l'usage de l'huile de foie de morue à diverses époques de leur traitement, et a constaté que l'un d'eux avait acquis 2 livres (anglaises) en cinq mois environ; un second, 16 livres 1/2 en deux mois; un troisième, 22 livres en six mois; un quatrième, 15 livres en cinq mois et

(1) On a successivement essayé, comme substitutifs de l'huile de foie de morue : l'huile de pieds de bœuf, les huiles d'olive, d'amandes douces, etc.; Bouchardat préfère l'huile de chènevis (*cannabis sativa*), exprimée à froid, à raison de sa saveur agréable et de son peu de coloration.

demi; un cinquième, 15 livres en deux mois; un sixième, 1 livre 1/2 en quinze jours (1). Pour insuffisants qu'ils soient, ces résultats semblent indiquer au moins que ces agents sont des analeptiques puissants. Le même observateur a fait cette remarque extrêmement curieuse, si elle se confirme, que l'augmentation de poids a cessé chez ses malades lorsque, par l'usage de l'huile de morue, ils ont atteint leur poids normal, et que la continuation du médicament n'a pu leur faire dépasser cette limite.

L'acquisition de poids, la conservation de l'appétit, l'intégrité des fonctions digestives et la restauration corporelle, sont les criteriums qui indiquent l'opportunité d'insister sur cette médication. L'intolérance gustative ou digestive et l'absence de résultats curatifs tracent les limites de la persistance dans son emploi.

Le choix de l'huile de poisson semblerait à peu près indifférent s'il fallait s'en rapporter aux résultats de l'analyse chimique, qui ne note que des différences pondérales insignifiantes entre les principes essentiels des différentes huiles. C'est ainsi que les huiles de morue, de raie, de squale, offrent, sous le rapport des principes gras, de l'iode, des matériaux phosphorés, une analogie de composition qui semblerait rendre le choix tout à fait arbitraire; mais l'expérience clinique, qui a prononcé pour l'huile de morue, est restée incomplète pour les autres, et, jusqu'à nouvel ordre, il convient de s'en tenir à la première.

La question de la sorte commerciale d'huile de morue ne ne présente pas un moindre intérêt. On sait que l'on trouve dans le commerce de la droguerie cinq variétés d'huile distinguées par les épithètes de *vierge*, *ambrée*, *blonde*, *brune* et *noire*. Quelques médecins considèrent l'activité thérapeutique de ces huiles comme proportionnée à l'intensité de leur coloration; d'autres, au contraire, préfèrent les huiles ambrée et blonde aux autres, parce qu'elles concilient l'avantage d'une

(1) Des expériences faites en Angleterre par le docteur Pollock ont démontré avec quelle rapidité l'huile de foie de morue produit l'engraissement des animaux de boucherie. Des veaux, des porcs, des moutons, dont la nourriture était additionnée d'huile, ont pris un embonpoint extrêmement rapide; seulement ce résultat n'était plus obtenu quand on dépassait une certaine dose du corps gras. La diminution de l'appétit et par suite la réduction de la nourriture expliquent ce fait que la thérapeutique doit enregistrer.

activité thérapeutique suffisante avec celui d'inspirer moins de répugnance. Les analyses comparatives de Girardin et Delattre, en démontrant que l'huile ambrée contient, à poids égal, des proportions plus fortes d'iode, de phosphore et de soufre, sembleraient attribuer la prééminence à celle-ci. Pour nous, la question se réduit à une comparaison de tolérance gustative et de digestibilité (quand par ailleurs on est sûr de la provenance et du mode de préparation), et nous administrons d'emblée l'huile brune si les malades n'y répugnent pas trop. Les variétés moins colorées ne nous servent que comme moyen de ménager l'initiation ou de tourner une répugnance trop vive. Il est bien entendu que la question du prix de revient est aussi un élément de détermination dont il faut tenir un compte sérieux dans la médecine des pauvres.

L'importance du rôle que joue l'huile de foie de morue dans le traitement de la phthisie et la répugnance légitime qu'inspirent le goût et l'odeur de cette drogue ont dû inspirer des artifices très-variés pour en faciliter l'administration. On peut dire aujourd'hui que, grâce à l'imagination inventive des praticiens, les cas de répugnance insurmontable sont devenus purement exceptionnels; le courage des malades et la persistance des médecins en viennent presque constamment à bout. Il s'agit ici de faire accepter un médicament qu'on ne peut guère, dans des cas déterminés, remplacer par aucun autre, et le médecin ne saurait, pour arriver à ce résultat, avoir trop de ressources à sa disposition. Il faut bien reconnaître que si l'huile de morue est habituellement mal supportée, si elle détermine souvent des accidents d'indigestibilité qui obligent à suspendre momentanément son emploi ou même à y renoncer d'une manière complète, il faut plus souvent encore accuser son mode défectueux d'administration qu'une répugnance idiosyncrasique. Plusieurs moyens se présentent pour tourner ce dégoût. L'enrobage de l'huile liquide constitue le meilleur, quand il est combiné de façon à permettre l'ingestion d'une quantité suffisante d'huile. Les capsules gélatineuses ont l'inconvénient de coûter assez cher et de présenter l'huile sous un volume qui répugne aux malades et fatigue leur estomac. Nous préférons de beaucoup l'enveloppement dans du pain azyme, procédé auquel nous recourons très-habituellement depuis qu'il nous a été indiqué par notre ami, le docteur Maisonneuve, professeur à l'école de médecine de Rochefort, et qui atteint parfaitement le but. Une rondelle de pain azyme de $0^m,08$ de diamètre est imprégnée d'eau, puis appliquée sur une cuiller à bouche sur laquelle elle se moule. On verse dans le creux environ une cuillerée à dessert d'huile, les bords sont relevés et on remplit la cuiller avec de l'eau simple ou aromatisée avec un peu d'essence de menthe. Le paquet qui surnage est dégluti d'un seul coup et sans que les malades perçoivent ni la saveur ni l'odeur de l'huile. Ce procédé d'enrobage, que nous avons étendu à l'huile de ricin, est plus économique que celui de la capsulation, et il permet de prendre en trois fois de 20 à 25 grammes d'huile de morue par jour. Certaines substances jouissent de la propriété de masquer ou de faire disparaître complétement la saveur ou plutôt l'odeur de l'huile de morue. Les essences d'anis ou d'amandes amères sont dans ce cas. Beauclair et Viguier ont recommandé la formule suivante :

Huile de foie de morue.	20 grammes.
Sucre porphyrisé.	25 —
Carbonate de potasse.	1 —
Essence de menthe.	6 gouttes.
Essence d'amandes amères.	2 —

On triture le carbonate de potasse avec l'huile, on ajoute le sucre et les essences. L'huile se saponifie, et l'essence de menthe et celle d'amandes amères en masquent l'odeur. Ce procédé mixte, qui combine la solidification de l'huile avec sa désinfection, a l'inconvénient de ne pas être usuel et d'exiger une manipulation dispendieuse. L'essence de menthe ou mieux l'essence d'anis mélangées à l'huile remplissent, au contraire, très-bien le but (1). Il y a quelques années, j'ai constaté que l'huile de morue additionnée d'iodoforme et d'essence d'anis

(1) Grimaut a proposé, en 1860, d'employer la nitro-benzine à la désinfection de l'huile de morue. Sept ou huit gouttes de nitro-benzine rectifiée et lavée à la magnésie suffiraient pour désinfecter 100 grammes d'huile blanche en lui donnant un goût sucré et une odeur d'amandes amères. (*Bulletin de thérap.*, 1860, t. LVIII, p. 219.) L'usage de l'essence d'amandes amères et des préparations cyaniques pour désinfecter l'huile de morue a été indiqué par Sauvan (d'Agen) et Jeannel (de Bordeaux). Un des procédés consiste à agiter fortement dans un flacon un volume d'huile avec un ou deux volumes d'eau distillée de laurier-cerise ; on laisse reposer et on décante. Jeannel dit que des malades ont pu prendre jusqu'à 100 grammes par jour d'une huile ainsi préparée sans en ressentir le moindre inconvénient.

perd une grande partie de son odeur rebutante, et j'ai recours à cette préparation quand l'indication se présente d'associer l'iode à l'huile de morue. J'emploie alors cette formule :

Huile de foie de morue blonde.	100	grammes.
Iodoforme.	0,25	centigr.
Huile essentielle d'anis.	10	gouttes.

L'odeur fragrante de l'iodoforme et de l'anis masque assez complétement celle de l'huile de morue; de plus, l'iodoforme étant, de tous les composés iodiques, celui qui, à poids égal, renferme le plus d'iode, on peut, en administrant trois cuillerées à bouche ou 30 grammes de ce mélange, introduire dans l'économie 0,05 centigr. d'iodoforme, c'est-à-dire plus de 0,05 centigr. d'iode métallique. Les malades auxquels j'ai administré comparativement l'huile de morue ordinaire et celle additionnée d'iodoforme et d'essence d'anis ont été unanimes pour considérer cette dernière comme infiniment préférable pour le goût et l'odeur.

L'addition de sel fin, dont on saupoudre l'huile au moment de l'ingérer, fait disparaître en partie sa saveur fade et nauséeuse, et si l'on prend la précaution d'obturer les narines pour empêcher l'odoration du médicament, au moment où il est dégluti, il est accepté sans trop de répugnance. Le sel a d'ailleurs l'avantage de faciliter la digestion de l'huile de morue, qui, comme tous les corps gras, a besoin d'être relevée par un condiment. Trousseau prescrit quelquefois l'huile dans une tasse de café noir ou de lait bien chaud; il recommande de plus aux adultes de se laver la bouche avec une cuillerée d'eau-de-vie immédiatement avant et après l'ingestion de l'huile. L'eau de menthe, les pastilles de menthe anglaise, la glace, la mastication d'écorce d'orange (Frédéricq), l'eau-de-vie, rendent momentanément insensibles les papilles gustatives et facilitent l'administration de l'huile. Ferrand a indiqué un procédé qui paraît réduire au minimum les sensations désagréables d'odeur et de saveur que provoque l'ingestion de l'huile. Il consiste à se laver exactement la bouche avec une gorgée d'eau sucrée, à mouiller l'intérieur d'un verre, à y verser une petite quantité d'eau et à ajouter l'huile; on avale d'un seul coup et on boit une gorgée d'un liquide aromatique contenu dans un autre verre.

Dans les cas où les malades ne peuvent se résigner à affronter la saveur de l'huile de morue, on a eu la pensée de solidifier celle-ci et de l'administrer enrobée dans du pain azyme. Or, la solidification de ce médicament peut s'opérer : 1° à l'aide d'un intermède féculent ; 2° par saponification ; 3° par gélatinisation. Un médecin italien, Benedetti, a imaginé de solidifier l'huile de morue à l'aide de l'arrow-root, et il l'administre sous forme de bols. Le malade doit prendre de 16 à 20 de ces bols deux fois par jour ; le volume du médicament nous inspire peu de confiance dans l'efficacité de ce procédé. Nous avons indiqué plus haut la formule de Beauclair et Viguier pour la saponification de l'huile. Deschamp a préconisé également un savon à la soude caustique et à l'aide duquel on prépare des pilules de 20 centig., que l'on administre au nombre de 20 à 60 par jour. Cette formule est passible du même reproche que les autres. Mouchon a imaginé plusieurs modes de gélatinisation de l'huile de morue ; la gélatine, le blanc de baleine ou la gelée de *fucus crispus* sont les intermèdes qu'il emploie. L'une de ses formules est la suivante :

Huile de foie de morue.	60 grammes.
Blanc de baleine.	10 —
Sirop simple.	Q. S.
Rhum de la Jamaïque.	25 grammes.

On bat ensemble à chaud l'huile additionnée de spermaceti, le sirop et le rhum, et l'on coule dans un flacon à large goulot (1).

Nous avons dû entrer dans de longs détails sur ces modes variés d'administration de l'huile de morue, parce que le médecin qui ne les connaîtrait pas tous serait disposé à céder trop tôt aux répugnances des malades et se priverait ainsi d'une ressource extrêmement précieuse. Il importe de le remarquer, du reste, chez les gens très-nerveux, chez les femmes surtout, l'intolérance pour ce médicament est moins le fait d'une sensation olfactive ou gustative désagréable que d'une impressionnabilité réflective contre laquelle la persistance et le courage peuvent seuls prévaloir.

Ce n'est pas tout que d'amener les malades à consentir à

(1) O. Reveil, *Formulaire des médicaments nouveaux et des médications nouvelles*, 2e édit. Paris, 1865, p. 76.

prendre l'huile de morue avec une persistance convenable, il faut encore en assurer la digestion. Une précaution qui me paraît d'une très-grande importance pour arriver à ce résultat consiste à ne jamais administrer cet aliment qu'à un moment très-rapproché des repas, soit avant, soit immédiatement après. L'estomac le plus vigoureux ne saurait digérer un corps gras quand il est ingéré seul ; de l'anorexie, du pyrosis, quelquefois des crampes gastralgiques, sont le résultat de cette vicieuse administration qui compromet l'appétit et rend impossible une alimentation réparatrice (1). Prend-on, au contraire, l'huile en même temps que les aliments, elle se digère facilement et le bénéfice de la médication ne tarde pas à se prononcer. On ne saurait trop insister en même temps sur l'utilité d'un exercice actif, de la promenade, de la gymnastique, du changement d'air, comme adjuvants de l'emploi de l'huile. Elle ne se digère réellement que dans ces conditions et il faut attendre, autant que possible, pour la prescrire, que les malades puissent faire un exercice soutenu et habiter la campagne (2).

Les périodes ou les phases apyrétiques de la phthisie sont celles qui indiquent l'utilité de l'huile de morue, mais dans quelle mesure et pendant combien de temps ce médicament

(1) On sait que la digestion ou plutôt la division extrême des corps gras est une des fonctions du pancréas démontrée par Éberlé, en 1834. L. Corvisart a reconnu que le suc pancréatique a aussi pour fonction d'opérer la digestion des matières albuminoïdes, et que l'activité fonctionnelle de cet organe se lie d'une manière étroite à celle de la digestion gastrique, d'où la conclusion pratique qu'il importe de donner l'huile de morue aux repas et non dans leur intervalle. (Voyez L. Corvisart, *Collection de mémoires sur une fonction méconnue du pancréas, la digestion des aliments azotés*. Paris, 1857-1863.)

(2) Jeannel (de Bordeaux) a proposé, comme Beauclair et Viguier, pour faciliter la digestion de l'huile de morue, d'en former un *nutriment gras* en l'alcalinisant à l'aide du carbonate de soude pulvérisé. Voici sa formule :

Huile de foie de morue.	10	grammes.
Eau distillée.	20	—
Eau de menthe.	5	—
Carbonate de soude pulvérisé.	0,10	centigr.

Cette association nous paraît plus rationnelle, plus en rapport avec ce que nous savons de la physiologie des fonctions digestives que celle des acides. Cependant en Angleterre on emploie, dit-on, avec succès l'eau aiguisée de quelques gouttes d'acide nitrique comme véhicule de l'huile de foie de morue.

Bouchardat, de son côté, dit employer avec succès et depuis vingt ans une pâte faite avec des corps gras et des pancréas crus de pigeon; cet artifice rendrait très-facile la digestion et l'absorption des matières grasses.

doit-il être employé? Tels sont les deux points qu'il reste à préciser.

On peut dire d'une manière générale qu'on abuse de l'huile de foie de morue dans le traitement de la phthisie, et qu'on donne trop souvent ce médicament à des doses qui en compromettent l'utilité parce qu'elles amènent l'intolérance. Si on s'habitue à l'odeur et à la saveur de cette drogue d'autant plus qu'on en a pris plus longtemps, on arrive, par contre, très-vite à une sorte de saturation qui oblige à en suspendre l'emploi. Cette saturation est accusée : d'une part, par de la dyspepsie, de l'inappétence, et, d'autre part, par l'état stationnaire ou rétrograde du mouvement de réparation nutritive qui avait signalé le début de la médication. Sans vouloir préciser les doses moyennes du médicament dans les limites desquelles on doit se renfermer, on peut dire qu'elles varient de une à trois cuillerées à bouche par jour, c'est-à-dire de 10 à 30 grammes. On voit certains phthisiques ingérer des quantités doubles d'huile de foie de morue sans bénéfice pour leur nutrition, mais non sans préjudice pour l'intégrité de leur estomac. Il y a plus, quelques auteurs, le docteur Benson, en particulier, ont cru pouvoir attribuer à l'usage prolongé de ce médicament une certaine tendance à un état congestionnel et même inflammatoire des poumons, non-seulement dans les zones occupées par les tubercules, mais même dans des points éloignés. Sans admettre que cette assertion soit complétement justifiée, on doit remarquer qu'il ne s'agit point ici d'une médication énergique, perturbatrice, de laquelle on attend une action rapide, mais bien d'une médication lente, graduelle, à effets durables. En administrant l'huile de morue ou des médicaments congénères, on institue une véritable *diète grasse*, qui sera d'autant mieux tolérée et utilisée qu'elle sera conduite avec plus de lenteur et de ménagements.

La durée des périodes d'administration de l'huile de morue ne saurait non plus, sans graves inconvénients, être prolongée outre mesure. Ce serait un abus véritable que de la prescrire pendant des années entières comme on le fait quelquefois. Le malade se trouvât-il dans ces conditions d'état apyrétique signalées plus haut, comme indiquant l'opportunité du médicament, il serait encore utile d'en suspendre de temps en temps l'usage. Les périodes pendant lesquelles l'appétit est moins bon, celles surtout où les malades, pour une cause quelconque, ne peuvent prendre beaucoup d'exercice (1), doivent être choisies de préférence pour ces suspensions de traitement. Il est de remarque que l'huile de morue, toutes choses égales d'ailleurs, est mieux supportée l'hiver que l'été, probablement parce que dans cette dernière saison l'appétit est moins vif, et le praticien doit tenir compte de cette particularité. L'usage de la balance, accusant la moindre fluctuation dans l'embonpoint des malades, pourrait aussi servir de guide pour déterminer l'opportunité d'interrompre ou de continuer cette médication, et il est à désirer que ce moyen si simple, d'ailleurs, devienne d'une application plus générale qu'il ne l'est aujourd'hui.

§ 2. *Lait.*

La diète lactée a été considérée pendant longtemps comme un des moyens les plus efficaces contre la phthisie; mais au lieu de n'y voir autre chose qu'une alimentation analeptique grasse, de tolérance et de digestion faciles, on l'a transformée en une sorte de spécifique de cette cruelle affection. La place que nous accordons ici au lait à côté des huiles animales montre que, pour nous, ce n'est qu'un aliment susceptible, à raison de son assimilation facile et de sa richesse en principes gras, de réparer les pertes incessantes que fait l'économie et de retarder les progrès du marasme. Aller au delà, ce n'est pas seulement se bercer d'illusions décevantes, mais encore renoncer, sur la foi d'espérances qui ne se réaliseront pas, à l'emploi de moyens plus actifs et plus utiles. Cette manière d'envisager l'utilité du lait dans le traitement de la phthisie est en désaccord, sans doute, avec des traditions médicales anciennes, et elle heurte les idées populaires qui en conservent le reflet, mais nous la croyons fondée sur une exacte appréciation des faits.

La médecine antique connaissait et utilisait fréquemment

(1) « Ce n'est pas tout, dit Bouchardat, que de faire absorber les corps gras dans l'appareil digestif; il est aussi important d'en activer et d'en surveiller la dépense. Le premier et le plus sûr moyen pour atteindre ce but est un exercice énergique de chaque jour. Je recommande la marche accélérée autant que faire se peut, le jardinage, le labourage, l'opération de scier le bois, les jeux de billard, de paume, de balle, la natation, etc. » (*Loc. cit.*) — A notre avis, et c'est là aussi sans doute l'opinion de notre collègue, ces exercices énergiques ne conviennent que dans la période de prédisposition tuberculeuse.

cette ressource. Hippocrate conseillait, en effet, le lait aux poitrinaires; mais une fièvre vive lui paraissait une contre-indication formelle. C'est dire assez qu'il considérait cette affection, dans ce cas, comme justifiant l'application des règles diététiques qu'il avait formulées à propos des maladies aiguës en général (1). Arétée de Cappadoce (2), Cœlius Aurelianus, Alexandre de Tralles (3), Hoffmann, Cullen (4), Gui-Patin (5), etc., recouraient à la diète lactée et disaient s'en trouver à merveille. Le lait d'ânesse était surtout en honneur dans leur pratique. Hoffmann, en particulier, s'est montré partisan de la diète lactée, et il invoque en sa faveur le témoignage un peu suspect d'enthousiasme du passionné Gui-Patin, « qui cite des gens ayant vécu plus de quatre-vingts et quatre-vingt-dix ans pour avoir fait un usage habituel du lait d'ânesse. » Il mélangeait très-souvent ce lait avec des eaux minérales, surtout celles de Selters auxquelles il attribuait l'avantage de tenir le ventre libre. Baumes, qui écrivait à une époque où l'esprit moderne d'examen médical se dégageait, mais accusait cependant encore la forte et despotique empreinte de la tradition, a consacré (6) d'assez longs développements au traitement de la phthisie par le régime lacté; il indique avec des détails minutieux la manière dont il doit être conduit, et fait remarquer, avec Haller, que quelques personnes ne digèrent le lait que quand on en entremêle l'administration avec des tasses d'orangeade, et que, quand il pèse, il faut le couper avec une décoction de quinquina ou de quassia amara; s'il produisait de la diarrhée, il y ajoutait une décoction d'écorce de grenade et de cachou; dans le cas de pyrosis, il l'additionnait de magnésie pure ou de poudre d'yeux d'écrevisses; produisait-il de la flatulence, de l'eau d'anis ou de l'eau de fleurs d'oranger combattaient cette complication. Cependant, il faut bien le dire, malgré ce luxe de recommandations, Baumes ne

(1) Hippocrate, *Œuvres compl.*, édit. Littré, t. IV, p. 559, aph. 65, 5e section.

(2) « Si quis multum lactis potat nullo alio eget alimento in morbo, enim bonum medicamen est lac. » (*Principes artis medicæ :* Aretæi, *De Curat. diut. morbor.*, lib. I, cap. VIII, p. 90.)

(3) *Principes artis medicæ :* Alex. Tralliani, *De Febre hectica*, lib. XII, cap. IV, p. 328.

(4) Cullen, *Éléments de médecine pratique*, trad. Bosquillon. Paris, MDCCLXXXV, t. II, p. 910.

(5) Gui-Patin, *Lettres*, édit. Reveillé-Parise. Paris, 1846.

(6) Baumes, *Traité de la phthisie pulmonaire connue vulgairement sous le nom de maladie de poitrine.* Paris, an XIII (1805).

peut s'empêcher de laisser percer par moments un certain scepticisme à l'endroit des propriétés *curatives* du lait, et il réagit un peu contre l'enthousiasme avec lequel ses vertus ont été exaltées. « J'ai, dit-il, dans cet *aliment médicamenteux*, la plus grande confiance, mais je ne suis pas aveuglé par ses vertus au point de vouloir qu'on le considère comme l'ancre sacrée des phthisiques, comme un spécifique qui dispense de tout autre moyen (1). » On ne saurait dire mieux aujourd'hui ; et nous aussi, nous renfermons dans ces limites raisonnables la confiance que nous inspire le régime lacté dans le traitement de la phthisie.

Toutes les espèces de lait, quand, par ailleurs, il est de bonne qualité, peuvent être choisies pour les phthisiques ; mais le plus usuel, le lait de vache, est rarement employé dans ce cas, peut-être à cause de la généralisation de son emploi économique et de la peine qu'a notre esprit à reconnaître un modificateur médicamenteux dans une substance essentiellement alimentaire et que nous avons partout sous la main. Le lait de chèvre, le lait d'ânesse, le lait de jument et plus rarement le lait de femme, sont ceux dont l'usage est traditionnel dans le traitement de la phthisie. Ces différentes sortes de lait ont une composition chimique et une richesse nutritive très-sensiblement diverses, comme on peut en juger par le tableau suivant, dont les éléments ont été empruntés à différents auteurs : Becquerel et Vernois (2), Doyère (3), Lehmann (4), etc.

Analyse de différentes espèces de lait.

	BEURRE.	CASÉINE.	ALBUMINE.	SUCRE.	SELS.	EAU.	MATIÈRES SOLIDES.
Vache	3,20	3,00	1,20	4,30	0,70	88,6	12,40
Chèvre	4,40	3,50	1,35	3,10	0,35	88,3	12,70
Brebis	7,50	4,00	1,70	4,30	0,90	82,2	18,80
Jument	0,55	0,78	1,40	5,50	0,40	91,2	8,65
Anesse	1,50	0,60	1,55	6,40	0,32	89,2	10,57
Femme	3,2	3,3	Dosée avec la caséine.	4,7	2,00	86,8	13,2

(1) Baumes, *op. cit.*, t. II, p. 109.

(2) Becquerel et Vernois, *Analyse du lait des principaux types de vaches, chèvres, brebis, bufflesses, présentées au concours universel de* 1856. (*Ann. d'hygiène pub.*, 1857, t. VIII, p. 271.)

(3) Doyère, *Étude du lait au point de vue physiologique et économique*. (*Mém. de l'Inst. agronomique*, 1852, p. 252.)

(4) Lehmann, *Précis de chimie physiologique animale*. Paris, 1855.

On voit que le lait de vache, celui de chèvre et de brebis constituent un groupe très-homogène, caractérisé par la prédominance du beurre, celle du caséum et celle des matériaux solides. Le choix à faire entre ces espèces de lait pour le régime lacté des phthisiques est surtout une question d'approvisionnement facile. A ce titre le lait de vache devrait être usité de préférence.

Le lait de jument, le lait d'ânesse et exceptionnellement le lait de femme sont toutefois et de tradition, des laits médicamenteux, et la confiance en leur utilité est une sorte de dogme populaire que les médecins respectent plus souvent qu'ils ne le partagent. Ces trois sortes de lait forment, au point de vue de l'analogie de composition, un groupe aussi naturel que l'est celui constitué par le lait de chèvre, le lait de vache et celui de brebis ; ceux-ci sont des *laits gras*, ceux-là sont surtout des *laits sucrés*. Ils sont caractérisés par la petite quantité de leur beurre et l'abondance de leur lactose ou sucre de lait. C'est à sa richesse en sucre que le lait de jument doit de pouvoir être employé par les Tartares pour la fabrication d'une boisson alcoolique, le *koumiss*, dont nous avons déjà étudié les propriétés au point de vue de la thérapeutique de la phthisie. (Voyez p. 123.)

Le lait d'ânesse est d'un blanc bleuâtre, très-liquide, sucré, ressemblant par la composition au lait de femme. Il contient une très-petite quantité d'un beurre mou, rancissant vite (1), mais il se distingue de tous les autres par la forte proportion de sucre qu'il contient (6,40, celle du lait de vache étant 4,30), et il se rapproche beaucoup, sous ce rapport comme sous tous les autres, du lait de femme ; sa densité est de 1030 à 1035. Il est généralement acide ; le lait d'ânesse renferme peu de caséine, mais des quantités notables d'albumine, ce qui lui donne la propriété de mousser fortement au moment de la traite. Il contient moins de principes solides que le lait de chèvre, aussi est-il médiocrement nourrissant. Le lait d'ânesse est d'un usage encore très-répandu dans le traitement de la phthisie, et il n'est guère de grande ville et surtout de station d'hiver ou d'établissements thermaux, adaptés au traitement des affections chroniques de la poitrine, où on n'entretienne des

(1) Besnou, dans une analyse de lait d'ânesse qu'il a bien voulu faire sur ma demande, n'a trouvé que 0,85 de beurre, mais 7,52 de sucre sur 100.

troupeaux d'ânesses dont le lait est destiné à l'usage médicinal.

Le lait de femme a une densité analogue à celle du lait d'ânesse (1030 à 1034 environ). Il ne contient guère que 3 de matières grasses et 4 de sucre de lait. Il renferme 13,2 de matières solides sur 100 et l'emporte donc notablement à ce point de vue sur le lait d'ânesse ; il contient peu de caséine, mais des quantités considérables d'albumine, ainsi que Doyère l'a démontré le premier (1), et il dépasse sous le rapport des proportions des sels la richesse de tous les autres. Le lait de femme, il est à peine besoin de le dire, est celui qui présente le plus de variété dans les éléments qui le constituent; particularité dont on se rend aisément compte par la mobilité des conditions physiologiques, par l'influence d'une nourriture très-variée, celle des passions (2), etc.

Les médecins des siècles passés, qui ont exalté à l'envi les vertus curatives de la diète lactée chez les phthisiques, s'entouraient de précautions minutieuses qui ne nous semblent puériles aujourd'hui que parce que nous avons un peu perdu le sens pratique qui leur en faisait apprécier la valeur. On peut méditer avec fruit sur ce point les passages dans lesquels Cœlius Aurelianus (3) et Alexandre de Tralles (4) entre autres ont longuement insisté sur le choix de la femelle laitière, sur son hygiène, sur son alimentation. Ce dernier exigeait qu'on nourrît ces animaux avec de l'orge, du myrthe, des lentisques, etc., et il fait remarquer que du lait, obtenu dans ces conditions, se digérera beaucoup mieux, et n'aura aucune tendance à augmenter la diarrhée colliquative qui entraîne si rapidement les phthisiques. Hoffmann nourrissait également les ânesses laitières avec des herbes médicinales variées ; le lierre terrestre, la scabieuse, la pulmonaire, la véronique, la germandrée, étaient celles auxquelles il recourait de préférence. Que de soins minutieux, que de précautions! Et qu'on ne dise pas que tout cela était superflu. Il ne sera permis de l'affirmer que quand on aura fait des expériences contradictoires dans des conditions absolument

(1) Doyère et Poggiale, *Sur la présence dans le lait à l'état normal d'un principe albuminoïde déviant à gauche la lumière polarisée.* (*Comptes rendus de l'Acad. des sciences*, t. XXXVI, p. 430.)

(2) Vernois et Becquerel, *Du lait chez la femme dans l'état de santé et de maladie.* (*Ann. d'hygiène*, 1852, t. L.)

(3) Cœlius Aurelianus, *Morb. chronic.*, lib. III, cap. III.

(4) A. de Tralles, *de Arte medica*, lib. XII, cap. IV, *de Febre hectica.*

identiques. Ces minuties sont au moins un enseignement. Plût à Dieu que nous eussions aujourd'hui la patience de ces détails, nous qui composons gravement la diète lactée de nos malades avec un lait dont nous ne connaissons souvent ni la nature, ni les qualités, ni la provenance, lait qui n'est peut-être pas fourni deux jours de suite par le même animal; qui est recueilli aujourd'hui aussitôt après le part et demain six mois après! Il serait imprudent d'affirmer que les précautions dont s'entouraient nos devanciers nous conduiraient aux résultats énoncés par eux, mais nous n'avons pas logiquement le droit de les contester *à priori*, et si, comme nous le croyons, la diète lactée n'est qu'un mode de la médication analeptique, elle devait se montrer singulièrement plus efficace entre leurs mains qu'entre les nôtres (1).

On ne doit attacher qu'une importance secondaire au choix de l'espèce laitière. Le meilleur lait est celui que les malades tolèrent le mieux et pour lequel ils ont le plus d'appétence. Nos idées sur le mode d'action de cet aliment nous porteraient même à préférer (cette condition de tolérance obtenue) le lait de chèvre à raison des proportions considérables de beurre qu'il contient. La sapidité du lait d'ânesse et de jument est une condition de digestibilité facile; elle tient aux quantités élevées de sucre que renferment ces deux laits. Nous insisterons tout à l'heure sur l'utilité de relever le lait, comme du reste tous les aliments gras, par des condiments ou des aromates qui stimulent doucement l'estomac et augmentent ses aptitudes fonctionnelles.

L'usage du lait de femme dans le traitement de la phthisie est fort ancien. Arétée de Cappadoce l'indique comme favorable aux cachectiques : « *Hi namque alimento ut nuper in lucem*

(1) Fonssagrives, *Hygiène alimentaire des malades, des convalescents et des valétudinaires*. Paris, 1860, p. 625. — Petit-Radel a formulé ainsi le traitement par le lait d'ânesse : « La cure doit être faite au printemps et en automne. L'ânesse est mise au pâturage; on la nourrit de fourrages frais, de tiges presque mûres de froment et d'orge; on l'étrille soigneusement et on la munit d'une bonne litière. Le lait est trait dans un verre à goulot étroit plongé dans de l'eau tiède. On en prend un demi-litre une fois par jour à jeun ou en se couchant, et on se livre ensuite au sommeil. Le premier repas ne se fait que trois heures après. » (*Essai sur le lait considéré médicinalement sous ses différents aspects*. Paris, 1786, p. 99.) — Les conseils inspirés par la pratique des maîtres que nous venons de citer ne constituent pas, comme on est trop disposé à le croire, des minuties inutiles.

editi pueri egent. » Il ne veut qu'on recoure au lait d'ânesse qu'à défaut de cette ressource (1). Hérodicus le préférait comme étant plus *familier* et d'une nature plus rapprochée de la nôtre; Prodicus, Arétée, n'ont pas moins exalté les vertus du lait de femme; Baumes, qui invoque leur témoignage, rapporte, d'après Fournier, qu'un Anglais arrivé au dernier degré de la pulmonie, après avoir essayé d'une foule de remèdes, et fait inutilement un voyage à Montpellier, prit successivement deux nourrices et arriva en quatre mois et demi à une guérison complète (2). Il cite également le fait d'un phthisique qui recouvra la santé grâce au lait de sa femme, laquelle venait de perdre son enfant (3). On doit reconnaître que ces faits manquent de cette rigueur scientifique qu'on est en droit d'exiger d'essais de cette nature. Des idées un peu mystiques sur l'influence de la similitude des espèces, sur la possibilité d'une sorte de transfusion vitale du sein aux lèvres qui s'y attachent, et par-dessus tout un grain de sentiment et de poésie ont contribué à faire la fortune de ce moyen thérapeutique. Eût-il d'ailleurs une utilité bien démontrée, que l'impossibilité de recueillir une quantité de lait suffisante pour en composer un régime exclusif, le dégoût qu'il provoquerait et le ridicule qui s'attache à l'idée d'un allaitement direct, empêcheraient certainement d'en invoquer les bénéfices. Une prescription de cette nature ne manquerait pas d'évoquer le souvenir drolatique de la mère de Gargantua, et qui ne sait que chez nous l'*utile* n'a guère beau jeu là où le *plaisant* se montre (4)?

Quel que soit le lait employé, il est un certain nombre de

(1) *Principes artis medicæ*, t. X; — Cœlius Aurelianus, *Morb. chronic.*, liv. III, cap. III, p. 308.

(2) Voyez Guillaume Buchan, *Méd. domestique*, trad. Duplanil, Paris, 1783, 3e édit., t. II, p. 123, et Petit-Radel, Paris, 1786, p. 168. — Voyez aussi dans Morgagni le fait si complet et si instructif d'Étienne Cheli, de la république de Lucques, qui se soumit à l'usage du lait de femme et lui dut une guérison qui persista pendant quatorze années. — Galien avait une grande confiance dans ce moyen. Il en parle dans les termes suivants : « Ac mihi sane nihil ad hæc omnia lacte videtur præstantius, præcipue si quis ore apprehensa mamma muliebri lactet. » (*Epitome Galeni operum in quatuor partes digesta*, editio A. Lacuna. Lugduni, MDCXLIII. *De marasmo*, lib. unus, p. 392.)

(3) Émale et après lui Baumes (*op. cit.*, t. II, p. 74) ont invoqué contre l'emploi de l'allaitement direct par le lait de femme la crainte évidemment chimérique de voir la nourrice contracter la phthisie par le fait du contact des lèvres du malade avec le mamelon.

(4) Rabelais, *Œuvres*, édit. Desoër. Paris, MDCCXX. *Gargantua*, livre I, chap. VI. p. 17.

précautions dont il faut entourer son usage : toutes les fois que cela est possible, le lait devra être pris au moment de la traite; il est alors, en effet, dans toute son intégrité, dans toute sa vie; ses éléments constitutifs ont entre eux le groupement qui leur est le plus naturel, et enfin il a, à quelques degrés près, la température du sang dans lequel il va être importé. Serait-ce enfin émettre une idée trop mystique que de penser que la chaleur organique dont ce lait est imprégné est d'une nature autre que celle de nos foyers et peut lui communiquer des propriétés spéciales? Sydenham le pensait, et il n'avait peut-être pas tort. De plus, le lait puisé directement aux mamelles de la femelle laitière est dégluti avec une lenteur qui permet son mélange intime avec la salive, et il trouve là une condition de digestion facile. Par malheur, ce mode d'administration du lait n'est guère applicable qu'aux enfants, et si des adultes ont quelquefois demandé avec succès à des mamelles féminines la transfusion d'une vigueur qui leur manquait, ce sont des faits exceptionnels, et ce moyen peut, dans tous les cas, être suppléé par du lait récemment trait, maintenu à sa température organique, et rendu plus léger par la spumosité qu'il a prise au moment de la traite.

Le lait, comme tous les aliments gras, est lourd et indigeste quand il n'a pas une saveur relevée. Il est donc important de l'aromatiser et de le rendre plus sapide. Le sucre et le sel sont les deux condiments auxquels on a recours. Le sucre est, à vrai dire, le plus naturel, puisqu'il ne fait que renforcer la saveur propre à cet aliment, mais il a l'inconvénient d'émousser l'appétit, et lorsque le malade n'y répugne pas, le sel est de beaucoup préférable. Ce condiment peut y être introduit directement ou indirectement par la voie détournée d'une absorption confiée aux organes digestifs de la femelle laitière. C'est la méthode à laquelle A. Latour a donné la préférence en instituant les règles de son traitement lacto-chloruré qui consiste, comme chacun sait, dans l'administration au malade de lait de chèvre provenant d'un animal soumis à l'ingestion de doses journalières considérables de sel marin. Ce traitement, dont les règles méthodiques et minutieuses rappellent la manière des maîtres de l'antiquité, agit-il par le chlorure de sodium, ou plutôt ce condiment borne-t-il son action à maintenir l'appétit et à faire supporter aux phthisiques des quantités plus considérables de lait, c'est-à-dire de matières grasses? C'est l'interprétation que nous adopterions plus volontiers (1). Le régime chloruro-lacté a pris, grâce au talent bien connu de son préconisateur et aux résultats avantageux qui en ont été obtenus par d'autres médecins, une telle importance pratique, que nous devons en esquisser au moins les particularités les plus saillantes.

On se procure une chèvre jeune, d'une bonne santé, blanche de robe, afin que le lait ait moins l'odeur hircique, à poil luisant, bonne laitière et placée, par ailleurs, dans de bonnes conditions d'aération, d'habitat et d'exercice. Sa nourriture est composée d'un tiers d'herbes vertes ou de racines sèches et de deux tiers de son ou de croûtes de pain additionnées de 12 à 15 grammes de sel marin, quantité portée progressivement au maximum de 30 grammes. Cette alimentation, à laquelle peu de chèvres répugnent, est très-compatible avec l'entretien de l'animal dans un état parfait de santé. Le malade ne prend qu'une très-petite quantité de lait à la fois, mais à de courts intervalles. Il porte sur lui constamment une petite bouteille pleine de ce liquide et en aspire fréquemment des gorgées. Ce traitement dure au moins trois mois, quelquefois un an et même plus. Il convient particulièrement dans la première période de la phthisie, peut être tenté encore dans la seconde, mais échoue comme toutes les autres dans la troisième. La nourriture des malades exige aussi des recommandations spéciales. Des viandes de bœuf ou de mouton rôties ou grillées doivent en être la base. « Voici, dit A. Latour, comment j'ai coutume de formuler le régime alimentaire des malades : 1° plusieurs petits repas par jour, au lieu d'un ou deux copieux; 2° le matin, au lit ou dès le lever, une bouillie alternativement faite avec de la farine de maïs ou de la farine d'avoine bien cuite dans du bon lait de vache, additionné d'un peu de sel, sucrée et aromatisée avec un morceau de zeste d'orange ou de citron ; 3° à dix heures, une côtelette de mouton grillée, un fruit bien mûr de la saison; 4° à quatre heures, potage gras, bœuf rôti ou grillé assaisonné de cresson, légumes et fruits de la saison ; 5° à neuf heures, potage gras (semoule, sagou, tapioka); 6° la boisson, aux

(1) Les recherches de Boussingault, Dailly, Plouviez ont démontré l'influence du sel marin sur l'engraissement des bestiaux, influence que, du reste, les Romains connaissaient et utilisaient. (*Comptes rendus de l'Académie des sciences*, 23 novembre 1846.)

repas, se compose de vin vieux de Bordeaux mêlé d'infusion de quinquina (quinquina jaune en poudre 30 grammes; faites macérer à froid pendant deux heures; filtrez) (1). »

Ce régime institué d'une manière progressive, doit être employé avec persévérance; il faut le seconder, d'ailleurs, par toutes les conditions d'une bonne hygiène; par un gouvernement habile des exercices physiques et intellectuels; le choix d'un bon climat, etc.

Il serait difficile de dire quel est l'avenir réservé à cette méthode thérapeutique, mais elle se présente avec des garanties de sagacité et de loyauté qui la recommandent à la sérieuse attention des praticiens. Nous l'avons employée, une fois, sur une jeune fille de seize ans, arrivée à la troisième période de la phthisie (c'est-à-dire dans des conditions où, de l'aveu même de l'auteur, ce moyen ne réussit pas), et, cependant, il a été bien toléré et a agi d'une manière on ne peut plus favorable sur la nutrition. Il ne s'agit pas tant, nous le répéterons à chaque page de ce livre, de guérir la phthisie confirmée, résultat exceptionnel si ce n'est impossible, que de faire durer les phthisiques, d'enlever quelque chose aux éléments variés dont se compose cette synthèse morbide, et le régime chloruro-lacté, en relevant la nutrition, en excitant l'appétit, me paraît susceptible de déférer à une indication importante, celle de ralentir le déchet nutritif et les progrès de l'amaigrissement. Peut-être, en combinant cette méthode avec l'emploi de la médication rasorienne pendant les poussées fébriles de la phthisie, arriverait-on à de beaux résultats.

§ 3. *Beurre.*

Quelques praticiens, pensant que l'huile de morue agit surtout par sa qualité de corps gras, ont eu l'idée de prescrire le beurre aux phthisiques dans les cas où l'administration de l'huile provoque une répugnance invincible. Baglivi employait des bols de beurre frais sucré qu'il faisait prendre le soir pour calmer les toux opiniâtres (2). Il suivait, du reste, en cela, la

(1) Latour, *Note sur le traitement de la phthisie pulmonaire.* (*Union méd.*, 26 août, 2, 9, 16, 23, 30 septembre, 14 et 15 octobre 1856.)

(2) G. Baglivi, *op. omnia.* Parisiis, MDCCLXXXVIII, t. I. *Praxeos medicæ* lib. I, p. 157.

pratique de Galien qui donnait, comme expectorant, un mélange de beurre, de miel et d'amandes amères. Trousseau a publié la formule suivante d'un beurre chloro-bromo-ioduré :

Beurre frais.	125	grammes.
Iodure de potassium.	0,05	centigr.
Bromure de potassium.	0,20	—
Chlorure de sodium.	2	grammes.

Ce beurre médicamenteux est étendu sur des tartines minces et consommé dans le courant de la journée. Si, comme il est permis de le penser, le lait agit surtout à titre d'analeptique gras, la formule précitée répond à environ 2 litres de lait de chèvre. Seulement il ne faut pas oublier que le beurre est d'une digestion moins facile que le lait, et que beaucoup d'estomacs s'accommoderaient mal de cette quantité quotidienne de beurre. En tout cas, on doit remarquer que certaines habitudes nationales favorisent l'usage de ce corps gras, et qu'une condition indispensable pour qu'il soit digéré, c'est qu'on en relève la fadeur par un condiment. Le beurre sans sel provoquerait promptement une satiété insurmontable (1).

§ 4. *Crème de lait.*

La crème du lait n'est autre chose que de la caséine et du beurre renfermé encore dans ses vésicules, et mélangés d'une certaine quantité de sérum. Le barattage isole le beurre, et le caséum divisé constitue, avec les débris des vésicules et le sérum, ce liquide lactescent auquel on donne le nom de lait-beurre.

En 1861, me trouvant dans l'impossibilité de faire accepter l'huile de foie de morue à un malade, je songeais aux moyens de tourner cette répugnance, lorsqu'une personne très-intelligente et familiarisée avec les habitudes de la vie britannique, me parla de l'usage fréquent qui se fait en Angleterre de la crème fraîche du lait comme succédané de l'huile de morue. Un très-grand nombre de phthisiques sont, à ce qu'il paraît, soumis à ce régime et y trouvent les éléments d'une réparation très-efficace. Thornbay, dans le Devonshire qui, par la douceur de son climat, est le Nice de l'Angleterre, de-

(1) Chaque litre de bon lait de vache renferme environ 50 grammes de beurre.

vient le rendez-vous des poitrinaires qui vont en même temps y chercher les influences bénignes du soleil et savourer les crèmes de ses vacheries succulentes. La crème se donne à la dose de 2 à 6 cuillerées à bouche, pure ou mélangée à d'assez fortes doses de rhum quand elle se digère difficilement. Je m'empressai d'utiliser cette ressource et les résultats que j'en obtins furent si satisfaisants que je crus devoir les publier (1). Un fait entre autres me frappa beaucoup. J'avais été appelé en consultation auprès d'une petite fille de huit ans, dont les deux poumons étaient en plein travail de ramollissement ; une caverne considérable existait à droite ; l'amaigrissement touchait au marasme ; les fonctions digestives s'exécutaient mal, il y avait manque absolu d'appétit, la fièvre était permanente ; il existait des sueurs colliquatives. Je prescrivis quatre cuillerées de crème par jour, et je laissai ma malade convaincu qu'elle vivrait à peine quelques semaines. Qu'on juge de mon étonnement lorsque, quatre mois après, je la vis entrer dans mon cabinet dans un état relativement satisfaisant : l'amaigrissement avait à peu près disparu et l'état des poumons s'était singulièrement amélioré. Loin de moi la pensée de faire à cet aliment tout l'honneur de cette résurrection, mais il est certain que la crème avait donné ici tout ce que l'on peut attendre de l'huile de morue dans les cas où elle réussit le mieux. La crème est un aliment gras et, comme tel, il ne se digère bien qu'à la condition d'avoir une saveur aromatique et relevée. L'association du rhum et de la crème est une formule britannique que nous signalons sans la patronner. La cannelle, la vanille, le sucre, sont certainement préférables. Peut-être la crème serait-elle un passe-port agréable pour le sel marin dont on a si souvent signalé l'utilité dans la phthisie. Nous ne prétendons pas (quoiqu'on nous l'ait fait dire à tort) placer la crème sur la même ligne que l'huile de morue, mais nous croyons que dans les cas où ce dernier médicament est mal toléré ou mal accepté par les malades, la crème peut rendre des services utiles. Les enfants, en particulier, s'en accommodent très-bien. Nous donnons d'habitude cette crème étendue dans du café noir et nous poussons les doses jusqu'à une limite qui n'est tracée que par la satiété ou l'intolérance de l'estomac.

(1) Fonssagrives, *Bulletin de thérap.*, 1861, t. LXI, p. 145. Voyez aussi *Hygiène alimentaire des malades, des convalescents et des valétudinaires*, 1860, p. 195.

Quelques malades en prennent jusqu'à huit cuillerées à bouche, ou environ 200 grammes par jour, sans que leur appétit en souffre. Sans s'exagérer la portée de ce moyen, on peut le considérer comme une ressource précieuse dans un certain nombre de cas.

§ 5. *Cacao et chocolat.*

Si nous accordons une place ici au chocolat, ce n'est pas que nous lui reconnaissions les propriétés éminentes que certains auteurs lui ont attribuées dans le traitement de la phthisie, mais bien parce que cet aliment, qui est agréable au goût et qui est devenu d'un usage très-fréquent, constitue un moyen facile d'introduction dans l'économie de quantités notables de matières grasses. Il peut donc être considéré comme un auxiliaire utile de la médication analeptique, et susceptible de remplacer dans une certaine mesure les huiles de poisson, le beurre, la crème de lait, etc.

La fève du cacao contient des proportions de beurre qui varient entre 56 pour 100 (cacao Maragnon) et 45 pour 100 (cacao des Iles). Elle renferme, en outre, de 17 à 20 pour 100 d'albumine; 2 de théobromine (alcaloïde très-analogue, si ce n'est identique, avec la caféine); 6 d'une gomme acide et d'une matière très-amère; 13 de cellulose et de ligneux; 4 de substances minérales; et 11 environ d'eau (Boussingault). Le chocolat, à poids égal, contient moins d'azote que la viande, mais cinq fois plus de carbone. Ses propriétés analeptiques, au point de vue de la restitution de la graisse, sont donc on ne peut plus réelles, et cet aliment convient très-bien aux phthisiques quand il est bien digéré par eux; par malheur, il n'en est guère qui ait été ou qui soit encore plus tourmenté par la sophistication, et l'on ne saurait trop se tenir en garde contre ses embûches (1).

(1) Le mélange de fécule de pomme de terre, de *maranta arundinacea*, de farines de blé ou d'orge, de poudres de coques et de détritus, l'addition de corps gras divers (graisses animales, tourteaux de lin, huiles d'œillette, d'amandes, d'arachides), la substitution du storax et du benjoin à la vanille, l'emploi de l'ocre rouge comme matière colorante, etc., sont des échantillons de cet art malsain qui a choisi cette denrée pour but ordinaire de ses spéculations. Ces fraudes sont d'autant plus coupables, qu'il s'agit ici d'un aliment dont les convalescents et les malades font un usage habituel. A notre avis, il serait bon que les pharmaciens, pouvant s'approvisionner à des sources plus sûres et s'édifier d'ailleurs sur ses qua-

Le nombre des espèces de chocolat répandues dans le commerce est excessivement considérable; l'introduction d'aromates divers, d'amandes grillées, la présence ou l'absence du sucre distinguent les principales. Le chocolat simple ou *chocolat alimentaire* n'est pas toujours d'une digestion facile, ainsi que Rostan en a fait la remarque; il doit cet inconvénient à l'absence d'un arome qui stimule l'estomac. Celui qui est parfumé à la vanille est plus goûté et se digère encore mieux que celui aromatisé à la cannelle. La vanille doit y entrer dans la proportion de 2 grammes pour 500 grammes de chocolat (1). Une remarque essentielle à faire c'est que le chocolat au lait se digère assez difficilement, tandis que le chocolat simplement cuit à l'eau est, au contraire, excessivement léger. L'association d'une infusion de thé noir ou de café au chocolat un peu épais donne à ce dernier aliment un arome d'une extrême finesse et lui sert de condiment.

Les chocolats dits *analeptiques* sont nombreux; si tous ne tiennent pas les promesses éblouissantes des industriels qui les patronnent, comme les chocolats au lait d'ânesse, au guarana, au lichen d'Islande, il est certain, néanmoins, qu'en ajoutant 15 grammes de salep à 500 grammes de pâte de chocolat, on le rend un peu plus nourrissant sans nuire en rien à sa digestion facile, et on lui communique, sans inconvénient aucun, cette propriété d'épaissir par la cuisson à laquelle beaucoup de personnes attachent du prix.

Scardone, Cullen, Bosquillon, ont recommandé cet aliment aux phthisiques. Le dernier de ces auteurs a insisté, avec un soin minutieux, sur la préparation du chocolat, en faisant remarquer que beaucoup de prétendues révoltes idiosyncrasiques de l'estomac tiennent uniquement à la mauvaise confection de

ités, tinssent du chocolat à la disposition de leurs clients. Un vœu analogue a été exprimé par Grant (*Essai sur les fièvres*, t. I, p. 330) pour les vins les plus utiles aux malades et nous nous y sommes associé. (*Hygiène aliment.*, 1860, p. 62.)

(1) Le chocolat vanille de première qualité, fait de pur caraque et de vanille de choix, ne peut guère être livré par le fabricant consciencieux au-dessous de 7 ou 8 fr. le kilogr. Qu'on juge par cela de la qualité des chocolats à la vanille qui sont débités partout à des prix très-inférieurs à celui-là. Le musc et l'ambre étaient employés jadis comme aromates du chocolat. On sait que Brillat-Savarin vantait outre mesure le chocolat à l'ambre gris, qu'il désignait sous le nom de *chocolat des affligés*. L'hygiène thérapeutique n'a que faire de ces recherches de la sensualité.

cet aliment. Il insiste, comme nous l'avons fait tout à l'heure, et d'après Scardone, sur la nécessité, pour que le chocolat se digère bien, qu'il soit aromatisé à la vanille (1). Baumès a indiqué, comme convenant particulièrement aux phthisiques, la formule suivante d'un chocolat au salep :

Amandes de cacao.	4 onces.
Salep.	6 —

Réduisez en poudre très-fine et faites bouillir à petit feu doux dans 8 onces d'eau pendant une demi-heure; passez, ajoutez 4 onces de sucre et de fécule de riz pour donner au mélange la consistance d'une pâte, et faites des tablettes d'une demi-once.

Pour s'en servir, on fait dissoudre une tablette dans une demi-tasse d'eau bouillante; on peut y ajouter du lait (2).

Signalons enfin, pour en faire justice, l'exagération avec laquelle ont été vantées les propriétés analeptiques de deux aliments dont la fécule de glands doux est la base, mais qui contiennent une certaine quantité de cacao pulvérisé. Nous voulons parler du racahout et du palamoud (3). Si les vertus *adipogènes* attribuées à ces aliments et exploitées, disent leurs préconisateurs, au profit des plaisirs du sérail, étaient démontrées, nul doute qu'ils ne dussent entrer dans l'alimentation des phthisiques qu'il y a tant d'intérêt à empêcher de maigrir, mais elles sont aussi douteuses que le prix de ces drogues est élevé, et le médecin doit au moins prémunir contre elles la bourse de ses clients.

Article II. — Analeptiques fibrineux.

Les analeptiques fibrineux sont constitués par la chair musculaire ou par les produits culinaires qu'on en retire.

Les viandes noires de bœuf, de mouton, les viandes blanches de poulet, de veau, sont celles qui font la base habituelle du

(1) Cullen, *Élém. de méd. pratique*, t. II, p. 84. — Note *a* (Bosquillon).

(2) Baumès, *Traité de la phthisie pulmonaire*. Paris, 1805, t. II, p. 114. — Bouchardat recommande d'additionner de beurre de cacao des graines de cacao, mondées, torréfiées et broyées, d'y ajouter le tiers de son poids de sucre. On a ainsi un chocolat qui contient moitié de matière grasse et qui est très-utile aux phthisiques.

(3) Voyez Payen *Précis théorique et pratique des substances alimentaires* Paris, 1865., p. 398

régime des phthisiques. Le professeur Fuster (1) a expérimenté tout récemment l'emploi combiné de la viande et de l'alcool comme traitement de la phthisie. Il se sert de viande crue de bœuf ou de mouton ingérée à la dose de 100 à 300 grammes par jour, sous forme de bols saupoudrés de sucre; les malades font simultanément usage d'une boisson préparée avec de l'eau froide sucrée, dans laquelle on suspend 100 grammes de pulpe de viande pour 500 grammes d'eau. Enfin ce traitement diététique est complété par une potion contenant 100 grammes d'alcool à 20° Baumé pour 300 grammes de véhicule, et qui s'administre par cuillerée à bouche. L'expérience clinique nous fait complétement défaut pour juger cette médication; mais si nous croyons volontiers que ce régime, à la condition qu'il soit bien supporté (comme tolérance gustative et stomacale), peut relever utilement la nutrition et les forces, nous hésitons à penser qu'on puisse lui demander autre chose. Si on constate que ce moyen remplit mieux qu'un autre cette indication si importante de nourrir les malades, c'est-à-dire de réparer les dommages qu'a éprouvés leur nutrition, il aura conquis une place, limitée sans doute, mais utile dans la thérapeutique si complexe de la phthisie. Les espérances de notre collègue ne vont probablement pas au delà. La pulpe de viande crue peut rendre des services quand il existe une diarrhée colliquative, et je me propose d'essayer dans ce cas cet analeptique dont la puissance restauratrice est si remarquable chez les enfants.

La viande de bœuf, convenablement choisie, étant la plus nutritive, est celle qui convient le mieux aux phthisiques, et les autres, sauf celle de mouton, ne doivent intervenir que comme moyen de diversifier le régime et de prévenir la satiété. Elle présente en effet, à un haut degré, toutes les qualités désirables de sapidité et de digestion facile, et l'on ne saurait souscrire au discrédit dont Hippocrate, au milieu d'appréciations si saines et si judicieuses sur la valeur relative des viandes, a frappé celle-ci. Il l'accuse d'être *pesante* (2), d'être *forte, resserrante*, de difficile digestion (3); il dit *que tout estomac n'est pas capable de la digérer* (4). J'ai cherché ailleurs à expliquer ce jugement, en

(1) Fuster, *Comptes rendus de l'Acad. des sciences.* (Séance du 12 juin 1865.)

(2) Hippocrate, *Œuvres complètes*, trad. Littré. *Des affect.*, t. VI, p. 263.

(3) Hippocrate, *ibid. Du régime*, lib. II, 46; t. VI, p. 545.

(4) Hippocrate, *ibid. Appendice au régime dans les maladies aiguës*, t. II. p 491 et 493.

faisant remarquer qu'Hippocrate le portait à propos de la diététique alimentaire des maladies aiguës (1). Ce n'est pas le cas ici, et cet aliment, quand il est bien digéré, répond au besoin de réparation nutritive que les poitrinaires ressentent instinctivement. Si, de même, on ne peut adopter l'opinion d'Hippocrate qui considérait la viande de mouton comme la mieux adaptée aux besoins des malades (2), on doit cependant reconnaître que quand les aptitudes digestives de l'estomac ne sont pas trop affaiblies, cette viande, à la condition de ne pas être trop grasse, est aussi très-savoureuse et très-nutritive.

Les chairs des gallinacés domestiques, poules, pigeons; la perdrix, la caille, la grive, etc., peuvent aussi être utilisées pour varier le régime. Pereira a signalé la viande de tortue comme un aliment sain et savoureux qui convient particulièrement dans la consomption, à titre d'analeptique (3). Nous verrons bientôt que les bouillons dits *gélatineux*, préparés avec des viandes de tortue, de grenouilles, d'escargots, ont joui pendant longtemps, dans le monde des médecins, d'une réputation d'antiphthisiques que le vulgaire leur conserve encore fidèlement.

La chair de poisson, qui contient moins de fibrine et plus d'albumine que la viande proprement dite, est moins nourrissante qu'elle, mais quand elle est bien choisie, elle est d'une désagrégation plus facile, et elle exige par conséquent un moindre travail de l'estomac pour être digérée. Les poissons jouent donc un rôle utile dans l'alimentation du phthisique en diversifiant son régime, grâce à la grande variété d'aspect et de goût qu'ils présentent, grâce aussi aux nombreuses préparations culinaires auxquelles ils se prêtent; de plus, cet aliment convient à merveille quand les malades viennent de traverser une période un peu critique, pour leur ménager la transition d'un régime ténu à une alimentation réparatrice. Les poissons plats, la sole, la limande, la barbue, le turbot, le carrelet, le merlan; d'autres poissons, tels que la vive, le rouget, la perche et tous les poissons de roche (*pisces saxatiles*), comme l'a remarqué Hippocrate (4), constituent des aliments d'une digestion très-

(1) Fonssagrives, *op. cit.* Paris, 1860, p. 98.
(2) Hippocrate, *ibid. Des affections*, t. VI, p. 265.
(3) Pereira, *Treatise on food and diet.* London, 1843, p. 272.
(4) Hippocrate, *Œuvres complètes. Des affect.*, t. VI, p. 265.

facile. Il en est autrement des poissons de rivière et d'étang, signalés comme suspects par le Père de la médecine : le saumon, l'anguille, la carpe, la tanche, par exemple, et qui doivent être prudemment proscrits de la table des malades.

Parmi les mollusques comestibles, deux d'entre eux, les huîtres et les escargots, ont été longtemps considérés comme susceptibles non-seulement de relever la nutrition des tuberculeux, mais même d'enrayer la marche de leur affection.

A une certaine époque, on a singulièrement exalté les vertus thérapeutiques de l'*huître;* on en a fait un analeptique éminent, un aphrodisiaque éprouvé, un remède très-utile contre la consomption pulmonaire. Buchan dit avoir vu des pulmoniques, dont l'état était très-avancé, retirer de bons effets de l'usage de cet aliment (1). Tulpius a intitulé un de ses chapitres : *Marcor ostreis sanatus*. Il cite le fait d'une femme, arrivée à un degré avancé de marasme, qui s'éprit d'un goût soudain pour les huîtres et vit sa santé se rétablir à la suite d'un usage prolongé de cet aliment (2). Les huîtres ont joui pendant longtemps de la réputation d'être un moyen béchique excellent, et ont été utilisées à ce titre dans les affections catarrhales. Leur qualité principale est d'être facilement digestibles, grâce à la mollesse de leur tissu, à leur sapidité et à la proportion considérable de sel marin qu'elles renferment; aussi, comme Mérat l'a remarqué avec raison (3), voit-on souvent des malades qui ne gardent aucun aliment tirer un bon parti de celui-ci. N'agiraient-elles pas enfin utilement, dans la phthisie, en faisant pénétrer dans l'économie une quantité notable de sel marin et d'iode (4)? L'eau qu'elles contiennent a été recommandée à titre de moyen digestif dans les cas de dyspepsie essentielle ou de paresse des digestions se rattachant à une affection chronique de l'estomac (5).

Quant à l'escargot (*helix*), les vertus qui lui ont été attribuées, à titre d'*antiphthisique*, doivent être considérées comme entièrement apocryphes. Les miracles relatés à ce propos par

(1) Buchan, t. II, p. 228.

(2) Nicol. Tulpii *Obs. medic.*, editio sexta. Lugd. Batav., 1739, lib. II, cap. VIII, p. 110.

(3) Mérat, *Dictionn. des sciences méd.*, art. HUÎTRE, t. XXI, p. 609.

(4) Voyez Brochard, *Des bains de mer chez les enfants*. Paris, 1864, p. 210.

(5) On a signalé dernièrement l'efficacité des huîtres crues dans le traitement de la lienterie des adultes.

Bartholoni, Lindenius, etc., ne se constatent plus aujourd'hui, et l'insignifiance de ce moyen comme *médicament* n'a même pas pour compensation sa digestibilité comme *aliment*. La chair du limaçon est en effet dure, coriace, même quand on la mange crue; quant à l'écume visqueuse qu'excrète ce mollusque, et qui donne à certains bouillons leur onctuosité, on ne saurait, quoi qu'on en ait dit, y voir une substance de la moindre valeur thérapeutique. La spéculation ne pouvait manquer d'exploiter la faveur que le vulgaire accorde encore à ce singulier moyen, et elle a imaginé d'augmenter sa vogue en l'habillant d'un nom frotté de latin. L'*hélicine* s'est donc remise à continuer les résurrections que l'escargot avait interrompues depuis longtemps; mais ce médicament (si tant est qu'il en soit un) reste chez nous dans le domaine extra-médical. Il n'en est pas de même à l'étranger, où des praticiens sérieux et convaincus croient à son efficacité; nous citerons entre autres Salvolini en Piémont, et Joachim Pascal en Espagne. La médication que préconise ce dernier est tellement complexe (régime lacté, iode, vésicatoires), que la part à attribuer aux escargots dans le résultat thérapeutique est certainement bien douteuse. Voici, en quelques mots, sa méthode formulée avec une bonne foi et une conviction incontestables : « Le malade prend pour toute nourriture et pour toute boisson la moitié d'un verre de lait, de deux heures en deux heures, lequel contient 2 gouttes d'eau iodée (eau 15 gr., iode 0,10 centigr). A midi, il mange un escargot cru et va ainsi jusqu'à en manger trente en une seule fois. Qui n'a pas expérimenté l'usage des escargots ne peut croire aux effets salutaires qu'ils produisent dans les cas graves. L'estomac digère si bien les limaçons que j'ai vu, dit-il, des phthisiques chez lesquels la diarrhée colliquative cessait comme par enchantement par l'usage de cet aliment thérapeutique; j'ai vu des symptômes généraux dont la gravité semblait incompatible non-seulement avec la guérison, mais encore avec un amendement provisoire, se suspendre sous l'influence d'une dose quotidienne de douze escargots. L'administration de ce moyen avantageux trouve malheureusement un obstacle sérieux dans la répugnance de la plupart des malades; j'en ai vu cependant plus d'un prendre avec sa fourchette et manger avec autant de confiance que de plaisir une trentaine d'escargots saupoudrés de sucre (1). »

(1) Voyez *Bulletin de thérap.*, t. LI, p. 559.

A ceux qui accusent cette répugnance légitime, on peut successivement offrir le bouillon d'escargots, l'hélicine, la pâte céleste d'escargots, la pâte d'escargots au lait d'ânesse (1), etc.; à notre avis, c'est là un moyen de la dernière heure et qui, malgré son extrême insignifiance, offre une utilité toute morale, quand le malade le désire et le demande. La pharmacopée du Hanovre donne sous le titre de *lait d'ânesse artificiel* (*lac asininum artificiale*) la formule suivante, qui constitue une décoction pectorale dont le mérite principal gît dans l'aspect et le goût agréables :

Limaçons de vigne.	N° 6.	
Corne de cerf râpée.	12	grammes.
Orge perlé.	12	—
Eau distillée.	750	—

On fait bouillir jusqu'à réduction de moitié et on édulcore avec 30 grammes de sirop de capillaire.

Les viandes que nous venons de passer en revue peuvent être employées en nature, grillées ou rôties, mais souvent aussi on extrait leurs principes actifs par une décoction suffisamment prolongée, et on prépare ainsi des bouillons qui, ramenés à une concentration suffisante, peuvent être transformés en consommés, jus, coulis, extraits, préparations qui jouissent d'une puissance analeptique très-grande. Parmi les bouillons, le thé de bœuf des Anglais (*beef-tea*) et le bouillon fortifiant de Liebig, dont nous avons donné ailleurs les formules, sont des préparations extemporanées très-sapides et très-nourrissantes, et que l'on peut introduire dans le formulaire diététique des poitrinaires.

La confiance que l'on avait jadis dans les propriétés nutritives de la gélatine (2) avait porté à préférer les bouillons gélatineux préparés avec des viandes blanches, aux bouillons bien autrement fortifiants qui ont le bœuf pour base. Les gelées de viandes jouissaient également d'une réputation analeptique un peu usurpée; la gelée de corne de cerf, les blanc-manger,

(1) Baumès indique la formule d'un sirop de limaçons qui est encore très-employé dans certaines parties de la France : on met sur une platine de fer-blanc percée de trous plusieurs limaçons qu'on saupoudre souvent de sucre; le mucilage dissout le sucre et le sirop tombe dans un vase préparé pour le recevoir. (*De la phthisie pulm.*, an III, vol. II, p. 221.)

(2) Voir le rapport de Bérard *Sur les qualités nutritives de la gélatine*. (*Bulletin de l'Acad. de médecine*, Paris, 1850, t. XV, p. 567.)

étaient dans le même cas, et on y recourait fréquemment dans la consomption ; ils peuvent certainement offrir des ressources pour varier l'alimentation, mais ils n'ont pas de valeur réparatrice spéciale, comme on le croyait.

Les gelées végétales ont été également considérées comme des analeptiques éprouvés, et quelques-unes d'entre elles ont même été prônées comme des spécifiques de la phthisie. La gelée de mie de pain, celle de corne de cerf, la gelée de salep, la gelée de sagou, sont des aliments sains et agréables, mais des analeptiques très-douteux. Une des gelées végétales les plus usitées dans le traitement de la phthisie est la gelée de lichen d'Islande.

Introduite dans la matière médicale vers la fin du dix-septième siècle, cette plante a été, pendant très-longtemps, l'objet d'une vogue véritable qu'elle dut aux travaux de Linné, Scopoli, Kramer, Regnault, Proust, etc. La thérapeutique contemporaine a fait justice de toutes les exagérations dont ses propriétés nutritives et médicamenteuses ont été l'objet ; mais ce médicament est tellement entré dans les habitudes de la médecine domestique, qu'il faut bien un peu compter avec lui pour ne pas heurter inutilement un préjugé d'ailleurs inoffensif et afin de se ménager une ressource morale de plus. Les propriétés nutritives du lichen d'Islande sont singulièrement déchues aujourd'hui, et il peut être considéré moins comme un analeptique que comme un apéritif. Il doit cette action au *cétrarin*, principe amer qui se retrouve dans sa décoction, qui a été isolé par Herberger, pharmacien à Kaiserslautern, et préconisé comme succédané de la quinine par Mueller. C'est probablement à titre d'amer que le lichen peut être utile dans la consomption pulmonaire, en soutenant l'appétit des malades, et il n'est pas impossible non plus que ses propriétés mucilagineuses ne soient de nature à diminuer la toux, qui prend si souvent un caractère convulsif chez les phthisiques, par suite de l'irritation que le passage des crachats détermine sur la muqueuse du larynx et de l'arrière-gorge. Est-ce à cela que se bornent les effets thérapeutiques du lichen d'Islande, et faut-il reléguer au rang des fables les succès merveilleux que certains auteurs prétendent en avoir retirés dans le traitement de la phthisie ? Ne reposent-ils pas sur des erreurs de diagnostic? On est disposé à le croire quand on analyse les douze observations de Kramer, qui se décomposent ainsi : 3 de toux ; 2 d'hémoptysies ; 2 de phthisie simple ; 5 de phthisie avec ulcère au poumon (1). Les cas dans lesquels Kramer n'a obtenu que du soulagement ne se rapportent-ils pas tous à la dernière catégorie, et les autres ont-ils trait à la phthisie? il est permis d'en douter. Au reste, le point de départ de la fortune thérapeutique du lichen d'Islande peut en faire suspecter la légitimité, puisqu'elle repose sur la pratique même des Islandais, et que la phthisie ou n'existe pas, ou est incroyablement rare dans leur île. Ebeling, en disant que le lichen d'Islande convient dans toute espèce de toux et d'amaigrissement, a parfaitement déterminé le cercle des attributions thérapeutiques du lichen qui est un stimulant de l'appétit et un béchique, mais qui n'est rien de plus. Encore un spécifique qu'il faut, avec tant d'autres, laisser tomber dans un oubli mérité, tout en conservant, pour ce qu'il vaut et ce qu'il peut, un médicament qui a une utilité réelle, mais très-restreinte dans le traitement de la phthisie. Clertan (de Dijon) a signalé l'action curative de la décoction amère de lichen dans certains cas de toux incessante avec titillation trachéale et rejet de mucosités visqueuses. Cette forme de toux se rencontre souvent dans la phthisie, et c'est là une application qui peut être utilisée (2).

Kramer employait le lichen en décoction dans l'eau ou dans le lait. On l'a quelquefois administré sous forme de poudre, d'extrait, mais c'est surtout à l'état de gelée amère que son usage est très-répandu. Un des meilleurs modes de préparation de cette gelée consiste à faire bouillir 60 gr. de lichen dans 500 gr. d'eau jusqu'à réduction de moitié ; on ajoute 125 gr. de sucre, et on concentre par la cuisson jusqu'à l'état géloïde. On lave préalablement le lichen à l'eau chaude si on veut lui ôter son amertume, mais c'est une mauvaise pratique, puisque les propriétés du lichen peuvent, en grande partie, être rapportées au principe amer (3).

(1) Baumès, *op. cit.*, t. II, p. 174.

(2) Clertan, *Journal des conn. méd. prat.*, août 1852.

(3) Un pharmacien de Bordeaux a imaginé un chocolat au lichen. Cette formule, qui a été brevetée, a pour base l'extrait de lichen sec et la gelée de lichen privée de son amertume. On ne saurait considérer cette innovation comme très-utile.

Article III. — Analeptiques féculents.

Les *analeptiques féculents* forment et ont formé, surtout jadis, une bonne partie de l'alimentation des phthisiques. L'arrow-root, le sagou, le tapioka, mais surtout le salep, sont les fécules exotiques auxquelles on a recours le plus habituellement pour l'alimentation des phthisiques. Bosquillon considérait le sagou comme la plus nourrissante de toutes (1); le salep était toutefois plus employé par les médecins du dix-septième et du dix-huitième siècle, qui lui attribuaient des vertus analeptiques un peu imaginaires. Cette fécule, très-usitée en Orient, où on lui accorde la propriété de donner de l'embonpoint, est habituellement falsifiée par un mélange de salep indigène et de salep de Perse, ou remplacée frauduleusement par un mélange de fécule de pomme de terre, de gomme adragante et de gomme arabique en poudre. Le salep peut être cuit dans du bouillon ou dans du lait; on peut aussi le mélanger avec du chocolat; il constitue alors un aliment qui, s'il ne réalise pas toutes les vertus analeptiques qui lui ont été attribuées, est, cependant, tout à la fois léger, nourrissant et agréable.

Les théories physiologiques modernes sur l'engraissement jettent un certain jour sur le rôle utile que les féculents jouent dans l'alimentation des phthisiques. Deux opinions ont été produites à ce propos : l'une considère l'engraissement comme un simple emmagasinement des matières grasses apportées par la nourriture; l'autre, comme le résultat combiné de cet emmagasinement et de la transformation d'aliments *adipogènes* (2) (fécules, sucres) en tissu adipeux. Cette dernière théorie est la seule qui soit en rapport avec les faits observés. Elle rend compte de l'utilité des féculents, matériaux hydrocarburés qui remplacent ceux détruits par la combustion pulmonaire et interstitielle, ou bien qui contribuent pour leur part à cette combustion et permettent à l'économie de ménager la graisse déjà formée et mise en réserve.

(1) Cullen, *Œuvres compl.*, t. II, note *a*, p. 83.
(2) Bischoff, *De la nutrition chez l'homme et chez les animaux.* (*Archives générales de médecine*, octobre 1860.)

Article IV. — Sucres.

Ce qui précède nous conduit à dire un mot des propriétés analeptiques des sucres. Leur alibilité est extrême, et l'absence de résidu excrémentitiel en est la preuve, d'où l'opinion vulgaire que le sucre constipe et son classement dans le groupe hétérogène des aliments dits *échauffants ;* comme la gomme, le jaune d'œuf, etc., il ne constipe que parce qu'il est entièrement utilisé. Chossat, soumettant divers animaux à l'usage exclusif du sucre, a vu la mort survenir chez eux entre le quatrième et le seizième jour; les poumons avaient pris, sous l'influence de la diète sucrée, un accroissement des 0,43 de leur poids initial. Quand, pendant la durée de ce régime, il survenait des vomissements ou des déjections de nature bilieuse, on constatait que la graisse diminuait ; en l'absence de ces accidents, il y avait, au contraire, tendance à la surcharge graisseuse. Il n'y a rien d'étonnant, en effet, à ce que la diarrhée s'oppose à l'engraissement que le sucre aurait produit sans elle. Il faut donc considérer cette substance comme de nature à augmenter l'embonpoint. L'action du vesou sur les nègres des Antilles en est une preuve. Quant aux faits de longévité attribués à l'usage d'une diète fondée sur l'usage abondant du sucre et à l'exemple du duc de Bedford, qui est si souvent invoqué à ce propos, il faut les accepter sous bénéfice d'inventaire. La condition *sine quâ non* de l'utilité du sucre pour les phthisiques est, bien entendu, qu'il soit toléré par leur estomac et qu'il ne provoque pas cette inappétence qui compromettrait gravement l'alimentation. On peut dire, en résumé, que le sucre est un aliment utile aux tuberculeux. C'est à l'introduction abondante de ce principe dans l'économie que nous rapporterions volontiers les faits si nombreux de guérison de la phthisie, attribués par les auteurs à la sorte de diète végétale fondée sur l'usage abondant des fruits secs ou frais, ou des racines qui abondent en sucre. Le suc de carotte, liquide ou réduit à l'état d'extrait, a été d'un usage très-général dans le Nord contre la toux et la phthisie; le sirop de carottes de Delacroix a joui aussi d'une certaine vogue sous ce rapport. Les dattes ne doivent probablement leurs propriétés nutritives qu'à la grande quantité de sucre qu'elles contiennent. Les cures de raisin, comme nous l'avons déjà dit (voyez p. 179), n'agissent peut-être aussi qu'en présentant à l'assimilation des quantités considérables de sucre. On peut se demander enfin si les sirops de limaçons, de calebasse, etc., qui ont été successivement vantés contre la phthisie, n'ont pas dû leur réputation aux propriétés analeptiques du sucre. En 1854, un médecin anglais, le docteur Turnbull, se basant sur les données récentes acquises à la chimie physiologique de la respiration, et sur ce fait que le lait d'ânesse, si préconisé dans la phthisie, doit probablement ses propriétés aux quantités notables de sucre de lait qu'il renferme, a eu l'idée de faire entrer la lactose pour une part considérable dans l'alimentation des phthisiques, et il assure avoir obtenu de cette pratique des avantages réels; elle est rationnelle sans doute, mais elle a besoin, avant tout, de la confirmation de l'expérience clinique.

Champouillon (1) a cherché, il est vrai, à faire prévaloir récemment cette opinion que le sucre est nuisible aux phthisiques, en ce sens que cet aliment *de la calorification* augmente la chaleur organique, la fièvre hectique, les sueurs, la toux, etc. La combustion de la glycose et le calorique qui en résulte seraient les causes de cette aggravation, et, à ce sujet, Champouillon s'est livré au calcul suivant : 100 gr. de sucre brûlé par la respiration dégagent autant de chaleur que 42 gr. 10 de carbone, et comme 1 gr. de charbon élève de 8° la température de 1 kilogr. d'eau, il s'ensuit que (le poids moyen d'un individu étant de 75 kilogr.) 100 gr. de sucre devront élever la température de l'organisme de 4°,5. Cette supputation est ingénieuse, mais elle n'est pas de nature à nous convaincre et à modifier notre conclusion que le sucre ne serait nuisible que si l'abus qu'on en fait produisait des troubles dyspeptiques.

LIVRE DEUXIÈME

INDICATIONS SECONDAIRES OU ACCESSOIRES

Les indications *secondaires* ou *accessoires* dans le traitement de la phthisie ne s'adressent qu'à des symptômes; beaucoup

(1) Champouillon, *Comptes rendus de l'Académie des sciences*, décembre 1865.

moins importantes que celles que nous venons d'étudier, elles n'en offrent pas moins pour cela un intérêt pratique réel, à la condition qu'on ne se fasse pas d'illusions sur leur valeur et qu'on n'oublie pas qu'en y déférant on touche peu ou point au fond de la maladie, et qu'on fait surtout de la médecine palliative. Tout l'art des indications consiste à les hiérarchiser et à ne leur accorder que l'importance respective qui leur appartient. « Dans une machine où tout se tient, où tout se lie, a dit Bichat, si une pièce est dérangée, toutes les autres se dérangent aussi. Nous ririons du machiniste qui ne s'attacherait qu'à raccommoder une de ces pièces et qui négligerait de réparer le dérangement local d'où naissent tous ceux que présente la machine. Ne rions pas du médecin qui ne combat qu'un symptôme isolé, sans attaquer la maladie, dont il ne connaît souvent pas le principe, quoiqu'il sache que ce principe existe, mais rions de lui s'il attache à ce traitement une importance qui est nulle comparée à celle du mal (1). » Nous allons nous efforcer d'être ce médecin dont on ne rit pas.

CHAPITRE PREMIER

INDICATIONS RELATIVES A L'ÉLÉMENT FÉBRILE.

Nous serons bref sur ce point, et cela se conçoit; la fièvre pour nous n'est, dans la marche de la phthisie, qu'un symptôme secondaire entièrement subordonné aux lésions du poumon qu'elle suit invariablement dans leurs péripéties successives d'aggravation, de mieux, de temps d'arrêt; c'est une fièvre symptomatique de cette lésion intérieure, et non pas une *fièvre essentielle* avec *déterminations morbides* vers les poumons. Ce qui le prouve surabondamment, c'est que la première période de cette maladie, celle dans laquelle se dépose la matière tuberculeuse, est précisément apyrétique. Tant que la fièvre ne s'allume pas, on peut en conclure que les tubercules s'accroissent peut-être en nombre, mais qu'ils restent inertes; ils n'exercent aucune action sur le tissu pulmonaire périphérique, ce sont des corps étrangers qui sont supportés jusqu'à ce que cette tolérance, qui ne s'explique pas plus pour

(1) Bichat, *Anatomie générale*, 1812, t. III, p. 589.

ceux-ci que pour ceux venus du dehors, vienne subitement à fléchir. Combattre la fièvre sans s'adresser à la cause qui l'entretient, cause de nature inflammatoire, c'est s'adresser à une indication de second ordre, et par conséquent instituer une médecine précaire et inefficace.

J'ai indiqué longuement la série des moyens à opposer à l'inflammation périituberculeuse : ce sont ceux qui exercent une action indirecte sur l'élément fébrile; je dirai même que ce sont les seuls sur lesquels on puisse compter. La fièvre est, à mon avis, le reflet fidèle de l'état de la poitrine; quand elle s'allume et que nul autre trouble morbide accidentel (c'est-à-dire étranger à la phthisie) n'est susceptible d'en rendre compte, on doit en conclure que le ramollissement commence; tant qu'elle dure, son intensité mesure l'étendue de la portion du poumon qui est envahie par ce travail inflammatoire; quand on la voit décroître, on est assuré que la lésion du poumon tend à se borner; enfin les périodes apyrétiques souvent très-longues qui séparent ces apparitions de la fièvre correspondent à ces phases d'inertie tuberculeuse que la nature amène seule quelquefois, et qu'il est possible à l'art (nous le croyons fermement) de réaliser souvent par l'emploi judicieux des antiphlogistiques directs, mais surtout du tartre stibié à doses rasoriennes.

Lorsque ces moyens demeurent inefficaces, ou ne peuvent être employés à raison de l'état du malade et du degré auquel est parvenue son affection, s'ensuit-il qu'il faille rester inactif? Non sans doute, car on peut, sans toucher à la cause organique qui l'entretient, modérer cette fièvre en employant les préparations quiniques ou arsenicales.

C'est par cette influence heureuse de la quinine sur l'un des éléments secondaires de la phthisie, l'élément fébrile, que l'on peut s'expliquer la vogue immense dont le quinquina a joui, au siècle dernier, dans le traitement de cette maladie. Parce qu'il diminuait les paroxysmes de l'hectique tuberculeuse, parce qu'il relevait l'appétit et les forces et améliorait ainsi manifestement l'état des malades, son action favorable ne tarda pas à faire naître des espérances que le temps n'a pas justifiées. Pringle, Jœger, Home, Bordeu, mais surtout Quarin, n'ont pas tari d'éloges sur le compte de cet antipériodique, et quelques-uns d'entre eux n'ont pas hésité, comme de raison, à en faire un spécifique de la phthisie. Il faut en rabattre aujourd'hui de ce programme thérapeutique trop ambitieux; le quinquina est utile à titre d'amer et comme apéritif; il est utile surtout à titre d'*antiexacerbant*, c'est-à-dire de médicament propre à diminuer l'intensité des paroxysmes fébriles ou même à les enrayer momentanément. Là se borne son efficacité, bornée sans doute, mais incontestable. De nos jours, on a considéré bien à tort les alcaloïdes des médicaments énergiques comme ces *quintessences* que les alchimistes recherchaient avec tant d'ardeur, et on s'est mis à les employer à l'exclusion des plantes qui les fournissent. C'est une grave erreur, de laquelle nombre de bons esprits reviennent aujourd'hui, mais qu'on ne saurait trop ébranler. La quinine n'est pas du quinquina à une puissance plus élevée; la quinine est un médicament; le quinquina est un autre médicament; et ils ont l'un et l'autre leurs indications rapprochées, sans doute, mais non identiques.

Il est aujourd'hui peu de praticiens qui n'aient oublié l'usage du quinquina dans la phthisie et qui ne le remplacent par le tannate ou le sulfate quinine. L'emploi du premier de ces deux médicaments s'est surtout généralisé et cela se conçoit: il est moins sapide que le sulfate de quinine; son action topique sur l'estomac est plus douce, et il remplit en même temps ces trois indications que la phthisie réunit si souvent : de combattre les paroxysmes fébriles, la diarrhée et les sueurs. Il doit donc rester, pour son rôle, dans la thérapeutique de cette affection. Le sulfate de quinine doit, à notre avis, être essayé en dernier lieu et quand le quinquina en nature et le tannate de quinine ont échoué.

Amédée Latour qui, revenant à la pratique des médecins du dix-huitième siècle, accorde une certaine efficacité aux préparations de quinquina, et les administre conjointement avec le lait salé, préfère une macération qui se prend avec du vin. La décoction légèrement acidulée et la *résine de quinquina*, si répandue dans la médecine de Montpellier, rempliraient également le but. J'indiquerai plus loin, à ce propos, une formule de potion vineuse au quinquina et au sirop d'écorces d'oranges amères dont le goût est agréable, et qui agit à la fois comme moyen apéritif et comme antipériodique. Les préparations arsenicales ont été recommandées, il y a peu de temps, dans le catarrhe pulmonaire chronique et même dans la phthisie; leur efficacité relative dépend de ce qu'elles s'adressent utilement aux deux éléments précités : anorexie et redoublements fébriles. Des pilules contenant chacune 0,001 milligr. d'acide arsenieux constituent une formule commode ; on en prend de une à cinq, six ou huit par jour (1). (Voyez p. 165.)

Ce n'est pas un des traits les moins curieux de l'histoire de la quinine, ce médicament encore si peu connu malgré tant de travaux, que de le voir réussir assez souvent à modérer les exacerbations vespérales de la fièvre de ramollissement tuberculeux, comme il modère les paroxysmes de la fièvre hectique purulente. Qu'en conclure? si ce n'est qu'il combat le périodisme, quelle que soit la nature originelle de celui-ci ; qu'il procède d'une infection palustre, d'une lésion viscérale ou même d'une simple habitude pathologique. Ce médicament n'est donc point seulement un antipaludéen, et l'envisager uniquement à ce point de vue, c'est ne voir qu'une de ses applications utiles. Peu de médicaments sont considérés comme aussi bien connus que la quinine ; à notre avis, il en est peu qui soient plus susceptibles de défrayer le travail des expérimentateurs qui le remettront à l'étude. Son action contre la fièvre de ramollissement tuberculeux est inexpliquée, mais elle est incontestable, et ce résultat pratique doit être mis à profit journellement. Si, en effet, la fièvre n'est qu'un symptôme secondaire, il n'en est pas moins important de l'amoindrir ; en effet, elle impose à l'économie par l'abondance des sueurs, par l'activité morbide de la circulation, par l'entrave apportée à une alimentation copieuse, des déperditions extrêmement fâcheuses et qu'il faut réduire autant que possible et aussi vite que possible (2).

(1) Consulter l'intéressant ouvrage de Isnard, *De l'emploi de l'arsenic*, Paris, 1865.

(2) Les essais d'inoculation du sulfate de quinine qui sont tentés actuellement intéressent à un haut degré la thérapeutique de la phthisie. Cette méthode, inaugurée par Schachaud (de Smyrne) et W. Moore (de Bombay) vient d'être mise à l'étude chez nous par Pihan-Dufeillay, qui a reconnu que des doses de 0,15 à 0,20 centigr. de quinine, introduites par la méthode hypodermique, réussissent plus sûrement que des quantités beaucoup plus élevées prises par la bouche ou en lavements. L'estomac des phthisiques est si souvent en mauvais état, que cette ressource peut devenir très-utile. — Voyez Pihan-Dufeillay, *De l'administration du sulfate de quinine en injections sous-cutanées*. (*Bulletin gén. de thérap.*, 1865, t. LXVIII, p. 433.)

CHAPITRE II

INDICATIONS RELATIVES A LA TOUX.

Les phthisiques présentent deux sortes de toux bien différentes quant à leur nature et aux indications thérapeutiques qui en découlent : l'une que j'appellerai la toux *expectorante*, l'autre la toux *spasmodique*. La première est utile, puisqu'elle aboutit à l'expulsion de crachats dont la stagnation dans les bronches augmenterait la dyspnée ; il est même nécessaire quelquefois de la provoquer ; la seconde impose au phthisique, et sans compensation, une fatigue inutile ; elle l'ébranle, congestionne ses poumons, le prive de sommeil et l'inonde de sueurs profuses.

Il n'est pas difficile de distinguer ces deux toux l'une de l'autre à leurs caractères ; l'une est sonore, profonde, humide, formée d'une alternance d'inspirations et d'expirations longues et énergiques ; l'autre est petite, sèche, incomplète, comme convulsive, et l'expiration qu'elle entrecoupe est le seul temps de la respiration qui soit appréciable. Pendant sa durée, la face rougit, les veines du front se gonflent et les yeux deviennent larmoyants. La première se manifeste principalement au réveil, alors que la sensibilité des bronches engourdie par le sommeil reparaît et leur permet de sentir le contact des crachats ; la seconde se produit sous l'influence d'un mouvement, de l'ingestion des aliments, du moindre courant d'air froid mettant en jeu la sensibilité réflexe de la peau ; elle a très-souvent son point de départ dans une altération secondaire de la trachée ou du larynx, quelquefois dans un mauvais état des fonctions digestives et elle constitue alors cette forme particulière de toux que les phthisiographes ont désignée sous le nom de toux *stomacale* ou *gastrique*, et qui naît évidemment d'une irritation réfléchie des filets gastriques du nerf vague sur ses filets pulmonaires. Enfin, comme dernier contraste, en diminuant les sécrétions bronchiques on diminue la toux catarrhale (cela se conçoit), et on arrête, au contraire, la toux spasmodique en provoquant une hypersécrétion des follicules mucipares de la muqueuse laryngo-bronchique.

Nous verrons bientôt par quels moyens on parvient à tarir ou du moins à diminuer l'abondance de l'expectoration chez les phthisiques. Les balsamiques pris à l'intérieur ou employés en fumigations et les sulfureux constituent la catégorie de moyens auxquels on s'adresse pour remplir cette indication.

La toux quinteuse et fatigante (1) dont nous parlions tout à l'heure peut reconnaître pour causes : 1° un état anormal de sécheresse de la muqueuse ; 2° une trop grande viscosité du mucus qui s'étale comme une membrane à la surface des bronches, et n'est que difficilement avulsible par la toux ; 3° une sensibilité frigorifique trop grande de la peau ; 4° une impressionnabilité des muscles de Reisseissen entretenue par le voisinage des tubercules ; 5° il serait enfin possible, ainsi qu'on l'a constaté récemment dans certains cas de toux opiniâtre, que la présence de bactéries à la surface de la muqueuse des bronches contribuât à donner quelquefois à la toux des phthisiques le caractère laborieux et convulsif que nous signalons (2). Or, ces conditions pathogéniques diverses impliquent des moyens thérapeutiques différents.

Les sécrétions mucipares de la muqueuse aérienne pèchent plus souvent par leur surabondance ou par la difficulté de leur excrétion que par leur rareté ; néanmoins, ce qui se passe au début des bronchites avant la période sécrétoire montre combien la turgescence et la sécheresse de cette muqueuse sollicitent d'efforts expulsifs aussi énergiques qu'inutiles. Les congestions passagères, faisant affluer le sang dans le réseau vasculaire des bronches, provoquent aussi cette toux, et par le même mécanisme, si cette vascularisation anormale n'est pas utilisée immédiatement par une hypersécrétion de mucus. Beaucoup de toux à caractère convulsif tiennent probablement à cet état de la muqueuse aérienne, lequel provoque une sensation d'ardeur et de prurit tout à fait caractéristiques.

L'emploi de révulsifs aux extrémités, l'abondance des boissons aqueuses, l'usage d'eaux poudroyées tièdes ou la respiration de vapeurs émollientes; l'humectation de l'air de la chambre par de l'eau vaporisée, constituent les moyens à employer. J. Hughes Bennet blâme, dans ce cas, l'usage des mixtures nauséeuses dans lesquelles entrent la scille ou l'ipéca ; il les con-

(1) C'est cette forme de toux que Graves désigne sous le nom de *tussis firma*. (*Leçons de clinique médicale*, 2e édit., 1863.)

(2) Voyez la note de Fouchet. (*Comptes rendus de l'Académie des sciences*. novembre 1864.)

sidère comme de nature à compromettre les digestions et à diminuer l'appétit (1). Ce reproche est fondé; mais il est une substance qui n'a pas, au même degré du moins, cette action nauséeuse et qui rend des services dans ce cas : c'est le *polygala*. Une tasse d'infusion de cette racine prise le soir remplit convenablement le but que l'on recherche.

Quelquefois la toux n'est pas entretenue par la rareté du mucus, mais bien par sa viscosité anormale due, sans doute, à l'augmentation des quantités de *mucine* qu'il renferme.

Les anciens désignaient sous le nom de *béchiques* (de βήξ, toux), des médicaments très-variés qui sont indiqués par le symptôme *toux*. Des substances mucilagineuses et émollientes, des stimulants, des vomitifs, des narcotiques, etc., constituaient ce groupe discordant. Les expectorants en faisaient partie sous le nom d'*incisifs*. Si l'on voulait conserver cette expression, il faudrait l'appliquer uniquement aux moyens de fluidifier le mucus et d'en faciliter l'expectoration; or, ces moyens consistent dans l'emploi des boissons abondantes, surtout des boissons alcalines, de la scille, de l'ipéca, des antimoniaux solubles ou insolubles et de certaines gommes fétides, surtout de la gomme ammoniaque. Geoffroy avait recommandé, dans ce cas, le sirop de choux rouges ; mais les propriétés expectorantes de ce moyen sont oubliées aujourd'hui, si ce n'est dans la médecine domestique qui continue encore à en faire usage. Le reproche que nous avons adressé tout à l'heure, et avec H. Bennet, aux expectorants nauséeux, empêchera d'y revenir, au moins d'une manière habituelle. Le polygala, employé sous forme de pilules suivant la méthode de Bretonneau (2), n'est pas passible du même reproche. Même considération pour la gomme ammoniaque qui se prescrit à des doses de 0,50 cent. à 2 et 4 grammes par jour, soit seule, soit associée à du savon amygdalin.

(1) J. H. Bennet, *Du traitement de la phthisie pulmonaire.* (*Bulletin de thérapeutique*, 1860, t. LX, p. 438.)

(2) Voici cette formule :

Polygala.	4 grammes.
Savon médicinal.	8 —

Faites 36 pilules. — Une d'heure en heure.

Le sirop de polygala, qui contient, par chaque 30 grammes, les principes actifs de 1 gramme de poudre, peut aussi être employé utilement pour édulcorer les potions dites incisives ou expectorantes.

La cause de la toux laborieuse, qui tourmente si habituellement les phthisiques, gît souvent dans l'impressionnabilité de la peau au froid ; la maigreur, l'usage habituel de la flanelle, l'existence si fréquente de sueurs copieuses, sont autant de causes qui font naître cette sensibilité frigorifique ou qui l'entretiennent ; aussi le plus léger abaissement de température agit bien moins, comme on le croit, par une action directe sur les bronches que par une action réflexe de la peau sur celles-ci. Les bains sulfureux, dont l'efficacité a été constatée par Beau (1) dans l'asthme, n'agissent précisément dans cette affection qu'en émoussant la sensibilité de la peau, en l'aguerrissant contre les changements de température et en prévenant ainsi ces *enchifrènements pulmonaires* auxquels les asthmatiques sont si sujets. Les phthisiques peuvent aussi en obtenir un avantage réel, et nous croyons que l'utilité pour eux de la médication sulfothermale résulte en partie de cette action. Aussi, pensons-nous que la partie balnéaire de ce traitement en est un élément indispensable quand, par ailleurs, il n'y a pas de contre-indication particulière. Rappelons, enfin, ce que nous avons dit du refroidissement des pieds comme cause de congestion de la poitrine chez les tuberculeux, et de la nécessité de combattre, par des moyens appropriés, cette vicieuse répartition de la chaleur organique.

La toux spasmodique, *vaine*, c'est-à-dire sans résultat, se montre souvent à une époque rapprochée du début de la phthisie, alors qu'il n'y a ni pus, ni matière tuberculeuse ramollie à expulser ; elle paraît dépendre d'une sorte d'irritation transmise par les tubercules crus aux tuyaux bronchiques avoisinants. Il y a là quelque chose d'analogue aux efforts musculaires que fait l'estomac dans le cas de tumeur cancéreuse, efforts inutiles et dont la nausée ou le vomissement sont la conséquence. Ici la cause est inamovible et les stupéfiants sont les seuls médicaments utiles.

On peut recourir aux cyaniques, au lactucarium, aux opiacés ou aux solaniques. Un looch blanc additionné de quatre à cinq grammes d'eau distillée de laurier-cerise, ou un grain d'extrait alcoolique de lactucarium, atteignent souvent le but.

(1) Beau et Courtin, *Des bains sulfureux dans l'asthme*. (*Gazette médicale de Paris*, décembre 1837.)

Les opiacés ont l'inconvénient d'augmenter les sueurs et de diminuer l'appétit ; toutefois si la toux résiste et détruit le sommeil, il faut passer sur ces inconvénients et les employer à petites doses.

Les solanées, jusquiame ou belladone, sont surtout utiles contre la toux de cette nature. Stœrk employait la jusquiame et avait reconnu qu'elle calmait souvent la toux des phthisiques mieux et plus vite que l'opium. Marteau a publié une observation dans laquelle un demi-grain de belladone fit disparaître une toux opiniâtre. J'ai eu tout récemment l'occasion de constater cette efficacité dans le même cas. Une dose de 0,01 à 0,03 centigrammes d'extrait alcoolique de belladone calme la toux et devient ainsi un hypnotique indirect. Si certains médicaments ont été considérés, et bien à tort, comme des spécifiques de la phthisie, cela tient simplement à ce que, faisant disparaître un symptôme pénible ou dominant, ils produisent un mieux-être qu'on prend pour un prélude de guérison. Cette remarque s'applique plus particulièrement aux médicaments qui agissent sur le système nerveux, surtout aux stupéfiants. C'est sur cette confusion que repose la réputation dont certains de ces prétendus spécifiques de la phthisie ont joui à diverses époques. Tels les composés cyaniques, telles les semences de *phellandrium*, etc. En ce qui concerne ce dernier médicament, sans nous montrer ni aussi confiant que Sandras (1), ni aussi sceptique que Valleix (2), nous dirons que des doses journalières de un à deux grammes de semences de phellandre peuvent modifier la toux et devenir un moyen précaire sans doute, mais utile (3).

Tels sont les moyens qui réussissent le mieux contre la toux convulsive de la phthisie. Quand on a affaire à la toux dite *gastrique*, c'est-à-dire à celle dont le point de départ paraît être

(1) Sandras, *Nouvelles observations sur l'emploi des semences du* phellandrium aquaticum *dans le traitement de la phthisie pulmonaire.* (*Bulletin de thérap.*, t. XXXVIII, p. 241.) — Michea, *Bulletin de thérap.*, décembre 1847.

(2) Valleix, *Note sur le traitement de la phthisie pulmonaire par les semences du* phellandrium. (*Bulletin de thérap.*, février 1850, t. XXXVIII, p. 106 et 153, et *Guide du médecin praticien*, 5e édit., Paris, 1860. t. II.)

(3) Gubler a préconisé le bromure de potassium contre la toux convulsive des phthisiques. Il prescrit une cuillerée à bouche matin et soir d'une potion contenant 10 grammes de bromure de potassium pour 150 grammes d'eau, ou 1 gramme par cuillerée. Nous signalerons plus loin l'action hypnotique du même sel. (*Bulletin de thérap.*, juillet 1864.)

l'estomac et dont les quintes sont rappelées par l'ingestion des aliments, l'emploi des moyens propres à combattre la gastralgie acide, quand elle existe, l'usage de deux ou trois gouttes noires avant le repas du soir et, dans les cas rebelles, l'application d'un vésicatoire volant au creux épigastrique, constituent la série des moyens indiqués.

Si la toux est d'origine laryngienne ou trachéale, si elle se rattache à des lésions ulcéreuses de la muqueuse de ces conduits aériens, l'usage persistant des inhalations d'eau poudroyée à l'aide de l'appareil de Sales-Girons ou du néphogène de Mathieu et l'emploi des exutoires volants ou à demeure sur la partie antérieure du cou sont d'une utilité réelle, sans préjudice, bien entendu, des sédatifs indiqués plus haut qui diminuent la toux et ramènent directement ou indirectement le sommeil.

La toux n'est due très-souvent qu'à l'irritation de l'arrière-gorge, produite par la toux elle-même, et plus souvent par le passage incessant de crachats qui irritent la muqueuse de l'arrière-gorge et celle qui tapisse l'orifice supérieur du larynx. C'est contre cette toux particulière caractérisée par une sensation de prurit gutturo-laryngien que la médecine des tisanes des béchiques, des sirops et des pâtes pectorales, est surtout invoquée. Leur énumération seule remplirait un formulaire, et la spéculation s'est donné en cette matière un libre champ. Que de pharmaciens ont mis modestement la main sur ce spécifique de la phthisie! que d'industriels ont rempli les journaux de vaines et fastueuses promesses à cet endroit! Il est du devoir du médecin, comme il est de la dignité de l'art, de prévenir les malades contre ces exagérations intéressées. Certainement les boissons et les pâtes mucilagineuses peuvent exercer sur une muqueuse irritée une action topique très-utile, mais on ne saurait leur demander rien de plus. Si, comme nous l'avons dit, le sucre est un aliment utile aux phthisiques, il ne l'est qu'à la condition de ne pas compromettre l'appétit, et ce résultat fâcheux est souvent la conséquence de l'abus des préparations dites pectorales. Les pâtes ont, avec la gomme, cet avantage sur les boissons mucilagineuses que la salive s'en imprègne et exerce en passant sur l'arrière-gorge une action topique. Là se résume bien humblement le rôle des pectoraux, depuis la pâte de Regnauld jusqu'à la pâte d'escargot au lait d'ânesse, jusqu'à ces sirops onéreux qui masquent quelquefois leur insignifiance en s'appropriant secrètement les propriétés sédatives de l'opium.

Mais la toux n'a pas toujours ce caractère inutile et fatigant; le plus souvent elle a pour but de rejeter le produit complexe de la sécrétion muco-purulente des bronches ou du liquide des cavernes, mélange de pus, de mucus, de matière tuberculeuse diffluente et de tissu pulmonaire. Il faut alors non plus chercher à la calmer, mais bien plutôt à l'exciter. La position influe beaucoup sur la facilité de l'expectoration, et les malades avertis par l'instinct prennent d'eux-mêmes celle qui est la plus favorable à l'expulsion des crachats. Cette attitude est déterminée surtout par les rapports de la bronche principale qui s'abouche dans une caverne avec le niveau du liquide. Max Simon a vu un malade qui ne pouvait expectorer que couché sur un des côtés; j'ai fait souvent aussi cette remarque; l'attitude assise et penchée en avant est celle qui favorise le plus habituellement l'expectoration et qui laisse le plus de liberté aux puissances expiratrices. A une époque très-avancée de la phthisie, les crachats sortent quelquefois difficilement et il faut cinq ou six quintes de toux pour les faire arriver au larynx; parvenus là, ils séjournent sur les cordes vocales ou dans les ventricules, et le malade, à bout de forces, est quelquefois menacé d'une asphyxie brusque. Il faut, dans ce cas, réveiller l'énergie musculaire en imprimant des mouvements brusques au tronc et solliciter l'action reflexe en appliquant sur la peau un corps froid, ou en projetant un peu d'eau sur la figure. Dans ces cas extrêmes, l'emploi de la noix vomique à petites doses serait-il utile pour exciter les muscles et assurer l'expectoration? L'analogie permet de le penser, et ce moyen a au moins pour lui son extrême innocuité quand il est employé à petites doses.

On le voit, pour ce symptôme comme pour tous les éléments morbides de la phthisie, il n'y a pas de thérapeutique rationnelle et efficace sans ces distinctions cliniques sur lesquelles la science des indications repose tout entière.

CHAPITRE III

INDICATIONS RELATIVES A LA DYSPNÉE.

Il ne faudrait pas croire que la dyspnée des phthisiques dérivant d'une lésion organique fût, par ce fait, inamovible, et qu'il n'y eût rien à faire pour atténuer ce symptôme si pénible; ici encore il faut secouer cette espèce d'inertie fataliste que la préoccupation de la lésion locale fait peser sur la thérapeutique. Une analyse attentive des causes de la dyspnée des phthisiques conduit d'ailleurs à cette conclusion : qu'il est quelques-unes de ses conditions étiologiques qui relèvent directement du dynamisme et qu'il est possible dès lors de combattre avec succès.

Les phthisiques doivent leur oppression à l'une ou l'autre des causes suivantes, isolées ou quelquefois combinées entre elles : 1° à l'infiltration du poumon par la matière tuberculeuse et à la réduction par ce fait même du champ sur lequel s'opère l'hématose normale; 2° à la congestion temporaire ou permanente que ces produits morbides appellent dans le tissu du poumon; 3° à l'oblitération plasmatique ou à l'induration des vésicules pulmonaires perituberculeuses; 4° à l'emphysème qui existe si habituellement chez les phthisiques, surtout chez ceux qui sont tourmentés par la toux; emphysème qui ne constitue pas pour eux le bénéfice d'une *respiration collatérale supplémentaire*, comme on l'a dit ingénieusement, mais à tort, et qui au contraire est une cause nouvelle d'oppression; 5° à l'abondance de l'expectoration, surtout quand les puissances expiratrices affaiblies n'ont qu'une prise incomplète sur les crachats; 6° à la rupture de l'équilibre qui existe entre la quantité de sang lancée au poumon par le cœur droit, et la quantité de tissu perméable qu'il traverse. Cette oppression, qui s'accompagne de palpitations, d'essoufflement au moindre pas et d'une accélération très-vive du pouls sous la même influence, est plutôt *cardiaque* que *pulmonaire* et elle se reconnaît aisément; 7° enfin, la dypsnée des phthisiques peut se rattacher en partie à ces causes mécaniques, mais souvent aussi elle est en grande partie nerveuse, et c'est en cela surtout que la thérapeutique n'est pas dénuée de toute efficacité pour l'amoindrir. C'est là d'ailleurs ce que nous constatons pour les angoisses orthopnéiques des maladies du cœur; elles relèvent, il est vrai, d'une cause mécanique, mais un élément nerveux s'y surajoute; cet élément est amovible et de là vient qu'il est certains moyens qui amènent dans ces cas désolants un soulagement, momentané sans doute, mais très-notable.

L'inspiration de vapeurs sédatives, surtout des vapeurs de ces substances réputées à tort *antispasmodiques* et qui ne sont par le fait que des stupéfiants volatils : éthers, cyaniques, huiles essentielles ; l'inhalation du gaz hypoazotique engendré dans la combustion du carton nitré, les cigarettes d'Espic, constituent des moyens propres à diminuer la dypsnée, surtout quand on les combine avec la prescription d'un repos à peu près absolu.

L'administration de la belladone à l'intérieur est également indiquée toutes les fois que l'on soupçonne l'existence d'un élément nerveux surajouté dans les causes nombreuses qui font naître ou entretiennent l'oppression chez les phthsiques.

Il est à peine besoin de faire remarquer que le traitement rationnel de ce symptôme, en dehors de ce cas, se règle sur la nature de la cause à laquelle il est logiquement permis de le rapporter, et que, suivant l'occurrence, les révulsifs, l'emploi de la digitale, les applications de sangsues aux malléoles, les bains d'air comprimé, etc., constituent une médication qui ne paraît discordante que parce que les causes de la dyspnée, chez les phthisiques, sont diverses et exigent des traitements variables suivant leur nature.

CHAPITRE IV

INDICATIONS RELATIVES A L'HÉMOPTYSIE.

Les hémoptysies des poitrinaires peuvent, au point de vue des indications, se rattacher à deux catégories :

1° Hémorrhagies mécaniques ou chirurgicales dépendant de la destruction du tissu pulmonaire et de l'ulcération de vaisseaux d'un certain ordre qui n'ont pas eu le temps de s'oblitérer ;

2° Hémoptysies congestives qui ont été précédées d'une fluxion active et qui en constituent, en quelque sorte, la terminaison.

Les premières sont accidentelles, traumatiques, elles n'ont aucune utilité, et il faut, autant que possible, les arrêter dès leur début. Les secondes sont favorables, en ce sens qu'elles détruisent la congestion qui les a provoquées, et enlèvent ainsi au poumon un élément d'inflammation ou de dépôt de nouveaux tubercules. Il faut donc, comme nous l'avons vu à propos du rôle de la congestion (voyez p. 63), ne les combattre qu'autant qu'elles ont une abondance compromettante et que l'état général indique qu'elles prennent les proportions d'une hémorrhagie ; à ce degré, les indications thérapeutiques se tirent de l'urgence et elles se confondent avec celles des hémoptysies du premier ordre.

Quel est le criterium qui servira à distinguer ces deux sortes de crachement de sang? C'est l'existence d'un molimen congestionnel dont les malades soucieux de leur santé ont parfaitement la conscience, et qui se trahit, du reste, par des signes extérieurs appréciables à l'observation; ce molimen manque, au contraire, dans les hémoptysies mécaniques, et au lieu de s'annoncer par avance, elles se produisent avec une soudaineté et une abondance très-grandes.

On comprend toute la portée, au point de vue du diagnostic et du traitement, de la distinction que nous établissons ici. Dans le cas d'hémorragie par rupture, le repos absolu, le séjour dans une atmosphère fraîche, les boissons acidules, toute la série des hémostatiques (seigle ergoté, extrait de matico, tannin, ratanhia, perchlorure de fer), sont des moyens antihémorrhagiques à employer dès le début et avec une énergie proportionnée à l'intensité de la perte de sang. Dans le second cas, au contraire, il faut, nous l'avons dit, ne pas se hâter d'intervenir, de peur d'arrêter un écoulement de sang qui est plutôt salutaire que nuisible, et attendre en observant soigneusement l'état général. Si tous les signes de la congestion cessent avec l'hémoptysie, il n'y a rien à faire qu'à prendre les précautions consécutives nécessaires ; si, l'hémorrhagie arrêtée, les malades conservent encore des signes d'une fluxion active, il faut recourir aux révulsifs sur les extrémités inférieures, à des applications discrètes de sangsues aux malléoles, et ce n'est que dans le cas où l'hémoptysie atteint des proportions inquiétantes qu'il faut laisser de côté toute considération, ne voir là qu'une hémorrhagie grave directement menaçante, et intervenir activement comme s'il s'agissait de toute autre hémorrhagie.

J'ai rencontré quelquefois une autre sorte d'hémoptysie qui paraît résumer les deux conditions génératrices que je viens d'énumérer, à savoir : fluxion active et destruction rapide du tissu pulmonaire et de ses vaisseaux. C'est la forme de phthisie dite *hémoptoïque*. Elle se produit chez les sujets dont l'affection affecte une marche suraiguë; leurs poumons, en même temps qu'ils sont le siége d'une fluxion sanguine permanente, se détruisent avec une telle rapidité, que les vaisseaux s'ulcèrent avant d'être oblitérés par l'inflammation. Il y a alors des hémorrhagies incessantes, et on constate un contraste singulier entre la coloration exsangue de la peau et l'existence de la chaleur et du pouls fébriles. Les nègres transportés en Europe sont sujets à ces phthisies hémorrhagiques; j'en ai observé dernièrement un cas chez un jeune homme qui, n'ayant jamais eu d'hémoptysies auparavant, en eut d'incessantes pendant les trente-cinq ou quarante jours que dura cette phthisie galopante. Que faire en présence de ces cas si graves et heureusement assez rares? L'émétique échoue aussi bien contre eux que toute autre médication, je l'ai constaté, et je ne l'emploie plus dans des cas pareils; il faut, à mon avis, s'en tenir à la médication antihémorrhagique, quelque précaire qu'elle soit, et ne pas faire autre chose.

Tous les moyens auxquels on a recours pour arrêter les hémorrhagies viscérales peuvent être appliqués au traitement de l'hémoptysie. C'est ainsi que la ratanhia, le tannin, le seigle ergoté, les limonades minérales, etc., sont des agents utiles, mais plutôt, je le répète, dans les hémorrhagies *par rupture* que dans les hémoptysies fluxionnaires.

Le tannin s'administre à des doses qui varient de 0,50 cent. à 2 grammes, l'ergotine à la dose de 1 gramme, et l'extrait de matico à la même dose. Je me sers avec avantage de pilules contenant chacune 0,10 centigr. d'ergotine et 0,10 centigr. d'extrait de matico, et données d'heure en heure jusqu'à diminution notable du crachement de sang. La digitale et la digitaline sont aussi très-utiles, principalement dans les hémoptysies avec éréthisme circulatoire et battements de cœur et on peut les donner isolément ou associées aux médicaments que nous venons d'énumérer. Tessier et, après lui, Milcent (1), ont constaté l'efficacité de la potion antiblennorrhagique de Chopart dans l'hémoptysie. Elle réussit là où les autres moyens (ergot, ratanhia) ont échoué. La potion qu'ils préconisent est ainsi formulée :

Baume de copahu.	30 grammes.
Sirop de Tolu.	30 —
Eau de menthe.	30 —
Alcool.	30 —
Alcool nitrique.	1 —

(1) Milcent, *Bulletin de thérap.*, 1848, t. XXXIV, p. 281.

Il est important, suivant eux, que l'alcool nitrique ait huit jours de préparation, sous peine d'insuccès. Les quatre observations consignées dans le mémoire de Milcent sont assez probantes : la première est relative à une hémoptysie de quatre jours définitivement arrêtée par la première cuillerée de potion : dans la seconde, il s'agit d'une hémoptysie très-abondante contre laquelle l'ergot de seigle et l'extrait de ratanhia avaient échoué ; la potion de Chopart suspendit l'hémorrhagie ; la troisième observation a trait à une hémoptysie menaçante que la saignée avait modérée sans l'interrompre ; dans la dernière, elle était abondante et durait depuis deux jours : quelques cuillerées de potion en firent justice. La potion de Chopart se donne à des doses qui varient de une à quatre cuillerées par jour. Les faits cités par Milcent offrent de l'intérêt et appellent de nouvelles recherches.

Quand l'hémoptysie atteint des proportions menaçantes, il faut laisser toute considération de côté et la traiter comme une hémorrhagie, abstraction faite de sa cause. C'est alors que les boissons glacées recommandées par Borsieri, les applications froides sur la poitrine ou entre les épaules, la ligature des membres, les ventouses Junod, peuvent rendre des services, en permettant de gagner du temps et de conjurer un accident qui peut devenir mortel par lui-même.

CHAPITRE V

INDICATIONS QUI SE RAPPORTENT AUX SÉCRÉTIONS EXAGÉRÉES.

Il ne suffit pas d'augmenter la réparation organique par l'entretien de l'appétit, le rétablissement des fonction digestives et l'emploi des analeptiques ; si, en même temps qu'il augmente les apports nutritifs, le médecin ne cherchait pas à diminuer ou à faire disparaître certaines déperditions humorales ou nerveuses, il s'imposerait une tâche ingrate qui rappelle celle des Danaïdes et il n'arriverait pas à maintenir la nutrition dans un état favorable. Il y parviendra, au contraire, en réduisant le travail physique et intellectuel au minimum, en rétablissant le sommeil, en tarissant certaines sécrétions exagérées qui imposent à l'économie des dépenses humorales tout à fait inopportunes. Les sueurs, l'expectoration, la diarrhée, appellent, à ce point de vue, des moyens que nous allons examiner rapidement.

Article I. — Sueurs.

Entre toutes les sueurs symptomatiques, il n'en est certainement pas de plus constantes et de plus remarquables que celles qui accompagnent la phthisie tuberculeuse. Il est difficile de se faire une idée exacte du mécanisme de leur production. On serait tenté de croire que le champ de l'hématose, et par conséquent celui de l'exhalation aqueuse et gazeuse du poumon, étant considérablement amoindri par suite de la destruction des vésicules, la peau exagère son rôle normal de respiration supplémentaire; mais cette interprétation toute physiologique perd une grande partie de sa valeur quand on songe que la génération de tubercules, soit dans le mésentère, soit dans les méninges, amène également ces sueurs colliquatives alors que les poumons sont peu ou point intéressés. D'ailleurs il faudrait conclure de cette théorie que les sueurs des tuberculeux ayant une destination physiologique, il y a intérêt à les ménager, alors que l'observation de tous les jours apprend au contraire qu'elles conspirent avec l'abondance des crachats et la diarrhée à débiliter les malades, par conséquent à précipiter leur fin, et qu'il y a avantage, quand on peut y réussir, à les faire disparaître, ou du moins à les rendre moins abondantes.

Les moyens tendant à obtenir ce résultat sont nombreux; c'est dire assez que chacun d'eux n'a qu'une efficacité relative. Nous ne citerons ici que les plus usuels, ceux qui se recommandent par la fréquence de leur emploi et par les noms des auteurs qui les ont recommandés.

L'*agaric blanc* ou agaric du mélèze (*boletus larices*), anciennement préconisé par de Haën pour combattre les sueurs nocturnes des phthisiques, doit aux essais d'Andral d'avoir repris dans le traitement de cet accident l'importance qu'on lui accordait autrefois. Max Simon, qui a suivi en 1834 les expériences instituées par Andral et qui en a publié les résultats (1), a recueilli quatre observations qui, à notre avis, ne laissent pas de doute sur l'extrême utilité de cet agent et en même temps sur

(1) Max Simon, *Bulletin de thérap.*, t. VI, p. 334 et 381.

son innocuité relativement aux fonctions digestives, fait qu'il importait d'établir à raison des propriétés drastiques attribuées jusqu'ici à l'agaric blanc. Ce médicament peut être donné par pilules de 0,10 centigr. On débute par deux pilules, et cette dose est successivement élevée jusqu'à huit ou dix par jour, distribuées de manière que le malade en prenne une de deux en deux heures. Andral a pu pousser les doses plus loin sans provoquer d'intolérance digestive, mais, en thèse générale, il convient de ne pas dépasser 1 gramme.

Le *tannin* et surtout le *tannate de quinine* sont des médicaments journellement employés contre la colliquation sudorale et qui sont évidemment utiles. Le premier, mis en honneur par Charvet, est donné à des doses qui varient de 0,20 à 0,50 centig. par jour sous forme pilulaire. Le second s'emploie à des doses plus élevées et variant de 0,50 centigr. à 1 gramme. Ce médicament constitue une acquisition des plus précieuses pour la thérapeutique complexe que nécessite la phthisie. Il défère en effet, nous l'avons dit, à la triple indication de combattre la diarrhée colliquative, d'enrayer les exacerbations vespérales de la fièvre, et enfin de diminuer l'abondance des sueurs. Delioux, qui a expérimenté sous ce rapport, et comparativement le tannin, le sulfate de quinine et le tannate de quinine, a accordé à ce dernier une préférence qui nous paraît tout à fait justifiée (1). Nous signalerons enfin l'oxyde de zinc, recommandé par le docteur Jackson, à la dose de 0,30 à 0,50 centigr., pris le soir en se couchant, et la poudre de Dower, qui aurait fourni à Descamps de meilleurs résultats que les autres moyens. L'action sudorifique incontestable de ce médicament composé pourrait faire naître des doutes sur son efficacité antisudorale, mais il est utile à la fois comme antidiarrhéique et comme hypnotique, et comme, en définitive, entre l'administration d'un médicament et son résultat thérapeutique il y a une foule d'opérations organiques que nous ne pouvons pas soupçonner, il convient souvent d'en appeler au fait expérimental brut, et c'est ici le cas (2). Est-il besoin d'ajouter que toute la classe des astrin-

(1) Delioux, *Union médicale*, avril 1855. — Percival avait eu la singulière idée de recommander, contre les sueurs des phthisiques, l'usage d'une chemise trempée dans une forte décoction de quinquina et préalablement séchée. Il est inutile de faire ressortir l'insignifiance de ce moyen.

(2) « Il serait difficile d'expliquer le fait; mais il n'en est pas moins vrai que

gents minéraux ou végétaux, ratanhia, monésia, cachou, kino, limonades, peut être successivement utilisée en tenant compte de la susceptibilité extrême des voies digestives chez les phthisiques? Nous excluons, toutefois, d'une manière formelle l'acétate de plomb, qu'une induction analogique peu légitime assurément vient de remettre un instant en vogue, mais qui nous paraît aussi inefficace que dangereux. La tisane de ratanhia (racine de ratanhia, 20 parties ; eau, 1,000) est le moyen auquel nous nous sommes arrêté et que nous employons maintenant, à l'exclusion de tous les autres, et il nous arrivait journellement, dans notre service de l'hôpital maritime de Brest, de faire remarquer avec quelle rapidité cette sorte de diabète sudoral qui fatigue et affaiblit tant les malades diminue et disparaît au bout de quelques jours de l'usage de cette tisane (1).

Il va sans dire que tous les médicaments que nous venons d'énumérer n'auraient qu'une action insuffisante si on ne la favorisait par une bonne hygiène en ce qui concerne la chambre du malade, ses vêtements, etc. Il faut que la chambre soit autant que possible spacieuse et bien aérée, d'une exposition en rapport avec la saison, de façon que la température ne s'y élève pas au-dessus de 12 à 14 degrés (2), il faut éviter l'encombrement et surtout ce que Huxham appelait avec raison des *chambres d'hôpital* (3), c'est-à-dire des chambres dans lesquelles on réunit plusieurs malades. Morton, qui, de même que tous les grands praticiens, pliait son talent aux détails les plus vulgaires en apparence, sans croire pour cela le rabaisser, a décrit dans les termes suivants le mode de couchage qui convient le mieux aux phthisiques quand ils sont tourmentés par des sueurs abon-

vous arrêterez souvent les sueurs persistantes, surtout celles de la fièvre hectique, en faisant prendre le soir quelques grains de poudre de Dower. » (R. J. Graves, *Leçons de clinique médicale*, traduction Jaccoud. Paris, 1862, t. I, p. 619.)

(1) Rodolfo Rodolfi, médecin de l'hôpital de Brescia, a préconisé contre les sueurs des phthisiques des paquets composés de 0,50 centigr. de bicarbonate de soude, de 0,15 centigr. de fleurs de soufre et de la même dose de sous-nitrate de bismuth. On donne un paquet toutes les deux heures. (*Bulletin de thérap.*, 1865, t. LXVIII, p. 381.) — Robert Druit a aussi recommandé des lotions très-chaudes faites sur les points où se manifestent les sueurs partielles.

(2) La limite de température de la chambre des malades a été diversement déterminée par les auteurs. Cullen et Bosquillon (*Œuvres complètes de Cullen*, t. I, p. 126) la fixaient à 15° R. dans les fièvres continues et la pneumonie. Nous croyons que cette température est suffisante et qu'il ne faut pas la dépasser.

(3) Huxham, *Essai sur les pleurésies et les péripneumonies*. Paris, 1765, p. 277.

dantes : « *Stragula etiam lecti minorentur; nec non removeatur æger in aerem tenuem, apricum et perflatilem; somnum semper capiat in cubiculo amplo et quoties vires languere incipiunt sudores statim linteis aridis moderate calefactis abstergantur atque æger in alteram lecti partem amoveatur* (1). »

Un détail pratique qui parait être du ressort des attributions des gardes-malades (en est-il un qui ne soit au contraire de la compétence obligée du médecin?) est relatif au changement de linge de corps quand les sueurs sont très-abondantes. Cullen n'a pas dédaigné de s'en occuper (2), et on peut après lui courir les risques du reproche de minutie hygiénique. Les malades d'une certaine position qui ont des habitudes de bien-être et de propreté sont extrêmement incommodés par l'humidité dans laquelle ils séjournent et par l'odeur fade et désagréable de l'*halitus* qui s'en dégage. Convient-il d'attendre que les sueurs cessent pour renouveler leur linge? Cullen, au dire de Bosquillon, faisait changer les malades de linge au milieu même des sueurs, en prenant, bien entendu, toutes les précautions obligées. Je crois qu'on peut insister sur cette pratique, mais il serait avantageux de remplacer la chemise de toile ou de coton par une longue chemise de flanelle légère qui s'appliquerait immédiatement sur la peau. En la renouvelant de temps en temps, on préviendrait sûrement ces dangers de refroidissement qui sont moins réels qu'on ne le pense quand ces soins sont donnés avec dextérité et intelligence. On doit enfin renouveler la recommandation de Morton, qui voulait que les malades dormissent surtout dans la première partie de la nuit, afin d'éviter les sueurs profuses qui se manifestent pendant le sommeil du matin : « *Somnum semper, quantum possibile est, prima noctis parte capessendum* (3). »

Article II. — Diarrhée.

La diarrhée est un symptôme moins constant de la colliquation tuberculeuse qu'on ne l'enseigne d'ordinaire dans les traités classiques. Si c'est une règle, elle comporte de nombreuses

(1) Morton, *op. cit.*, t. I, lib. II, cap. XI, p. 79.
(2) Cullen, *Œuvres compl.*, t. I, p. 169. Il s'agissait ici de sueurs se rattachant à des fièvres, mais la question reste la même.
(3) Morton, *op. cit.*, t. I, lib. II, cap. VIII, p. 65.

exceptions. Je me rappelle avoir fait sous ce rapport, à un jour donné, la statistique des phthisies avancées placées dans mon service d'hôpital, et j'ai pu faire remarquer à mes auditeurs l'absence presque générale de ce symptôme si grave. Un très-grand nombre de phthisiques meurent, sans doute, avec de la diarrhée colliquative, mais il n'est pas rare non plus de voir chez eux le fonctionnement intestinal conserver jusqu'à la fin toute son intégrité. Il n'en est pas moins vrai que quand la diarrhée existe, elle constitue une cause d'affaiblissement qu'il importe grandement de faire disparaître. « C'est avec ce symptôme, dit Baumes, que la vie se termine dans la pulmonie et, quoiqu'on ait beaucoup de remèdes sous la main, il est rare qu'on parvienne à le supprimer (1). » Cette impuissance de la thérapeutique n'est souvent que trop réelle, et c'est pour cela que nous devons indiquer aux praticiens une série assez nombreuse de moyens propres à combattre ce symptôme pour qu'ils puissent au besoin les remplacer les uns par les autres quand ils échouent ou quand l'assuétude a émoussé leur action.

La diarrhée des phthisiques dépend souvent d'ulcérations intestinales, mais souvent aussi elle n'est, principalement à son début, qu'une hypercrinie susceptible par conséquent de guérir, ou du moins de s'arrêter momentanément. Il est bon d'admettre toujours cette hypothèse favorable pour ne pas se laisser aller sur la pente d'une thérapeutique découragée et inactive.

Les astringents, les opiacés, le sous-nitrate de bismuth, le nitrate d'argent, les lavements vineux et la viande crue sont les moyens que l'on oppose d'habitude, avec un succès relatif, à la diarrhée des tuberculeux.

I. L'emploi des astringents ne saurait être efficace qu'à deux conditions : 1° qu'il y ait peu ou point de fièvre, ou du moins que celle-ci, quand elle existe, paraisse se rattacher plutôt aux lésions du poumon qu'à celles de l'intestin ; 2° que les évacuations ne s'éloignent pas, par leur nature, des selles diarrhéiques ordinaires, c'est-à-dire qu'elles ne soient ni glaireuses, ni décolorées, ni sanguinolentes, ni lientériques. Ces réserves faites, voici les particularités de cette médication appliquée à l'accident qui nous occupe.

(1) Baumes, *op. cit.*, t. II, p. 256

Les astringents minéraux, tels que l'alun, le sulfate de fer, le persesquinitrate de fer, l'acétate de plomb, sont rarement indiqués.

L'*eau de chaux* peut rendre, au contraire, d'assez grands services. Les Anglais font un très-grand usage de ce médicament sous le nom de *lime-water* ou de *liquor calcis*, et l'administrent toujours mélangé à du lait. Sous cette forme, elle peut se donner à la dose de 100 à 200 grammes par jour (l'eau de chaux contient environ 0,05 centigr. de chaux par 30 grammes d'eau). Un praticien de Bordeaux, Boisseuil, a publié des observations qui montrent que l'eau de chaux, prise à hautes doses, jouit d'une efficacité réelle dans ces diarrhées opiniâtres. Ce médicament agit sans doute en partie par la neutralisation de l'acidité que présentent les liquides intestinaux dans les cas d'entérite, mais on ne saurait non plus lui contester une action topique de nature astrictive. Le *saccharate de chaux* peut très-bien remplacer l'eau de chaux ; on le donne à des doses qui varient de 5 à 10 grammes ; mais comme il a une saveur fortement alcaline, on a l'habitude de le dissoudre dans un demi-litre ou dans un litre de lait.

Les astringents végétaux indigènes ou exotiques sont d'un usage plus habituel et plus utile que les médicaments que nous venons d'examiner. Le nombre de ces astringents est excessivement considérable, nous ne nous occuperons que des principaux d'entre eux, c'est-à-dire des médicaments à base de tannin : du cachou, de la monésia, de la ratanhia, de la bistorte, de la tormentille, de la renouée, du brou de noix et de la gomme kino.

Le *tannin* s'administre sous forme de poudre mélangé à une substance inerte ou dans une potion contenant une dose de 1 gramme à 1 gr. 50 centigr. de cette substance, et 30 grammes de sirop d'écorces d'oranges amères. Le *café de glands d'Espagne* est un aliment tannoïdique auquel on ne saurait contester une propriété antidiarrhéique faible, il est vrai, mais très-réelle. Parmi les sels que forme l'acide tannique, on doit signaler, comme spécialement utile au point de vue qui nous occupe, le *tannate de bismuth*. Cette combinaison saline, imaginée par Cap (1), constitue une très-bonne acquisition pour

(1) Cap. *Note sur le tannate de bismuth*. (*Bulletin de l'Académie de médecine*. 1859, t. XXV, p. 125.)

la thérapeutique de la phthisie, comme l'attestent les expériences de Aran et Demarquay. Nous avons également employé ce médicament avec avantage. Il est insoluble et sa saveur est à peu près nulle; on peut le donner en pilules, ou mieux, enrobé dans du pain azyme, à des doses variant de 0,50 centigr. à 2 grammes par jour. Le *cachou* doit ses propriétés astringentes au tannin qui entre pour moitié en poids dans la composition de la sorte du Bengale. On n'emploie généralement que l'extrait de cachou à la dose de 1 à 6 grammes par jour. La *gomme kino* est un médicament analogue; elle s'administre sous forme de tisane préparée avec 2 grammes de kino pour 1,000 grammes d'eau édulcorée avec 60 grammes de sirop de coings. La *monésia* (*chrysophyllum glycyphyllum*) est un astringent exotique qui s'est introduit dans la thérapeutique, en 1839, sous les auspices du savant et regrettable professeur Forget (1). Une analyse due à Heydenrich a constaté que cet extrait contenait 52 pour 100 de tannin. La monésia se donne en sirop ou en pilules à la dose de 1 à 2 grammes par jour. Quant à la *ratanhia*, c'est un médicament d'une efficacité éprouvée dans les diarrhées anciennes et qui se prescrit habituellement sous forme de tisane :

Racine de ratanhia.	20 à 40 grammes.
Eau.	1 kilogr.
Sirop de coings.	100 grammes.

On peut le donner aussi en extrait : 0,50 centigr. à 1 gramme par jour; ou en lavement, contenant 5 grammes d'extrait et 4 grammes de teinture pour 250 grammes d'eau.

Notre flore indigène est riche en substances astringentes propres à modérer la diarrhée des tuberculeux et l'empirisme leur fait de larges et fréquents emprunts. Indiquons pour les besoins de la médecine des pauvres et des campagnes, qui est souvent au dépourvu de médicaments, les substances suivantes qui peuvent rendre les mêmes services que les astringents exotiques : 1° la *bistorte* (*polygonum bistorta*) qui s'emploie en décoction à la dose de 30 grammes pour un litre ; 2° la *tormentille* (*tormentilla erecta*) qui s'administre sous la même forme et aux mêmes doses ; 3° le *brou de noix* qui est dans le même cas. Le sirop de coings, la décoction de l'écorce du fruit

(1) Forget, *Principes de thérapeutique.* Paris, 1860.

de grenadier et le riz sont encore des médicaments auxquels on attribue d'éminentes vertus antidiarrhéiques, et qui sont fréquemment employés dans la médecine populaire. Voilà sans doute bien des moyens concourant au même but, et nous semblons déroger à la règle que nous nous sommes imposée de ne pas accumuler, autour d'une indication thérapeutique, des médicaments trop variés et trop nombreux, mais ici richesse n'implique pas superfluité, et il faut, dans le traitement de la diarrhée opiniâtre des phthisiques, avoir à sa disposition une foule de ressources pour ne pas se trouver au dépourvu à un moment donné.

II. Quant aux *opiacés*, il ne convient d'y recourir que par la voie rectale, et à petites doses, pour prévenir l'action sudorifique qu'exercent ces médicaments, et aussi dans l'intérêt de la conservation de l'appétit. La diminution des sécrétions bronchiques sous l'influence de l'opium est aussi un fait clinique qu'il ne faut pas perdre de vue (1). Toutefois, quand la diarrhée des tuberculeux s'accompagne de coliques vives et quand la fréquence des évacuations a amené du ténesme rectal, l'usage des lavements laudanisés combiné avec l'emploi de bains de siége tièdes procure un soulagement très-sensible et très-prompt. Au reste, si l'opium est rarement donné isolément dans le cas de diarrhée opiniâtre, il entre dans la composition de médicaments complexes dont on retire un très-grand bénéfice ; je veux parler du diascordium et de la thériaque. Ce dernier médicament, qui n'admet pas dans sa préparation moins de soixante-dix substances appartenant à des médications diverses (toniques amers, stimulants, sédatifs, astringents), est une drogue complexe que l'observation moderne a singulièrement déshéritée des propriétés merveilleuses qu'on lui attribuait, mais elle n'en reste pas moins un médicament fort utile dans les diarrhées anciennes. Il importe de se rappeler que la thériaque renferme assez exactement 0,02 centigr. d'opium brut ou 0,01 centigr. d'extrait gommeux d'opium par gramme, et se régler sur cette donnée pour en fixer les doses. Assez souvent, au lieu d'employer l'électuaire, on se sert de la poudre de thériaque que l'on administre seule ou associée à d'autres médicaments ; sous-nitrate de bismuth, poudre d'yeux d'écrevisses, etc. Le *dia-*

(1) Opium diaphoresin movet, alias vero serosas compescit. (A. de Tralles. *De usu noxio et saluberrimo opii.*)

scordium est un électuaire d'une action très-analogue, mais beaucoup plus simple dans sa composition. Il contient à peu de chose près la même quantité d'opium que la thériaque, et se donne, comme celle-ci, à la dose de 2 à 6 grammes. La poudre pour le diascordium est plus souvent employée que l'électuaire lui-même. C'est là un excellent médicament et qui remplit à la fois, comme moyen de combattre la diarrhée et comme somnifère, une double indication.

III. Le sous-nitrate de bismuth, la craie lavée et le phosphate de chaux sont également des substances très-utiles dans ce cas. Le sous-nitrate de bismuth a pris, dans ces dernières années, une vogue qui en a déjà singulièrement élevé le prix. Le temps est loin de nous où cette substance, considérée comme très-active, était donnée à petites doses. Monneret a démontré, en 1854, qu'elle pouvait être prescrite impunément aux doses de 30, 40 et même 60 grammes par jour, et que c'était même une condition de son efficacité dans le traitement des diarrhées chroniques (1). Nous croyons qu'il y a là une exagération réelle et que 5 à 10 grammes suffisent dans la plupart des cas. Monneret a fait ressortir l'utilité de ce moyen dans la diarrhée colliquative des tuberculeux. Comment agit le sous-nitrate de bismuth dans ce cas? Il est difficile de le dire, mais on ne saurait admettre, avec cet auteur, qu'il joue simplement, par rapport à la muqueuse intestinale, un rôle de protection en la recouvrant d'un enduit préservateur. Cette explication toute mécanique est manifestement insuffisante; il paraît plus logique de supposer que cette substance absorbe et condense le gaz acide sulfhydrique (la putridité des selles est, au dire de Monneret, une de ses indications les plus positives), et que, de plus, solidifiant les liquides intestinaux, il atténue cette action irritante locale que les matières fluides exercent, suivant la remarque de Bichat (2), sur la sensibilité et consécutivement sur la motilité de l'intestin. Ce qui domine, au reste, toute hypothèse, c'est la réalité du fait clinique attestée par une expérience journalière. Un médicament qui se rapproche beaucoup du sous-nitrate de bismuth, c'est la craie lavée. L'eau de chaux n'agit peut-être que parce qu'elle

(1) Monneret, *De l'emploi du sous-nitrate de bismuth à hautes doses dans le traitement de plusieurs maladies.* (*Bulletin de thérap.*, 1854, t. XLVII, p. 113, 209, 265 et 417.)

(2) Bichat, *Anatomie génér.* Paris, 1812, t. III, p. 394.

forme du carbonate de chaux avec les gaz qu'elle rencontre dans l'intestin. En 1854, de La Rue, médecin à Bergeval, s'est efforcé de démontrer la supériorité de la corne de cerf pulvérisée sur le phosphate de chaux ordinaire. Le premier de ces deux médicaments s'administre à la dose de 10 ou 20 grammes suspendu dans une potion gommeuse édulcorée avec 30 grammes de sirop de coings.

L'écorce du simarouba de Cayenne (*quassia simaruba*) a été également préconisée contre la diarrhée colliquative. Cette substance s'emploie sous forme de macération à la dose de 30 gr. pour un litre d'eau. Son action apéritive devient utile dans les cas si fréquents où il y a en même temps diarrhée et anorexie. La noix vomique à petites doses et associée à l'opium, comme dans la méthode d'Hargstrom, peut aussi avoir son utilité.

Il faut signaler enfin le nitrate d'argent (de 0,01 à 0,05 centigr. par jour incorporé à du pain et sous forme de pilules) et l'emploi de la viande crue, comme des médications qui sont susceptibles de rendre des services réels contre cette complication de la phthisie.

IV. Les médications topiques externes ou internes peuvent venir en aide aux moyens qui précèdent, ou même les suppléer dans quelques cas. L'emploi de cataplasmes, l'usage d'une ceinture de laine ou d'une peau de lièvre, quelquefois même l'application de révulsifs abdominaux, notamment les badigeonnages de teinture d'iode, peuvent avoir leur utilité; il en est de même des lavements médicamenteux qui constituent une médication topique d'autant plus utile qu'elle ne compromet pas l'appétit qu'il est si important de ménager. Ces lavements peuvent être astringents (cachou, ratanhia, tannin), substitutifs (acétate de plomb liquide, azotate d'argent, etc.), mais ils sont rarement employés ; le plus habituellement on se borne aux lavements laudanisés et aux lavements vineux dont Aran a signalé l'efficacité pour diminuer la diarrhée des phthisiques et en même temps pour soutenir leurs forces (1).

L'hygiène alimentaire doit, bien entendu, seconder l'action des médicaments. Les sensations digestives des malades les conduisent bien vite à reconnaître les aliments qui sont le mieux

(1) Aran, *De l'emploi des lavements de vin, en particulier dans le traitement de la dyspepsie, de la chlorose, de la phthisie pulmonaire.* (*Bulletin de thérap.* t. XLVIII, p. 10 et 54.)

supportés, et l'examen journalier des selles fait habituellement reconnaître des parcelles alimentaires indigérées, et sert de guide pour le choix des mets qu'il faut permettre aux malades; on doit remarquer enfin que par cela seul qu'il y a eu de la diarrhée à une ou deux reprises, les malades contractent une susceptibilité intestinale qui s'accuse sous l'influence du plus petit écart de régime, du moindre refroidissement des pieds, et que la réapparition de la diarrhée ne peut être évitée que par une hygiène assidue.

Article III. — Expectoration.

S'il est important de faciliter l'expulsion des crachats, il ne l'est pas moins de diminuer cette expectoration quand elle est très-abondante. Dans ce cas, à l'effet spoliatif qui appartient à cette déperdition humorale se joint la fatigue d'une toux expulsive incessante et l'insomnie qui en est la suite. Les crachats des phthisiques sont de deux sortes : les uns filants, transparents, visqueux, sont d'une nature purement catarrhale et tiennent à l'inflammation de la muqueuse bronchique, inflammation due au voisinage de masses tuberculeuses qui se ramollissent, ou au passage sur la muqueuse de crachats qui proviennent d'une caverne. Ces crachats sont difficilement amovibles à cause de leur peu de consistance et de leur viscosité, leur rejet ne s'accomplit qu'à la suite d'une toux laborieuse; les autres sont constitués par du pus, de la matière tuberculeuse et parfois même de la substance pulmonaire quand le ramollissement marche très-vite. Dans la période d'excavation, une sorte de membrane pyogénique tapisse les cavernes et sécrète par sa surface libre une quantité quelquefois considérable de pus, d'où une spoliation humorale d'autant plus sensible que le liquide qui la constitue est singulièrement rapproché de la composition du sang. L'emploi méthodique des balsamiques et des sulfureux défère à cette indication importante.

§ 1. *Sulfureux.*

Un des effets les plus constants de l'administration du soufre est la diminution des blennorrhées chroniques des muqueuses, quel que soit leur siége. Or, cet effet ne se produit nulle part d'une manière aussi remarquable que dans les flux muqueux ou muco-purulents qui constituent l'expectoration. Les recherches intéressantes de Cl. Bernard sur les voies d'élimination du soufre introduit dans l'économie ont jeté un certain jour sur son action dans ce cas, et ont permis de la théoriser. Le savant physiologiste a démontré (1) que par quelque voie que s'introduise le soufre dans l'économie, qu'il soit donné sous forme soluble ou insoluble, il s'élimine en faible partie par la peau, et en presque totalité par la muqueuse pulmonaire sous forme de gaz hydrogène sulfuré ; de telle sorte que le poumon baigne, si on peut s'exprimer ainsi, dans une atmosphère sulfureuse, et que les résultats curatifs peuvent être considérés comme découlant d'une médication topique. Cette théorie, qui est parfaitement satisfaisante, fait abstraction, sans les exclure, des effets de stimulation générale qui accompagnent une médication sulfureuse et qui, s'adressant au système tout entier, le fortifient et diminuent, nous l'avons dit, la puissance de la diathèse sous le coup de laquelle il est placé. Nous croyons que la réunion de la médication sulfureuse générale et de la médication sulfureuse topique est indiquée dans presque tous les cas, et nous nous placerons à ce point de vue pratique en traitant de son mode d'emploi et de ses effets curatifs.

La réputation du soufre dans le traitement de la phthisie est trop anciennement et trop généralement établie pour qu'elle ne repose pas sur quelque chose de réel ; nous l'admettons pleinement, et ce médicament est du nombre de ceux sans lesquels le traitement méthodique de la phthisie deviendrait, à notre avis, impossible ; mais si c'est un médicament fort utile, ce n'est pas le moins du monde un spécifique (devons-nous répéter que nous n'en admettons pas?) ; il a ses indications et ses contre-indications, c'est dire qu'il peut faire beaucoup de bien ou beaucoup de mal, suivant qu'il est employé avec ou sans discernement. La médication thermo-sulfureuse qui domine aujourd'hui, on peut le dire, toute la thérapeutique de la phthisie, remplit bien l'indication que nous étudions ici, c'est-à-dire qu'elle peut diminuer notablement ou tarir l'expectoration,

(1) Cl. Bernard, *Archives génér. de méd.*, 1857. — Demarquay, essayant des injections d'acide sulfhydrique dans le tissu cellulaire des lapins, a constaté que ce gaz, s'éliminant en grande partie par la muqueuse des bronches, y produit une inflammation très-nette et très-étendue, et il s'explique par cette action substitutive les bons effets des sulfureux dans les affections chroniques de la poitrine. (*Union médicale*, avril 1865, n° 46, et *Recherches sur les gaz;* Paris, 1866.)

mais ses effets sont complexes; indépendamment de celui que nous signalons, elle aguerrit la peau contre les vicissitudes atmosphériques en la rendant moins impressionnable au froid, et surtout elle excerce sur l'économie tout entière un effet stimulant dans le principe, tonique ensuite, qui enlève à la diathèse tuberculeuse les conditions de terrain qui facilitent son évolution. Nous avons traité de la médication hydro-minérale sulfureuse à propos des médications qui se rapportent à la diathèse (voyez p. 135). Nous ne nous occuperons ici des sulfureux que comme moyen d'agir sur les sécrétions bronchiques.

Darcet, de Lamure (de Montpellier), Barety, Laforest, Sims, Rivière, etc., ont consacré par leurs recherches l'utilité du soufre dans le traitement de la phthisie. Darcet, en remarquant que ses effets sont particulièrement remarquables dans la phthisie *humide*, a signalé, sans s'en douter, l'élément morbide sur lequel ce médicament agit de préférence. On peut employer le soufre en nature, soit en fleurs, soit en pastilles; sous cette dernière forme, il ne répugne nullement aux malades, et peut être administré pendant des séries de deux ou trois mois. Cette persistance dans l'administration est une condition du succès. Une dose de 0,30 à 0,50 centigrammes de soufre par jour est pleinement suffisante, et elle est toujours bien tolérée; il est rare qu'au bout de quelques semaines cette médication si simple, que l'on peut du reste combiner avec l'emploi des balsamiques, n'ait pas diminué sensiblement les crachats. Les malades aisés peuvent, au bout d'un mois de l'emploi du soufre sous forme insoluble, le remplacer par des eaux naturelles de Bonnes, de Cauterets, du Vernet, etc., employées avec ménagement et à des doses lentement croissantes, ou bien recourir aux eaux sulfureuses artificielles préparées avec la poudre sulfureuse de Marcellin Pouillet (1), mais généralement le soufre en fleurs remplit très-bien cette indication.

A cette médication interne on peut joindre avec avantage une médication topique, et recourir à l'inhalation d'eaux sulfureuses poudroyées à l'aide d'appareils pulvérisateurs spéciaux. Le néphogène de Mathieu est celui que nous employons de préférence et qui nous semble remplir très-convenablement le but qu'on se propose (voyez p. 148).

(1) Voyez Rapport de Robinet. (*Bulletin de l'Académie de méd.*, 1860, t XXV, p. 577.)

§ 2. *Balsamiques.*

Ils constituent la seconde série des moyens qui sont propres à diminuer l'expectoration, et, cependant, par une confusion dont les classifications thérapeutiques ne sont pas avares, ces substances continuent à être rangées sous la rubrique d'*expectorants;* elles ne s'adressent qu'à la sécrétion qu'elles modifient, et nullement à l'acte réflexe qui en sollicite le rejet.

Les médicaments de ce groupe sont extrêmement nombreux. Les préparations de benjoin, de Tolu, de térébenthine, de copahu, de caoutchouc; la séve de pin maritime, le genièvre, le goudron, le *médicinal naphta* des Anglais, sont des substances entre lesquelles le choix est déterminé en partie par leur activité, en partie par la façon dont l'estomac les tolère.

Le *benjoin* est habituellement réservé pour l'usage externe, il en est de même des préparations de tolu; on n'utilise guère à l'intérieur que le sirop de Tolu, qui est peu actif et qui sert d'édulcorant aux potions balsamiques. Les térébenthines, le baume de copahu, ont une saveur désagréable et une indigestibilité qui éloignent de leur emploi. Le caoutchouc térébenthiné, ou solution de caoutchouc dans l'essence de térébenthine, a été recommandé par Haller (de Presbourg), et Hannon (de Bruxelles), dans le traitement de la phthisie, mais nous ne croyons pas plus à l'utilité qu'à la durée de cette nouveauté thérapeutique. Le baume du Pérou était jadis un des balsamiques les plus employés contre la phthisie. L'électuaire de Werlhof, que ce médecin prônait avec une ferveur d'autant plus légitime qu'il croyait lui devoir la vie de sa fille, avait pour formule :

Baume du Pérou, dissous dans un jaune d'œuf. .	2 drachmes.
Extrait aqueux de quinquina.	6 —
Miel rosat.	3 onces 1/2.

Mêlez très-exactement.

On en donnait une cuillerée toutes les trois heures (1).

Le *baume de la Mecque* était aussi très-employé jadis dans le traitement de la phthisie. Il en était de même de la myrrhe qui était devenue à la fin du siècle dernier entre les mains de

(1) Voyez Baumes, *op. cit.*, t. II, p. 148.

Williams Saunders, médecin de *Guy's hospital*, une sorte de panacée de la phthisie (1). Aujourd'hui le goudron végétal est un des balsamiques les plus usités. On se sert de l'eau de goudron filtrée, que l'on boit coupée avec du lait et édulcorée avec du sirop de bourgeons de sapin, ou bien du sirop de goudron préparé par le mélange de deux parties de sucre et d'une de sirop. La séve de pin maritime est une préparation balsamique qui est en vogue aujourd'hui et que les observations de Desmartis, Sales-Girons (2) et Durand tendent à faire considérer comme utile dans la phthisie ; cette séve est blanchâtre, sa saveur est térébenthinée, mais supportable. On l'emploie à la dose d'un ou deux verres par jour, que l'on peut porter progressivement à six verres. Ce médicament s'administre dans l'intervalle des repas. Nous croyons qu'il est destiné à rester dans le formulaire de la phthisie, non pas à titre de spécifique, mais comme médicament susceptible de modifier et de diminuer l'expectoration.

De même que les préparations sulfureuses ont été employées à l'intérieur et topiquement par voie de fumigations, de même aussi on a eu la pensée de porter directement les balsamiques au contact de la muqueuse aérienne, en constituant avec leurs vapeurs des atmosphères artificielles que respirent les malades. Le benjoin, la myrrhe, la résine élémi, le tolu, le storax, le goudron, la créosote peuvent être employés dans ce but. Tantôt on se contente de laisser évaporer ces substances odorantes, le plus souvent on les brûle et les malades sont soumis à l'action des fumées qui s'en dégagent. C'est ainsi qu'on prépare des cônes de tolu, de benjoin, de goudron, en mélangeant ces substances avec une poudre inerte, du nitre et de l'eau. Le bas prix du goudron végétal a porté à le préférer pour la formation d'atmosphères artificielles balsamiques. Le procédé le plus simple consiste à maintenir en ébullition dans la chambre du malade un mélange de goudron de Norvége et d'eau, ou plus simple-

(1) La teinture antiphthisique de Griffith, qui a joui de tant de réputation en Angleterre, avait la myrrhe pour base. — Delioux a essayé l'encens ou oliban dans le traitement des hypercrinies muco-purulentes de la muqueuse aérienne; il estime que ce médicament peu actif, il est vrai, se rapproche de l'action du baume de Tolu et mériterait d'être tiré de l'oubli. (*Bulletin de thérap.*, 1861, t. LX, p. 145.)

(2) Sales-Girons, *Traitement de la phthisie pulmonaire par l'inhalation des liquides pulvérisés et par les fumigations de goudron*. Paris, 1860.

ment encore de laisser du goudron dans un vase ouvert; la chambre ne tarde pas à se remplir des effluves odorants de cette substance. Crichton à Berlin (1) et Cayol en France sont les thérapeutistes qui ont le plus vanté ces inhalations. Le premier a soumis à l'hôpital de Berlin un très-grand nombre de phthisiques à l'action de cette atmosphère artificielle. Sur 54 phthisiques traités par cette méthode, 4 furent guéris, 6 éprouvèrent une amélioration notable, 16 ne ressentirent aucun changement, 12 devinrent plus malades et 16 moururent. Trousseau et Pidoux jugent ce traitement « plus satisfaisant qu'aucun de ceux faits à la phthisie jusqu'ici (2). » C'est formuler un jugement bien indulgent ou donner une bien mince idée de ce que peut la thérapeutique contre cette affection. Dernièrement, le successeur de Cayol à la *Revue médicale*, ayant constaté que la vapeur du goudron répandue dans l'air empêchait la phosphorescence du phosphore (fait contesté d'abord, puis reconnu ensuite) a eu la pensée de soumettre les phthisiques à une *diète respiratoire* en forçant l'air qui entre dans leur poitrine à traverser un appareil appliqué sur la bouche et contenant du goudron. Mais, comme on l'a dit, rien ne démontre que la phosphorescence soit un phénomène d'oxydation, rien ne démontre non plus que la diminution de l'oxygène inspiré puisse retarder les progrès de l'affection. Hélas! les malheureux phthisiques ne sónt que trop soumis à une diète respiratoire par la diminution sans cesse croissante du champ de l'hématose, et il s'agirait bien plutôt de leur donner de l'oxygène que de leur en enlever.

Trousseau et Pidoux ont apprécié d'une manière fort judicieuse à notre avis le rôle thérapeutique qu'il faut attribuer aux balsamiques dans le traitement de la phthisie. Contestant avec raison les effets curatifs attribués par Morton (3) à ces agents, ils n'y voient que des moyens utiles pour modifier l'élément catarrhal qui existe toujours dans la phthisie pulmonaire (4). Après avoir diminué ou tari la sécrétion purulente que fournit une caverne, les balsamiques peuvent-ils hâter sa cicatrisation?

(1) Crichton, *Hufeland's Journal*, 1820.

(2) Trousseau et Pidoux, *Traité de matière médic. et de thérap.*, 7e édit. Paris, 1862, t. II, p. 660.

(3) Richard Morton, *op. cit.*

(4) Trousseau et Pidoux, *op. cit.*, p. 655.

Cela est possible, les anciens le croyaient fermement, mais il serait téméraire de l'affirmer. L'état apyrétique, le peu d'excitabilité du malade, et l'absence de prédisposition aux hémoptysies sont les conditions d'opportunité des balsamiques; s'ils élèvent le pouls, s'ils augmentent la toux, s'ils *échauffent* le poumon, comme on le disait autrefois, ils font plus de mal que de bien, et il convient d'y renoncer. Au reste, dans les cas où l'indication des balsamiques n'est pas clairement posée, on se prémunit contre les inconvénients qu'ils peuvent avoir en procédant par une série graduée d'énergie dont les infusions de bourgeons de sapin, la décoction de baies de genièvre, l'hysope, le lierre terrestre, forment le point de départ; l'eau de goudron, le baume de la Mecque, le tolu, les anneaux intermédiaires; et dont les térébenthines, la créosote, le naphte (*naphta médicinal* des Anglais) constituent le sommet. En procédant ainsi on tâte la susceptibilité des malades et on est toujours sûr de s'arrêter à temps.

Les sulfureux et les balsamiques constituent les agents médicamenteux qui sont de nature à modifier l'expectoration, et à en diminuer l'abondance; mais il est des moyens tout extérieurs qui concourent au même résultat, nous voulons parler de la contre-fluxion humorale produite par les exutoires permanents, vésicatoires suppurés, sétons, mais surtout cautères. L'esprit d'examen est certainement une chose bonne et légitime, il est l'âme des sciences et la condition de leur progrès, mais il ne faut pas, comme cela arrive trop souvent, qu'il abrite l'*esprit de négation*. La médecine a sa *bande noire* comme l'archéologie a la sienne, et ses traditions les plus anciennes, les plus solidement assises, celles qui sont protégées par un assentiment à peu près unanime, sont de préférence l'objet de ses attaques passionnées. La discussion mémorable qui a surgi à l'Académie de médecine, en 1855 (1), sur la révulsion et la dérivation, en a donné la preuve. A l'assertion très-hasardée de Malgaigne (2), qu'il n'existait ni une doctrine de la révulsion, ni des règles propres à en diriger l'emploi, que tout, en cette matière, était empirisme et routine, Bouillaud (3) a répondu en affirmant que la révulsion existe comme

(1) *Bulletin de l'Académie de médecine*, 1855-56, t. XXI, *passim*.
(2) Malgaigne, *ibid.*, t. XXI, p. 66.
(3) Bouillaud, *ibid.*, t. XXI, p. 211.

médication véritablement efficace, encore que le mécanisme suivant lequel elle agit laisse bien des points à éclaircir. Il n'est pas un praticien instruit qui n'ait le sentiment intime de l'utilité des exutoires dans les maladies viscérales chroniques, en particulier dans la phthisie. Seulement, on se partage sur l'époque d'opportunité de l'emploi des fonticules et sur le mécanisme de leur action; ce dernier dissentiment est le moins grave; la théorisation d'un fait est une satisfaction que l'esprit doit légitimement rechercher, mais sa constatation seule suffit à la pratique. Il s'agit ici, évidemment, d'un de ces phénomènes de contre-fluxion humorale qu'une maladie accidentelle a réalisés quelquefois sous les yeux du médecin, et qu'il a cherché à reproduire artificiellement. Quant à la période de la phthisie qui est la plus opportune à l'emploi des exutoires, elle a été diversement déterminée : les uns en ont fait un moyen du début, et se sont ainsi proposé, non pas de ralentir, mais d'arrêter l'évolution tuberculeuse; les autres y ont eu recours à toutes les périodes de la phthisie, même à cette époque avancée où il ne semble plus possible de rien tenter de sérieux, et pour laquelle, cependant, Celse réservait la cautérisation actuelle, qu'il pratiquait largement. Que conclure de ces désaccords? si ce n'est que le *fonticule* est une maladie provoquée qui s'accompagne de douleur, de congestion, d'inflammation, de suppuration, et que ces éléments thérapeutiques variés peuvent agir simultanément ou séparément sur les éléments morbides, non moins variés, que déroule l'évolution de la phthisie pulmonaire. Nous croyons que les cautères volants, disséminés, les vésicatoires entretenus en suppuration pendant quelque temps, peuvent agir comme moyens de contre-fluxion sanguine dans le premier degré de la phthisie, mais que les exutoires fixes et à suppuration permanente conviennent surtout dans la période de ramollissement, quand le tissu du poumon suppure lui-même. Les exutoires permanents les plus employés dans le cours de la phthisie sont les cautères et le séton. Le cautère peut être appliqué avec le feu, comme le recommandaient Hippocrate et Celse, mais, le plus habituellement, on se sert des caustiques potentiels, notamment de la poudre de Vienne. La potasse a l'avantage de fournir une eschare plus molle et plus prompte à se détacher, mais son action est plus lente, et, de plus, elle est exposée à fuser et à donner une excavation moins régulière. Les points d'application de ces cautères sont déterminés par le siége de la lésion, mais habituellement on choisit le creux claviculaire pour lieu d'élection. L'eschare détachée, on place dans la cavité un ou deux pois d'iris, ou bien une boule de cire. Il importe que ces cautères soient renouvelés de temps en temps, au bout d'un mois ou deux; leur action s'affaiblit en effet quand ils sont trop anciens. Debreyne, et, après lui Rouault (de Rennes), sont revenus, en 1858, sur cette question de l'utilité des cautères dans les maladies chroniques de la poitrine, et le premier de ces deux praticiens a tracé les règles suivantes sur le mode d'emploi de ce moyen : « On établit deux cautères avec le caustique de Vienne sur les parties antérieures et latérales de la poitrine, à trois pouces environ au-dessous de chaque clavicule, et deux pouces en dehors du sternum. Pour cela, on délaye une quantité suffisante de poudre de Vienne dans un peu d'alcool, de manière à former une pâte molle et assez consistante ; on en façonne, à l'aide d'une spatule, deux disques ou deux rondelles de la grandeur environ d'une pièce de cinquante centimes chacun, et d'une épaisseur double, et on les dépose sur les points de la poitrine qui viennent d'être indiqués. L'action du caustique est très-rapide, et lorsque la poudre avec laquelle il a été préparé est récente et de bonne qualité, huit à dix minutes suffisent généralement pour la formation de l'eschare. On est, du reste, averti que la peau est détruite dans toute son épaisseur, lorsqu'on voit apparaître un cercle noirâtre autour de la pâte, et lorsque le malade annonce que la douleur occasionnée par la présence du caustique est devenue notablement moindre. Il est temps alors d'enlever la pâte qui se trouve remplacée par une eschare grisâtre, circulaire et parfaitement circonscrite ; on la recouvre d'un emplâtre de diachylum gommé qui a pour effet de ramollir et de hâter sa chute. Au bout de six semaines on applique, s'il y a lieu, deux nouveaux cautères au-dessous des premiers. Debreyne estime que les cautères sont utiles à tous les degrés de la phthisie, et que même dans la période ultime ils prolongent manifestement la vie des malades. Il recommande, toutefois, de les appliquer de bonne heure, pour prévenir la formation de lésions pulmonaires irremédiables (1). Le séton est moins em-

(1) Debreyne, *Union médicale*, novembre 1858.

ployé que le cautère. Pringle y recourait souvent et avec avantage. Dans la discussion académique dont nous parlions tout à l'heure, Bouley est intervenu pour démontrer le parti puissant que la médecine vétérinaire tire de cet exutoire, et a évalué à 48 grammes environ la quantité de pus qui s'écoule chaque jour par la mèche d'un seul séton appliqué au cheval (1). Y a-t-il lieu de s'étonner, dès lors, que cette suppuration artificielle contre-balance utilement la suppuration morbide que fournissent les parois d'une caverne? Nous employons avec grand avantage les sétons linéaires multiples sur la région laryngienne dans les cas de lésion inflammatoire ou ulcéreuse de la muqueuse de cet organe. En résumé, on peut dire que l'emploi des fonticules dans la période de suppuration de la phthisie est d'une incontestable utilité, et nous nous approprierons, à ce sujet, ces paroles si sages de Marotte : « Pendant les premières années de ma pratique médicale, j'ai cru ces faits inexacts et observés à travers le prisme des théories humorales; mais l'expérience m'a bientôt appris que dans cette circonstance, comme dans beaucoup d'autres, il y avait dans les maîtres de l'art deux choses qu'il fallait distinguer avec soin : les explications théoriques qui peuvent être fausses ou incomplètes, et les faits marqués au cachet de l'observation qui constituent les richesses de la tradition (2). » On ne saurait parler plus judicieusement, et cette distinction est de nature à faire réfléchir les esprits dont la superbe fait si volontiers litière de tout ce qui a été écrit avant eux et qui ne croient pas avoir d'aînés.

CHAPITRE VI

INDICATIONS QUI SE RAPPORTENT A L'INSOMNIE ET A L'ÉRÉTHISME NERVEUX.

L'éréthisme cérébral naît et s'entretient dans toutes les conditions où le cerveau subit, par les passions, les maladies, l'activité intellectuelle exagérée, un entraînement préjudiciable au maintien de la santé. L'insomnie en est l'accompagnement or-

(1) Bouley, *Bulletin de l'Acad. de méd.* Paris, 1855-56, t. XXI, p. 146.
(2) Marotte, *Un mot sur les exutoires.* (*Bulletin de thérap.*, 1855, t. XLIX, p. 455.)

dinaire, mais d'effet qu'elle était dans le principe elle devient cause à son tour et elle entretient l'exaltation nerveuse sous l'influence de laquelle elle s'était produite. Il y a donc toujours un intérêt réel à combattre ce symptôme importun qui peut, par sa persistance, causer à la nutrition un dommage quelquefois très-grand ; à plus forte raison cette nécessité apparaît-elle dans les maladies comme la phthisie, où d'autres causes de dépérissement conspirent avec celle-ci. Baumes a fait ressortir la fréquence et l'opiniâtreté de l'insomnie chez les phthisiques (1). Elle peut dépendre en partie de cet éréthisme nerveux dont nous parlions tout à l'heure, et elle est plus souvent causée par la fièvre, les sueurs, mais principalement par la toux. Dans le premier cas, elle est essentielle et doit être combattue par les hypnotiques directs ; dans le second, il faut s'adresser à la cause qui l'entretient.

Nous ne sommes malheureusement pas riches en somnifères directs, c'est-à-dire en médicaments qui provoquent le sommeil par une action propre, élective ; l'opium, la morphine, la codéine, la narcéine, le lactucarium et le bromure de potassium sont, à vrai dire, les seuls agents qui aient pu jusqu'ici être légitimement rattachés à ce groupe.

L'opium et le lactucarium produisent tous deux le sommeil ; mais tandis que le sommeil par l'opium s'accompagne presque constamment de rêvasseries, que l'organisme paraît sous son influence plutôt énergiquement contenu que livré à un repos réparateur, celui obtenu par le lactucarium est au contraire calme, profond, et le malade n'accuse pas au réveil cette pesanteur de tête, cette obtusion des sens et de l'intelligence, cette fatigue musculaire, cette inappétence, qui suivent habituellement l'ingestion de l'opium. C'est donc au lactucarium qu'il faut s'adresser de préférence à l'opium, et il s'administre sous forme d'extrait alcoolique à la dose de 0,05 à 0,10 centigr. L'opium sera préféré quand il n'y aura pas de sueurs nocturnes, pas d'inappétence, et quand il sera utile de diminuer l'abondance de l'expectoration ; dans les conditions opposées, le lactucarium est préférable. Ce médicament nous paraît à ce titre une des acquisitions thérapeutiques les plus utiles. Par malheur, son action n'est pas générale, et il est un bon nombre d'idiosyn-

(1) Baumes, *op. cit.*

crasies qui y sont réfractaires ; de plus, son prix se maintient élevé.

Ce dernier reproche est à plus forte raison applicable à la *codéine*, médicament utile en ce sens qu'il présente l'action sédative de l'opium séparée de ses autres effets, mais qui est, et restera longtemps, un médicament de luxe, applicable seulement dans certaines conditions de fortune.

Quant à la *morphine*, son action sur les sueurs et les troubles digestifs qu'entraîne son usage prolongé, sont des inconvénients sérieux.

Debout, s'appuyant sur les expériences de Cl. Bernard et partant de cette idée judicieuse, que la morphine ne représente pas simplement la quintessence de l'opium, et que les autres alcaloïdes contenus dans celui-ci doivent produire des effets spéciaux et utilisables en médecine, a eu la pensée d'essayer sur lui-même la *narcéine* et lui a reconnu une influence remarquable pour amener le sommeil, calmer la toux et modifier l'expectoration (1). Behier a, sur sa demande, expérimenté cliniquement la *narcéine*, et voici les conclusions auxquelles il a été conduit : 1° la narcéine calme la toux et diminue l'expectoration chez les tuberculeux ; 2° en injections hypodermiques, elle diminue la douleur comme les autres préparations narcotiques et aux mêmes doses ; 3° elle est beaucoup plus facile à manier que la morphine ; elle ne cause d'ordinaire aucun trouble du côté de la tête ; elle ne détermine aucun malaise au réveil, aucune sensation pénible du côté du tube digestif, aucune tendance à la syncope, contrairement à ce que produisent la morphine et les sels de cette base, et le bien-être qu'elle laisse après elle est complet et accusé très-nettement par les malades ; 4° chez les femmes, elle peut déterminer le vomissement au moment où le sommeil est interrompu ; 5° enfin, elle suspend notablement l'émission des urines, sans détruire ni modifier la sensation du besoin d'uriner (2). La dose de narcéine varie

(1) Debout, *Bulletin de thérap.*, t. LVII, 30 août 1864. — Ce travail est le dernier qui soit sorti de la plume de Debout ; en le rédigeant, il luttait contre les atteintes du mal qui minait sourdement sa vie. Le monde médical rendra à ce savant laborieux cette justice, qu'il a singulièrement contribué au mouvement de la thérapeutique contemporaine, et qu'il a dignement compris et continué l'œuvre de Miquel. C'est un devoir pour nous de payer ce tribut de regrets à la mémoire du thérapeutiste exercé dont depuis plusieurs années nous partagions les travaux.

(2) Behier, *Bulletin de thérap.*, 1864, t. LVII, p. 151 et suiv. — La dysurie signalée par Behier a été plusieurs fois constatée par nous sur des femmes à

entre 0,025 milligr. et 0,10 centigr.; il faut n'arriver que progressivement à cette limite. Behier a porté ce médicament jusqu'à 0,20 centigr., mais à la faveur d'une assuétude établie. La forme pilulaire est la plus commode. On peut faire faire des pilules de 0,02 centigr. et en donner une toutes les deux ou trois heures, jusqu'à production d'un effet hypnotique. En somme, la *narcéine* paraît être une acquisition utile dans le traitement de la phthisie, n'eût-elle qu'une action somnifère et n'exerçât-elle pas sur l'expectoration l'influence remarquable que Debout et Behier lui ont reconnue.

L'action somnifère du *bromure de potassium* a été mise en évidence en Angleterre par Behrends, chez nous par Debout, et nous venons d'en constater nous-même la réalité. Ce dernier expérimentateur recommande de débuter par la dose initiale de 1 gramme et de ne jamais dépasser 4 grammes. Il a cité le fait d'un médecin qu'une dose d'un gramme met dans un état de torpeur somnolente qui persiste pendant vingt-quatre heures, mais il fait remarquer que c'est là une idiosyncrasie tout exceptionnelle. L'influence anaphrodisiaque attribuée au bromure de potassium (et nous la croyons réelle) ne saurait éloigner de son emploi; quant à la constipation, Debout ne l'a pas constatée; ce serait au reste plutôt un avantage qu'un inconvénient dans une affection où la diarrhée intervient si habituellement (1). A une époque où l'action somnifère de la narcéine et du bromure de potassium n'avait pas encore été signalée, nous publiâmes (2) une note sur les effets hypnotiques du chloroforme administré à petites doses à l'intérieur. Aujourd'hui encore, nous ne saurions considérer cette application comme une superfluité thérapeutique, et nous devons en dire quelques mots. Cette propriété du chloroforme a été signalée pour la première fois par un médecin belge, le docteur Uytterhoven. Je l'expérimente depuis 1854, et ma mémoire ne me rappelle pas de cas où ce moyen m'ait fait complétement défaut. La formule de Uytterhoven consiste à administrer une dose de chloroforme qui varie de 5 à 10 gouttes dans une potion mucilagineuse;

qui nous donnions du *lactucarium*. Elle paraît donc plutôt se rattacher au narcotisme en lui-même qu'à l'espèce d'hypnotique employé.

(1) Debout, *Note sur les propriétés hypnotiques du bromure de potassium.* (*Bulletin de thérap.*, 1864, t. LXVII, p. 97.)

(2) Fonssagrives, *Note sur les propriétés hypnotiques du chloroforme.* (*Bulletin de thérap.*, t. LVI, p. 401.)

elle m'a paru devoir être remplacée avec avantage par une solution de chloroforme dans la glycérine. La solution proposée par Debout, et dans laquelle il y a une goutte de chloroforme par gramme de glycérine, est très-commode. Une cuillerée à café de ce mélange contient 5 gouttes de chloroforme. On l'emploie en solution dans un verre d'eau froide.

Si nous nous sommes étendu aussi longuement sur les moyens de procurer du sommeil aux phthisiques, c'est parce que nous considérons cette indication comme d'une importance capitale, et puis aussi parce que les somnifères, comme tous les médicaments qui s'adressent aux fonctions nerveuses, sont justiciables des idiosyncrasies, et qu'il importe, pour atteindre le but, d'avoir à sa disposition une assez grande variété de moyens.

CHAPITRE VII

INDICATIONS RELATIVES A LA CHLORO-ANÉMIE.

C'est une question très-grave et très-controversée que celle de l'opportunité des ferrugineux dans le traitement de la phthisie, et elle a une importance pratique d'autant plus grande que presque tous les tuberculeux, à une période un peu avancée de leur affection, offrent quelques-uns des traits de l'anémie, et que chez les femmes atteintes de cette cruelle maladie l'aménorrhée est une complication presque constante. Ces deux circonstances portent naturellement à recourir aux ferrugineux, et les praticiens de tous les temps ont en effet utilisé cette ressource thérapeutique. Nul n'y a eu plus souvent recours que Morton, qui consacre des développements étendus à l'usage des eaux minérales chalybées contre la phthisie, et cependant cet illustre médecin faisait jouer à l'inflammation un rôle considérable dans l'évolution de la phthisie tuberculeuse et maniait les antiphlogistiques dans cette affection avec une hardiesse qui n'a été condamnée, nous l'avons dit, que parce que cette méthode a été jugée sans acception des cas qui la nécessitent ou la contre-indiquent, distinctions que Morton établissait avec un sens clinique remarquable. Au reste il reconnaissait des contre-indications formelles à l'emploi des ferrugineux; la fièvre (1), les signes de la colliquation, l'imminence

(1) Morton, *Phth.*, lib. II, cap. IX, p. 68. — « *Evitandæ sunt aquæ (chalybeæ) quæ certissime in hoc casu non tantum noxiæ, verum etiam lethales sunt.* »

des hémoptysies étaient de ce nombre, et il est certain que les partisans les plus convaincus de ces médicaments ne pourraient songer à les administrer dans des conditions pareilles. C'est parce qu'on a exagéré les idées et la pratique de Morton qu'une réaction violente se produit contre elles de nos jours. Trousseau (1), Blache et Millet se sont attachés à démontrer que les ferrugineux sont, non-seulement inutiles, mais dangereux dans le cours de la phthisie, surtout au début, dans cette fausse chlorose qui cache si souvent chez les jeunes femmes l'origine d'une tuberculisation pulmonaire. Pidoux ayant cru remarquer que les femmes phthisiques, en proie à des accidents vaporeux hystériformes habituels (et elles sont presque toujours anémiques), doivent à cette particularité une évolution très-lente de leur affection pulmonaire, n'est pas plus que Trousseau partisan des préparations ferrugineuses. Le *nervosisme* serait, suivant cette vue pratique, du nombre de ces *équivalents pathologiques* qui retardent la marche de la phthisie et qui par conséquent doivent être respectés. J'ai observé moi-même cette sorte d'antagonisme, et j'en ai en ce moment un exemple remarquable sous les yeux; mais est-il assez constant, ou plutôt assez fréquent, pour qu'on se décide sur cette donnée à priver les tuberculeux d'une médication à laquelle ils doivent, quand elle est prudemment établie et prudemment conduite, un état remarquable de restauration et de mieux-être? Nous ne le pensons pas.

Étudions cette question pratique avec toute l'attention qu'elle mérite.

Les médecins qui considèrent les ferrugineux comme dangereux dans la phthisie se sont appuyés sur des faits cliniques qui leur ont montré que cette affection évoluait avec une rapidité extrême chez des sujets auxquels on avait donné du fer; mais ces faits n'ont pas un caractère démonstratif; rien ne dit en effet que cette marche suraiguë ne se fût pas montrée en dehors de cette médication. Nous citerons pour démontrer tout ce que cette incrimination a de hasardé, les observations dues à Blache et à Millet :

OBSERVATION I. — Une jeune fille de dix-huit ans, parfumeuse,

(1) Trousseau, *Clinique médicale de l'Hôtel-Dieu*, 2e édit. Paris, 1865, t. III, p. 493.

en apparence bien constituée, entre à l'hôpital Cochin, salle Saint-Jacques n° 17, dans un état chlorotique très-prononcé. Elle était pâle, ses lèvres étaient décolorées ainsi que le voile du palais et le pharynx; on entendait aux carotides un bruit de souffle continu avec redoublement. La malade accusait de la gastralgie. Depuis cinq mois les règles s'étaient complétement supprimées. Elle toussait un peu depuis quelque temps, était essoufflée pendant la marche, mais en auscultant la poitrine on constatait une respiration pure et égale des deux côtés, pas de retentissement normal de la voix, pas le moindre râle. On administre alors des préparations ferrugineuses ; après un mois de traitement l'état chlorotique persistait, mais en même temps la toux augmentait ainsi que l'oppression. Les deux poumons devenaient dans toute leur étendue le siége de nombreux craquements, puis on entendait du râle sous-crépitant extrêmement abondant et, après un mois depuis le début de ces accidents, la malade succombait à une affection tuberculeuse très-évidente. A l'autopsie on trouvait les deux poumons envahis dans toute leur étendue par une infiltration tuberculeuse. Dans leur centre on rencontrait quelques masses tuberculeuses beaucoup plus volumineuses et déjà en partie ramollies [1].

Observation II. — A. D..., seize ans, couturière, d'une excellente constitution, n'ayant jamais été malade, parfaitement réglée depuis l'âge de douze ans, éprouva, dans le courant du mois de novembre 1860, de la faiblesse, du malaise, de la perte d'appétit ; ses belles et fraîches couleurs se perdirent, les yeux se cerclèrent de violet, ses lèvres et ses gencives pâlirent, les règles se supprimèrent et une petite toux sèche se manifesta. La mère, femme excellente mais peu intelligente, attribua ce dérangement à *ce que le sang se portait* sur la poitrine. Elle fit prendre, de son chef, à sa fille de l'eau ferrée ; les règles ne reparurent pas, la coloration sembla renaître mais la toux augmenta. Présumant que cet état de choses était entretenu par le peu d'activité de sa préparation ferrugineuse, elle alla chez un pharmacien qui lui donna un flacon de dragées roses à l'iodure ferreux de Gille. La jeune A. D... prit les dragées sans en ressentir le moindre effet avantageux ; la toux persista, l'appétit ne reparut pas, la pâleur seule sembla diminuer; de règles il ne fut pas question. Elle prit successivement trois flacons de cette préparation sans résultat. Le 3 mars 1861, nous la vîmes pour la première fois, elle avait eu à la suite d'une quinte de toux, une hémoptysie grave. Il y avait une caverne dans le poumon droit au niveau de la fosse sous-épineuse. Des craquements nombreux existaient au sommet du poumon gauche; malgré l'huile de foie de morue, les préparations arsenicales, malgré un régime très-succulent, cette jeune fille succomba le 17 mai de la même année.

1) Blache, *Bulletin de thérap.*, 1846, t. XXXI, p. 443.

Observation III. — Catherine B..., vingt-deux ans, domestique, d'une excellente santé habituelle. Dans la famille, il n'y a jamais eu de phthisiques. Dans le courant du mois de février 1861, l'époque menstruelle manqua pour la première fois, cette jeune fille s'en inquiéta peu ; ses maîtres s'aperçurent cependant qu'elle était plus pâle et un peu moins active que d'habitude. Au mois de mars, les règles ne parurent pas non plus, et comme sa pâleur augmentait, que cette jeune fille toussait, sa maîtresse la questionna et lui donna une boîte de pastilles au lactate de fer de Gelis et Conté. Cette médication ferrugineuse ramena un peu de coloration, un peu de vigueur, mais les règles ne se montrèrent pas ni en avril ni en mai ; la toux était très-fatigante, le sommeil mauvais, l'appétit à peu près nul. Un moment arriva où elle fut obligée de s'aliter. On nous appela et nous constatâmes une absence presque complète de respiration au sommet des deux poumons et du gargouillement au niveau de la fosse sous-épineuse gauche. Il y avait de la fièvre, des sueurs pendant la nuit. Cette fille avait pris deux boîtes et demie de dragées de lactate de fer : rien ne put entraver cette phthisie. Catherine s'en alla dans son pays, à quelque kilomètres de Tours, et mourut au mois d'avril de la même année (1).

Millet ne cite que ces deux faits, sur plus de 60 observations de *phthisies traitées par les ferrugineux et ayant eu toutes une terminaison mortelle.* S'il les a choisis, c'est parce qu'il les considère comme des faits-types réunissant la plus grande somme d'évidence. Nous avouerons qu'ils ne nous ont pas convaincu, pas plus que l'observation de Blache. Nous voyons là des phthisiques qui ont succombé *après* avoir fait usage du fer; rien ne nous dit que leur affection a précipité ses phases *parce que* les ferrugineux ont été administrés. N'y a-t-il pas là un peu de ce paralogisme : *post hoc, ergo propter hoc*, qui s'introduit si facilement dans les problèmes thérapeutiques? De plus, quel est le médecin qui n'a pas vu des cas entièrement calqués sur les trois précédents et fournis par des femmes auxquelles le fer n'a pas été donné? En ce moment même, une de ces observations recueillie par moi à Brest, en 1864, se présente à mon souvenir. L'aménorrhée et ce que Trousseau appelle la *pseudo-chlorose* de la phthisie commençante sont des signes de *phthisie commencée;* ils pourront révéler suffisamment l'affection

(1) Millet, *Du danger des préparations ferrugineuses au début de la phthisie.* (*Bulletin de thérap.*, 1862, t. LXII, p. 507.)

alors que l'auscultation est muette, et la seule conclusion qu'on puisse tirer de ces faits, c'est que la médication ferrugineuse est impuissante à arrêter la marche de la phthisie, ce dont nous sommes aussi convaincu que les détracteurs du fer. Et puis enfin, jusqu'ici on ne s'est étayé que sur des faits observés chez des femmes. Si l'influence accélératrice exercée sur la phthisie par les ferrugineux était réelle, n'aurait-elle pas été remarquée également chez l'homme. Est-il supposable que la différence des sexes intervienne pour rendre inoffensif chez l'homme et nuisible chez la femme un même médicament adressé à la même maladie ?

Au reste nous n'avons pas été le seul à trouver les conclusions formulées par Trousseau, Blache, Millet, etc., beaucoup trop absolues. Putégnat (de Lunéville) (1), Lombard (de Liége), Vigla, Maillot et le docteur Cotton, médecin de l'hôpital des phthisiques de Londres, placé par suite sur un vaste théâtre d'expérimentation, se sont inscrits en faux contre l'interdiction dont le fer est frappé par les premiers de ces observateurs. Le docteur Cotton a sans doute exagéré l'action thérapeutique des préparations martiales, mais les résultats de sa pratique montrent au moins leur innocuité dans un bon nombre de cas. Le vin ferré est la forme qu'il préfère. Il le prescrit d'abord à la dose de 8 grammes, deux fois par jour en augmentant graduellement chaque dose jusqu'à 15 grammes, et dans quelques cas rares jusqu'à 30 grammes. Ce traitement est continué suivant les cas, pendant un temps qui varie de quatre à treize semaines. Les expériences de Cotton ont porté sur 25 malades, 10 hommes et 15 femmes ; 10 avaient moins de 20 ans, les autres étaient entre 30 et 40 ans. La phthisie était chez 6 au premier degré ; chez 6 au second ; chez 13, elle était arrivée au troisième. Chez 2 ou 3 femmes, le fer sembla déterminer un peu de céphalalgie que l'on fit disparaître rapidement en diminuant la dose du médicament ou en en suspendant momentanément l'usage. Pendant le traitement, l'appétit des malades fut généralement bon *et on ne vit s'aggraver aucun des symptômes actifs de la maladie, pas même les hémoptysies.* Des 25 malades, 13 furent notablement améliorés, 3 légèrement et 9 n'éprou-

(1) Putégnat, *Traité de pathologie interne du système respiratoire*, 2e édit., t. II, p. 226 à 255, et *De la chlorose*, Bruxelles, 1855, p. 118.

vèrent aucun bénéfice de la médication; 3 de ces derniers moururent à l'hôpital, 14 augmentèrent de poids, et quelques-uns dans une proportion considérable, 8 diminuèrent un peu et 3 restèrent sans changement. Dans 13 cas, l'huile de foie de morue fut, de temps en temps, mais non d'une façon régulière, administrée conjointement avec le fer, les autres ne prirent aucun médicament, si ce n'est quelques loochs simples. Dans 9 des 14 cas dans lesquels on a constaté l'augmentation de poids du corps, l'huile de foie de morue avait été prise concurremment avec le fer et l'un des malades, au deuxième degré de la tuberculisation, présenta cette particularité remarquable quoique non très-rare, qu'il prenait de l'embonpoint en même temps que l'on voyait persister les symptômes locaux et généraux de la phthisie. De ces faits Cotton tire ces conclusions : que le vin ferrugineux est utile dans la phthisie, qu'il est bien supporté, qu'il augmente l'appétit et facilite les digestions, et qu'il est plus particulièrement avantageux pour les enfants et les individus jeunes (1).

Nous avons reproduit à dessein ces résultats, parce qu'ils découlent de chiffres assez forts, parce qu'ils concernent les deux sexes et, enfin, parce que l'innocuité du fer peut en être légitimement déduite sinon dans tous les cas, au moins dans le plus grand nombre. Nous tenons à ce qu'il soit bien entendu que nous repoussons le fer comme médication exclusive ; il n'y a pas de spécifique de la phthisie, et ce livre tout entier ne se propose pas d'autre but que de démontrer cette proposition : il y a des médicaments utiles dans certains cas, nuisibles dans d'autres, c'est-à-dire des médicaments à indications ou à contre-indications définies. Quand on voit l'opinion médicale divisée en deux camps relativement à l'utilité ou au danger d'une médication appliquée à une maladie déterminée, on peut se tenir pour assuré qu'il y a sous ce conflit une question d'indications qui a été méconnue ou mal étudiée. Il en est ainsi des ferrugineux dans la phthisie. Nous les croyons utiles dans la forme dite *torpide*, quand l'affection évolue lentement, qu'il n'y a pas de fièvre et que la date de la dernière hémoptysie est un peu éloignée, et quand par ailleurs existent les signes de la dyscrasie sanguine qui indiquent d'habitude

(1) Cotton, *Union médicale*, août 1862.

l'usage des martiaux. Rien n'empêche d'ailleurs de les donner à petites doses, de manière à ne pas fatiguer l'estomac et d'en suspendre momentanément l'emploi si des signes de congestion vers la tête ou la poitrine, des hémoptysies ou de la fièvre viennent à se manifester. C'est une question de discernement.

L'utilité des ferrugineux, dans des cas déterminés, étant hors de doute pour nous, à quelle préparation convient-il de recourir? Le fer réduit par l'hydrogène, le vin ferré, l'huile de foie de morue ferrée, les pilules ou sirop de proto-iodure de fer et les eaux chalybées naturelles suffisent, sous ce rapport, à tous les besoins de la pratique.

Le fer réduit peut être administré en poudre ou incorporé au sucre ou au chocolat sous forme de dragées ou de pilules contenant 0,05 centigr. de fer. Reveil a proposé des pilules contenant chacune :

Pepsine pure.	0,10	centigr.
Fer réduit.	0,05	—
Extrait d'absinthe.	0,05	—

On en prend une au moment des repas et de une à trois une heure après avoir mangé (1). Cette formule peut rendre des services chez les phthisiques qui offrent en même temps des symptômes d'anémie et des troubles dyspeptiques. Quelle que soit la préparation qu'on choisisse, il est bon de ne pas donner plus de 0,15 à 0,20 centigr. de fer réduit par jour.

Si l'on voulait essayer le vin ferré, suivant les indications du docteur Cotton, on pourrait employer la formule proposée par Dorvault (2) :

Tartrate ferrico-potassique soluble. . .	1	gramme.
Vin blanc généreux.	1,000	—

L'huile de foie de morue ferrée est un médicament complexe qui remplit à la fois deux indications et qui offre par conséquent un intérêt réel au point de vue de la thérapeutique de la phthisie. C'est à Vézu, pharmacien de Lyon, qu'est due l'idée ingénieuse d'associer le fer à l'huile de morue. La présence d'acides libres dans ce véhicule offre au fer des conditions suffisantes de solubilité. Le docteur Jeannel a proposé la formule

(1) O. Reveil, *Formulaire raisonné des médicaments nouveaux et des médications nouvelles*. Paris, 1864, p. 25.

(2) Dorvault, *l'Officine*, 1858, p. 665.

suivante pour la préparation d'une huile de foie de morue ferrée qui est limpide, d'un beau rouge grenat, d'une bonne conservation et qui contient environ un centième de carbonate de sesquioxyde de fer :

Huile de foie de morue brune.	250 grammes.
Eau distillée.	250 —
Carbonate de soude cristallisé, pulvérisé. .	14 —
Sulfate ferreux cristallisé.	15 —

On mêle dans un flacon à large ouverture, on agite de temps en temps au contact de l'air pendant huit jours, on passe à travers un filtre mouillé, on sépare l'eau de l'huile au moyen d'un entonnoir et on filtre une seconde fois. Chaque gramme de cette huile de foie de morue représente 0,01 centigr. d'oxyde ferrique. Deux cuillerées à bouche correspondent par conséquent à 0,20 centigr. d'oxyde de fer.

Le proto-iodure de fer est la préparation la plus habituellement choisie, quand on croit devoir administrer du fer aux phthisiques, et ce choix s'explique par l'activité avec laquelle cette combinaison rénove ou restitue les globules du sang, par la coexistence fréquente avec la phthisie du lymphatisme ou du vice strumeux, enfin par l'action que l'on attribue à l'iode sur la diathèse tuberculeuse elle-même. Les pilules de Blancard contenant chacune 0,05 centigr. de proto-iodure de fer, le sirop de proto-iodure de fer de Dupasquier renfermant 0,20 centigr. de proto-iodure de fer par 30 grammes et l'huile de morue iodo-ferrée de Devergie sont les préparations les plus utiles. Un mot sur cette dernière qui nous paraît appelée à rendre des services réels dans le traitement de la phthisie. Elle se prépare de la manière suivante :

Limaille de fer non oxydée.	0,40 centigr.
Iode.	1,70 —
Eau.	Q. S. (1).

On combine dans un mortier par trituration et en ajoutant de l'eau, puis on mélange l'iodure formé avec 500 grammes d'huile de foie de morue brune.

Quant aux eaux chalybées naturelles, nous estimons qu'elles ne doivent jamais être prises à la source. Le fer constitue en

(1) Devergie, *Sur les médications composées et sur une nouvelle préparation de l'huile de foie de morue iodo-ferrée.* (*Bulletin de thérap.*, 1860, t. LVIII, p. 262.)

effet dans le traitement de la phthisie une médication accessoire, secondaire, trouvant son utilité à certaines époques seulement, et le phthisique qui vivrait à Spa, à Forges, à Cransac, etc., serait disposé à voir des spécifiques dans ces eaux, et, par suite, à en abuser. Les eaux de Forges, de Passy, de Bussang, peuvent être utilisées aux repas, mais à petites doses et élevées par une progression ménagée.

En nous résumant, nous dirons que si nous avons cru devoir réagir contre la frayeur exagérée que des hommes tels que Trousseau, Blache, etc., qui influencent si légitimement l'opinion médicale, ont inspirée relativement à l'emploi des ferrugineux dans la phthisie, nous estimons néanmoins que cette médication doit être instituée avec discernement, dans les cas seulement spécifiés plus haut, et qu'il ne faut ni lui demander plus qu'elle ne peut donner, ni lui attribuer des accidents qui sont moins le résultat de l'administration du fer que le fait de la marche naturelle de l'affection (1).

(1) Le docteur Guillian, président de la Société médicale de Chambéry, a lu, en 1865, devant cette compagnie, un intéressant travail sur la médication par les ferrugineux, particulièrement par l'eau de la Bauche (haute Savoie). Il croit que les ferrugineux sont indiqués dans la phthisie; d'après son témoignage, corroboré par celui du docteur Martin, ces eaux agiraient à la fois comme reconstituantes et comme hémostatiques; il les prescrit donc contre les hémoptysies. Il est possible en effet que les hémoptysies *passives* (mais seulement celles-là) s'accommodent de ce moyen.

TROISIÈME PARTIE

PÉRIODES APYRÉTIQUES OU STATIONNAIRES DE LA PHTHISIE

Nous venons d'étudier les indications qui se rapportent au traitement de la phthisie fébrile, c'est-à-dire de la phthisie qui évolue et qui parcourt plus ou moins rapidement ses périodes; nous avons vu que le but le plus ambitieux que puisse se proposer l'art est d'amener la maladie à cet état de chronicité apyrétique dans lequel elle ne marche plus ou du moins elle ne marche que d'un pas insensible. Nous supposons maintenant que la phthisie se présente sous cette forme, qu'elle y soit arrivée par un bénéfice de curation spontanée ou bien par le fait des traitements mis en œuvre. Le phthisique n'a plus de fièvre, il tousse encore, mais la nutrition est dans un état assez satisfaisant, et n'étaient le souvenir des accidents qu'il a traversés et les résultats fournis par l'examen stéthoscopique qui montre que le trait fatal est toujours là, on pourrait croire à une guérison complète. Il n'en est rien dans l'immense majorité des cas; c'est un répit qui sera plus ou moins long suivant l'âge du malade, suivant aussi qu'il s'astreindra à une vie plus exacte, plus complétement soumise aux prescriptions d'une hygiène attentive; mais il n'y a rien à espérer au delà, à moins que le phthisique ne touche à cette période de la vie où cette cruelle affection ne marche plus qu'avec une extrême lenteur; dans ce cas, et à force de précautions (mais à ce prix seulement), il peut prétendre à une longévité moyenne.

Si les indications de la phthisie dans ses périodes d'évolution sont principalement *médicamenteuses*, celles des périodes apyrétiques ou stationnaires sont au contraire principalement *hy-*

giéniques. C'est une forme particulière de valétudinarisme dont il nous reste à tracer l'hygiène.

Elle embrassera : 1° l'étude des atmosphères ; 2° celle de l'alimentation ; 3° celle du genre de vie, c'est-à-dire des actes physiques, intellectuels et moraux. Nous allons envisager successivement la vie du valétudinaire tuberculeux sous ces points de vue variés.

LIVRE PREMIER

ATMOSPHÈRES

L'hygiène de la respiration envisage le phthisique dans ses rapports avec les atmosphères au sein desquelles il vit et elle détermine les qualités qu'elles doivent présenter pour lui offrir des garanties de plus longue conservation.

En hygiène thérapeutique, on peut diviser les atmosphères en : 1° atmosphères *naturelles* ou libres ; 2° atmosphères *artificielles* ou modifiées.

Nous commencerons cette étude par les premières, qui embrassent la série des refuges ou abris climatériques que les poitrinaires doivent rechercher de préférence.

PREMIÈRE SECTION

Athmosphères naturelles ou climats.

Tous les climats ne conviennent pas également aux phthisiques, et l'hygiène s'est attachée de tout temps à spécifier les conditions climatériques qui sont les plus favorables à cette affection. Cette partie de l'hygiène thérapeutique a été et est encore l'objet de travaux considérables qui attestent son importance, mais qui accusent aussi son extrême difficulté.

Tous les problèmes thérapeutiques sont d'une désespérante complexité, même quand il s'agit de médicaments à action rapide, expressive; et à plus forte raison quand il s'agit de modificateurs comme les climats, qui ne produisent que des mutations lentes, à peine sensibles, faciles à confondre avec celles des influences de toute nature qui agissent en même temps sur le malade. La vérité est certainement bien difficile à dégager de ce chaos d'affirmations et de négations, de promesses décevantes ou de conclusions prématurées, mais nous ne pensons pas toutefois qu'il soit absolument impossible, dans l'état actuel de la thérapeutique, d'y projeter quelque lumière ; nous allons nous efforcer de le faire en soumettant à l'analyse des questions de thérapeutique qui sont restées trop souvent et trop longtemps dans le domaine de la routine et de la tradition.

CHAPITRE PREMIER

ÉLÉMENTS THÉRAPEUTIQUES DONT SE COMPOSE UN CLIMAT.

Ce sujet d'hygiène thérapeutique, nous venons de le dire, est d'une extrême difficulté; la quantité considérable de matériaux, scientifiques ou intéressés, accumulés autour de cette question ; des jugements d'ensemble formulés sans le secours de l'analyse sur des problèmes qui sont essentiellement complexes ; l'absence de statistiques rigoureuses et portant sur des faits pathologiques comparables ; la pensée fausse que le climat est un médicament en quelque sorte spécifique qui peut remplacer tous les autres, et les espérances mal fondées ou les déceptions qui en découlent : tels sont les motifs principaux de la désolante obscurité qui couvre encore cette question, que les malades et bon nombre de médecins croient résolue. Elle se pose avec un véritable caractère d'urgence aujourd'hui que le monde des phthisiques, stimulé par la facilité des communications et par la passion des voyages qui se généralise de plus en plus, émigre en masse sur la foi des promesses qu'on lui fait, et cherche, par des stations successives, sous des latitudes diverses, à se composer ce climat idéal grâce auquel il espère fermement retrouver la santé.

Nous ne sommes nullement sceptique en thérapeutique, nous l'avons peut-être prouvé dans un travail où, sondant les causes de ce septicisme particulier, nous avons démontré qu'il a presque toujours pour racines le défaut de savoir, l'inexpérience et l'absence d'examen (1), mais nous sommes ennemi des exagé-

(1) Fonssagrives, *Du scepticisme en thérapeutique, de ses causes, de ses conséquences et des remèdes qu'il convient de lui opposer.* (*Bulletin de thérap.*, 1861, t. LXI, p. 195, 241.)

rations thérapeutiques, des assertions sans preuves qui discréditent la valeur d'un moyen, en le transformant en une sorte de panacée à laquelle nulle phthisie ne résiste. Il fut un temps où il fallait pousser hors de chez lui le poitrinaire riche et l'acheminer, par une sorte de contrainte morale, vers le midi de la France; aujourd'hui il faut plutôt le retenir, et lui montrer qu'il convient de ne pas se décider sans réflexion à émigrer et surtout de bien choisir une résidence. Un climat est un médicament et souvent un médicament énergique; il a donc, suivant sa nature et suivant la maladie à laquelle on l'applique, des indications et des contre-indications qui, sous peine d'empirisme, demandent à être soigneusement déterminées. C'est ce que nous allons essayer de faire.

Établissons avec soin la *notion* du climat en hygiène thérapeutique. Il faut entendre par là cet ensemble de conditions atmosphériques ou terrestres qui fait d'une localité un modificateur hygiénique susceptible de concourir au rétablissement de la santé. « Le climat, a dit excellemment Réveillé-Parise, n'est pas seulement le froid et le chaud ; c'est un être collectif qui se compose de la température, de la lumière, de l'électricité, de la sécheresse, de l'humidité, des mouvements de l'air, de la nature des lieux, des productions du sol, de la situation du terrain et de la culture (1). » Nous ajouterons d'autres éléments très-importants au point de vue de l'hygiène thérapeutique, à savoir : l'altitude, la direction des vents régnants, la présence ou l'absence d'abris contre chacun d'eux, la position continentale, riveraine ou insulaire, etc. Que d'éléments réunis pouvant, par les combinaisons en quelque sorte infinies de leurs variétés, introduire des modifications dans la constitution climatérique de chaque pays, ou plutôt de chaque localité! Frappé de l'impossibilité de généraliser en pareille matière, un hygiéniste distingué, Fleury, a nié la possibilité et l'utilité d'une climatologie générale, et a admis qu'il n'existait qu'une *climatologie restreinte*, une climatologie des localités. « Le point le plus circonscrit du globe, dit-il, présente un ensemble quelconque de phénomènes météorologiques; tout ensemble de phénomènes météorologiques exerce sur les êtres organisés soumis à son action une influence quelconque qui est représentée par le rapport

(1) Réveillé-Parise, *Traité de la vieillesse*. Paris, 1853, p. 312.

existant entre l'organisme et le milieu au sein duquel il est plongé, et si cette influence peut varier quant à sa *qualité*, à ses manifestations secondaires, elle est à peu près toujours la même quant à sa *quantité*, c'est-à-dire quant à ses effets fondamentaux. La question des climats consiste évidemment à rechercher quels sont les points du globe offrant un ensemble de phénomènes météorologiques exerçant une influence *identique* ou à *peu près la même*, sur les êtres organisés soumis à son action, et nous prétendons que cette *identité* n'existe pas, non-seulement si l'on considère des régions comprises entre deux cercles parallèles à l'équateur, mais même si on la cherche dans des points quelconques du globe terrestre, l'ensemble des conditions météorologiques ne restant le même que dans les localités circonscrites par des limites très-resserrées (1). » Cela est vrai, surtout du climat envisagé comme élément de la thérapeutique de la phthisie. Deux localités de même latitude ayant des moyennes thermométriques annuelles saisonnières ou nycthémérales très-analogues, ayant la même altitude, placées à égale distance de la mer, peuvent exercer sur les poitrines délicates des influences diamétralement opposées. Il y a plus, deux parties d'une même ville offrent quelquefois, suivant qu'elles sont ou non abritées de vents froids, des dissemblances analogues. Il ne s'agit point ici, nous le démontrerons bientôt, de subtilités thérapeutiques, mais de très-sérieuses réalités qui pèsent lourdement sur la santé et le bien-être des malades.

Autre chose, il faut bien se le persuader, est de tracer la climatologie générale d'une zone au point de vue météorologique, ou de prétendre embrasser, dans une même formule, l'influence que l'habitation de cette zone peut exercer sur les phthisiques. Légitime dans le premier cas, cette généralisation peut être essentiellement fautive dans le second. Un exemple fera mieux saisir notre pensée. Certainement, dans sa belle étude sur les climats de la France, le professeur Martins (2) a été très-rationnellement conduit à faire du climat provençal ou méditerranéen une *espèce climatérique* ayant des caractères tranchés ; un peu plus de chaleur que le climat girondin, une quantité annuelle de pluie considérable, une prédominance du vent de nord-ouest

(1) Fleury, *Cours d'hygiène fait à la Faculté de médecine de Paris*, 1852-53, t. I, p. 322.

(2) Ch. Martins, *Météorologie de la France*. (*Patria*, 1847, p. 176.)

ou mistral, etc.; ce sont-là des traits généraux qui appartiennent réellement à cette zone, mais l'homogénéité *météorologique* des localités qu'elle embrasse ne suppose pas nécessairement leur homogénéité *thérapeutique*. C'est parce que cette distinction nécessaire n'a pas toujours été faite, que la plupart des villes du littoral méditerranéen ont été considérées, *in globo*, comme des stations utiles pour les tuberculeux. Il en est de bonnes sur le nombre; il en est de médiocres; il en est de détestables, et le classement hygiénique commence à s'en opérer d'une manière judicieuse. Au reste il importe, sous peine de mécomptes, de bien établir ce fait : qu'il n'est pas de refuge climatérique qui soit irréprochable. Les climats, comme les caractères, ont les défauts de leurs qualités et les qualités de leurs défauts; un climat qui présenterait pondérés dans une heureuse proportion tous les éléments météorologiques utiles, et amoindris, autant que possible, ceux qui sont fâcheux, est un climat idéal qu'on peut chercher longtemps avant de le rencontrer. En cette matière, comme en toute autre chose, la perfection est introuvable; il n'est guère cependant de station hibernale qui ne présente un programme aussi séduisant, mais il faut y regarder de très-près avant de l'accepter. Traçons donc le portrait de ce refuge climatérique type, et nous dirons ensuite auquel de ses éléments il convient d'attacher surtout de l'importance.

Une température modérée, exempte de toutes oscillations brusques; une transition ménagée entre les saisons; une constance thermologique très-grande, non-seulement d'un jour à l'autre, mais d'une période d'une journée à une autre période; des abris disposés de telle façon, par rapport aux vents saisonniers habituels, que la température en soit rafraîchie l'été, attiédie l'hiver; peu d'humidité; peu d'orages; peu de vent; des altitudes dans le voisinage, de façon à permettre d'échapper aux chaleurs de l'été; un sol sec ne conservant pas l'humidité; un ciel habituellement serein; un site pittoresque; des distractions en rapport avec la vie d'un valétudinaire : tel devrait être ce climat idéal. Mais il s'agit ici de thérapeutique réelle, et non de thérapeutique fantaisiste. Un climat est un médicament dont il faut savoir se servir; employé d'une certaine façon, il est utile, employé d'une autre façon, il sera désavantageux, et il faut qu'un phthisique qui émigre vers le midi sache bien que si le climat peut contribuer à son mieux-être, il y contribuera surtout lui-même par son attention à tirer parti des bonnes conditions qu'offre ce climat, et à neutraliser les mauvaises.

Cela posé, nous estimons que tout climat qui aura ces quatre caractéristiques : 1° moyenne hibernale assez élevée, et moyenne estivale modérée ; 2° absence de vicissitudes thermologiques brusques et étendues ; 3° grand nombre de jours exempts de pluie et de froid ou de vent excessif ; 4° absence de poussière, et qui permettra au malade quelques heures de promenade à pied chaque jour sera, par cela seul, un refuge climatérique qui lui sera profitable s'il le veut, c'est-à-dire s'il est prudent et docile.

Les phthisiques qui viennent du nord de la France sont trop disposés en effet à penser que le séjour dans une station hibernale leur tient lieu de tout, de médicaments comme de précautions, et il faut les prémunir contre cette préjudiciable erreur.

§ 1. *Moyennes saisonnières modérées.*

C'est là, on le conçoit, la première condition à rechercher. Le phthisique qui émigre sort de chez lui avec la pensée d'aller chercher des hivers moins froids et des étés moins chauds, et les points vers lesquels il se dirige doivent lui offrir ce double avantage ; il le trouve rarement dans la même localité, mais il peut le réaliser, s'il reçoit une direction intelligente, et par des migrations bien combinées. Lorsqu'il cherche une résidence fixe dans laquelle il puisse habiter toute l'année, les localités du midi qui offrent des altitudes variées lui donnent, sous ce rapport, des facilités particulières pour avoir des températures hibernales et estivales modérées.

§ 2. *Uniformité de la température.*

La constance de la température d'une localité déterminée peut s'entendre : 1° du peu d'écart qui existe entre la température minima et la température maxima de l'année et des mois ; 2° entre les moyennes de chaque température saisonnière ; 3° entre les températures maxima et minima de la période de la journée pendant laquelle le soleil est au-dessus de l'horizon ; 4° entre la moyenne du jour et celle de la nuit ;

5° de la transition lente et graduelle d'une saison à une autre saison ; 6° de l'absence de vicissitudes thermologiques brusques et étendues, survenant le même jour et sous l'influence de phénomènes météoriques (changement de direction du vent, orages, etc.).

I. Oscillations entre les maxima et les minima de l'année.

Ces oscillations importent peu à la valeur hygiénique d'un refuge pour les phthisiques; le plus habituellement en effet, ils ne vont y passer qu'une seule saison, et ne sont pas en butte, par conséquent, à ces oscillations thermométriques. Ceux-là seuls qui résident toute l'année dans les stations hibernales ont à prendre en considération cet élément du climat, et encore perd-il singulièrement de son importance, quand on songe que les deux termes opposés de ces oscillations appartiennent à des saisons éloignées, et que les vicissitudes thermométriques rapides sont réellement les seules à craindre. S'il en était autrement, il ne serait guère en effet de station hibernale que l'hygiène fût en droit de patronner. C'est ainsi que le climat de Pau, dont l'utilité pour les poitrinaires est consacrée par une sorte de notoriété, a offert, de 1854 à 1864, un minimum absolu de —12° c., et un maximum absolu de +36° c.; c'est-à-dire un écart de +48° c.; le climat de Nice offre une différence estivo-hibernale de 23°,2; celui de Menton, une différence de 21°,8 ; celui de Cannes, une amplitude d'oscillations extrêmes mesurée par 22°, etc. Toutes les localités méridionales ont des climats *excessifs*, c'est-à-dire des températures estivales élevées, et des températures hibernales très-basses; seulement celles-ci ne sont pas fréquentes, si nous en exceptons toutefois Pau, assez bonne station à certaines époques de l'année, mais qui, à d'autres époques, est signalée par des abaissements de température considérables. Ottley a constaté en effet que, vingt-cinq jours par an, le thermomètre s'y abaissait à 0°; et Taylor (1) que, pendant les années 1837, 1838 et 1839, le minimum moyen avait été de —7°,8, et que la moyenne des jours de neige pendant 5 ans avait été 11,

(1) Cité par le docteur de Valcourt, *Climatologie des stations hivernales du midi de la France*. Paris, 1865. — Ouvrage très-scientifique, riche en documents météorologiques précis et auquel nous ferons de nombreux emprunts de chiffres.

et celle des jours de gelée, 22. Ces faits, s'ils ne sont pas indifférents pour le choix d'une résidence hibernale, doivent être pris en plus sérieuse considération quand il s'agit d'une résidence fixe. Il est certain que dans ce cas Pau, dont le climat est thermologiquement plus tourmenté que celui de Menton, de Cannes et même de Nice, ne saurait nullement convenir aux tuberculeux.

II. Amplitude des oscillations entre les maxima et les minima de chaque mois et des différents mois entre eux.

Ici, sans être entrés encore dans le vif de cette question d'hygiène thérapeutique, nous en approchons sensiblement. On conçoit en effet que le peu d'amplitude de ces oscillations indique déjà une constance notable de température. A Pau, ces variations, relevées sur une période de 10 ans (de 1854 à 1864), ont fourni les écarts suivant :

Janvier.	21°	Juillet.	20°
Février.	19°,1	Août.	20°,5
Mars.	20°,6	Septembre.	19°,7
Avril.	20°,5	Octobre..	20°,5
Mai..	21°,2	Novembre..	19°,7
Juin.	22°,7	Décembre..	19°,1 (1)

La moyenne de l'amplitude de ces oscillations mensuelles a été pour toute l'année de 20°,4; calculée seulement pour les trois premiers mois de l'année météorologique (décembre, janvier et février), elle donne pour moyenne 19°4. Cette même moyenne, calculée pour Cannes, donne 16°,6 pour toute l'année, et 15°3 pour les mois d'hiver seulement. Le climat de Nice présente 19°4 pour moyenne des oscillations mensuelles entre les minima et les maxima des 12 mois, et 15°7, si on n'envisage, à ce point de vue, que les écarts thermologiques des mois d'hiver. Ce qui frappe tout d'abord dans ces chiffres, c'est la différence sensible qui existe entre l'hiver et les trois autres saisons réunies ; mais cela n'a rien d'étonnant, puisque chaque saison forme un tout thermologique plus homogène qu'un groupe de mois réunissant les trois autres.

Si maintenant nous nous occupons de la comparaison de

(1) De Valcourt. *loc. cit*

l'amplitude des oscillations des maxima et des minima dans les différents mois, nous trouverons pour Nice et pour Pau, choisis comme exemples, les chiffres suivants :

LOCALITÉS.	DÉCEMBRE.	JANVIER.	FÉVRIER.	MARS.	AVRIL.	MAI.	JUIN.	JUILLET.	AOUT.	SEPTEMBRE.	OCTOBRE.	NOVEMBRE.
Nice...	18°,1	21°	18°,9	19°,8	21°,2	25°,5	17°,2	15°,5	17°,5	21°,7	17°,5	25°,2
Pau...	19°,1	21°	19°,1	20°,6	20°,5	21°,2	22°,7	20°	20°,5	19°,7	20°,5	19°,7

Le mois de mai serait le plus variable, viendrait ensuite le mois de novembre, puis le mois de septembre, le mois d'avril, le mois de janvier, le mois de mars, le mois de février, le mois de décembre, le mois d'octobre et le mois d'août, puis enfin le mois de juin (Nice). Envisagées pour Pau, ces amplitudes des maxima et des minima mensuels placent les mois dans un ordre un peu différent. Il serait utile de faire, pour toutes les stations hibernales, le relevé que nous venons de faire pour Nice et pour Pau; mais les éléments d'un semblable travail n'existent pas quant à présent, et cette lacune, qui coïncide avec tant d'autres, fait regretter qu'un travail météorologique d'ensemble, opéré sur un plan uniforme et dirigé par une impulsion centrale, n'ait été encore ni exécuté, ni même conçu. Tirons des chiffres précités cette conclusion que, dans les stations hibernales du midi de la France, notamment pendant les mois d'hiver, il existe des oscillations de température qui sont mesurées, pour chaque mois, par près de 20° c., et qu'on ne saurait pallier cet inconvénient par une attention trop assidue à sortir aux heures les plus favorables, et à compenser ces vicissitudes thermologiques par la nature et l'épaisseur des vêtements.

III. Amplitude des oscillations extrêmes de la journée

Si nous envisageons maintenant les oscillations diurnes, c'est-à-dire celles qui intéressent le plus directement l'hygiène et le bien-être des phthisiques habitant momentanément les stations hibernales, nous voyons que pendant les mois d'hiver ces oscillations sont nombreuses.

L'amplitude de ces variations de la chaleur diurne varie du reste suivant les localités et aussi suivant les mois de l'année. Les tableaux synoptiques des températures d'hiver insérés à la fin de l'ouvrage de de Valcourt nous montrent ce double fait. Les moyennes de la température prise le matin, à midi et à trois heures, donnent pour Paris (hiver de 1862-63) les chiffres suivants :

	NEUF HEURES.	MIDI.	TROIS HEURES.
Décembre.	4°,88	8°,81	9°,24
Janvier.	4°,01	8°,19	9°,46
Février.	3°,24	10°,06	10°,76

Pour Nice nous trouvons les moyennes ci-après :

	SOLEIL LEVANT.	DEUX HEURES.	SOLEIL COUCHANT.
Décembre.	6°,1	11°,8	9°,8
Janvier.	6°,6	11°,6	9°,9
Février.	4°,7	12°,9	10°,8

Ces indications sont intéressantes en ce qu'elles montrent que, pendant l'hiver, la température maximum de la journée se produit vers deux ou trois heures de l'après-midi, qu'elle décline ensuite et que c'est surtout dans l'intervalle qui sépare midi de trois heures que les malades doivent sortir pour se livrer à leur promenade habituelle. Ces variations diurnes de la température ne sont pas considérables pendant l'hiver, mais elles le deviennent d'autant plus que la chaleur augmente, et la constitution climatérique des stations méridionales se rapproche sous ce rapport de celle des pays intertropicaux où les oscillations ont une amplitude très-grande. A cet élément déjà défavorable s'en joint un autre non moins nuisible, je veux parler de la brusquerie de ces vicissitudes thermologiques qui se manifeste souvent quand le vent change tout à coup de direction, ou quand un orage se produit (1).

(1) Le professeur Tyndall a fait ressortir dans les termes suivants l'influence qu'exerce la vapeur d'eau atmosphérique sur l'uniformité de la température d'un lieu donné : « Si l'on enlevait, dit-il, à l'air qui recouvre la terre, la vapeur d'eau qu'il contient, il se ferait à la surface du sol une déperdition de chaleur semblable à celle qui a lieu à de grandes hauteurs, car l'air, en lui-même, se comporte pratiquement comme le vide relativement à la transmission de la chaleur rayonnante. Le coucher du soleil, pour une région dont l'atmosphère serait absolument sèche, serait suivi d'un refroidissement rapide. La lune aussi deviendrait absolu-

§ 3. *Nombre de journées médicales.*

Le temps qui permet la promenade à pied aux phthisiques est celui où il ne pleut pas, où le vent ne souffle pas avec violence (principalement quand le ciel est découvert), où il n'y a pas de brouillard, et où le froid n'est pas trop vif. Il est incontestable que sous ce rapport nos stations hibernales du midi de la France offrent des avantages bien précieux et qu'on ne saurait trouver sous des latitudes moins favorisées.

Il pleut davantage dans le Midi qu'à Paris, par exemple, c'est-à-dire qu'il tombe annuellement plus de pluie, mais le régime de celle-ci est différent; si les pluies sont plus abondantes, le nombre des jours pluvieux est moins considérable, et puis aussi on y voit rarement des journées ou des successions de journées signalées par des pluies ininterrompues. A une pluie de quelques heures succède souvent un soleil radieux qui rend la promenade possible aussitôt que l'humidité s'est évaporée.

L'intensité du vent, quand le ciel est découvert et que le

ment inhabitable pour des êtres semblables à nous et par la seule absence de la vapeur d'eau. Avec le rayonnement extérieur vers l'espace, sans la vapeur d'eau pour le suspendre, la différence entre les *maxima* et les *minima* mensuels de température deviendrait énorme. Les hivers du Thibet sont presque insupportables par la même raison. Nous avons une preuve frappante de la basse température de l'Asie dans ce fait que les lignes isothermes venues du Nord y descendent extrêmement. Humboldt a étudié plus particulièrement la puissance frigorifique des parties centrales de ce continent; il a réfuté l'idée qu'on pourrait peut-être l'expliquer par sa grande élévation, en faisant remarquer qu'il est dans ces régions de vastes étendues de pays peu élevés au-dessus du niveau de la mer et dont cependant la température est excessivement basse. Dans l'ignorance de l'influence que nous étudions maintenant, Humboldt n'a pas pu tenir compte de l'une des sources les plus importantes du froid qu'il cherchait à expliquer. La seule absence du soleil pendant la nuit produit un refroidissement considérable partout où l'air est sec. La suppression, pendant une seule nuit d'été, de la vapeur d'eau contenue dans l'atmosphère qui couvre l'Angleterre serait accompagnée de la destruction de toutes les plantes que la gelée fait périr. Dans le Sahara, *où le sol est de feu et le vent de flamme*, le froid de la nuit est souvent très-pénible à supporter. On voit, dans cette contrée si chaude, de la glace se former pendant la nuit. En Australie aussi, l'excursion diurne du thermomètre est très-grande; elle atteint ordinairement de 40 à 50 degrés. On peut, en un mot, prédire à coup sûr que partout où l'air sera très-sec, l'échelle des températures sera très-considérable. » (*De la chaleur considérée comme mode de mouvement*, trad. de l'abbé Moigno. Paris, 1864, p. 384.) L'uniformité relative de la température de la haute mer tient probablement aussi à la saturation hygrométrique de son atmosphère.

soleil brille dans tout son éclat, est une circonstance défavorable, surtout si le vent souffle du nord. Les malades passent en effet, suivant qu'ils sont ou non abrités du vent, par une succession de températures chaudes ou glaciales qui leur sont extrêmement fâcheuses. C'est au calme de l'atmosphère de Pau qu'il faut attribuer une bonne partie des avantages reconnus à cette station hibernale. Tous les étrangers sont frappés de cette particularité. Il y a là évidemment une condition qui compense en partie la température relativement assez froide de Pau pendant les mois d'hiver. Personne n'ignore en effet combien, à indication thermométrique égale, la vitesse du vent influe sur la sensation physiologique du froid. Pour le dire en passant, les stations du littoral ne sauraient, pour des raisons que l'on comprend, jouir de ce calme atmosphérique qui est non-seulement une cause de bien-être pour les tuberculeux, mais qui leur permet un exercice plus régulier.

L'absence d'orages est également une condition à rechercher. Outre que la saturation électrique de l'atmosphère est une source de malaise, d'excitation nerveuse ou d'énervement, les orages amènent des perturbations thermologiques très-violentes et très-brusques. Il suffit d'avoir subi une tornade sur la côte ouest d'Afrique pour apprécier à quel point un orage peut abaisser brusquement la température. En quelques minutes, on passe d'une chaleur étouffante à un froid relatif qui détermine une sensation véritablement pénible. Cette transition est sans doute un peu moins accusée dans le midi de la France, où les orages sont assez fréquents, mais elle n'en est pas moins réelle.

Les brouillards sont dangereux pour les phthisiques ; le froid humide qu'ils apportent avec eux étant une occasion de répercussion sudorale et de bronchites. C'est donc là une condition à éviter dans le choix d'une station d'hiver. A Pau, l'air est d'une remarquable limpidité et les brouillards y sont très-rares. « Cela, dit de Valcourt, est d'autant plus étonnant, que l'humidité moyenne de l'air y est représentée par 77°, tandis que dans la région méditerranéenne française elle n'est que de 62° ; néanmoins l'air à Pau est très-transparent dès que la pluie a cessé. La rareté des brouillards mérite d'être signalée ; elle contraste avec ce qui se passe en d'autres pays, par exemple en Écosse. Il est donc aisé de comprendre combien le climat de Pau doit paraître enchanteur aux phthisiques venus de

Glascow (1). » Dans un certain nombre de stations, à Hyères par exemple, il y a des brouillards le matin et les malades font bien de retarder le moment de leur sortie jusqu'à ce que l'atmosphère ait pris une limpidité complète.

§ 4. *Absence de poussière.*

C'est là enfin un élément dont on s'occupe trop peu dans le choix d'une station. La poussière est la résultante de l'intensité du vent et de la pulvérulence du sol. Les poitrinaires souffrent de cette condition, surtout quand ils sont emphysémateux ou quand leur affection est compliquée d'un commencement de laryngite chronique. Pau et Venise offrent des avantages réels sous ce rapport; la première station à raison du calme proverbial de son ciel, la seconde à raison de sa position maritime, de l'humidité de son atmosphère, et du mode de locomotion en gondole qui y est pratiqué et qui épargne aux malades le bruit et la poussière des voitures.

CHAPITRE II

TOPOGRAPHIE ET VALEUR DES PRINCIPALES STATIONS MÉDICALES.

Ces données générales une fois établies, nous allons étudier en particulier les principales stations climatériques vers lesquelles se dirigent les poitrinaires.

Les refuges climatériques préconisés dans le traitement de la phthisie ont été diversement classés par les auteurs. Les uns, se préoccupant exclusivement de l'ordre géographique, qui importe peu au médecin, les ont distribués suivant la contrée à laquelle ils appartiennent; les autres ont pris pour base la température moyenne annuelle; d'autres enfin les ont rangés en catégories basées sur les indications diverses qu'ils peuvent remplir et sur les formes de phthisie auxquelles ils correspondent plus spécialement. Bien évidemment, cette dernière classification serait la plus profitable si elle était possible, mais jusqu'ici les essais qui ont été tentés n'ont rien de bien satisfaisant.

En 1857, Champouillon, réunissant des articles successifs

(1) De Valcourt. *op. cit.*

publiés par lui (1) relativement à l'influence du déplacement sur la nature de la phthisie, a présenté à l'Académie de médecine (2), sur cette question de thérapeutique, un mémoire dans lequel il *dose* et *prescrit* la *médication climatérique* avec un soin et une précision qui nous semblent toucher de près à la subtilité, mais qui accusent du moins une louable tendance à soumettre à l'analyse scientifique une donnée qui n'était pas sortie jusqu'ici du domaine du sentiment et de la tradition. Suivant ce médecin, la forme et l'étiologie particulière de la phthisie que l'on a à traiter indiquent et le choix de la station méridionale et l'époque de l'année où elle peut être fréquentée. Partant de ce fait, il classe ces refuges de la manière suivante :

1° *Disposition héréditaire à la phthisie; poitrine faible* : Pau (les mois de février, mars et avril exceptés), Cannes, Villefranche, la *campagne de Nice*, Mantoue, Sorrente, Madère (l'automne excepté), Alger (du mois de janvier au mois de mai), Rome (en octobre, mars et avril), le Caire pendant l'automne et l'hiver ;

2° *Phthisie chez les sujets lymphatiques ou scrofuleux* : Venise, Sorrente, Gênes, Cannes, Villefranche, Hyères (octobre et novembre exceptés) ;

3° *Phthisie avec toux brève, fréquente, aride ; muqueuse pulmonaire irritable* : Venise, Madère, Pise, le Caire, Alger ;

4° *Phthisie catarrhale* : Pau, Madère, Alger, Cannes, Villefranche, Hyères ;

5° *Phthisie chez les sujets opprimés par la tristesse* : Venise, Alger, Albano, Frascati, environs de Naples, Florence;

6° *Phthisie chez les sujets nerveux* : Mantoue, Pise, Madère, Venise ;

7° *Phthisie à forme hémoptoïque* : toutes les stations méridionales, Pise, Rome et Naples exceptées;

8° *Phthisie colliquative* : Pau, Hyères, Cannes, Villefranche, Madère, Alger.

Il y a certainement beaucoup à dire sur ces caractérisations morbides et thérapeutiques qui sont singulièrement arbitraires, et nous aurions besoin que l'auteur de ces distinctions nous expliquât en quoi la tristesse qui opprime certains phthisiques

(1) Champouillon, *Gazette des hôpitaux*, 1857.

(2) Champouillon, *Traitement de la phthisie par le déplacement des malades*. (*Bulletin de l'Acad. de méd.*, 24 novembre 1857, t. XXIII, p. 103.)

peut servir à déterminer la station hibernale qui leur convient, et pour quelles raisons il recommande aux phthisiques arrivés à la période de colliquation (c'est probablement ce qu'il entend par le mot de phthisie colliquative) le climat de Pau et celui d'Alger, le premier si variable, le second si chaud dans certaines saisons.

La classification que vient de proposer de Valcourt, dans un ouvrage tout récent et dont nous avons déjà signalé les qualités scientifiques très-sérieuses, est plus simple, mais n'est pas plus satisfaisante. Qu'on en juge plutôt. Les stations hibernales françaises sont ainsi classées :

Climat sédatif.	Pau.
— tonique, peu excitant.	Le Cannet.
— tonique et passablement excitant.	Amélie-les-Bains, Hyères, Cannes, Menton.
— tonique et excitant.	Costabelle, Cannes.
— tonique et très-excitant.	Nice (1).

Cette échelle d'excitation, qui rappelle celle de la fameuse table de Lynch (2), est graduée par des adverbes *peu*, *passablement*, *très*, qui forment des cadres singulièrement élastiques pour admettre les stations à venir. Sans doute il serait avantageux qu'on pût déterminer l'action propre à chaque station et classer les formes de la phthisie de façon à n'avoir plus qu'à appliquer sur chacune d'elles les étiquettes *Menton*, *Pau*, *Nice*, etc., mais la thérapeutique n'en est pas encore arrivée à ce degré de savante précision, et il est même permis de penser qu'elle n'y arrivera jamais, tant sont complexes les éléments qui interviennent dans l'action des climats. Il faut donc renoncer provisoirement, si ce n'est pour toujours, à rattacher chaque station climatérique à une médication déterminée. Dans l'état actuel de nos connaissances, ce serait une subtilité et rien de plus.

Nous chercherons donc une autre base qui nous paraît moins ambitieuse, mais plus pratique : l'utilité des stations comme refuge hibernal, estival, ou comme résidence fixe ; la position *maritime*, *continentale*, *insulaire*, *méridionale*, *intertropicale* des stations propres aux phthisiques introduit dans chacune d'elle

(1) De Valcourt, *op. cit.*, p. 182.
(2) J. Brown. *Éléments de médecine*, trad. Fouquier. Paris, an XIII (1805), p. 512

des éléments climatologiques variés, il en est de même de leur altitude. Il convient donc d'examiner chacune de ces catégories séparément.

En condensant en quelques lignes les caractères de climatologie médicale qui appartiennent à chacune des stations où affluent le plus habituellement les phthisiques, nous nous sommes proposé d'édifier les praticiens sur la valeur de celles qui ont le plus de notoriété, et de les mettre ainsi en situation de choisir et de donner à leurs malades une direction qui leur soit favorable. C'est là en effet office de médecin et non d'empirique, car un climat est un *médicament* qui demande à être choisi et dosé comme le sont les stations hydrominérales. Il faut donc que le médecin ait en main un résumé pratique des éléments propres à asseoir son opinion. C'est ce résumé que nous allons essayer de faire.

Article I. — Stations hibernales.

§ 1. *Stations hibernales maritimes.*

On peut désigner ainsi celles qui sont placées sur le bord de la mer ou à une distance assez petite de celle-ci pour qu'elles en reçoivent les influences. Ce sont, de beaucoup, les plus nombreuses et les plus importantes.

Un certain nombre de médecins attribuent encore l'efficacité de ces stations moins à leurs qualités climatologiques propres qu'à l'influence de l'air marin qu'on y respire, et cette erreur traditionnellement transmise mérite d'être combattue, car elle peut conduire à donner aux phthisiques des conseils qui leur seraient funestes.

Que faut-il donc penser de l'influence de *l'air marin* dans le traitement de la phthisie? Et tout d'abord que faut-il entendre par *air marin?* Nous laisserons à Le Roy de Méricourt (1), qui a traité ce sujet de climatologie avec un remarquable talent critique, le soin de répondre à cette question. « Peut-on, dit-il, assigner à l'air du littoral des caractères propres, constants, qui puissent le distinguer de l'*air des montagnes*, de l'*air de la campagne?* Est-ce, comme on a depuis quelque temps une singulière tendance à le laisser supposer, une entité assimilable

(1) Le Roy de Méricourt, *Archives génér. de méd.*, octobre et novembre 1863.

jusqu'à un certain point à une eau minérale naturelle, ayant des propriétés physiologiques et thérapeutiques? Nous ne pouvons l'admettre. L'analyse chimique la plus minutieuse ne parvient qu'à faire reconnaître sa pureté relativement à la composition des atmosphères confinées des centres de population. Le chimiste le plus habile ne pourra distinguer, si des étiquettes n'en indiquent la provenance, les échantillons d'air pris sur une élévation située à l'intérieur d'un continent, de ceux recueillis sur le bord de la mer ou à trente lieues au large... Où commence, où finit ce qu'on désigne ainsi? Quelles sont les limites de l'influence physiologique de cette atmosphère par rapport à une ville située sur le bord de la mer? Si donc cette expression ne signifie rien autre chose que l'ensemble classique des conditions climatériques qui constituent le climat d'une localité, plus ou moins modifié par la proximité de la mer, comme l'air de la plaine modifié par l'altitude devient l'air des montagnes, il nous paraît non-seulement inutile, mais même irrationnel d'envisager à part l'influence de l'air marin sur la santé. C'est en comparant minutieusement telle localité maritime à telle autre ou à telle station continentale, que nous arrivons à faire de la climatologie féconde et pratique; mais on pourrait discuter indéfiniment sur l'air marin et les climats en général sans que cela devînt jamais profitable à un seul malade. Est-il en effet jamais venu à l'esprit d'aucun médecin d'envoyer des poitrinaires du centre de la France respirer l'air marin à Dunkerque ou à Douvres? Non sans doute, car les partisans même les plus ardents de ce médicament hypothétique de la phthisie tiennent au fond beaucoup plus compte des conditions d'élévation, de constance de température, de pureté du ciel, que des particules salines entraînées par la brise du large, des émanations iodurées ou bromurées, des âcres senteurs des varechs, etc. Qu'y a-t-il de commun entre les plages du cap Nord, celles du golfe de Guinée ou de la Californie, si ce n'est la vue de la mer? Enfin, que les partisans de l'air marin veuillent donc bien indiquer à leurs confrères des ports où ils devront envoyer les pauvres phthisiques qui encombrent leurs salles d'hôpital et qui meurent chaque jour en regardant la mer qu'ils voient de leur lit (1). »

(1) Le Roy de Méricourt, *Archives gén. de méd.*, octobre et novembre 1865. — Rush incriminait aussi la valeur du séjour sur les bords de la mer. (*Situation*

Nous n'avons rien voulu retrancher à cette vive et inexorable argumentation. Nous allons même plus loin que notre savant confrère; non-seulement nous ne croyons pas que l'air marin ajoute aux stations hibernales sur lesquelles il passe le moindre élément thérapeutique, mais nous croyons certaines de ces stations utiles aux phthisiques, non pas parce qu'elles sont au bord de la mer, mais quoiqu'elles soient sur le bord de la mer (1). J'entends parler à chaque instant de la constance du climat marin, et j'avoue que cette assertion bouleverse toutes mes idées et tous mes souvenirs. J'ai navigué; j'ai passé la plus grande partie de ma vie sur différents points du littoral de la Manche, de l'Océan et de la Méditerranée, et j'affirme que la constitution thermologique de ces localités m'a paru singulièrement variable. Qu'à deux cents lieues de toute terre le climat marin soit constant, uniforme, je le reconnais et je m'en rends compte par l'homogénéité de son domaine, l'humidité de l'atmosphère et l'absence de deux milieux susceptibles de s'échauffer inégalement et de faire naître par suite des courants aériens qui modifient la température; mais sur le littoral il en est autrement: la terre et la mer sont deux corps d'inégale conductibilité pour la chaleur, il y a entre l'une et l'autre un échange incessant de radiation calorifique, et de là résultent des vents plus ou moins vifs qui peuvent bien ne pas influencer le thermomètre, mais qui impressionnent singulièrement la sensibilité frigorifique des malades. D'ailleurs la nature a séparé d'elle-même

exposed to the sea should be carefully avoided.) Il admet que les voyages sur mer font du bien, mais que le séjour du littoral est dangereux. Voici ses arguments: l'Angleterre, qui a une immense étendue de côtes, est ravagée par la phthisie, qui entre pour un chiffre énorme dans sa mortalité. A Salem (État de Massachusets), située près de la mer et exposée une partie de l'année à des vents d'est humides, on a constaté, en 1799, 50 morts par phthisie sur 160 décès. Boston, Rhode-Island, New-York, ont beaucoup plus de phthisiques que Philadelphie (vol. II, p. 115). Les médecins qui exercent sur le littoral de la Manche et de l'Océan pourraient fournir des arguments à l'appui de cette manière de voir. Rush renonce à théoriser ce fait; nous avons dit que la variabilité de la température diurne nous paraissait susceptible d'en rendre compte.

(1) J. Copland est de cet avis: « Autant, dit-il, que je puis m'en rapporter à mon expérience, je pense que de deux localités qui offrent des conditions identiques de sécheresse, de moyennes annuelles, mensuelles et diurnes, de vicissitudes de vents, de facilités pour faire de l'exercice au dehors, celle de l'intérieur doit être préférée. » (*A Dictionary of practical medicine*. London, 1858, t. III, p. 1149.) Nous partageons complétement cette manière de voir. Le séjour sur le bord de la mer n'est avantageux que pour les stations estivales, parce qu'il tempère la chaleur; mais encore n'y a-t-il là rien de spécial, puisque l'altitude peut procurer le même avantage.

les deux éléments de ce problème thérapeutique en nous montrant l'influence aggravatrice que l'air du littoral de la Manche ou de l'Océan exerce sur la phthisie quand il n'a pas pour contre-poids et pour correctif la douceur de la température des stations hibernales (1). En résumé, on a, à notre avis, singulièrement exagéré les avantages de l'air du littoral pour la guérison ou le ralentissement de la marche de la phthisie. Laennec a nourri toute sa vie cette pieuse illusion. Il envoyait les tuberculeux sur le bord de la mer, et, quand le déplacement n'était pas possible, il voulait qu'on imprégnât leur chambre des senteurs marines du varech : vaine pratique dont sa mort elle-même est venue démontrer l'inanité! L'air du littoral, quand il n'est pas attiédi par une latitude méridionale, est préjudiciable aux phthisiques, on ne saurait trop le répéter, et cela se conçoit : il y est en butte à des vicissitudes thermologiques incessantes; toutes les saisons, en raccourci, se succèdent pour lui dans le même jour, presque dans la même heure ; sa peau, imprégnée de moiteur dans une rue échauffée par le soleil, à l'abri du vent, se crispe sous le contact du froid dès qu'il subit le contact agressif de la brise du large, et de là ces bronchites intercurrentes qui se succèdent sans relâche, et qui, chacune, abrégent pour leur part la carrière déjà si courte promise aux tuberculeux (2). Certes, nous convenons que l'air vif, pur et sti-

(1) Les villes du littoral de la Manche sont plus meurtrières encore pour les phthisiques que celles du littoral de l'Océan. J'ai pratiqué pendant quatre ans à Cherbourg et j'ai pu me convaincre de la rapidité avec laquelle la phthisie y marche. Les conditions de ce climat rendent d'ailleurs très-bien compte de cette influence aggravatrice. « La moyenne, dit Besnou, pharmacien distingué de la marine, est de 6°,8 pour l'hiver, et le thermomètre y descend rarement au-dessous, de sorte que la température de l'hiver ne monte guère au-dessus de cette moyenne. L'humidité y est excessive; la moyenne hygrométrique annuelle est de 76 à 77°, et celle de l'hiver de 90 à 95°. Il en résulte que l'organisme est péniblement impressionné par le froid, alors même que le thermomètre est assez haut. L'humidité traverse en effet les vêtements de laine, qui sont très-hygrométriques, et le vent enlève du calorique proportionnellement à sa vitesse, qui est toujours assez grande dans ces parages. L'air de Cherbourg est donc réellement vif et froid. (*Note manuscrite.*)

(2) Il n'est pas sans intérêt de voir comment Broussais, né lui-même sur les côtes de la Bretagne, jugeait cette question d'hygiène thérapeutique : « On a parlé, dit-il, de la navigation comme fort avantageuse... ce n'est sans doute pas la navigation sur les côtes. En pleine mer, à la bonne heure! la température est beaucoup plus uniforme, surtout si on s'avance vers les régions équatoriales. En pleine mer, il s'élève de la surface une petite vapeur aqueuse qui humecte les poumons et on respire un air vraiment salubre. Mais conclure de ce fait que la navigation et l'air maritime des côtes, surtout celles de Bretagne, soient favo-

mulant du littoral exerce une influence favorable sur les sujets débilités, convalescents d'une maladie longue; nous concevons que le calme méditatif dont jouit l'esprit par la contemplation du tableau grandiose que la mer déroule sous les yeux, soit pour certains malades un élément d'amélioration, mais nous nions que les phthisiques qui vont habiter Nice ou Menton doivent le mieux qu'ils éprouvent à l'inhalation de l'air marin. La cause unique de ce changement favorable gît dans une bonne température qui leur épargne les épreuves de l'hiver et leur permet un exercice régulier.

Il est, de plus, un élément de l'atmosphère qui paraît surabonder surtout sur le littoral, et l'on pourrait expliquer en partie par ce fait la fréquence des affections catarrhales auxquelles les phthisiques sont en butte quand ils habitent le bord de la mer. Je veux parler de l'ozone, qui prédomine tellement à la mer, que l'amiral Fitz-Roy a émis cette opinion que l'augmentation de l'ozone dans une localité accusait le passage de vents venant du large. « Les connaissances actuelles, dit l'éminent météorologiste, portent à penser que l'ozone se trouve principalement sur ou près de la mer, et que les vents qui soufflent de la mer la plus prochaine sont ceux qui apportent le plus d'ozone. Le lieutenant Chimmo a observé dernièrement que dans les Hébrides et sur la côte N. O. d'Écosse, il y avait plus d'ozone qu'il n'en avait observé ailleurs, même sur le grand Océan, et si on compare les notes prises à ce sujet sur différents points de nos côtes, il est remarquable que les vents qui coïncident avec les plus fortes indications ozonométriques

rables aux phthisiques, *c'est par trop se méprendre*. Étant de ce pays, j'ai observé des phlegmasies de poitrine et des phthisies, et j'ai vu qu'elles étaient plus nombreuses sur les côtes que dans l'intérieur des terres, *excepté pourtant dans les pays marécageux* ou sur le revers des montagnes exposées au midi. On avait imaginé que c'étaient les émanations des plantes marines qui produisaient cet effet et on l'avait pensé de bonne foi (*allusion à Laennec et à ses essais d'une atmosphère marine artificielle*), car on a fait apporter à Paris des varechs, et l'on a jonché les chambres des malades de ces plantes prétendues balsamiques. Mais on n'en a retiré aucun bon résultat; on avait mal interprété les bons effets de l'influence de la mer, qui proviennent de l'uniformité de température et qui avaient été surtout obtenus dans les voyages de long cours dirigés vers les pays chauds. » (Broussais, *Cours de pathologie et de thérapeutique générales*, 30 mars 1832, 60e leçon. Paris, 1834, 2e édit., t. II, p. 608.) — Ce témoignage a d'autant plus de valeur, que Broussais avait habité le littoral et que, de plus, il avait navigué en qualité de médecin de la marine, souvenir dont s'honorera toujours le corps médical de la flotte. Il prononçait donc en pleine compétence.

sont ceux qui soufflent de la mer la plus proche et la plus étendue. Quand le capitaine hollandais Jansen et le docteur Mitchell (d'Édimbourg) firent des observations dans l'Inde, l'Atlantique et l'Algérie, ils trouvèrent, par des méthodes indépendantes, que sur la mer, loin de terre, il y avait le plus d'ozone et que, sur le littoral ou sur des collines près de la mer, si elles sont, par ailleurs, exposées aux vents du large, il y en avait plus que dans les vallées ou tous autres endroits à l'abri de la mer, et qu'à terre, aux environs des villes et dans les localités terrestres en général, il y en avait excessivement peu (1). »

Sans être fixé complétement sur l'action physiologique de l'ozone, on a signalé cependant, d'une manière assez générale, son influence sur la production des affections catarrhales. Peu après la découverte de Schœnbein, le docteur Splenger (d'Eltville) a publié une curieuse description d'une épidémie catarrhale observée par lui dans le Mecklembourg, et dans laquelle l'intensité ozonométrique cadra, d'une manière remarquable, avec les courbes des nombres de malades (2). Nous avons nous-même signalé l'extrême fréquence des bronchites dans la navigation des mers équatoriales (3), et nous avons supposé que l'abondance de l'ozone n'y était pas étrangère. Il était intéressant de signaler cette particularité qui peut expliquer en partie l'influence fâcheuse du séjour du littoral de la Manche et de l'Océan sur la marche de la phthisie. Les stations méditerranéennes, nous le répétons, ont des compensations thermologiques que n'ont pas celles des autres côtes.

Ce jugement d'ensemble étant porté sur les stations hibernales du bord de la mer, étudions en particulier celles qui ont le privilége d'attirer le plus grand nombre de malades.

Chaque contrée, à moins qu'elle ne soit tout à fait septentrionale, comme la Norvége, la Suède, le Danemark, possède, aux confins de ses limites sud, un certain nombre de refuges qui n'ont qu'une valeur relative, mais qu'elle utilise pour les phthisiques à qui leur état de santé ou leur position de fortune interdisent des excursions plus lointaines. L'Angleterre, l'Au-

(1) Rear-admiral Fitz-Roy, *The Weather-Book*, 2e édition. London, 1863, p. 86 et 87.

(2) Spengler. *Bulletin de thérap.*, 1858, t. L, p. 408.

(3) Fonssagrives, *Histoire médicale de la campagne de la frégate à vapeur l'Eldorado*. Paris, 1852, in-4°.

triche et la Russie, dont les immenses possessions embrassent les latitudes les plus diverses, ont des stations hibernales de ce genre. On comprend que nous ne puissions aborder cette étude, et nous nous bornerons à indiquer seulement les stations méridionales les plus importantes de ces pays.

Placées sur la côte sud, abritées des vents du nord par des falaises ou des collines généralement élevées, et exposées au souffle du midi, les stations hibernales de l'Angleterre ont une température beaucoup plus douce l'hiver que nos côtes de la Manche et surtout que l'intérieur de la Grande-Bretagne. Hastings et Brighton, dans le comté de Sussex, sont les stations hibernales les plus fréquentées. Hastings est considérée comme une meilleure station que Brighton, parce que, pendant l'hiver et le printemps, elle est abritée par la pointe de Denge-Ness contre les vents d'E. et de N. E. qui passent sur les cimes neigeuses de la Norvége (1). Brighton, située dans le même comté, par 50°,49′ de latitude et 2°,52′ de longitude E., reçoit davantage l'influence de ces vents ; son air est, par ce fait, plus vif, plus stimulant, et il convient aux organismes qui ont besoin d'être excités. Le docteur Clark pense que Brighton vaut mieux comme station d'automne et Hastings comme station d'hiver : le climat de la première de ces localités étant doux jusqu'à la fin de décembre. Le même observateur évalue à 2° la supériorité de la température hibernale des refuges de la côte S. de l'Angleterre sur celle de Londres. La côte S. O. serait, au contraire (dans les localités les plus abritées), plus chaude de 5° en moyenne que le climat de Londres. Penzance est entre toutes ces stations hibernales maritimes une des plus vantées; elle le doit à sa position péninsulaire à l'extrémité de la pointe S. O. de l'île. J. Copland apprécie dans les termes suivants la valeur de cette station : « Elle a une température tiède et humide et d'une remarquable égalité, non-seulement par rapport à l'année, mais aussi aux jours et aux nuits, ce qui rend son climat bien supérieur à celui de beaucoup de localités du midi de l'Europe

(1) Pereira considère la station de Hastings comme très-utile aux poitrinaires qui veulent éviter les vents de N. E. pendant les mois de décembre, janvier et février, spécialement pendant ces deux derniers mois. (*The Elements of materia medica and therapeutics*. London, 1854, vol. I, p. 75.) Ce qu'il dit de l'influence défavorable du climat de Hastings sur les rhumatisants semblerait indiquer qu'il est variable. Saint-Léonard, qui n'est qu'à un mille de Hastings, paraît plus avantageux aux phthisiques que cette dernière localité.

et le range auprès de celui de Madère (1). » Cette assertion est évidemment exagérée, et on est d'autant plus fondé à le croire que le même auteur avoue qu'il y a deux fois plus de jours pluvieux à Penzance qu'à Londres et qu'on y est exposé à des vents très-forts.

Les côtes sud et ouest de l'Angleterre présentent aux phthisiques un grand nombre d'autres refuges dont la valeur relative est déterminée surtout par des conditions d'exposition et d'abri. Tels sont : Salterton, qui est à l'abri des vents du nord ; Teignmouth ; Torquay, dont la réputation comme station de phthisiques est considérable ; Salcombe, surnommée le Montpellier de l'Angleterre ; Clifton, dont le climat est remarquablement doux l'hiver, etc.

L'Autriche a des possessions méridionales qui longent la côte orientale de l'Adriatique et qui doivent abonder en refuges d'hiver. La Vénétie, l'Istrie, la Croatie et la Dalmatie présentent, sur une bande riveraine de quatre degrés de longueur, une côte sinueuse, découpée, abondant en baies fermées par une multitude d'îles et protégées des vents froids du nord et de l'est par la chaîne des Alpes Carniques et des Alpes Juliennes. Nous ne connaissons aucun travail d'hygiène thérapeutique sur cette zone, mais sa configuration géographique, son exposition et ses abris nous portent à penser qu'il doit y avoir là d'excellentes stations d'hiver dans les points où les influences marécageuses ne se font pas sentir. Il est vrai que les Autrichiens ont Venise et la côte de Vénétie qui leur offrent, sous ce rapport, des ressources très-utilisées.

La Russie n'est guère favorisée à ce point de vue ; la Crimée semblerait devoir offrir à ses phthisiques des refuges d'hiver d'une certaine valeur, mais la température y est extrêmement variable, et les hivers y sont souvent très-rigoureux ; aussi les poitrinaires qui ont de la fortune émigrent-ils et vont-ils demander au midi de la France, à l'Algérie ou à l'Italie, des abris contre l'inclémence de leur climat. Un certain nombre d'entre eux, comme nous l'avons dit, se dirigent néanmoins vers le sud, mais ils vont plutôt chercher dans les steppes des

(1) J. Copland, *A Dictionary of practical medicine*, art. Phthisis. — J'ai passé huit jours à Penzance pendant l'hiver, en 1845, et j'y ai trouvé exactement le climat que je venais de laisser à Cherbourg. Il y a lieu en tout cas d'éviter cette station au printemps, à cause des vents froids de N. E. qui y règnent.

Kirghiz les avantages d'un traitement par le koumiss (voyez p. 124), que ceux d'un climat dont la valeur ne peut être que relative.

L'Espagne et le Portugal sont très-richement dotés sous le rapport de leurs stations hibernales du bord de la mer. L'étendue de leurs côtes et la beauté de leur climat permettaient tout d'abord de le penser. Le Portugal est toutefois moins bien partagé que l'Espagne à ce point de vue ; d'abord, parce qu'il n'a que des ports océaniens, et puis, aussi, parce que des vents du nord très-vifs et très-froids règnent pendant une grande partie de l'hiver sur sa côte ouest, dont ils suivent la direction. La côte sud ou des Algarves, et en particulier Lagos, Faro, Tavira, doivent offrir des avantages comme refuges climatériques. Lisbonne était jadis une station très-fréquentée, et les médecins de l'Angleterre, et surtout de l'Écosse, y envoyaient leurs phthisiques ; aujourd'hui cette station n'a plus le privilége d'attirer le courant des malades qui se porte de préférence vers le littoral méditerranéen. Toute la côte sud et est de la péninsule ibérique abonde en refuges excellents. Quant à la côte nord, occupée par les Asturies, la Biscaye, la Corogne, etc., battue par les vents de nord et participant aux caractères du climat pluvieux et variable du golfe de Gascogne, elle n'offre aucun abri hibernal de quelque valeur ; nous verrons bientôt au contraire que les malades qui habitent le midi de l'Espagne peuvent y trouver l'été de bons refuges contre l'intensité de la chaleur.

Les stations climatériques que nous venons d'indiquer sont d'une utilité locale, bornée uniquement aux malades qui habitent la contrée ; il en est d'autres au contraire que leur position avantageuse, leur beau climat, la douceur de leur hiver, recommandent à tous les poitrinaires, quelle que soit leur nation, et dans lesquelles affluent les étrangers. De ces stations hibernales, les unes appartiennent à la France, les autres à l'Italie, les autres à l'Afrique septentrionale. Nous allons étudier ces stations maritimes avec tout le soin que commande leur importance.

Les principales stations hibernales maritimes de la France sont : 1° Arcachon ; 2° Montpellier ; 3° Alger ; 4° Hyères ; 5° Cannes ; 6° Nice et Villefranche ; 7° Menton ; 8° Monaco. Quelques-unes d'entre elles, nous ne l'ignorons pas, ne sont pas immédiatement baignées par la mer, Montpellier est dans ce cas, mais elles en sont assez rapprochées pour que leur climat ait avec les autres une ressemblance très-accusée.

I. Arcachon. Bassin maritime intérieur entre la Gironde et l'Adour. Périmètre de vingt lieues environ. Latitude 44°,38'.

Température moyenne annuelle 16°, hibernale 11°, estivale 26°, automnale 21°. La température moyenne de l'hiver y est de 2° supérieure à celle de Bordeaux. La température de la forêt est, l'hiver, plus élevée de 1° à 2° que celle de la plage (1). Vanté comme une excellente station hibernale, Arcachon, au dire de Champouillon, ne mériterait guère cette réputation ; sa température moyenne hibernale serait moins élevée qu'on ne l'a dit, les vents y auraient un accès facile, et les émanations résineuses de ses forêts seraient un avantage très-hypothétique (2). Nous ne sommes pas en mesure de juger entre ces assertions contradictoires ; il y a là évidemment place pour des études nouvelles.

II. Montpellier. Le lecteur nous pardonnera sans doute les développements assez étendus dans lesquels nous allons entrer au sujet de cette station hibernale. Elle a été en effet l'objet de louanges enthousiastes ou de dépréciations exagérées qui font qu'au dehors du moins l'opinion médicale n'est pas fixée sur sa valeur. Les malades y affluent néanmoins chaque année, attirés par la beauté de son climat et par les ressources médicales qu'ils peuvent y rencontrer ; il est donc important d'établir exactement sa valeur dans la série des refuges climatériques que le littoral méditerranéen offre aux poitrinaires. D'ailleurs, *vivo et scribo in aere Monspelliense*, et je dois essayer de combler cette lacune, sans idée préconçue, sans partialité, c'est-à-dire scientifiquement.

Position : latitude, 43°,36',44'' ; *longitude E.*, 1°,32',54'' ; *altitude*, 44m,3 ; *sol*, terrain jurassique, terrain crétacé à groupe inférieur marneux, et terrain tertiaire à étages lacustres et marneux. La mer est à 10 kilomètres ; elle est séparée de la ville par des étangs considérables. Situation sur une colline, au milieu d'une plaine ouverte du côté de la mer, et fermée dans les autres sens par une chaîne de coteaux.

(1) Hameau, *Arcachon.* (*Union médicale*, 1856, t. X, nos des 19 et 24 juin. — Voyez aussi Pereyra.

(2) Voyez Champouillon, *Gazette des hôpitaux*, feuilleton du no 138, 24 novembre 1864.

Thermologie. Cette partie de l'étude climatologique de Montpellier a été l'objet de nombreux travaux qui se continuent encore aujourd'hui, et forment une chaîne presque ininterrompue de 1757 à l'époque actuelle, c'est-à-dire embrassent plus d'un siècle.

Badon père avait trouvé, sur une période de quinze années, (1757-1772), une moyenne annuelle de 11°,7 R. ou 14°,62. Mais à l'époque où il observait, on n'avait pas étudié le déplacement du zéro, et ce chiffre, rapproché de ceux que nous indiquerons tout à l'heure, est évidemment trop fort. Mourgues avait relevé de quatorze ans (1772-1786) la moyenne annuelle de 11°,5 R. ou 14°,38 c.; ce résultat, qui se rapproche beaucoup du précédent, est passible du même reproche. Creuzé de Lesser a trouvé pour douze ans une moyenne de 11° R. ou 13°,75 c. Hubert Rodrigues a indiqué pour la période de 1840-1852 une moyenne annuelle de 13° c. Enfin le relevé des observations faites au Jardin des Plantes par le professeur Ch. Martins, de 1851 à 1861, donne une moyenne annuelle de 13°,38, chiffre que l'on peut adopter; car non-seulement il concorde assez bien avec ceux de Creuzé, de Lesser et de Rodrigues, mais encore il est sensiblement d'accord avec la température des eaux de puits. La température moyenne annuelle de Paris étant 10°,1, on voit que celle de Montpellier la dépasse de 3°,7; elle est supérieure également de 1°,7 à la moyenne annuelle de Toulouse (1).

Les moyennes mensuelles de Montpellier, comparées à celles de Paris, sont les suivantes :

MOIS.	MONTPELLIER.	PARIS.	MOIS.	MONTPELLIER.	PARIS.
Décembre.. . .	5°,9	+3°,5	Juin.	18°,7	17°,3
Janvier.. . . .	5°,7	+2°,3	Juillet.	22°,9	18°,7
Février.. . . .	6°,2	+3°,9	Août.	22°,5	18°,5
Mars..	8° 8	+6°,3	Septembre. . .	18°,8	15°.5
Avril..	12°,7	10°	Octobre.. . . .	14°,6	11°,2
Mai..	16°	13°,8	Novembre.. . .	8°,7	6°,6

(1) Voyez Marié-Davy, *Considérations sur le climat de Montpellier*, 1851, p. 10.

Ce qui donne pour moyennes saisonnières des deux villes :

SAISONS (1).	PARIS.	MONTPELLIER.
Hiver.	5°,2	5°,6
Printemps.	10°	12°,5
Été.	18°,1	21°,4
Automne.	11°,1	13°,9

Les moyennes des maxima et des minima annuels ont été calculées pour une période de trente-six ans. On a trouvé dans cette période pour le plus grand maximum +39°,4 c. (15 juillet), et pour le plus petit minimum —9°,1 (25 décembre), ce qui fait un écart de 48°,5. Mais, depuis cette époque, le thermomètre a atteint +40° et s'est abaissé à —18°, ce qui donne pour plus grande oscillation mensuelle le chiffre de 58°. Nous indiquons ces données, mais sans y attacher la moindre importance médicale. En effet, les oscillations entre les maxima et les minima d'une année sont affaire plutôt de curiosité que d'utilité climatologique.

Les oscillations mensuelles sont assez étendues.

Quant aux oscillations diurnes, le tableau suivant, indiquant les différences de la chaleur moyenne du matin à celle du soir de chaque mois, en donne une idée assez exacte :

PÉRIODE D'OBSERVATIONS.	DÉCEMBRE.	JANVIER.	FÉVRIER.	MARS.	AVRIL.	MAI.	JUIN.	JUILLET.	AOUT.	SEPTEMBRE.	OCTOBRE.	NOVEMBRE.
1757-1786. (29 ans).	4°,3	4°,5	5°,2	6°,6	7°,7	7°,6	8°,5	8°,6	9°,6	7°,1	6°,7	5°,3
1794-1806. (12 ans).	4°,8	4°,6	5°,1	7°,8	7°,6	7°,7	8°,3	8°,5	9°,6	7°,2	6°,7	5°,2
1840-1852. (12 ans).	5°,8	5°,9	6°,3	8°,5	8°,4	8°,3	9°,8	9°,8	8°,9	6°,9	7°,6	6°,3
TOTAL... (53 ans).												
Moyennes générales. . . .	4°,9	5°	5°,5	7°,6	7°,9	7°,8	8°,9	8°,9	9°,7	7°	7°	5°,6
Moyennes saisonnières.. .	Hiver. 5°,1			Printemps. 7°,7			Été. 9°,1			Automne. 6°,5		

(1) Hub. Rodrigues a indiqué de son côté les moyennes suivantes : Hiver, 5°,8 ; — printemps, 13°,6 ; — été, 22° ; — automne, 16°.

Elles sont évidemment trop fortes. Celles indiquées dans le tableau ci-dessus sont peut-être un peu faibles, parce qu'elles résultent d'observations prises au Jardin des Plantes, mais elles peuvent néanmoins être considérées comme sensiblement exactes.

Il résulte de ces moyennes des oscillations diurnes que les mois d'hiver, décembre, janvier et février, présentent le minimum d'écarts, et ont, par suite, la température la plus stable, et que les amplitudes des oscillations thermologiques diurnes atteignent leur maximum pendant les mois chauds, notamment en août, où elles sont mesurées par 9°,7. Les saisons se classent ainsi dans l'ordre de plus grande fixité de la température diurne :

Hiver, 5°,1 ; automne, 6°,5, printemps, 7°,7; été, 9°,1.

Les *oscillations nyctémérales* sont très-étendues, ce qui tient surtout à la sérénité des nuits, laquelle favorise le rayonnement, mais elles n'ont guère d'influence sur la santé, et en climatologie médicale il est permis de les abstraire.

On peut tirer de ces données statistiques les conclusions suivantes : 1° le mois le plus froid de l'année à Montpellier est janvier; juillet est le plus chaud; 2° la température de septembre est très-analogue à celle de juin, celle de novembre à celle de mars, celle de juillet à celle d'août, celle de décembre à celle de janvier; 3° le plus grand écart des moyennes des mois se passe entre juillet et janvier, il est représenté par 17°,2; 4° le plus grand écart des oscillations des saisons qui se suivent existe entre le printemps et l'été, il est de 7°,9; 5° l'hiver a la température diurne la moins variable; viennent ensuite l'automne, le printemps et l'été.

On ne saurait contester que le climat de Montpellier est plus variable en réalité que ne sembleraient l'indiquer les résultats numériques énoncés plus haut. Les directions et la force des vents sont la clef de ces changements brusques qui n'influencent souvent que d'une manière médiocre le thermomètre, et qui sont perçus par l'organisme avec une extrême vivacité. Nulle part ailleurs peut-être il ne faut distinguer avec plus de soin le froid physiologique du froid thermométrique. « L'inconvénient le plus grave que l'on reconnaisse à ce climat, dit avec raison Hubert Rodrigues, réside dans les grandes et brusques variations atmosphériques qui s'y montrent assez fréquemment. Le passage d'une température à l'autre peut y avoir lieu de la manière la plus subite. C'est ainsi, par exemple, que la journée la plus rigoureuse de l'hiver est quelquefois la veille d'une suite de jours aussi doux que ceux dont on jouit au printemps, de même que les orages d'été occasionnent parfois un froid piquant en pleine canicule (1). » Il est à remarquer toutefois que cette mobilité de la température diurne se constate au minimum pendant l'hiver, c'est-à-dire pendant la saison médicale de cette station.

La ville s'étalant sur une colline, dont le Peyrou occupe le sommet, on comprend qu'indépendamment de l'exposition aux vents froids, il y ait là une condition de température un peu différente suivant les quartiers. Ainsi les habitations voisines de l'Esplanade, dont le niveau est inférieur de 15 mètres à celui du Peyrou, accusent-elles d'habitude une température un peu plus élevée que celles situées dans le voisinage de cette dernière promenade; de même aussi le Jardin des Plantes et la Faculté des sciences, situés à des niveaux qui diffèrent de 34 mètres, offrent-ils entre leur minima, et au désavantage du jardin, une différence de +5°. Nous dirons bientôt comment s'explique cet écart.

Il est une particularité qui frappe tous les étrangers qui arrivent à Montpellier ; c'est la différence physiologiquement très-sensible qui existe entre la température de l'intérieur des maisons et celle des rues. Il y a entre elles une sorte de balancement antagoniste des plus marqués. Il fait souvent tiède au dehors, alors que dans les appartements non chauffés on éprouve une sensation de froid assez pénible, et de là vient que l'on ressent souvent l'hiver une impression de chaleur tiède en ouvrant les fenêtres. L'absence d'échauffement de l'atmosphère intérieure par le soleil, l'extrême porosité des matériaux calcaires avec lesquels les maisons sont construites, et par-dessus tout le rayonnement considérable des murs, dû à la sérénité habituelle du ciel, sont les causes principales de cette différence. Le carrelage des parquets et le défaut d'une fermeture hermétique des ouvertures y contribuent aussi pour leur part. Il semble qu'à Montpellier on n'ait qu'à se garer d'un ennemi, le soleil, et toutes les précautions sont prises en prévision de la chaleur; il faut bien que les étrangers qui émigrent vers le Midi, dans le mois de novembre, sachent qu'à Montpellier, comme dans les autres stations méridionales, ils trouveront un hiver, abondant, il est vrai, en journées de soleil propres à la

(1) Hubert Rodrigues, *Clinique médicale de Montpellier*. Montpellier, 1855. p. 377.

promenade, mais exigeant des précautions de vêtements, d'habitation et de chauffage, et de là découle la nécessité impérieuse de se procurer une chambre exposée au sud. Sans cette précaution, l'hiver dans le Midi perd une grande partie de ses avantages, au point de vue de la santé et du bien-être.

Anémologie. L'atmosphère de Montpellier est loin d'avoir cette tranquillité que les climatologistes concèdent à celle de Pau; elle est habituellement agitée par des vents de direction variable qui amènent souvent dans sa température des vicissitudes assez brusques (1). Son voisinage de la mer et de montagnes assez élevées, souvent couvertes de neige, contribue à y entretenir cette mobilité aérienne qui tempère d'une manière opportune les fortes chaleurs de l'été, mais qui constitue un inconvénient réel l'hiver.

Au point de vue de la climatologie médicale, les vents très-variés qui soufflent sur Montpellier peuvent être divisés en deux groupes : 1° les vents secs; 2° les vents humides. Les vents secs sont ceux qui viennent du nord et de l'ouest; les vents humides sont ceux du sud et de l'est. Nous citerons parmi les premiers : le nord, qui est piquant et froid en hiver parce qu'il passe sur les Cévennes, souvent couvertes de neige, et qui devient brûlant l'été; le nord-ouest qui est frais et qui purifie l'atmosphère; l'ouest-nord-ouest ou *circius;* le nord-nord-est et l'ouest-sud-ouest; au nombre des vents humides les plus habituels, se placent le sud-est et le sud-sud-est ou vents marins : le nord-est et l'est-nord-est ou vents grecs; l'est, l'est-sud-est. Méjean a relevé le nombre de ces différents vents qui ont soufflé pendant la période de douze ans qui a séparé 1794 de 1806, et il a trouvé pour les vents secs 1,177 et pour les vents humides 323; ce qui fait en moyenne, pour une année, 98 vents secs et 27 humides, c'est-à-dire que ceux-ci sont aux premiers dans le rapport de 1 à 4. Hubert Rodrigues indique à ce propos une relation différente, elle serait seulement de 1 à 2. En analysant les tableaux anémologiques de cet auteur, je trouve que les vents secs et les vents humides se balancent de la manière suivante dans les différentes saisons :

(1) Voyez J. Poitevin. *Essai sur le climat de Montpellier.* An XI (1803), p. 50.

SAISONS.	VENTS HUMIDES.	VENTS SECS.
Hiver.	398	153
Printemps.	266	262
Eté.	79	482
Automne.	101	392

C'est-à-dire qu'en hiver le rapport des vents humides aux vents secs est : : 1 : 2,9 ; au printemps, : : 1 : 1,01 ; en été, : : 1 : 6 ; en automne, : : 1 : 3,8. Les vents secs et les vents humides s'équilibrent donc au printemps ; les vents secs l'emportent sur les vents humides dans les autres saisons, et cette prédominance acquiert son maximum en été.

Hubert Rodrigues classe ainsi ces vents au point de vue de la salubrité : le nord est froid et salubre ; l'ouest, frais, agréable, salubre ; le sud, chaud humide, pluvieux, malsain ; l'est, très-humide, constamment pluvieux avec durée, malsain (1). Au dire du même auteur, il y aurait, en moyenne, 48 jours de vent fort par année.

Hygrométrie. Le nombre moyen de jours de pluie relevé de 60 années, d'après Romieu, Poitevin, Méjean, Poitevin fils, Creusé de Lesser, H. Rodrigues, serait de 65,7 par an, tandis qu'il est de 115 pour toute la France.

Les observations faites au Jardin des Plantes pendant une période de 10 années, de 1852 à 1861, ont fourni les chiffres udométriques suivants :

MOIS.	JOURS DE PLUIE			QUANTITÉ D'EAU		
	MAXIMUM.	MINIMUM.	MOYENNE.	PAR MOIS.	PAR SAISONS.	
Décembre. . .	7	1	4,9	$58^{mm},2$		
Janvier. . . .	15	1	3,5	$83^{mm},2$	Hiver. . . .	$235^{mm},1$
Février. . . .	12	1	5,2	$115^{mm},7$		$14^{j},8$ de pluie
Mars.	10	1	4,8	$89^{mm},2$		
Avril.	7	0	3,8	$52^{mm},1$	Printemps.	$260^{mm},7$
Mai.	15	3	7,5	$119^{mm},4$		$16^{j},1$ de pluie
Juin.	8	0	4,5	$57^{mm},6$		
Juillet.	7	0	2,6	$24^{mm},3$	Été. . . .	$97^{mm},8$
Août.	4	0	1,9	$15^{mm},9$		$9^{j},0$ de pluie
Septembre. . .	13	2	3,7	$109^{mm},4$		
Octobre. . . .	10	2	6,2	$114^{mm},7$	Automne. .	$108^{mm},8$
Novembre. . .	12	2	6,5	$102^{mm},3$		$18^{j},4$ de pluie
MOYENNES. .	120	13	58,1	$920^{mm},0$		

(1) Hubert Rodrigues, *loc. cit.*, p. 361.

On voit que l'hiver est la saison de l'année où il y a le moins grand nombre de jours de pluie, circonstance avantageuse en ce qu'elle permet aux malades de se procurer plus souvent le bénéfice hygiénique de l'exercice en plein air.

Des observations de 17 années ont fourni, pour l'hiver, une moyenne de 33 jours couverts, qui, ajoutés à 14 jours de pluie, laissent pour les jours entièrement sereins le chiffre de 43. Si l'on songe que l'on a fait entrer dans la catégorie des jours couverts tous ceux où le soleil ne brillait pas dans tout son éclat, on en conclura que 43 est loin de représenter tous les jours pendant lesquels le malade peut sortir.

Les *brouillards* sont très-rares ; ce sont de simples brumes. Un relevé de 17 années indique une moyenne de 15 brouillards par an, ainsi répartis : matin, 11 ; midi, 0 ; soir, 4,9. Il n'y a, en moyenne, que 2 jours de *neige*.

Baromètre. Élévation moyenne, 761^{mm},31.

Tels sont les éléments principaux de la climatologie de Montpellier. Il nous reste à en déduire la valeur de cette localité comme station hibernale. J. Rochard (1), adhérant à un jugement un peu sommaire porté par Andral et s'étayant du témoignage de Murat et de celui de Fournier, a englobé Montpellier dans l'hécatombe qu'il a faite de la plupart des stations d'hiver du littoral méditerranéen. Il s'étayait surtout sur ce fait que la mortalité par phthisie entre pour un chiffre élevé dans la mortalité générale de la ville. Le docteur Garimond, agrégé de la Faculté de Montpellier, a démontré, dans un travail intéressant (2), que le chiffre des décès par phthisie, dans les salles civiles et dans les salles militaires de l'hôpital Saint-Éloi, était de beaucoup moins élevé que celui des décès de même nature à Necker et au Val-de-Grâce. A notre avis, ces statistiques ne sauraient juger une pareille question ; elle ne peut être résolue que par l'observation attentive des effets produits par le climat de Montpellier sur des étrangers, et après une constatation rigoureuse de l'état dans lequel ils sont à leur arrivée. La clinique qui analyse et qui distingue est, en pareille matière, un guide autrement sûr que la statistique qui mêle et confond tant de choses

(1) Jules Rochard, *De l'influence de la navigation et des pays chauds sur la marche de la phthisie pulmonaire.* (*Mém. de l'Acad. de méd.* Paris, 1856, t. XX, p. 145.)

(2) Garimond, *Statistique des hôpitaux de Montpellier au point de vue de l'influence du climat sur le développement et la marche de la phthisie pulmonaire. Montpellier médical*, t. II, n° 2.)

dissemblables; mais, en attendant que cette étude ait été faite, on peut, *à priori* et par comparaison, attribuer à Montpellier la place qui lui revient dans la série des refuges climatériques.

La pureté de son ciel, la prédominance des vents secs, la mobilité de son atmosphère, sa situation sur une colline, le voisinage de la mer, l'abondance de la lumière qui imprègne son atmosphère, sont autant de raisons qui portent à considérer ce climat comme doué de propriétés stimulantes. Il excite en effet très-vivement l'appétit; c'est là une action que tous les malades accusent d'une manière plus ou moins marquée, mais qui est constante chez eux. Aussi est-il permis de penser que les phthisies torpides, principalement celles qui reposent sur un fond scrofuleux, s'accommodent très-bien de ce climat. C'est ce qui fait que les poitrinaires qui viennent de Lyon à Montpellier, et qui présentent si souvent les caractères du lymphatisme ou de la scrofule, se trouvent à merveille du climat de cette dernière ville, et s'y transforment quelquefois d'une manière remarquable. Les phthisies avec éréthisme nerveux ou vasculaire y rencontrent au contraire les éléments d'une excitation inopportune, et il n'est pas rare de voir, sous l'influence de cet air vif, la fièvre et les hémoptysies se reproduire.

Montpellier satisfait d'une manière remarquable à deux des conditions que nous avons posées comme indispensables à une station hibernale : la chaleur moyenne de son hiver est assez élevée, et le nombre des jours sans pluie, sans froid et sans grand vent, est considérable ; mais il faut reconnaître qu'il ne remplit pas la troisième, celle d'une fixité suffisante de la température. C'est un climat mobile (c'est en cela surtout qu'il accuse la proximité de la mer), parce que des vents de direction, de chaleur et d'humidité différentes s'y succèdent rapidement et donnent à l'atmosphère les qualités qui les distinguent. Il importe donc de savoir s'en servir, et avec la précaution de choisir un logement au midi, de ne sortir ni le matin ni le soir, on peut, au moins deux jours sur trois, l'hiver, faire, de dix heures à deux heures de l'après-midi, une promenade à pied et en plein soleil. Montpellier ne vaut certainement ni Menton ni le Cannet, mais cette résidence peut, à notre avis, soutenir la comparaison avec d'autres stations d'hiver dont la réputation est cependant mieux établie (1).

(1) J. J. Rousseau, qui a passé un automne à Montpellier (du 18 septembre à la

III. Alger. La question de la valeur d'Alger comme station hibernale pour les phthisiques est une des plus importantes et des plus actuelles entre toutes celles qui sont posées aujourd'hui à propos de la thérapeutique de la phthisie. Nous avons là, depuis tantôt quarante ans, une zone géographique étendue, à portée de la mer et des montagnes ; la vapeur a tellement rapproché les distances que les fatigues du voyage peuvent être considérées comme nulles ; une ville présentant toutes les ressources matérielles et médicales des grandes villes européennes, offrant en même temps aux malades et l'attrait de mœurs nouvelles et d'une nature originale, et la possibilité de conserver toutes les habitudes de leur vie ordinaire ; il importe donc de savoir si nous n'avons pas sous la main, à quarante-huit heures de nos côtes, ces avantages que les Anglais vont chercher à Madère, et s'il nous est permis de les méconnaître plus longtemps.

Il y avait à peine six ans que l'Algérie était conquise, qu'un chercheur laborieux, dont le nom, quoi qu'il arrive, restera attaché à l'histoire de la pellagre, Costallat, adressa d'abord aux ministres de la guerre, de la marine et de l'intérieur, puis à la Chambre des députés, une pétition tendant à obtenir la création à Alger d'un établissement destiné à expérimenter l'influence des pays chauds sur la phthisie (1). Quoique l'auteur partit d'une idée inexacte, celle relative à l'action favorable des climats chauds, en général, sur le développement et la marche de cette affection, il n'en a pas moins eu le mérite réel d'avoir pressenti le parti que l'hygiène thérapeutique était appelée à tirer du séjour d'Alger. Sa proposition fut renvoyée à l'examen de l'Académie de médecine qui formula son avis au ministre des

fin de décembre 1737), parle de la ville et de ses habitants avec une aigreur et une verve satirique que le mauvais état de sa santé, la pénurie de ses ressources financières et l'éloignement de madame de Warrens, « *sa très-chère maman*, » ont sans doute conspiré à produire. Le climat n'a pas davantage trouvé grâce devant lui : « On ne saurait, dit-il, disconvenir que l'air de Montpellier ne soit fort pur et en hiver assez doux. Cependant le voisinage de la mer le rend à craindre pour tous ceux qui sont attaqués de la poitrine : aussi y voit-on beaucoup de phthisiques. » (J. J. Rousseau, *Œuvres compl.*, nouveaux compactes Lefèvre, Paris, 1839. *Correspondance*, lettre du 23 octobre 1737, t. I, p. 24.) Qui sait si ce jugement sommaire, porté sur le climat d'une ville qui lui était « *d'une mortelle antipathie*, » n'est pas la source unique de la dépréciation imméritée dont cette station méridionale a été l'objet à diverses reprises?

(1) Costallat, *Mémoire présenté à la Chambre des députés sur l'influence probable du climat d'Alger pour la guérison de la phthisie*, 3 avril 1837.

travaux publiés par l'organe de Louis (1). Il se résumait dans les conclusions suivantes :

1° Dans l'état actuel de la science, on ne saurait assurer que le climat d'Alger peut favoriser la guérison de la phthisie;

2° Pour savoir à quoi s'en tenir à cet égard, il faudrait avant tout rechercher, au moyen d'une statistique bien faite, si la phthisie est rare ou commune à Alger, soit chez les habitants du pays, soit chez les Européens qui s'y sont établis depuis un espace de temps plus ou moins considérable ; si cette maladie, une fois développée, marche plus ou moins lentement qu'en France vers son terme fatal ;

3° Il serait à désirer, à raison de l'importance du sujet, que l'autorité prît les mesures nécessaires pour recueillir les éléments de cette statistique ;

4° Dans le cas où elle serait favorable à la proposition du docteur Costallat, celle-ci pourrait être jugée au moyen d'un établissement qui contiendrait un nombre de lits très-inférieur à celui qui été demandé.

Ce rapport, approuvé après une discussion académique à laquelle prirent part Rochoux, Bouillaud, Larrey, Piorry, Londe, et qui montra combien les esprits étaient peu préparés pour la solution de ce grave problème d'hygiène thérapeutique, aboutit à l'ajournement de l'expérience proposée, et cette question, si intéressante au double point de vue de l'intérêt des malades et de la prospérité de notre colonie algérienne, parut oubliée pendant près de vingt ans. Les recherches de Bertherand, Mitchell (2), Pietra-Santa (3), etc., l'ont remise en vue, mais l'instinct des malades les avait devancés et un certain nombre d'entre eux avaient pris l'habitude de venir de différents points, notamment du nord de l'Europe, passer l'hiver à Alger. Ce courant s'accroît tous les jours, et les détails climatologiques qui suivent montreront que la réputation d'Alger sous ce rapport n'est pas usurpée.

Situation. Altitude, 20 mètres. 36°,47 latitude nord et 0°,44 longitude ouest.

(1) Louis, *Bulletin de l'Acad. de méd.*, séance du 11 octobre 1836, t. I, p. 45.

(2) Mittchell, *Alger, son climat et sa valeur curative, principalement au point de vue de la phthisie.* trad. par Bertheraud. Paris, 1857.

(3) Pietra-Santa. *Influence du climat d'Alger sur les affections chroniques de la poitrine.* (*Annales d'hygiène publique*, 1860, 2e série, t. XIV, p. 46, et *Revue algérienne et coloniale*, septembre 1860.)

Thermométrie. Moyenne annuelle, +19°,17. Moyennes saisonnières : printemps, 19°,7 ; été, 25°,43 ; automne, 17°,67 ; hiver, 13°,84.

TEMPÉRATURE MOYENNE DES MOIS :

Janvier.	13°,22	Juillet.	25°,61
Février.	13°,45	Août.	26°,39
Mars.	14°,85	Septembre.	24°,31
Avril.	16°,92	Octobre.	20°
Mai.	19°.56	Novembre.	17°,58
Juin.	22°.88	Décembre.	14°,19

Le climat d'Alger est un climat variable, et des oscillations thermologiques assez brusques peuvent s'y faire sentir dans le même jour ou dans des jours qui se suivent. Pietra-Santa a signalé ces différences très-sensibles des sensations physiologiques, indépendantes souvent des oscillations du thermomètre.

Barométrie. 762,51 (moyenne de douze années).

Hygrométrie. Moyenne annuelle de pluie 0m,904. Nombre de jours de pluie, 95,6, ainsi répartis : de novembre à avril, 72 jours, et d'avril à novembre, 23 jours. Il pleut à Alger moitié moins qu'à Londres, mais deux fois plus qu'à Oran comme quantité et comme nombre de jours pluvieux.

Anémologie. Vents dominants : nord-ouest. Les vents du sud et sud-est, rares. Vents d'ouest plus fréquents que les vents d'est.

« Oscillations limitées de la colonne barométrique avec ses mouvements diurnes et annuels, peu de variations du thermomètre, périodicité des vents et de la pluie, brièveté du crépuscule, ciel sans nuages, tels sont les nombreux indices, dit Mitchell, du caractère tropical du climat d'Alger. Ce ne sont là pourtant, en définitive, que des indices, car, d'après l'ensemble de tous ces éléments, le caractère véritable du climat est tempéré plutôt que tropical. On peut donc dire que pendant l'hiver et le printemps il le dispute à Madère ; avec la même chaleur et la même constance de température, il est plus sec et moins énervant. Il n'y a point de climat parfait, et les malades qui viennent chercher à Alger un ciel éternellement serein éprouveraient à coup sûr une déception ; le mauvais temps s'y trouve comme partout ailleurs, mais, en somme, les chiffres et l'expérience me permettent d'affirmer qu'il est peu de climats aussi profitables aux valétudinaires dont la santé exige une température plus vivifiante et une atmosphère moins brumeuse que la nôtre (1). »

Mitchell s'est efforcé de démontrer que la phthisie était relativement rare à Alger et qu'elle y marchait lentement. Bertherand a soutenu la même opinion. Pietra-Santa a fait ressortir également tout le parti que les phthisiques peuvent retirer de l'habitation d'Alger comme station d'hiver; il admet que ce climat est favorable dans le premier et dans le deuxième degré de la phthisie, quand les troubles généraux l'emportent sur les lésions locales, mais qu'il aggrave l'état des phthisiques rendus à la période de ramollissement et d'excavation. Il indique la mi-octobre comme l'époque la plus favorable pour le départ de France, et considère l'existence des affections intestinales ou des maladies du foie comme contre-indiquant le choix de cette station (2).

Les phthisiques commencent, depuis quelques années, à se diriger vers Alger où ils trouvent, avec les avantages d'un hiver assez chaud, les ressources d'une grande ville et celles d'une bonne assistance médicale. Quelques villes de l'Algérie, indépendamment d'Alger, peuvent être considérées comme de bonnes stations médicales. Telle est Oran. Sa température moyenne est 16°, celle de l'hiver 11°, du printemps 13°, de l'été 21° et

(1) A. Mitchell, *L'Algérie, son climat et sa valeur curative*. (*Gazette méd. de l'Algérie*, 1857, p. 105.)

(2) Pietra-Santa, *Influence du climat d'Alger sur les affections de poitrine*. (*Annales d'hygiène*, 1861, 2e série, t. XV, p. 45.) — Le docteur Cazalas, membre du Conseil de santé des armées, m'exprimait, il y a peu de jours, son opinion sur la valeur d'Alger comme station hibernale. Il la croit appelée à occuper l'un des premiers rangs. Le climat d'Oran est tout aussi avantageux; il le serait même encore plus, bien qu'il y ait dans le même jour des oscillations thermométriques assez nombreuses. Celles-ci ont peu d'amplitude et par suite leurs inconvénients sont minimes. Laveran a, de son côté, résumé dans les termes suivants son opinion, très-autorisée comme on le sait, sur cette question d'hygiène thérapeutique : « L'Algérie convient aux personnes atteintes de phthisie à marche chronique avec aggravation l'hiver. Nous avons constaté, pour notre part, des améliorations soutenues pendant dix années, et ayant toutes les apparences d'une véritable guérison. Récemment encore, nous avons eu l'occasion de rencontrer un officier de l'armée qui, après un séjour de huit années, était revenu guéri en apparence de tous les symptômes d'une phthisie pulmonaire, et qui, peu de mois après son retour en France, avait vu disparaître son embonpoint et avait été pris de toux et de fièvre nocturne, fait négatif qui témoigne aussi bien que les faits positifs, observés en Algérie, de l'influence salutaire, sinon curative, du climat. « (*Dict. encyclop. des sciences médicales*, art. Algérie. Paris, t. II, MDCCCLXV, p. 779.)

de l'automne 22°. Cependant le climat d'Oran, nous venons de le dire, a des oscillations de température plus grandes que celui d'Alger. Il est difficile de dire quel avenir est réservé à Alger comme station hibernale, mais on peut dès à présent considérer cette ville comme offrant un ensemble très-satisfaisant de bonnes conditions pour les phthisiques que la perspective d'une traversée, courte d'ailleurs, n'effraye pas.

IV. Hyères. (Latitude 43°,7, lat. N.; 3°,5, long. E.) Distance de 4 kilom. de la mer. Position sur une colline à 100 mètres de hauteur.

Thermologie. Température moyenne annuelle, 15°,6; température moyenne hibernale, 8°,5; température moyenne vernale, 15°; température moyenne estivale, 23°,4; température moyenne automnale, 15°,5; température minimum de l'hiver (pour 1864), 2°; températures horaires de l'hiver : à 8 heures du matin, 6°,8; à 2 heures de l'après-midi, 12°,5; à 6 heures du soir, 8°,9; températures moyennes des mois d'hiver (pour 1864) : 1° décembre, 11°,2; 2° janvier, 8°,3; 3° février, 8°,8. Oscillations des températures mensuelles de l'hiver : décembre, écart de 11°,5; janvier, écart de 14°,5; février, écart de 14°,5.

Hygrométrie. Moyenne de l'année, 56°,47. Oscillations extrêmes, de 20 à 80°.

Pluviométrie, 746^{mm} d'eau par an, dont 257^{mm} pour les mois d'hiver; 62 jours de pluie dans l'année, ainsi répartis : hiver, 17,3; printemps, 16,2; été, 6,9; automne, 22.

Brouillards. Assez communs, apparaissant surtout le matin.

Neige. Très-rare, tombe tous les deux ou trois ans.

Anémologie. S. O. 95^j,5; N. O. 80^j: S. E. 50^j; N. E. 48^j,5; l'hiver offre environ 26^j,5 de N. O.

Barométrie. Oscillations entre 745 et 782^{mm} (1).

V. Cannes. (Latitude 43°,34; longitude 4°,40). Sur le bord de la mer. Exposition au midi.

Température moyenne annuelle, 16°,7, température moyenne hibernale +9°; température moyenne vernale, 15°,8; température moyenne estivale 24°,2; température moyenne automnale, 18°; température minimum de l'hiver (année 1863) +3°; températures horaires de l'hiver : à 8 heures du matin, 7°;

(1) Voyez Honoraty, *Lettres à un médecin de Paris sur Hyères, son climat et son influence sur les maladies de poitrine.* Toulon, 1846.

à 2 heures, 12°,1 ; à 5 heures, 10° ; température moyenne des mois d'hiver : 1° décembre, 9°,6 ; 2° janvier 9°,1 ; 3° février, 10°,5. Oscillations des températures mensuelles de l'hiver : 1° décembre, écart de 10° ; 2° janvier, écart de 9° ; 3° février, écart de 5°.

Hygrométrie. 677^{mm} de pluie par an ; de 52 à 60 jours de pluie par an. Brouillards très-rares. Neige très-rare.

Anémologie. Mistral très-rare. Vents d'est et de sud-est, pluvieux ; vent du nord rare.

Barométrie. Oscillations, entre 757 et 751^{mm} ; moyenne, entre 771 et 759^{mm}.

VI. Le Cannet. Station hibernale encore meilleure que Cannes, abritée de tous vents, excepté du midi ; 3 kilomètres de la plage (1).

VII. Nice. (43°,41, lat. N. ; 4°,56, long. E.) Sur le bord de la mer. Rade ouverte au midi. Terrain d'alluvion.

Thermologie. Température moyenne annuelle, 15°,27 ; température hibernale moyenne, 8°,33 ; température moyenne vernale, 13°,7 ; température moyenne estivale, 22°,9 ; température moyenne automnale, 16°,17 ; température minimum moyenne de l'hiver, 5° (2) ; températures horaires de l'hiver (années 1863-64) : soleil levant, 4°,6 ; 2 heures de l'après-midi, 10°,7 ; soleil couchant, 9° ; température moyenne des mois d'hiver : décembre, 9° ; janvier, 7°,5 ; février, 8°,7. Oscillations des températures maxima et minima des mois d'hiver : décembre, écart de 8°,5 ; janvier, écart de 12°,1 ; février, 7°,5 (3). Oscillations diurnes, brusques par changement de direction des vents. Température variable le matin et le soir, assez uniforme entre onze heures du matin et quatre heures du soir. Printemps perfide, à cause des variations de température.

Hygrométrie. Grandes oscillations de 90 à 15° ; moyenne de 58°,2 (Roubaudi). Le mois de novembre est le plus humide de l'année ; juin, décembre et mars sont les plus secs. D'après Tesseyre, il y a dans l'hiver 53 beaux jours, 21 jours nuageux

(1) A. Buttura. *L'hiver dans le Midi. Indications climatologiques et médicales.* Paris 1864.

(2) Le thermomètre descend quelquefois très-bas l'hiver, mais le froid n'est pas durable ; ainsi, le 4 janvier 1864, on constata —12°, température exceptionnelle, il est vrai.

(3) Moyennes prises sur les deux hivers de 1862-63 et de 1863-64.

et 17 jours de pluie. Novembre est le mois le plus pluvieux. Les autres mois se classent aussi sous ce rapport : mai, septembre, octobre, janvier, mars, février, décembre, juin, août et juillet. Ce dernier mois n'a en moyenne que $2^j,1$ de pluie. Jours moyens de pluie par an, 70 (Tesseyre). Moyenne annuelle d'eau, $1^m,580$ (Schow). Vents pluvieux, E. et S. O. *Neige*, en moyenne, 1 jour 4 dixièmes. *Brouillards*, 6 jours par an, principalement le matin. *Orages* rares, mais violents.

Anémologie. Vents fréquents et très-forts ; prédominance des vents continentaux, l'hiver ; vents réguliers, septentrionaux, la nuit ; méridionaux, le jour. Vents dominants : S. E., N., E., N. E. Les vents plus rares sont l'O., le N. N. O., l'O. S. O., le S., le S. S. E. et le S. S. O. Ces vents se répartissent ainsi, d'après leur fréquence (Tesseyre) : E., 89 jours ; S. O., 78 jours ; S. E., 59 j. ; S., 38 j. ; N. E., 31 j. ; N., 22 j. ; O., 10 j. ; N. O., 7 j. Le mistral est assez fréquent, il dure quelquefois 5, 7 ou 9 jours, mais habituellement il tombe au bout de vingt-quatre heures. On donne ce nom dans le pays, non pas seulement au N. O., mais aux fortes brises de N. E., O. N. O. et N. Vents du N. et du N. E., froids. La violence des vents à Nice est due au voisinage des montagnes et surtout à la présence d'un torrent presque toujours à sec, le Paillon, dont le lit, échauffé par le soleil, mobilise les couches d'air.

Barométrie. Entre 732 et 770, soit 751 en moyenne (Roubaudi).

VIII. Villefranche. Située à un peu plus de 2 kilomètres dans l'est de Nice. Rade ouverte au midi, bien fermée ; ville placée sur la côte E. de cette rade ; abritée des vents d'E. par la presqu'île élevée qui constitue la côte O. de cette rade. Le N., le S. O., l'O. et le N. O., sont des vents rares. Pas de mistral. La culture du citronnier en pleine terre, et le caractère hâtif de la végétation, indiquent une température plus douce que celle de Nice (1). Pas de renseignements.

IX. Monaco. Ville abritée du nord, ouverte au nord-est et au nord-ouest. Climat moins doux, plus variable que celui de Menton. « Il est permis d'affirmer, dit Carrière, que malgré les témoignages de la pratique locale, sujette à s'égarer lorsqu'elle se préoccupe trop vivement d'intérêts qui ne sont pas ceux

(1) Carrière. *Du climat de l'Italie*, p. 513.

de la science, que le climat de Monaco ne peut remplir en aucune saison les exigences thérapeutiques du malade qui émigre annuellement sur le sol italien (1). Le plateau des Spelugues sur lequel s'élèvent aujourd'hui de nombreuses constructions, et qui est appelé à devenir une ville, serait parfaitement abrité, suivant Lubanski, et aurait beaucoup d'avenir comme station hibernale-maritime (2).

A Monaco, la moyenne thermométrique des trois hivers de 1861 à 1865 a été de 9°,42; elle est déduite des moyennes annuelles suivantes :

Hiver de 1861-62.	7°,9
— de 1862-63.	9°,6
— de 1864-65.	10,°6

Le mois de décembre a offert une moyenne de 9°,6, un maximum de 17°,2 et un minimum de 0°,5;

Le mois de janvier une moyenne de 9°,08, un maximum de 17°,6, un minimum de 0°;

Le mois de février, une moyenne de 9°,5, un maximum de 17°, un minimum de 0°,5.

Dans l'hiver de 1861 à 1862, la moyenne des indications de l'hygromètre à cheveu a été de 63°,5 (maximum, 72°, minimum, 57°). En centièmes, cette moyenne hygrométrique a été représentée par 0°,39 (maximum, 0°,42; minimum, 0,37).

La direction des vents a présenté pour ces trois hivers les proportions suivantes :

N.	22	S.	6
N. E.	35	O.	31
E.	53	S. O.	16
S. E.	6	N. O.	39

Quant à l'état du ciel, cet élément si important de la climatologie médicale d'une station, pour les hivers précités, il est indiqué dans le tableau suivant :

(1) Carrière, *loc. cit.*, p. 512.

(2) Lubanski, *Guide aux stations d'hiver du littoral méditerranéen*, 1865, p. 354. — Cette assertion est contestable; il paraîtrait au contraire, d'après les renseignements précis que j'ai recueillis, que l'habitation du plateau même des Spelugues exposerait à l'action des vents d'E., et, par suite, ne conviendrait nullement aux malades. Le refuge qui leur est utile réellement est le côteau qui s'étend entre le plateau des Spelugues et le rocher de Monaco.

MOIS.	SEREINS.	NUAGEUX. 0	NUAGEUX. 4	NUAGEUX. 8	COUVERTS.	PLUVIEUX (1).	QUANTITÉ D'EAU EN MILLIM.
Décembre. . 1861	9	9	3	»	5	3	
Janvier. . . 1862	5	6	8	4	10	9	
Février. . . 1862	5	3	9	3	6	4	
Décembre. . 1862	14	8	2	2	5	8	40mm,5
Janvier. . . 1863	7	6	2	6	10	14	195mm,8
Février. . . 1863	14	8	1	4	1	1	
Décembre. . 1864	5	5	3	»	9	6	
Janvier. . . 1865	12	6	5	»	8	3	
Février. . . 1865	9	4	4	2	9	4	
TOTAUX. . .	76	57	37	21	41	52	

X. Menton. Sur le bord de la mer. Exposition au sud-est, en pleine côte.

(1) Les jours pluvieux ont été comptés à part. Il y a donc, en moyenne, 17 jours de pluie pour les 90 jours d'hiver.

Nous devons tous ces renseignements si précis à l'extrême obligeance du docteur Gillebert Dhercourt. Ils nous montrent que Monaco a une température hibernale moyenne égale à peu près à celle de Cannes, et plus élevée que celle de Nice et de Hyères. « Au reste, nous écrit ce médecin distingué, si les conditions avantageuses du climat de Monaco n'étaient pas suffisamment démontrées par les tableaux annexés à cette lettre, la flore du pays suffirait pour démontrer que Monaco a, au point de vue climatologique, une certaine supériorité sur les localités avoisinantes. Ainsi le développement immense que les oliviers acquièrent ici prouve, encore mieux que les relevés thermométriques, que ces géants, plusieurs fois séculaires, n'ont jamais connu les hivers rigoureux qui ont détruit fréquemment leurs congénères sur d'autres points du littoral méditerranéen, à Hyères par exemple, où cet événement, au dire de Denis, s'est reproduit deux fois depuis 1789. Les plus anciens oliviers de ce pays datent en effet seulement de 1820. Tandis qu'à Hyères, à Cannes et à Nice on cultive les citronniers plutôt pour l'agrément que pour le produit, ces arbres donnent à Monaco des fruits excellents et ils y prennent un grand développement. Le froid qui s'est fait sentir dans les journées du 10 et du 11 février 1862, et qui a été si préjudiciable à la récolte des citrons dans les communes de Roquebrune et de Menton, a épargné les citronniers sur le territoire de Monaco. Pareil fait a été constaté en 1865. Enfin, les pétunias ne peuvent vivre en pleine terre à Nice, pendant l'hiver, qu'à la condition d'être complétement abrités, mais ils n'y fleurissent pas; à Monaco, ces plantes croissent et fleurissent pendant tout l'hiver, même dans les lieux les plus exposés au vent et au froid.

« En ce qui concerne la phthisie, voici les renseignements que j'ai recueillis : Bottieri, qui a exercé la médecine à Monaco pendant huit ans, m'a affirmé que cette maladie y est très-rare, mais qu'elle s'y produit sous une forme aiguë et avec une marche rapide. Le docteur Chevalet, médecin de S. A. S. le prince de Monaco, m'a dit avoir fait la même observation sur des malades étrangers. Me fondant sur ces appréciations et sur les faits que j'ai observés moi-même, je suis amené à conclure que l'habitation de la ville de Monaco ne convient pas à la phthisie avec

Thermométrie (de Bréa). Moyenne annuelle, 16°,1 ; moyenne hibernale, 9°,4 ; moyenne vernale, 14° ; moyenne estivale, 25° ; moyenne automnale, 16°,9. Température moyenne minimum de l'hiver, 4°,6. Températures horaires de l'hiver : soleil levant, 6°,9 ; 2 heures de l'après-midi, 11°,7 ; soleil couchant, 6°,6. Température moyenne des mois d'hiver (63 et 64) : décembre, 9°,7 ; janvier, 8°,1 ; février, 8°,9. Écarts de température *maxima* et *minima* des mois d'hiver : décembre, écart de 9° ; janvier, 8°,25 ; février, 10°,2. Climat, très-doux l'hiver ; on a noté quelquefois +8° comme minimum de la température hibernale. Le thermomètre n'a jamais dépassé 31°. Le maximum moyen de 24 années a été de +28°. Grande égalité de température l'hiver. Précocité de la végétation ; citronniers en pleine terre.

Hygrométrie. L'hygromètre marque 35 à 70° ; moyenne 58,4. Quantité d'eau annuelle, 720^{mm}. Nombre moyen de jours de pluie, 78 ; de temps couvert, 26 ; d'alternance de nuages et de soleil, 503 ; de soleil radieux, 208. Les 78 jours de pluie se répartissent ainsi : hiver, 19^{j} (décembre, 5^{j},5 ; janvier, 7^{j},5 ; février, 6^{j}). Printemps, 21^{j} ; été, 12^{j} ; automne, 26^{j}. En résumé, sur 90 jours d'hiver, il y en a 71 qui permettent la promenade à pied. *Brouillards* nuls.

Anémologie. 80 jours par an de vents violents, plus fréquents au printemps que dans toute autre saison. Alternance diurne et nocturne des brises de terre et des brises de mer. Fréquence des vents d'E., rareté du N. O. ; N. froid ; S. E. et S. O., vents pluvieux. Station bien abritée contre les vents désagréables ou nuisibles.

Barométrie. Variable de 753 à 764 ; oscillations extrêmes comprise entre 738 et 773^{mm}.

Le docteur Henry Bennet, qui passe tous les hivers à Menton pour les soins de sa propre santé, a voué à cette station un culte de fervente reconnaissance. Il s'exprime, à ce sujet, de la façon suivante dans une publication toute récente : « La phthisie est

éréthisme, mais que, par contre, elle peut être utile dans la forme torpide. Les malades irritables, affectés de toux sèche et fréquente, et disposés aux hémoptysies, doivent habiter le hameau des Moulins et spécialement les quartiers de la Condamine et de Saint-Michel (*). »

(*) Nous exprimons de nouveau nos remercîments à M. Gillebert-Dhercourt pour l'empressement obligeant qu'il a mis à nous transmettre ces renseignements.

une maladie de vitalité défective, et les lésions qui abaissent l'énergie vitale ont pour double effet d'en amener le développement, et d'en empêcher l'arrêt et la guérison lorsqu'une fois elle s'est développée. Ce dernier point est un fait dont je demeure profondément convaincu par les résultats de ma pratique à Menton. Grâce au concours du soleil, d'un air sec et salubre, d'une température douce, d'un traitement tonique rationnel, hygiénique, diététique et médicinal, je trouve que la consomption pulmonaire, dans cette contrée favorisée, surtout à ses premières périodes, n'est plus cette maladie rebelle que j'avais connue d'abord à Paris et à Londres. Après six hivers passés à Menton, je suis maintenant entouré d'une petite tribu, si je puis ainsi parler, de cas de phthisie guérie ou arrêtée, parmi lesquels le mien propre est peut-être le plus remarquable. Ce résultat curatif cependant n'a été obtenu, dans chacun de ces cas, qu'en relevant et améliorant les facultés organiques et principalement celles de la nutrition. Si un phthisique peut obtenir de l'amélioration dans sa santé générale, si, par là, il arrive à manger et à dormir, s'il digère bien et assimile ses aliments, la victoire est à moitié gagnée; ce qui aide surtout le médecin à atteindre ce but, c'est la bonne chaleur solaire, c'est l'air à la fois sec, frais et vivifiant; c'est, en un mot, l'excellent climat de la Rivière (1). »

Les principales stations hibernales maritimes de l'Italie, sont : Naples, Salerne et Venise.

XI. Naples et son golfe. Latit., 40,51 ; longit., 11,54, E.

Thermométrie. Moyenne annuelle, 16°,5; moyenne hibernale, 9°,8 ; vernale, 15°,2 ; estivale, 25°,8 ; automnale, 16°,8. Température maximum, 38°,7 ; minimum, 5°. Variations diur-

(1) Henry Bennet, *De la connexion entre la phthisie et les maladies utérines et de la nécessité de traiter ces dernières dans les cas ainsi compliqués.* (*Bulletin gén. de thérap.*, 1865, t. LXIX, p. 49.) — L'auteur, en contradiction avec les conclusions de Lisfranc (*Maladies de l'utérus*, leçons recueillies par Pauly ; Paris, 1836) et d'Aran (*Leçons cliniques sur les maladies de l'utérus.* Paris, 1858-60), croit que la curation des maladies utérines chez les phthisiques doit être tentée. Nous avons discuté plus haut cette question (voyez p. 76) et nous en appelons à l'observation ultérieure, lui remettant le soin de la trancher. H. Bennet n'a pas résolu complétement ce point de pratique, mais il relate six observations qui semblent démontrer l'inanité des dangers attribués à la guérison des maladies de l'utérus dans le cours de la phthisie confirmée. Les affections de la matrice doivent-elles donc être détachées du groupe de celles *qu'on ne doit pas guérir?* On ne saurait certainement le dire encore, mais ces faits sont pleins d'intérêt.

nes très-fréquentes et très-étendues. Requin en parle dans ces termes : « Pour les organisations délicates, il y a quelque chose de plus redoutable que la rigueur constante du froid ou l'excès uniforme de la chaleur, ce sont les rapides et brusques changements de l'atmosphère. La chaleur moyenne d'une contrée est un élément moins important à considérer pour l'hygiène et pour la pathogénie que la connaissance des variations habituelles de la température. Or Naples, entre les Apennins qui la dominent, et la Méditerranée qui la baigne, souffre des fréquentes alternatives des vents septentrionaux qui ont passé sur les neiges éternelles de la chaîne apennine, et des vents méridionaux qui arrivent des plages brûlantes de l'Afrique. De là ces soudains abaissements du baromètre, ces ruptures d'équilibre dans l'état électrique de l'air, ces transitions thermométriques instantanées, source féconde de palpitations, de dyspnée, de maux de nerfs et d'irritations pulmonaires chez les personnes prédisposées à ces diverses affections. Et notez qu'en général, on vient s'établir à Naples pendant l'hiver, c'est-à-dire pendant la saison où ces variations météorologiques sont les plus fréquentes et les plus dangereuses. Sans doute en se logeant sur la *riviera di Chiaja*, quai magnifique, situé en plein midi, on est à l'abri du *vento di terra* ou vent du nord. Mais sur la foi de ce brillant soleil qui luit devant vous, ne vous aventurez pas trop à une promenade à pied ou en calèche découverte le long des quais qui bordent le rivage... Là le soleil vous brûle, ici la bise vous glace (1). »

Hygrométrie. Oscillations énormes de l'hygromètre, quelquefois de 0 à 100° dans la même journée. Quantité d'eau annuelle, 1 mètre; 60 à 100 jours pluvieux; 140 à 180 jours sereins; 100 à 150 jours nuageux (Renzi). Hiver moins pluvieux que l'automne. Juin, juillet et août sont les mois les plus secs. Brouillards très-rares.

Anémologie. Le sud-ouest est le plus fréquent, nuageux, pluvieux, humide ; le sud et le sud-est ou sirocco apportent une chaleur étouffante ; le nord-ouest est impétueux et glacé. Le nord et le nord-est sont dans le même cas.

Barométrie. Oscillations barométriques annuelles d'une amplitude de 40^{mm}.

(1) Requin, *Notice médicale sur Naples*. Paris, 1854, p. 7.

Au dire de Carrière, la rive septentrionale du golfe de Naples, Pouzzoles et Baïa, en particulier, pourraient offrir de bons abris aux phthisiques, principalement en hiver, où les influences marécageuses de ces stations, notamment celles de Baïa, sont au minimum. Le même auteur indique aussi le golfe de Gaëte comme un bon refuge d'hiver dans cette affection.

XII. Salerne et son golfe. Située plus au sud que Naples, Salerne aurait, au dire de Renzi, une température moins élevée d'un degré et demi que Naples. Prépondérance des vents du midi sur les vents septentrionaux : un peu mieux abritée sous ce rapport que Naples, Salerne a toutefois les mêmes inconvénients de vicissitudes thermologiques. Le voisinage des marais de Pœstum, quoique Carrière ne les considère pas comme influençant la salubrité de Salerne, ne saurait cependant être regardé comme une condition indifférente. Ce climatologiste distingué estime que Salerne ne convient pas à la phthisie, mais que le catarrhe pulmonaire chronique s'en accommode très-bien (1) ; *à priori*, nous serions tenté de croire que ces deux affections exigent les mêmes conditions climatériques, parmi lesquelles l'égalité de la température hibernale joue le premier rang. Il nous paraît probable que, sans Jean de Milan et ses vers léonins (2), Salerne serait une station hibernale très-obscure.

XIII. Venise. *Thermométrie.* Température moyenne annuelle, 13°,26 ; température moyenne vernale, 12°,6 ; température moyenne estivale, 22°,8 ; température moyenne automnale, 13°,26 ; température moyenne hibernale, 3°,3. Oscillations hibernales, 11°,9 ; vernales, 14°,5 ; estivales, 14°,1 ; automnales, 14°,5.

Hygrométrie. Moyenne annuelle, 87. Quantité annuelle de pluie, 933 mètres. Nombre de jours de pluie, 75.

Barométrie. Moyenne de 757^{mm}.

Anémologie. Vent prédominant, le nord-est ; il entretient la pureté de l'atmosphère et de la ville en refoulant les miasmes paludéens vers la mer ; il a pour antagonistes les vents d'ouest

(1) Carrière, *Les climats de l'Océan et de l'Adriatique dans la maladie de S. M. l'Impératrice d'Autriche.* (*Union médicale,* numéros des 25 et 29 août, 5 et 8 septembre 1863.)

(2) Voyez *l'École de Salerne,* trad. en français par Ch. Meaux-Saint-Marc, précédée d'une introduction par Darembeg. Paris. 1861.

et les vents du sud, qui sont chauds et énervants. Carrière, qui a étudié avec soin la climatologie médicale de Venise (1), attribue à cette station les trois effets ci-après : 1° action antiphlogistique, peu propre aux convalescences, disposant à l'anémie; 2° action hyposthénisante accusée par l'énervement, la sédation des troubles nerveux ; 3° action anesthésique caractérisée par la disparition remarquable de l'élément douleur ou névralgie.

L'impératrice d'Autriche, en laissant Corfou en 1863, fut dirigée par ses médecins sur Venise, mais les symptômes d'atonie, d'affaiblissement et d'altération du sang qui se manifestèrent la mirent dans l'obligation de changer de résidence, et elle se rendit aux eaux de Kissingen. Cette station hibernale semblerait donc convenir aux phthisiques vasculaires, irritables et chez lesquels les lésions pulmonaires conservent toujours un caractère de subacuïté. Cazenave (2) a confirmé les donnés fournies par Carrière sur les indications de ce climat ; il s'en exprime dans les termes suivants : « Ce climat, dit-il, peut rendre des services incontestables dans le traitement de la tuberculose : généralement contre-indiqué dans la forme torpide par son action éminemment débilitante, il ne peut que précipiter la marche de la maladie une fois que le travail de la tuberculisation est entré dans la période de ramollissement ou que la caverne est formée. Par contre, l'air des lagunes devra surtout convenir dans la phthisie pulmonaire à forme éréthique, lorsque le tubercule en est encore à la période de crudité, soit en calmant l'irritation et modérant la fièvre, soit en conjurant la manifestation des congestions et des hémoptysies (3). » Le même auteur fait ressortir les analogies du climat de Pau et de celui de Venise qui, tous les deux, sont moins humides, d'une température douce et égale, et exercent sur l'économie une influence remarquablement sédative. La saison de cette station climatérique s'étend de la fin de l'automne à la fin du printemps. La tranquillité extrême de Venise où les voitures n'existent pas, et l'absence complète de poussière, sont deux avantages très-appréciables pour les phthisiques et dont il faut tenir compte.

(1) Carrière, *Les hivers de Venise. Climat, hydrographie, effets thérapeutiques.* (*Union médicale*, 1856, t. X, p. 113, 129, 141, 149, 153.) — Voyez aussi du même auteur, *Les climats de l'Océan et de l'Adriatique.* (*Union médicale*, numéros des 25 et 29 août, 5 septembre 1863.)

(2) Cazenave, *Venise et son climat*. Paris, 1863.

(3) Cazenave, *op. cit.*, p. 51.

§ 2. *Stations hibernales insulaires.*

Ce qui caractérise le climat insulaire (et nous ne parlons ici que des îles peu étendues) c'est sa douceur, c'est-à-dire la modération des températures extrêmes de l'été et de l'hiver. Les vicissitudes nyctémérales que nous avons signalées à propos des stations d'hiver du littoral existent bien ici, mais à un moindre degré, et cela se conçoit : ces variations viennent de l'alternance des vents pélagiens et des vents de terre que produit l'inégalité d'échauffement du sol et de la mer ; une île peu étendue, n'ayant qu'une surface infiniment petite par rapport à la mer qui la baigne, subit les vents que celle-ci lui envoie, sans pouvoir lui substituer les siens. Il y a là une condition d'uniformité de température qui fait que les îles, quand, par ailleurs, elles sont situées sous une bonne latitude, offrent des refuges d'hiver très-appréciables. Elles constituent aussi quelquefois de bonnes stations estivales parce que la chaleur de l'été y est tempérée par les brises du large, et puis, souvent aussi, elles offrent des altitudes qui peuvent être utilisées dans le même but pour les phthisiques.

Les stations hibernales insulaires les plus connues sont : 1° Wight ; 2° Jersey et Guernesey ; 3° la Corse ; 4° la Sardaigne ; 5° Malte ; 6° les Baléares ; 7° Madère ; 8° Ténériffe.

Nous ne ferons que mentionner les îles anglaises de la Manche, parce que si nous les considérons comme des refuges d'hiver utilisables pour les Anglais, à cause de leur proximité, nous ne croyons pas que leurs avantages climatériques soient tels qu'ils puissent faire de ces îles des abris que les malades, de quelque nation qu'ils soient, doivent rechercher. Undercliff, dans l'île de Wight, est une station hibernale très-estimée en Angleterre, mais les avantages qu'elle offre sont simplement relatifs (1). Quant à Jersey et à Guernesey, abritées des vents d'est et de nord-est par la côte orientale du département de la Manche, elles jouissent, en effet, l'hiver, d'une tempéra-

(1) J. Pereira vante beaucoup Undercliff : « It is an agreable, mild, equable, sheltered, dry bracing climate well adapted for the residence of pulmonary and other delicate invalids. » (*Op. cit.*, vol. I, p. 76.) La saison pour les phthisiques est de novembre à mai.

ture agréable, à condition qu'on choisisse avec soin les expositions; mais pour elles encore, il faut remarquer que ce sont des abris de voisinage que les Anglais qui ne peuvent faire le voyage du continent utilisent et utiliseront seuls.

I. Corse. Bastia et Ajaccio sont les deux principales stations hibernales de cette île, mais Ajaccio, quoique située plus au sud que Bastia (il y a presque un degré de latitude entre les deux villes), doit à sa position sur la côte ouest de l'île d'être en butte l'hiver aux vents de nord-ouest, et offre moins d'avantages que Bastia. Cette dernière ville, placée sur la côte nord-est par 42°,41 latitude nord et 7°,6 longitude est, est en pleine côte. Température moyenne annuelle de 16°,70 (entièrement semblable à celle de Cannes). Beau temps pendant les 0,65 de l'année ; ciel nébuleux pendant 0,30. Il ne pleut guère que 18 jours par an. Le nombre des heures pendant lesquelles les vents y soufflent étant égal à 1,000, on trouve la distribution suivante : nord, 60 ; nord-est, 102 ; est, 57 ; sud-est, 176 ; sud, 165 ; sud-ouest, 165 ; ouest, 76 ; nord-ouest, 54 (1).

II. Sardaigne. La Sardaigne doit offrir une foule de refuges pour l'hiver, mais les documents météorologiques précis manquent complétement sur ce point. Cagliari, capitale de l'île située sur la côte sud-est au fond d'un golfe, a toutes les apparences d'une station hibernale convenable. Nous y avons passé quelques jours, dans l'hiver de 1842-1843, pendant un fort coup de vent de nord-ouest, et nous avons pu nous convaincre que cette résidence est parfaitement à l'abri de ce vent. C'est là d'ailleurs une particularité qui y amène très-habituellement en relâche les navires qui viennent des côtes de France.

III. Baléares. Nice, Palma et Mahon constitueraient d'excellentes stations hibernales, et qui seraient certainement recherchées, si la côte d'Espagne n'était singulièrement privilégiée sous ce rapport. Nous avons visité Mahon, et nous pensons que cette ville, placée au fond d'un port sinueux, doit jouir l'hiver d'une température convenable. Mais ici encore les documents exacts nous manquent. Palma est toutefois plus recherchée. C'est le Madère des phthisiques de l'Espagne.

IV. Malte. Cette île n'est guère qu'un lieu de passage, mais

(1) Ch. Martins, *Essai sur la météorologie et la géographie botanique de la France*, in *Patria*. Paris, 18.

les phthisiques y trouveraient sans doute des conditions avantageuses l'hiver (1).

V. Sicile. La Sicile n'a pas, que je sache, été étudiée à ce point de vue. Carrière ne s'est occupé que de l'Italie continentale, et on regrette doublement, en voyant le talent avec lequel il s'est acquitté de cette tâche, qu'il n'ait pas embrassé la Sicile dans ses études. Catane, Syracuse, Girgente, à raison de leur position sur les côtes sud et est de l'île et de leur latitude très-méridionale, doivent certainement offrir des ressources comme stations hibernales.

VI. Corfou. Les îles Ioniennes, en particulier Corfou, Céphalonie, Zante, forment une chaîne d'îles qui s'étend le long des côtes de l'Albanie, de l'Acarnanie et de l'Élide, sur une étendue de 2° environ entre 40° et 38° latitude nord. La beauté et la douceur de leur ciel font de quelques-uns de ces points des stations hibernales très-appréciées. Ces îles offrent réunis les avantages naturels du climat à ceux de ce confort et de ce bien-être que les Anglais implantent partout où ils s'établissent.

Le séjour de l'impératrice d'Autriche à Corfou, pendant le printemps et l'été de 1863, a donné à cette station insulaire une certaine notoriété, à laquelle les articles intéressants publiés par un climatologiste très-autorisé, Carrière, ont singulièrement contribué du reste (2). Voici condensés en quelques lignes les caractères climatologiques de cette station.

Groupe des îles Ioniennes. Situation entre les côtes d'Albanie et celles d'Otrante. Côte occidentale ou italienne marécageuse. Côte orientale ou grecque très-saine. Température moyenne annuelle de 16° (?). Hiver doux, pas de neige, gelées rares. Printemps très-beau, quelques pluies, mais tièdes et rares. Été très-chaud, avec soirées relativement fraîches. Automne humide et pluvieux. Vents régnants, est, principalement au printemps; les vents d'ouest et de sud-ouest dominent dans la saison chaude.

Carrière considère le printemps comme la seule bonne saison de Corfou; il signale ce qu'il appelle le *climat du soir* comme favorable pendant l'été; nous serions tenté d'y voir au contraire une particularité fâcheuse, à raison des vicissitudes ther-

(1) Ch. Martins, *Du Spitzberg au Sahara*. Paris, 1865, p. 467.
(2) Carrière, op. cit. (*Union médicale*, 1863.)

mologiques que subissent les malades. L'impératrice, qui passa le printemps et l'été à Corfou, n'en souffrit pas néanmoins, mais les avantages réels qu'elle retira de ce climat doivent être imputés à l'*utilisation* intelligente qu'elle en fit, entourée qu'elle était des meilleures conditions de bien-être et de direction médicale.

VII. Archipel. Les îles grecques et turques de l'Archipel n'ont pas été étudiées au point de vue de l'hygiène thérapeutique, et aujourd'hui que les communications sont si rapides et si faciles, ce serait rendre un service réel à la science que d'examiner sous ce rapport les principales îles de cet immense archipel. L'île de Négrepont, et, parmi les Cyclades, Naxos, Paros, Sériphos, mais surtout Zéa et Thermia, paraissent offrir tous les éléments de bonnes stations hibernales. Des deux dernières, Zéa a l'avantage d'une végétation qui manque trop souvent aux autres îles de l'Archipel, et Thermia doit son nom à des sources sulfureuses thermales qui pourraient être fructueusement utilisées par les phthisiques. Candie, comprise entre le 34° et le 35° de latitude, et les Sporades, qui longent les côtes d'Anatolie, offrent sans doute des ressources bien précieuses comme refuges. Mais l'Archipel appelle plutôt les touristes que les malades, qui cependant y rencontreraient sans aucun doute moins de déceptions que les premiers.

VIII. Ténériffe. Les îles du littoral ouest de l'Afrique (îles du Cap-Vert, Madère, Ténériffe) peuvent offrir d'excellents refuges aux poitrinaires; mais le premier de ces archipels est éloigné, on n'y arrive que par une traversée assez longue, et il s'étend sous une latitude assez méridionale pour que les chaleurs y soient fortes et les variations thermologiques très-brusques et très-étendues ; en un mot, la constitution climatérique des îles portugaises du Cap-Vert les rapproche des climats torrides bien plus que des climats tempérés. Nous devons dire toutefois que Porto-Praya, capitale de Santiago, située par 14°,55 latitude nord et 25°,52 longitude est, à la hauteur du Sénégal, jouit d'une température singulièrement plus tempérée que le continent. Nous avons fait deux séjours dans cette île, l'un en 1842, l'autre en 1851, et nous pensons que les phthisiques pourraient y trouver un bien-être relatif; mais, nous le répétons, l'éloignement est réel et les bénéfices hygiéniques sont douteux; il faut donc rayer ces îles de la catégorie des stations hibernales réellement utiles. Ténériffe, au contraire, mériterait d'occuper parmi elles un rang distingué, s'il fallait s'en rapporter aux assertions un peu enthousiastes peut-être d'un homme du monde, G. de Belcastel (1). Dans cet ouvrage, empreint d'un lyrisme qui tient en défiance, l'auteur préconise la valeur du séjour dans la vallée d'Orotava pour les phthisiques. Quoi qu'on pense cependant de son enthousiasme poétique pour cette station, on ne peut s'empêcher de reconnaître que les éléments climatériques suivants doivent être pris en sérieuse considération. Température moyenne annuelle de +20°,2. Températures maxima et minima de l'année comprises entre +28° et +10°. Moyenne de décembre, 19°,3. Moyenne de janvier, 16°,8. Moyenne de février, 16°,7. Entre le mois le plus chaud et le mois le plus froid, la différence est d'un peu moins de 8°. Moyenne des jours de pluie, 15, tandis qu'à Madère elle est de 73 ; à Alger, de 87, et à Rome, de 144. De Belcastel, comparant le climat d'Orotava à celui de Nice, de Rome, de Palerme, n'hésite pas à lui accorder une prééminence d'avantages. A notre avis, cette comparaison est inadmissible à cause de la différence des distances. C'est entre Madère et Ténériffe seulement qu'il faut l'établir.

IX. Madère. Le climat de Madère jouit, dans le traitement de la phthisie, d'une réputation séculaire qu'on a cherché bien souvent à ébranler, mais qui a résisté à ces attaques parce qu'elle repose sur des bases sérieuses. Si le courant qui portait les malades vers Madère se ralentit un peu de nos jours, cela tient à ce que des dérivations nombreuses se sont établies vers les refuges méditerranéens qui ont été mieux connus et mieux appréciés. Les Anglais continuent de vouer un culte thérapeutique véritable à cette station, ce qui s'explique par l'influence de l'habitude et puis aussi par leur goût pour la navigation. Il y a certainement eu de l'exagération dans les éloges décernés au climat de Madère; il ne guérit pas plus, hélas! la phthisie que les autres, mais il met les malades dans de bonnes conditions de durée. Les éléments climatériques suivants expliquent, du reste, ce résultat favorable :

Situation entre 32°,49 et 32°,37 latitude nord et 16°,59 et 17°,16 longitude ouest.

(1) Belcastel, *Le climat des Canaries et la vallée d'Orotava au point de vue hygiénique et médical*. Paris, 1861.

Thermométrie. Température moyenne annuelle, 18°,5. *Température moyenne mensuelle* : janvier, 16°,7 ; février, 17° ; mars, 17°,5 ; avril, 17°,8 ; mai, 18°,7 ; juin, 19°,6 ; juillet, 21°,9 ; août, 23°,2 ; septembre, 23°,3 ; octobre, 21° ; novembre, 19°,2 ; décembre, 20°,9. *Températures moyennes saisonnières :* Hiver, 17°,1 ; printemps, 18°,1 ; été, 21°,6 ; automne, 21°,2. *Temp. maximum annuelle*, 29°,4 ; *minimum*, +10°. Écart de 19°,4. Oscillations nyctémérales très-minimes. Oscillations diurnes également peu étendues. Maximum de chaleur nyctémérale de midi à trois heures. Minimum de quatre à six heures du matin.

Hygrométrie. Moyenne hygrométrique variable entre 90° et 68°. Maximum d'humidité en février et mars : jours pluvieux, 102 ; jours nuageux, 203 ; beau temps, 202. Août et septembre sont les plus beaux mois ; janvier, 14 jours de pluie ; février, 20 ; mars, 16 ; avril, 10 ; mai, 18 ; juin, 13 ; juillet, 20 ; août, 25 ; septembre, 23 ; octobre, 19 ; novembre, 15 ; décembre, 9. Moyenne annuelle des jours de pluie, 73 (Macaulay). Moyenne annuelle de pluie, 30 pouces ou 900mm.

Anémologie. Alternance quotidienne de vents de terre et de vents de mer. Atmosphère agitée, jamais de calme. Le *leste*, vent nuisible, brûlant, élève quelquefois la température jusqu'à 35° et 36° c., d'une extrême sécheresse ; véritable sirocco venant de la côte ouest d'Afrique. Orages, 6 à 12 par an, mais peu violents.

Barométrie. 760mm en moyenne. Oscillations faibles (1).

§ 3. *Stations hibernales continentales.*

Ces stations sont extrêmement nombreuses ; leur existence est, en effet, la résultante de deux conditions : 1° une latitude méridionale ; 2° des abris contre les vents froids ; et l'on conçoit qu'une foule de localités peuvent, dans les contrées les plus diverses, offrir pendant l'hiver des refuges de cette nature. Dans les pays montagneux, les vallées abritées en présentent un grand nombre, mais qui n'ont qu'une notoriété et une utilité très-bornées.

(1) Barral, *Le climat de Madère et son influence thérapeutique sur la phthisie pulmonaire*, traduction P. Garnier. Paris, 1858.

En Angleterre, Torquay (température moyenne annuelle de 11°,2), Cove (température moyenne annuelle, 11°), Clifton (température moyenne annuelle, 10°,9), Bristol, sont des refuges locaux utiles, sans doute, mais que les malades des autres pays n'iront jamais rechercher.

Les stations hibernales du midi de l'Europe, au contraire, conviendraient à tous les phthisiques; telles sont celles de l'Italie, de la Grèce, du Portugal et de l'Espagne. Dans ce dernier pays, Séville et Jaen, en Andalousie, offrent comme stations d'hiver des avantages qui ne sont pas assez connus. L'Italie, cette terre des rêveurs, des poëtes et des malades, comme le dit Carrière, a un aimant qui attire ces derniers. Nous nous sommes demandé souvent pourquoi l'Espagne et le Portugal sont délaissés à ce point de vue.

En France, et même dans le Nord, nous avons quelques abris qui ont aussi une valeur relative; c'est ainsi qu'auprès de Cherbourg, où l'hiver est rigoureux, se trouve la vallée de Quincampoix, qui est à l'abri du vent et dont la température moyenne est plus élevée de 2°. Il serait utile que ces refuges locaux fussent étudiés et indiqués dans chaque département pour les phthisiques qui ne peuvent faire de longs voyages.

Pau, Amélie-les-Bains, Pise, Rome et Florence sont les seules stations hibernales du continent dont nous nous occuperons.

I. Pau (1). Situation, 43° latitude nord et 2° longitude ouest. Altitude 144 mètres. Sol argileux et calcaire.

Thermométrie. Température moyenne annuelle, 14°,7. Température moyenne hibernale, 6°,98; vernale, 14°,8; estivale, 22°,52; automnale, 13°,9. Variations annuelles maxima, —12 et +36°. En moyenne, 24 jours au-dessous de 0°. Oscillations mensuelles moyennes, 20°,4, oscillations journalières moyennes, 8°,3.

(1) De Valcourt, *op. cit.*, p. 47. — Voyez aussi A. Taylor, *A comparative inquiry as to the preventive and curative influence of the climate of Pau and of Montpellier, Hyères, Nice, Rome, Pisa, Florence, Naples, Biarritz, etc., on health and disease.* London, 1856. — Si le climat de Pau offre l'avantage très-réel d'une remarquable tranquillité de l'atmosphère, il a l'inconvénient d'être variable et de présenter des oscillations thermologiques mensuelles très-étendues. Les phthisiques là, peut-être encore plus qu'ailleurs, ont besoin de s'entourer de précautions.

Température moyenne, maxima et minima, de 9 heures à 3 heures.

TEMPÉRATURE MOYENNE.	DÉCEMBRE.	JANVIER.	FÉVRIER.	MARS.	AVRIL.	MAI.	JUIN.	JUILLET.	AOUT.	SEPTEMBRE.	OCTOBRE.	NOVEMBRE.
1° A 9 heures.	4°,7	5°,12	6°,4	8°,31	12°,25	16°,5	17°,9	20°,4	20°	15°,9	12°,5	6°
2° A midi. . .	8°,4	7°,5	9°	11°,2	16°,5	19°,2	21°,1	27°	24°,4	20°,9	17°	6°,6
3° A 3 heures.	8°,6	8°,6	9°,7	12°,6	17°,2	19°.4	21°,9	26°,5	27°,9	21°,2	17°	8°,2
Maxima. . .	19°	15°	16°,2	21°,1	24°,4	27°,1	29°	35°	36°	30°	25°,6	16°,2
Minima. . .	—0°,2	—7°,1	—4°,2	2°,4	6°	7°,4	12°	17°	14°	12°	7°	—2°,2

Hygrométrie, 122 jours de pluie par an; 1m,09 par an de pluie, ainsi répartie : hiver, 183 millimètres; printemps, 425 millimètres; été, 225,9; automne, 259. Rareté extrême des brouillards.

Anémologie, calme remarquable de l'atmosphère. Vents d'ouest prédominants, 207 jours par an (O. S. O. et N. O.). Pendant l'hiver, les vents secs du N. E. au S. E. dominent.

Barométrie. Moyenne annuelle, 745,9mm.

II. Amélie-les-Bains. Situation géographique, 42°,27′ latit. et 0°,19′ longit. Altitude, 235 mètres.

Thermométrie. Moyenne annuelle, 15°,28; moyenne hibernale, 7°,96; vernale, 14°,09; estivale, 23°,2; automnale, 15°,96. Oscillations des températures maxima et minima, 46° (année 1864); oscillations des moyennes des températures mensuelles : janvier, 7°,4; février, 7°,9; mars, 11°,5; avril, 14°,5; mai, 18°,7; juin, 21°,6; juillet, 21°,5; août, 23°,6; septembre, 20°,05; octobre, 16°,4; novembre, 11°,0; décembre, 8°,6.

Hygrométrie. Humidité variable de 58° à 78°; pas de brouillards; 642 millimètres de pluie par an : hiver, 115 millimètres; printemps, 283 millimètres; été et automne, 244 millimètres. Vents nuisibles, N. O. ou mistral (26 jours en 1863) à cause du froid; E. et N. E. à cause de la pluie.

Barométrie, hauteur moyennne 742 millimètres.

III. Pise. Situation : 43°,43′ latitude et 8°,5′ longitude E.

Thermométrie. Moyenne annuelle, 15°,84; moyenne hibernale, 7°,82; vernale, 14°,82; estivale, 25°,23; automnale, 17°,31.

Hygrométrie. Humidité très-forte; pluie annuelle, 1m,20; hiver, 255 millimètres; printemps, 229; été, 175; automne, 475. Station hibernale médiocre, à cause de la fréquence des pluies, compensée, il est vrai, par l'absence de brouillards. La ville est abritée contre les vents du nord par les monts Pisani; elle est, au contraire, ouverte au midi; le calme de son atmosphère la rapproche de Venise.

IV. Rome. Situation géographique, 41°,54′ latitude et 10°,6 longitude. Température moyenne annuelle, 15°,4. Moyenne hibernale, 8°; vernale, 14°,2; estivale, 22°,91; automnale, 16°,49. Oscillations entre les maxima et les minima de l'année, 44°. Neige (1j,6 par an); transitions thermologiques brusques, l'hiver et le printemps, par le changement de vents; humidité assez forte; quantité de pluie moyenne, 800 millimètres; moyenne des jours pluvieux, 114. Prépondérance des vents humides sur les vents secs. Le ciel de Rome est moins pur que celui d'autres parties de l'Italie; il est moins lumineux, et c'est à cette particularité que certains climatologistes font allusion quand ils considèrent l'atmosphère de Rome comme moins stimulante que d'autres. La malaria y règne pendant les mois de juin et de juillet. Le passage brusque, pendant l'hiver, du vent du sud au vent du nord est un inconvénient qui empêchera Rome de devenir, dans cette affection, une station privilégiée, entourée qu'elle est d'ailleurs par une foule de rivales.

V. Florence. Les nouvelles destinées politiques de Florence, non moins que l'attrait du tourisme pour cette métropole des arts, doivent probablement y attirer désormais un plus grand nombre de malades; mais cependant on ne saurait dire beaucoup de bien de ce climat. Les sommets neigeux des Apennins y abaissent la température de l'hiver, et l'été il y fait une chaleur accablante; les brouillards y sont aussi très-fréquents; en somme, c'est une mauvaise station d'hiver, et il faut en détourner les phthisiques.

§ 4. *Stations hibernales intertropicales.*

Nous n'accepterons pas sans poser quelques réserves, les conclusions négatives du mémoire de J. Rochard en ce qui concerne les avantages de la navigation pour les poitrinaires, mais nous nous rallions, sans restriction aucune, à son opinion sur les dangers qui résultent pour eux du séjour dans les pays intertropicaux. On sait que dans la question posée par l'Académie de médecine, en 1855 (1), il s'agissait de déterminer l'influence de la navigation et des pays chauds sur la marche de la phthisie pulmonaire. Peut-être notre collègue eût-il modifié la sévérité de ses conclusions relativement aux voyages sur mer, s'il les avait plus nettement isolés de l'influence des pays intertropicaux; mais il est visible que pendant toute la durée de son travail, si remarquable par ailleurs, il a été dominé par cette pensée de la connexion habituelle de la navigation et du séjour temporaire dans les pays chauds.

En ce qui concerne l'influence des *pays chauds* proprement dits, c'est-à-dire de ceux situés sous la zone torride, je n'hésite pas à affirmer avec cet auteur qu'elle est meurtrière au premier chef pour les phthisiques, et ce sentiment est celui de l'immense majorité des médecins de la marine qui ont eu et qui ont encore tous les jours, dans leurs voyages, l'occasion trop fréquente de constater cette influence.

La zone géographique, dans laquelle elle s'exerce, a une hauteur de 60 degrés environ; elle embrasse tous les pays dont la température moyenne annuelle est comprise entre 30° cent. maximum et 20° minimum, et constitue le théâtre le plus habituel de la navigation; les campagnes sur les navires de l'État y ramènent incessamment les médecins de la marine, aussi l'étude des influences climatériques propres aux pays chauds est-elle l'objet habituel de leurs méditations, et l'unanimité à peu près complète de leur opinion sur ce point a-t-elle dû corroborer fortement dans l'esprit de Jules Rochard des conclusions auxquelles il avait d'ailleurs été conduit par la force des faits et l'autorité des chiffres.

En ce qui regarde cette action nuisible des pays chauds sur la marche de la phthisie pulmonaire, si je la considère comme un fait très-général, j'établis néanmoins une réserve qui est implicitement contenue dans les conclusions du mémoire que je viens de citer. Les navigateurs n'étudient l'influence des climats que sous une hauteur barométrique invariable, celle du niveau de la mer. Les documents si précis, si démonstratifs, fournis par notre collègue à l'appui de son opinion, ont

(1) J. Rochard, *Mémoires de l'Acad. impér. de méd.*, 1856, t. XX.

été, en grande partie, recueillis dans ces conditions; ce sont, en effet, des médecins de la marine ou des médecins coloniaux, résidant sur les terres plates du littoral, qui ont été principalement interrogés par cet éminent observateur. Qu'il ait tiré de leurs assertions cette conclusion, que l'influence climatérique des pays intertropicaux est préjudiciable aux tuberculeux quand ils la subissent sur le pont d'un navire ou sur un sol peu élevé, rien de plus logique, de plus conforme à la vérité, de plus en accord avec nos propres impressions; mais il est certain, et il l'a très-bien reconnu, que les influences climatériques peuvent être profondément modifiées par l'altitude, l'exposition, le rapprochement ou l'éloignement de la mer. Ainsi, tel phthisique qui périclite sur le littoral d'une île des pays chauds et y brûle littéralement ses poumons (qu'on me passe cette expression, tout impropre qu'elle soit) neutralisera plus ou moins complétement cette influence des climats torrides en élevant son habitat au-dessus de la mer, et arrivera peut-être même à trouver quelque haute vallée où la température, mitigée par l'altitude, la sérénité habituelle au ciel de ces beaux climats, un abri ménagé par des conditions locales contre certains vents, lui créeront un refuge aussi salutaire que celui qu'il trouverait à Hyères ou à Nice. Mais cet avantage est réellement illusoire puisque, dans la grande majorité des pays intertropicaux, le littoral est seul habité et habitable, et puisque d'ailleurs des refuges méridionaux de l'Italie et de la France les réalisent avec plus de certitude encore, et sans les mêmes exigences de frais et de déplacement. De plus, cette ressource de se faire un climat à part, en mitigeant par l'altitude la température propre aux pays torrides, est interdite forcément aux navigateurs de l'État et du commerce que leur service ou leurs affaires retiennent sur le littoral où ils subissent en même temps les conditions défavorables de l'habitat nautique et de l'habitat pélagien. Or, j'ai pu constater par moi-même combien ces influences sont délétères pour les tuberculeux. Je ne suis pas parti une seule fois de France sans examiner soigneusement l'équipage dont la santé m'était confiée, et cela dans le but de lui procurer, par des remplacements, le bénéfice d'une épuration favorable aux intérêts des hommes eux-mêmes et à ceux du service. Eh bien, malgré tout le soin apporté à cet examen, mon bâtiment était à peine arrivé dans les pays intertropicaux que l'influence torride passait au crible les personnes de l'équipage, et tels hommes qui n'avaient jamais toussé ni craché de sang présentaient bientôt des signes avérés de tuberculisation; tels autres que je tenais en suspicion très-improbable, sous ce rapport, arrivaient, en quelques mois, au dernier terme de la colliquation tuberculeuse. Je réserve ici complétement la question de l'influence de ces climats sur la *production* de la phthisie; elle est possible, mais elle ne m'est en rien démontrée (1). Peu importe que les pays intertropicaux ne donnent pas la phthisie, si leur influence va chercher au fond des poumons des tubercules crus, et qui seraient peut-être restés éternellement dans cet état, et les pousse vers une fatale et rapide suppuration. J'ai dit ailleurs que dans les climats tempérés la phthisie *marche*, qu'elle *galope* dans les pays chauds; je n'ai rien à changer à ce contraste. Il me paraît, au reste, très-facile de se rendre compte de l'influence aggravatrice exercée par les pays intertropicaux, si l'on dissocie les éléments du climat qui leur est propre :

1° La *chaleur*, constamment élevée, intervient sans aucun doute comme condition défavorable. Une moyenne annuelle de 24° c., comme celle du Sénégal; de 27° c., comme celle du golfe de Guinée; de 28° c., comme celle de Karikal, suppose des maxima fort élevés, pendant lesquels l'abondance des sueurs, la lenteur de la respiration, la gêne de l'hématose par raréfaction de l'air, l'inappétence, le défaut d'exercice, soumettent les tuberculeux à de rudes épreuves. Mais encore doutons-nous que ce soit là l'élément climatologique véritablement nuisible.

2° Les *variations brusques de température* paraissent avoir encore une plus grande importance. Un poitrinaire vivrait à la rigueur dans une chambre maintenue constamment à 5° ou 6° au-dessus de 0°; sa vie se prolongerait également assez bien dans

(1) A mon avis, la phase d'acclimatement est une épreuve terrible pour les phthisiques, et elle l'est d'autant plus que les changements climatériques sont plus radicaux. Quand donc un phthisique habite un climat qui n'est pas absolument mauvais, il faut qu'il s'en contente et qu'il n'aille pas courir des aventures climatériques qui peuvent lui coûter cher. Les singes du Sénégal meurent de phthisie en France; nous sommes convaincu que des animaux de nos climats, transportés au Sénégal, ne payeraient pas à cette affection un tribut moins lourd. Aussi les voyages rapides et à longues excursions doivent-ils être prescrits avec une extrême prudence.

un milieu maintenu constamment à +20° ou +25° c.; le passage répété d'un de ces appartements dans l'autre le tuerait infailliblement dans un temps très-court; et il n'est pas nécessaire que le contraste soit aussi accusé: quelques degrés suffisent, dans les pays chauds, pour que l'économie, dont l'impressionnabilité frigorifique est singulièrement accrue, en éprouve une influence sensible. De là ces bronchites si fréquentes et si tenaces qu'engendrent également, sous les tropiques, le passage du chaud au froid ou du froid au chaud, et qui avancent toutes d'un pas l'évolution des tubercules. La fixité, l'égalité de la température importent plus aux tuberculeux que son élévation ou son abaissement, et, sous ce rapport, ils ne sont nulle part ailleurs aussi mal placés que dans les pays intertropicaux (1).

3° La surabondance de l'humidité et de l'électricité, qui imprègnent abondamment les atmosphères tropicales, constitue aussi un ensemble de conditions qu'on ne saurait considérer comme favorables.

En résumé, on voit que l'habitation des pays intertropicaux est excessivement préjudiciable aux phthisiques, et que non-seulement il faut bien se garder de les exposer gratuitement aux dangers de ces climats excessifs en les envoyant dans ces parages, sous prétexte d'y rétablir leur santé, mais encore qu'il faut éloigner de ces destinations tout marin dont la poitrine est suspecte.

Sur ce terrain, les conclusions du Mémoire de J. Rochard étaient et sont restées inattaquables; mais ce qui lui a été reproché, et avec quelque raison, c'est d'avoir discrédité, sans preuves suffisantes, les ressources que la thérapeutique de la phthisie peut tirer de l'hibernation dans les refuges du midi de la France, de l'Italie, de l'Espagne; à notre avis aussi, il a été entraîné trop loin par l'ardeur de la discussion; si les refuges climatériques tempérés ne guérissent pas les phthisiques, ils leur assurent du moins plus de conditions de bien-être et de durée

(1) La rareté de la phthisie aux Hébrides, aux Feroë, en Islande, et la façon dont s'y conservent les phthisiques venus du dehors, ont leur explication dans la stabilité remarquable de la température de ces îles. Voyez à ce sujet A. Mitchell. *On the influence which consanguinity in the parentage exercises on the offspring.* (*Edinburgh Medical Journal*, april 1865, p. 908, et Marchand, *Ann. d'hyg. publique*, juillet et octobre 1865, t. XXIV, p. 44.)

que ne le pense notre savant ami. Dans la phthisie, comme dans tout autre affection chronique, il y a toujours un immense avantage à remplacer des influences atmosphériques agressives par un climat doux, uniforme, tempéré; mais ces immunités ne vont pas en croissant avec la température, et j'aimerais certainement mieux, si l'un des miens était entaché de tubercules, le laisser en butte aux inclémences meurtrières du climat des côtes de la Manche, que de lui faire courir les chances désastreuses d'un séjour à Bourbon ou aux Antilles; mais je ne dédaignerais pas non plus les bénéfices de l'émigration vers une zone tempérée. Je ferais ce que fit Young pour sa fille en pareil cas : « *Je le porterais plus près du soleil* (1), » (mais *pas trop près*, car les poumons des tuberculeux s'accommodent mal des températures excessives, et les stations hibernales, que nous avons considérées comme les plus avantageuses, prolongeraient presque à coup sûr son existence.

Nous devions entrer dans cette discussion, car s'il est bon d'indiquer aux phthisiques les refuges qui leur sont utiles, il ne l'est pas moins de les prémunir contre ceux qui ne leur offrent que des dangers. D'ailleurs, ce travail a excité dans la littérature médicale une émotion qui avait sa source dans le talent de son auteur et dans la gravité des conclusions qu'il formulait. Il a démontré sans retour le danger des stations intertropicales (2); c'est, grâce à lui, une question jugée; mais, à notre

(1) « J'arrachai Narcisse de son climat natal où le noir Borée soufflait le froid du trépas! Mes bras paternels la portèrent plus près du soleil. J'espérais que le soleil la ranimerait de ses rayons bienfaisants. Mais l'astre insensible voit languir avec indifférence la beauté comme les fleurs, il a laissé Narcisse pencher sa tête mourante et succomber dans mes bras. » (Young, *Nuits*, traduction Letourneur. Londres, MDCCLXXXVII, t. I, IVe nuit, p. 130.) — Young fait allusion ici à son séjour à Montpellier.

(2) Ce n'est pas sans quelque étonnement que nous avons trouvé dans la *Clinique* de Graves les lignes suivantes sur cette question : « Pour ce qui est du climat que nous devons conseiller aux phthisiques, je n'ai que peu de choses à vous en dire. Lorsque vous ordonnez un changement de climat, lorsque vous conseillez à un malade d'abandonner la contrée dans laquelle il vit depuis son enfance, vous ne devez pas l'envoyer dans un pays qui présente des conditions climatériques à peu près semblables; le changement doit être beaucoup plus radical..... Selon moi il est absurde d'envoyer un habitant des Iles Britanniques sur un point quelconque du continent européen. Les villes maritimes de l'Europe ne répondent point à votre attente; je préfère de beaucoup les Indes orientales ou occidentales : la Caroline du Sud, la Floride, les États septentrionaux de l'Amérique du Sud ou l'Égypte. » (Graves, *Leçons de clinique médicale*, trad. Jaccoud, 2e édit. Paris, 1863, p. 168.) — Il nous paraît douteux que Graves ait parlé là dans son

avis, il s'est montré plus sceptique qu'il n'eût fallu dans le jugement qu'il porte sur les stations hibernales tempérées. Il y a des unes aux autres la distance qui sépare un poison d'un médicament, qui n'est sans doute pas infaillible, mais qui a son utilité, et qu'il faut conserver pour cela même.

On doit rattacher à cette question des stations maritimes intertropicales celle si controversée de l'antagonisme des affections palustres et de la phthisie. Ce n'est pas que les miasmes paludéens n'exercent leur action partout ailleurs, mais là elle est à son *summum* d'expression, et il est bien certain que si cet antagonisme est réel, il ne se manifestera nulle part avec plus d'évidence.

Les localités marécageuses, en compensation des atteintes graves qu'elles portent à la santé humaine, lui procurent-elles certaines immunités, et offrent-elles une rareté relative de la phthisie? Boudin (1) l'a pensé et il a formulé dans un mémoire publié en 1845 les conclusions suivantes relativement à cette forme de l'antagonisme pathologique :

1° Les *localités* dans lesquelles la cause productrice des fièvres intermittentes endémiques imprime à l'homme une modification *profonde* se distinguent par la rareté relative de la phthisie pulmonaire et de la fièvre typhoïde;

2° Les *localités* dans lesquelles la fièvre typhoïde et la phthisie pulmonaire sont fortement dessinées se font remarquer par la rareté et le peu de gravité des fièvres intermittentes *contractées sur place ;*

3° Le desséchement d'un sol marécageux ou sa conversion en étang, en produisant la disparition ou la diminution des maladies paludéennes, semblent disposer l'organisme à une pathologie nouvelle dans laquelle la phthisie pulmonaire et, suivant la position géographique du lieu, la fièvre typhoïde se font particulièrement remarquer;

4° Après avoir séjourné dans un pays à caractère marécageux prononcé, l'homme présente contre la fièvre typhoïde une

expérience personnelle. Il n'a fait évidemment que répéter, sans la contrôler, une opinion fausse, mais très-universellement acceptée avant le travail de J. Rochard.

(1) Boudin, *De l'influence des localités marécageuses sur la fréquence et la marche de la phthisie pulmonaire et de la fièvre typhoïde.* (*Ann. d'hyg. publique*, 1845, t. XXXIII, p. 58.)

immunité dont le degré et la durée sont en raison directe et composée de la durée du séjour antérieur, de l'intensité d'expression à laquelle y atteignent les fièvres de marais considérées sous le double rapport de la forme et du type. Ce qui, en d'autres termes, signifie que le séjour dans un pays à fièvres rémittentes et continues, tels que certains points du littoral de l'Algérie et le centre du pays d'étangs de la Bresse, est plus préservateur contre les maladies dont il s'agit que ne le serait, par exemple, le séjour à l'embouchure fangeuse de la rivière de la Bièvre à Paris ;

5° Les conditions de latitude et de longitude géographiques et d'élévation qui posent une limite à la manifestation des fièvres de marais, établissent également une limite à l'influence médicatrice de l'élément marécageux ;

6° Enfin, certaines conditions de race et peut-être de sexe, en diminuant l'impressionnabilité de l'organisme pour la cause productrice des fièvres de marais, amoindrissent en même temps l'efficacité médicatrice de cette cause.

Cette opinion de Boudin, basée sur des observations ou des travaux de Nepple (1), Paccoud (2), Crozant (3), Brunache (4), Chassinat (5), et appuyée sur des faits recueillis par lui-même en Morée, à Marseille et en Algérie, cette opinion, dis-je, a rencontré de nombreux contradicteurs. Le Pileur (6), Am. Lefèvre (de Rochefort) (7), Rufz (de la Martinique) (8), Bérenguier (de Rabastens) (9), l'ont battue en brèche par des arguments déci-

(1) Nepple, *Traité sur les fièvres rémittentes et intermittentes*, 1835.

(2) Paccoud, *Comptes rendus de l'Acad. des sciences*, 15 août 1843.

(3) Crozant, *Journal de méd.*, mai 1844.

(4) Brunache, *Recherches sur la phthisie pulmonaire et la fièvre typhoïde considérées dans leurs rapports avec les localités marécageuses*, 1844.

(5) Chassinat, *Lettre à l'Académie royale de médecine*, août 1843.

(6) Le Pileur, *Quelques objections à la théorie de l'antagonisme*. (*Ann. d'hyg. publique*, t. XXXVI, p. 5. — Voyez Boudin, *ibid.*, p. 304, et t. XXXVIII, p. 256.

(7) Am. Lefèvre, *De l'influence des lieux marécageux sur le développement de la phthisie et de la fièvre typhoïde étudiée particulièrement à Rochefort*. (*Bulletin de l'Acad. de méd.*, 1844-45, t. X, p. 968, et Rapport de Gaultier de Claubry sur ce travail, *ibid.*, p. 1041.) — Voyez aussi Michel Lévy, *Lettre touchant l'influence des marais sur la fréquence de la phthisie pulmonaire*. (*Bulletin de l'Acad. de méd.*, 1843, t. VIII, p. 939.)

(8) Rufz, *Étude de la phthisie à la Martinique*. (*Mém. de l'Acad. royale de méd.*, 1843, t. X, p. 223. — Voyez aussi Tribe, *Heureuse influence de l'atmosphère des pays marécageux sur la tuberculisation pulmonaire*. Thèse de Montpellier, 1843.

(9) Berenguier, *Traité des fièvres intermittentes et rémittentes*. Paris, MDCCCLXV, p. 170.

sifs, et elle n'est plus guère considérée aujourd'hui que comme une vue ingénieuse de l'esprit. A notre avis, elle a été mal posée et c'est pour cela que les arguments pour ou contre se sont balancés aussi longtemps, et ont tenu l'esprit médical en suspens pendant plusieurs années. Croire que le *miasme paludéen* est un antidote de la phthisie, de telle sorte que les pays marécageux sont ceux qui, toutes choses égales d'ailleurs, offrent le moins de phthisiques, ou bien admettre que *maglré le miasme paludéen* il existe dans certaines localités marécageuses des conditions favorables à la durée des phthisiques importés ou nés sur place, sont deux choses essentiellement distinctes et qui, confondues, rendent le problème inextricable. Ainsi, pour prendre un exemple, au Sénégal, où l'infection palustre revêt son expression la plus accentuée, il n'y a pas plus de phthisies qu'ailleurs (j'entends parler de phthisies aborigènes), mais les phthisiques qui viennent d'Europe y périclitent bientôt et beaucoup plus rapidement qu'ils ne l'eussent fait s'ils n'étaient pas venus habiter cette colonie. A Rochefort, les miasmes palustres n'empêchent nullement la génération de la phthisie, ainsi que l'a démontré Am. Lefèvre (1), mais il est constant que les phthisiques vivent plus longtemps dans ce port de mer que dans ceux que nous avons habités, Brest, Cherbourg, Lorient. Voilà donc deux localités marécageuses qui agissent en sens inverse sur la marche de la phthisie. Qu'en conclure, si ce n'est que le paludisme n'intervient pas dans cette action qui doit être rapportée uniquement aux conditions des deux climats; action défavorable pour l'un, favorable, au contraire, pour l'autre? En supposant que certaines localités paludéennes puissent offrir des abris utiles aux phthisiques, à raison des circonstances de climat et de topographie dans lesquelles elles sont placées encore faut-il admettre que ces avantages ne sont réels qu'à la condition que ces sujets restent, par un privilége rare pour les nouveaux venus, indemmes de toute affection palustre. Il répugne, en effet, au bon sens d'admettre que l'épreuve d'accès tenaces ou d'une cachexie paludéenne profonde puisse être impunément traversée par les phthisiques, et à plus forte raison qu'elle leur soit avantageuse.

On le voit, les effluves miasmatiques qu'élabore avec tant de

(1) Am. Lefèvre, *loco cit.*

profusion le littoral des pays chauds font courir aux phthisiques des dangers nouveaux, et c'est une raison de plus, ajoutée à celles tirées du climat lui-même, pour éloigner les poitrinaires de voyages ou de résidences de cette nature.

Article II. — Stations estivales.

Les phthisiques qui habitent le nord ou le centre de l'Europe n'ont généralement pas à se prémunir contre les chaleurs de l'été, et même dans les contrées où celles-ci sont très-fortes pendant quelques semaines, il peuvent, en variant leurs altitudes, en laissant momentanément les villes toujours plus chaudes que la campagne, se garantir contre l'été. D'ailleurs, c'est la saison où beaucoup d'entre eux vont faire usage des eaux thermales, et ils profitent ainsi de la température relativement fraîche des stations de montagnes.

Nous avons vu que l'hibernation dans les refuges insulaires pouvait être très-utile aux phthisiques, à la condition que ces îles fussent placées sous une latitude qui leur assure, l'hiver, une moyenne de température suffisamment élevée et que la sérénité habituelle de leur ciel permît aux malades de faire, le plus souvent possible, un exercice régulier. Les îles d'une situation plus nord par rapport à la résidence ordinaire des phthisiques méridionaux, ou celles du voisinage quand ils habitent des latitudes assez élevées, peuvent devenir pour eux des refuges très-utiles contre les chaleurs de l'été. Ainsi, les îles de la Manche, Jersey, Guernesey, Wight, offrent l'hiver des refuges utiles aux Anglais qui ne peuvent faire le voyage du continent, et l'été, aux habitants du centre et du midi de France.

Un grand nombre de localités ou de villes placées sous ce climat partiel que Ch. Martins a désigné sous le nom de *Séquanien* peuvent servir de résidences d'été, mais à la condition qu'elles soient assez éloignées de la mer pour que les oscillations thermométriques diurnes y soient modérées ; c'est ainsi que Angers, où la température moyenne de l'été est de 18°,12, Blois et leurs environs peuvent être utiles aux phthisiques pendant l'été. « Un des traits du climat séquanien, dit le professeur Martins, c'est que l'été n'y est pas très-chaud ; ainsi, tandis que sa moyenne dans la vallée du Rhin, entre Bâle et Strasbourg, est de +18°,5 environ, elle n'est que de +17°,6 dans la région séquanienne. » C'est là un avantage réel.

Si les stations de la côte sud et ouest de l'Angleterre ont, à mes yeux, une valeur médiocre pendant l'hiver, elles en acquièrent une réelle l'été, par un contraste dont on se rend aisément compte. C'est ainsi que Hastings, Undercliff, Brighton, Wight, Dawlish, Bristol, Torquay, peuvent être fréquentés avec avantage pendant la saison chaude. L'intérieur de la Grande-Bretagne fournit aussi un assez grand nombre de stations estivales. Ainsi Aberystwith, Barmouth, Buxton, Leamington, Cheltenham, etc., sont le rendez-vous habituel des phthisiques. Dans quelques-unes de ces stations, ils trouvent réunie aux avantages d'une température modérée la possibilité de suivre un traitement de petit-lait ou d'eaux minérales. Il est regrettable que les malades, en France, ne prennent pas cette direction pendant les mois d'été où les brouillards et les pluies sont le moins à craindre.

Les pays méridionaux, l'Espagne, le Portugal, l'Italie, ont des stations estivales montagneuses ou insulaires, mais dont l'utilisation, cela se conçoit, est toute locale.

Les médecins espagnols envoient leurs malades passer leur été dans le nord de la Péninsule. Arachevaleta, Guesalibar, Guipuscoa, Saint-Sébastien, sont des stations estivales très-fréquentées. La constitution montagneuse de leur pays leur offre, à ce point de vue, des ressources infinies.

En Italie, Sorrente serait, au dire de Carrière (1), une assez bonne station d'été à cause de la prédominance des vents du nord qui rafraîchissent la température, et elle conviendrait aux phthisiques qui ne sont ni trop irritables ni enclins aux hémoptysies. Des avantages qui ne s'acquièrent qu'au prix de distinctions de cette nature sont, à coup sûr, contestables.

La valeur du séjour des lacs de la Lombardie comme station estivale est plus réelle. Carrière, qui a étudié ces stations estivales, en parle dans les termes suivants : « Les lacs de Côme et Majeur sont les seuls dont le séjour mérite d'être recommandé. Le lac de Côme peut rendre de grands services aux affections chroniques de la poitrine. Par l'état hygrométrique de l'air, par la modération que les eaux du lac et le voisinage des montagnes

(1) Carrière, *Le climat de l'Italie*. Paris, 1849.

impriment à la température, ce climat continue pendant l'été la douce influence des stations d'hiver. On comprend quels services cet avantage doit rendre aux tuberculisations pulmonaires. Ce qu'il leur faut, c'est l'absence complète de secousses, la prolongation du même climat à travers les transitions inséparables de la succession des saisons. Le lac de Côme offre donc aux tuberculeux une précieuse ressource puisqu'elle leur permet de ne pas interrompre leur séjour en Italie. Le lac Majeur ne présenterait pas les mêmes avantages aux malades; il a des variations qui ne se remarquent pas sur les bords du lac de Côme, et ses conditions générales ne sont pas en rapport avec la douce température qui fait prospérer la végétation des rivages les plus méridionaux. L'influence de son atmosphère plus changeante, plus agitée, plus fraîche et plus tonique, exercerait une action plus favorable sur les catarrhes chroniques (1). »

La partie du rivage du lac de Côme que recommande Carrière correspond au débouché de la Vallée sur la plaine du Pô.

Il insiste beaucoup, et avec raison, sur l'abstention des promenades du matin et du soir et pour des motifs que nous avons déjà développés.

Un voyageur russe, P. de Tchihatchef vient, dans un ouvrage tout récent (2), de faire ressortir les avantages qu'offre l'habitation du Bosphore comme séjour d'été. Il a, en effet, une température moindre de 2° que celle de Constantinople, et la chaleur y est singulièrement tempérée par la rapidité des courants aériens qui traversent le canal; de plus le ciel est, l'été, d'une sérénité habituelle et il y pleut très-rarement (p. 526). Le séjour de Thérapia, sur la rive nord, serait particulièrement favorable. Sans admettre, avec cet écrivain, que le Bosphore puisse devenir une résidence estivale vers laquelle on doive se diriger de toutes les parties de l'Europe, il faut reconnaître cependant que les phthisiques de Constantinople peuvent y trouver un refuge excellent pendant l'été.

Les montagnes offrent, nous l'avons dit, des moyens de varier l'altitude et, par suite, de tempérer les chaleurs estivales, et les Anglais ont tiré un parti très-ingénieux de cette ressource dans l'organisation de leurs *sanitarium* de l'Himalaya. On sait que

(1) Carrière, *loc. cit.*

(2) Tchihatchef, *Le Bosphore et Constantinople avec perspective de pays limitrophes.* Paris, MDCCCLXIV.

la température décroît d'un degré centigrade pour 166 ou 170 mètres d'élévation en moyenne, mais que ce chiffre varie un peu suivant la latitude, les différents mois de l'année, l'exposition, etc. La diminution de la température, la moindre amplitude des oscillations thermométriques mensuelles et annuelles; une plus faible pression barométrique coïncidant avec plus d'égalité; moins d'humidité, au moins pour les altitudes médiocres et pour les sommets, telle est la formule qui représente les climats de montagnes.

Lombard (1) les a divisés en trois catégories : 1° Les climats qui ont une altitude modérée, une exposition méridionale ou orientale, dont l'air est en même temps doux et fortifiant; ils forment une transition entre la plaine et la montagne;

2° Les climats alpestres, dont l'altitude atteint de 900 à 1,100 mètres;

3° Les climats qui se rapprochent des sommets et des glaciers, d'une altitude de 1,500 mètres en moyenne.

Hâtons-nous de dire que les premiers conviennent seuls aux phthisiques pendant l'été et encore à la condition qu'ils n'aient pas de fièvre (2). Cauterets, Bagnères-de-Bigorre, Luchon, Saint-Sauveur, le Mont-Dore, Mornex, Samoëns, Saint-Gervais, Weisbad, sont des stations montagneuses des Pyrénées, de l'Auvergne et des Alpes dont l'altitude varie entre 500 et 1,000 mètres, et qui doivent à de bonnes expositions le privilége d'une température douce, uniforme et vivifiante dont les phthisiques se trouvent très-bien pendant la durée de l'été. Il importe de remarquer que l'altitude non plus que la latitude ne caractérise pas un climat au point de vue médical et que l'ex-

(1) Lombard, *Les climats de montagnes considérés au point de vue médical*, 2e éd. Paris, 1858, p. 20.

(2) Le plateau de l'Anahuac, au Mexique, a été considéré par Jourdanet comme une résidence excellente pour les phthisiques. Cela est possible; mais, en général, le séjour des hauts plateaux ne leur convient guère. C'est ainsi que le plateau ou parameros de Madrid, bien moins élevé cependant, puisqu'il n'a que 1850 pieds au-dessus de la mer, dévore les phthisiques avec une extrême rapidité, et justifie ce proverbe espagnol, « *que le climat de Madrid n'éteint pas une bougie, mais tue un homme.* » L'intensité des froids et le caractère torride des chaleurs de l'été expliquent suffisamment cette influence délétère. Tout dernièrement, le docteur Blake a vanté, comme moyen de guérison de la phthisie, le séjour sur les montagnes de la Californie à 1,000, 1,200 et 1,500 mètres au-dessus de la mer. La température doit, sans doute pendant les chaleurs, y être plus favorable que celle des plaines, mais cette condition d'altitude ne saurait être considérée comme avantageuse en elle-même.

position, les abris et la sérénité du ciel sont des éléments essentiellement locaux et qu'il faut aussi interroger (1).

C'est surtout dans les pays intertropicaux où, comme nous l'avons dit, la chaleur extrême et la brusquerie des variations thermologiques nyctémérales font courir de sérieux dangers aux phthisiques, que le séjour momentané des altitudes pendant les chaleurs de l'hivernage leur rend de très-grands services. Il n'est pas de médecin de Bourbon ou des Antilles qui n'ait constaté les changements heureux que produit, dans l'état des malades, cette modification de leur habitat; les sueurs diminuent, le sommeil revient et l'appétit se réveille, c'est-à-dire qu'on constate toute la somme d'améliorations qui est réalisable.

Article III. — Stations fixes ou résidences.

Les phthisiques qui ne peuvent se déplacer pour des excursions lointaines, ceux que les voyages fatiguent, sont obligés souvent de choisir une résidence fixe dans laquelle ils passent toutes les saisons. Pour que cette résidence leur soit favorable, il faut qu'elle réunisse les conditions suivantes :

1° Que la température y soit assez élevée et uniforme, c'est-à-dire que les transitions d'une saison à une autre, d'un mois à un autre mois, y soient ménagées et que les variations horaires y aient le moins d'amplitude possible;

2° Que l'hygrométrie y tienne le milieu entre la sécheresse extrême et l'humidité extrême;

3° Qu'il y ait le plus grand nombre possible de *journées médicales*, c'est-à-dire de journées où ni les pluies, ni le vent, ni l'excès du froid ou de la chaleur, n'empêchent les malades de sortir quelques heures par jour;

4° Que l'altitude de ce lieu ne soit pas considérable;

5° Qu'il y ait, à proximité, des hauteurs permettant aux malades de tempérer les chaleurs de l'été par l'altitude.

Ce ne sont, on le pressent, ni les latitudes méridionales ni les latitudes élevées qui offriront des résidences de cette nature. Le centre de la France, le climat nord-ouest ou séquanien,

(1) Le séjour des altitudes est loin de convenir à tous les phthisiques, et on peut dire que certaines stations hydrothermales sulfureuses leur seraient plus complétement utiles si elles étaient moins élevées. L'altitude des thermes est un élément dont les médecins ne tiennent pas assez de compte.

réalise une partie des éléments de ce programme ; à condition toutefois qu'on se rapproche du-centre. Plus on avance dans l'ouest, en effet, plus on rencontre de pluies. Suivant Ch. Martins, la quantité annuelle d'eau étant représentée à Bourges par 548^{mm}, elle s'élève à 850^{mm} pour les départements maritimes de la Bretagne ; or, nous avons vu que c'est là une condition fâcheuse en ce qu'elle force les malades à se séquestrer. La moindre rigueur des hivers, des étés moins chauds, une température moins variable, telles sont les conditions avantageuses que présente le centre de la zone séquanienne pour une résidence de toute l'année. La Touraine, par la douceur de son climat, la beauté de son paysage, jouit, sous ce rapport, d'une réputation séculaire et qui est bien justifiée. Angers, en particulier, a une température moyenne annuelle de 12° ; une température hibernale de 5°,98 ; une température vernale de 11°,57 ; une température estivale de 18°,12 ; et une température automnale de 13°,13. Il y tombe année moyenne 520^{mm} d'eau (1). Il serait à désirer que la Touraine eût été mieux étudiée au point de vue de la climatologie médicale ; mais si l'on manque de documents précis, l'afflux des Anglais qui ont un sentiment si exquis du bien-être et une tradition qui n'a jamais été attaquée, justifient la réputation dont jouit ce climat heureux.

Nous n'avons parlé jusqu'ici des altitudes que comme moyen de tempérer les chaleurs de l'été ; nous devons nous en occuper maintenant comme résidence fixe.

En 1864, un médecin français, le docteur Jourdanet, qui a résidé longtemps au Mexique, a publié, sur l'influence curative des altitudes dans la phthisie, un livre plein de promesses thérapeutiques que nous voudrions voir se réaliser, mais dans lesquelles nous n'avons qu'une confiance bien limitée, nous l'avouons (2). Partant de ce fait (en faveur duquel nuls chiffres ne sont produits) que la phthisie pulmonaire est rare à 2,200 mètres d'altitude sous les tropiques, et que sur le haut plateau de l'Anahuac aussi bien que sur les altitudes de l'Équateur, de la

(1) La douceur et la constance du climat d'Angers sont accusées par sa végétation, indice excellent et qui mérite plus de crédit que les moyennes thermométriques.

(2) Jourdanet, *Le Mexique et l'Amérique tropicale, hygiène, climats, maladies*. Paris, 1864.

Nouvelle-Grenade, de la Bolivie, du Pérou, on constate une remarquable immunité sous le rapport de cette affection, et de cet autre fait que la phthisie acquise au niveau de la mer s'améliore sur les hauteurs, Jourdanet cherche à les interpréter. Sa théorie consiste à admettre que l'air des altitudes contenant, à volume égal, une moindre quantité d'oxygène, les poumons tuberculeux doivent à cette *diète respiratoire* une préservation contre les mouvements phlogistiques qui peuvent s'y établir et hâter l'évolution des tubercules. Entré dans cette voie des hypothèses l'auteur ne s'arrête pas, et il se demande si la vraie phthisie n'est pas tout simplement une *hyperoxygénose consomptive* qui serait combattue naturellement par la moindre oxygénation de l'air des altitudes ! L'auteur est de bonne foi, c'est hors de question, mais sa foi est un peu enthousiaste ; il est difficile de se débarrasser de cette pensée quand on rencontre dans son livre des phrases telles que celle-ci : « Le jour où les hommes le voudront, le ciel de l'Anahuac éteindra la tuberculisation du poumon (1). » S'il en devait être ainsi, ce n'aurait pas été, au point de vue de l'humanité, payer trop cher du sang généreux de nos soldats, l'ouverture du Mexique à la civilisation européenne, mais, hélas ! que nous le croyons peu ! Au reste, il importe que nous fassions justice ici d'une erreur qui est reproduite partout et sous toutes les formes.

La rareté de la phthisie dans un pays ou dans une localité ne prouve nullement que des poitrinaires, lorsqu'ils y seront transportés, y trouveront des conditions de bien-être et de durée ; la réciproque elle-même n'est pas plus fondée. Nous admettons que la phthisie est rare sur l'Anahuac. Jourdanet dit, en effet, que pendant dix années d'exercice à Puebla ou à Mexico, il ne croit pas avoir été consulté douze fois par des phthisiques ; mais il a soin de faire remarquer que les gens pauvres, mal logés ou mal nourris, ne jouissent pas de la même immunité. S'ensuit-il que l'Anahuac soit une bonne résidence pour les poitrinaires ? Non, sans doute.

L'absence de phthisiques dans une localité indique, en effet, ou que la phthisie y est rare, ou que le climat y dévore les phthisiques. Supposons un instant que l'habitation des hauts plateaux

(1) Jourdanet, *ibid.*, p 298

soit meurtrière pour les tuberculeux; tous ceux qui y ont afflué à une certaine époque auront disparu et la population pourra, par cette épuration énergique, arriver à une immunité apparente; elle sera épargnée par la phthisie parce que la *mort* aura éteint l'*hérédité*, mais que des phthisiques du dehors viennent s'y établir, ils seront passés au crible comme les premiers. On voit combien cette opinion qu'une localité qui présente peu de phthisiques convient, par ce fait seul, aux phthisiques étrangers qui y cherchent un refuge, est erronée. Et cependant, on la répète partout. Quelle complexité dans toutes ces questions de climatologie, et combien il est difficile de dégager la vérité de ce dédale! Il faudrait, en tout cas, beaucoup d'autres faits que les cinq ou six rapportés par Jourdanet pour entraîner la conviction sur les avantages du séjour sur le plateau de l'Anahuac.

On constate, du reste, dans les détails de climatologie fournis sur cette station, des contradictions singulières. Il vante l'uniformité de la température, mais il accorde qu'elle est fréquemment troublée par les vents. « Le thermomètre, objecte-t-il, s'y montre peu sensible; » tant mieux pour le thermomètre, mais l'organisme est un thermomètre plus délicat que tous les autres, et qui ne sait qu'à degré égal on peut éprouver des sensations frigorifiques très-diverses, suivant qu'il y a ou qu'il n'y a pas de vent, et aussi suivant qu'il y a peu ou beaucoup d'humidité? Quant à ce fait que si les froids des nuits sont rigoureux dans certaines saisons, ils ont leur maximum de 2 à 4 heures et qu'ils passent inaperçus pour les habitants, nous ne saurions admettre cette circonstance comme une cause d'immunité. En somme, il nous faudrait des observations thermologiques bien faites indiquant surtout les amplitudes des oscillations annuelles, mensuelles, diurnes, nyctémérales, etc., pour fixer notre esprit sur le degré de constance ou d'uniformité de la température de l'Anahuac. Que les phthisiques des terres chaudes éprouvent du mieux-être en arrivant à Mexico, cela n'a rien d'étonnant, mais cela ne prouve pas que les phthisiques venant d'Europe soient indemnisés par les avantages climatériques de l'Anahuac des fatigues qu'ils auront traversées pour y parvenir (1).

(1) Guilbert a vanté aussi, il y a peu de temps, l'influence favorable du climat des Cordillères sur la marche de la phthisie, et a fait ressortir la différence qu'offre, sous ce rapport, l'habitation de la côte américaine du Pacifique : Bolivie,

Revenu en France, et poursuivi toujours par les mêmes idées théoriques, Jourdanet a eu la pensée de créer des *Anahuacs* artificiels, et de soumettre les phthisiques à l'action prolongée d'une athmosphère ayant la pression barométrique de celle de Mexico. Cette décompression aérienne, dont nous parlerons à propos des atmosphères artificielles, forme la contre-partie des bains d'air comprimé, préconisés par Tabarié, Pravaz et Bertin (1). Si la théorie sur laquelle repose la première méthode est exacte, la seconde est condamnée, et réciproquement. Il faudrait cependant s'entendre sur ce point : les phthisiques ont-ils besoin d'air raréfié ou comprimé ? En attendant que la solution de ce problème thérapeutique soit trouvée, ils feront bien de rester prudemment dans les plaines, ou du moins de n'habiter que des altitudes médiocres pour y trouver un refuge contre la chaleur.

Tout récemment, le docteur Schnepp, est revenu sur ce fait de la rareté de la phthisie à certaines altitudes. Constatant que la phthisie, commune au pied de la Cordillère des Andes, est rare sur les hauts plateaux de cette chaîne, à Santa-Fé de Bogota, Quito, Potosi, etc., il fait remarquer la concordance de ce fait avec celui signalé pour l'Anahuac par Jourdanet, et avec le résultat de ses propres recherches, qui lui ont appris qu'aux Eaux-Bonnes, situées par 780 mètres d'altitude, la phthisie est d'une remarquable rareté. Les Anglais ont du reste le sentiment des avantages qu'offrent les altitudes, et la Compagnie des Indes a créé sur les plateaux de Ceylan, de l'Hindoustan et de l'Himalaya, des *sanitorium* à des hauteurs de 2 à 3,000 mètres. Schnepp fait remarquer qu'on constate, dans ces divers établissements, l'absence complète de phthisiques. Il en conclut que les altitudes prémunissent contre la phthisie, quand elles offrent, comme caractères communs, une température moyenne annuelle assez basse, une amplitude des oscillations thermométriques peu

Pérou, etc. En proie lui-même à des accidents non équivoques de colliquation tuberculeuse, il dut aux altitudes des Cordillères un mieux-être équivalent à une guérison. La fraîcheur de la température du séjour des montagnes, opposée à la chaleur du littoral, peut être pour quelque chose dans ce résultat, mais encore faut-il que l'altitude soit modérée. (*De la phthisie dans ses rapports avec l'altitude et avec les races au Pérou et en Bolivie, et du soroche ou mal des montagnes*. Thèses de Paris, 1864, n° 162.)

(1) E. Bertin, *Étude clinique de l'emploi et des effets du bain d'air comprimé*. Paris, 1855.

considérable, des maxima absolus qui ne s'élèvent pas au-dessus de 18° à 20°, mais des minima qui descendent à 0° et beaucoup plus bas; ce sont des régions plutôt froides que chaudes. « En présence, dit-il, de l'immunité des altitudes contre la phthisie et des avantages que les poitrinaires paraissent éprouver, par un séjour prolongé sur les plateaux élevés des Andes et des Indes orientales, il est à désirer que les hauteurs de nos Cévennes, des Pyrénées, des Alpes, et surtout les parties élevées de nos possessions algériennes soient étudiées sérieusement au point de vue du traitement de la phthisie (1). Nous nous associons à ce vœu; mais, encore une fois, parce que la mortalité par phthisie est rare dans un pays, il ne s'ensuit pas *nécessairement* que les phthisiques de races et de provenances étrangères doivent y trouver un refuge utile.

CHAPITRE III

UTILISATION DES REFUGES ET ABRIS CLIMATÉRIQUES.

Le climat, on ne saurait trop le répéter, est entre les mains du malade un instrument dont l'utilité dépend moins de sa perfection propre que de la manière intelligente dont il est utilisé. Tel phthisique obtiendra un mauvais résultat de l'hibernation sous un climat choisi, tel autre tirera un excellent parti d'une station médiocre, parce qu'il saura la faire valoir, lui prendre ce qu'elle a de bon, et pallier, par des soins assidus, ce qu'elle a de défectueux. Les phthisiques qui émigrent doivent le faire avec l'intention de s'astreindre à une hygiène calorifique rigoureuse, quelles que soient les précautions qu'elle commande. Or, cette hygiène, envisagée dans ce qui a trait aux refuges climatériques, comprend : 1° les précautions de l'arrivée et du départ; 2° celles du séjour. Nous allons les envisager sous ce double rapport.

§ 1. *Précautions à l'arrivée et au départ.*

L'économie ne s'accommode de rien de brusque, de rien de

(1) Schnepp, *La phthisie, maladie ubiquitaire, devenant rare à certaines altitudes, comme aux Eaux-Bonnes.* (*Presse scientifique des Deux Mondes*, Pari , 1865. n° 2, p. 86, et *Archives gén. de méd.*, juin et juillet 1865.)

heurté, et l'abandon de conditions hygiéniques défavorables pour des conditions hygiéniques meilleures, exerce quelquefois, au moins momentanément, une action fâcheuse sur la santé. Ce fait, dont la constatation est aussi ancienne que la médecine, repose sur la puissance des habitudes. Les habitudes climatériques ne sont pas moins tyranniques que les autres et exigent des transitions ménagées. « A cette cause, dit A. Paré (1), si nous voulons changer la manière de vivre accoustumée qui est vicieuse et engendre mal, peu à peu faut (2). » Lors donc qu'on laisse un climat du nord pour une station hibernale du midi de la France, il faut voyager lentement sous peine de vicissitudes thermologiques dangereuses, « *peu à peu faut.* »

Le docteur J. Henry Bennet vient d'appeler tout dernièrement l'attention des médecins qui s'occupent de la phthisie sur cette intéressante question d'hygiène thérapeutique, et il l'a fait avec tout le talent qu'on lui connaît, et, en même temps, avec l'autorité d'un malade qui a étudié, vu et senti par lui-même. Nous ne saurions mieux faire que de lui emprunter ses propres paroles. Leur application est plus saisissante parce qu'il s'agit du passage de Londres à Menton; mais les malades qui viennent du nord de la France peuvent aussi légitimement se la faire.

« Il y a longtemps, dit le médecin de *Royal-Free Hospital*, que la médecine a compris l'utilité du changement de climat pour la guérison des maladies chroniques ou tout au moins pour le soulagement des malades et la prolongation de leur vie. Mais jamais peut-être cette utilité n'avait été aussi hautement reconnue et appréciée, jamais l'étude des différentes localités, dont on peut conseiller le séjour, n'avait été faite avec autant de soin et de succès qu'à notre époque. C'est surtout relativement à celle des affections chroniques qui est la plus commune, la phthisie, qu'ont été entreprises les intéressantes recherches des médecins climatologistes sur cette belle question d'hygiène thérapeutique, recherches qui ont eu pour résultat la connaissance plus approfondie des diverses stations hibernales depuis

(1) A. Paré, *Œuvres complètes*, édit. Malgaigne. Paris, 1840.

(2) Celse avait exprimé la même idée : « Ergo quum quis mutare aliquid volet paulatim debebit assuescere. » (*De re medica*, lib. I, cap. I.)

longtemps fréquentées, et la révélation de quelques-unes restées plus ou moins ignorées auparavant.

« Mais suffit-il de donner à un malade atteint de tuberculisation pulmonaire le conseil d'aller passer l'hiver à Nice, à Cannes ou à Menton? N'est-il pas des précautions à lui commander, soit en y allant, à l'approche de la saison froide, soit pour en revenir au retour de la saison chaude? C'est une question à laquelle une connaissance même élémentaire de l'action des saisons et des climats sur l'économie ne permettrait pas de répondre autrement que d'une manière affirmative. Cependant, il y a lieu de craindre que de telles recommandations ne soient trop négligées, car l'attention des médecins ne semble pas s'être jusqu'ici suffisamment portée sur l'influence nuisible qu'entraîne pour la santé le passage subit d'un climat du nord à un climat du midi, comme il arrive si fréquemment par ce temps de railway. Et pourtant cette influence nuisible est réelle; elle existe même pour les forts et les bien portants, à plus forte raison pour ceux dont la constitution est faible ou atteinte par la maladie. C'est une chose que nous devrions reconnaître et prendre en sérieuse considération quand nous envoyons les malades hors de leur pays, afin de les prémunir contre les dangers auxquels peut donner lieu le changement de climat effectué dans de telles conditions.

« Ces dangers, les circonstances m'ont mis à même de m'en rendre compte autrement que d'une manière théorique, et je puis, en même temps que je les signale d'après les données de mon expérience personnelle, faire part à mes confrères des moyens qui me paraissent les plus convenables pour en éviter les fâcheux effets.

« Dans ces dernières années, quatre fois j'ai quitté l'Angleterre en octobre, arrivant en huit ou dix jours dans le sud de l'Europe, à Menton, et quatre fois reparti de Menton en mai, je suis rentré peu de temps après en Angleterre. A Menton, dès mon arrivée, je suis appelé à donner mes soins à quelques-uns de mes compatriotes, comme moi émigrés pour l'hiver, et revenu à Londres, je revois beaucoup d'entre eux à leur retour ou à leur passage dans cette ville, ou bien j'en apprends des nouvelles si, comme cela arrive fréquemment, ils passent alors sous une autre direction. Les maladies de l'automne et du printemps, dont ils sont souvent atteints, ne me frappaient pas d'abord comme présentant quelque chose de particulier; mais, peu à peu, à mesure que mon expérience s'est accrue, j'ai reconnu premièrement, que ces accidents se reproduisaient chaque année avec une régularité stéréotypée, et secondement que, dans une large mesure, ils doivent être rapportés au changement subit de climat que rend possible la rapidité de communication des voies ferrées, rapidité dont on est porté à profiter par le désir bien naturel de terminer son voyage aussi promptement que possible.

« Le trait le plus marqué de notre climat (1), par lequel il se distingue de celui du continent de l'Europe, et spécialement de celui du bassin méditerranéen, est la grande quantité de vapeur que contient notre atmosphère. Suivant l'amiral Smyth, l'atmosphère de l'Angleterre en contient habituellement deux fois plus que la région méditerranéenne. Ces données sont confirmées par une série d'observations que j'ai faites l'année dernière à Menton, à l'aide du psychromètre : j'ai trouvé que la différence entre les deux thermomètres, dont se compose cet instrument, était presque toujours très-grande d'un bout à l'autre de l'hiver, variant généralement de 5° à 10° Fahren. Nous avons encore la preuve de ce fait dans notre pâle ciel nuageux et dans la chaleur tempérée de notre été. La vapeur s'interpose comme un écran entre la terre et le soleil dont elle absorbe la chaleur, et de là, en partie, la douceur de nos étés. L'absence de cette vapeur d'eau ou la diminution plus rapide de sa quantité dans l'atmosphère de la région méditerranéenne donne à l'air une sécheresse, une transparence, une élasticité vraiment particulières. Ces conditions de l'air permettent à la lumière et à la chaleur du soleil d'arriver plus aisément jusqu'à la terre, et rendent compte de l'azur transparent et profond du ciel, ainsi que de la chaleur intense des rayons solaires, même au cœur de l'hiver. Comme corollaire nécessaire, les nuits sont claires, brillamment illuminées par les étoiles et la lune, et froides comparativement aux jours.

« Le professeur Tyndall a fait voir plus clairement qu'aucun de ses prédécesseurs combien est grand le pouvoir absorbant de la vapeur d'eau à l'égard de la chaleur et l'influence qui en résulte sur le climat. Le pouvoir absorbant de l'air humide

(1) L'Angleterre.

varie avec sa densité. Il s'élève jusqu'à 98 quand le baromètre est à 30 pouces, et seulement à 16 lorsque la pression barométrique n'est que de 5 pouces. Ainsi, plus la vapeur d'eau est rapprochée de la surface terrestre où la pression barométrique a le plus d'intensité, plus est grand son pouvoir absorbant, et plus est grande la protection qu'elle oppose à l'effet brûlant des rayons du soleil pendant le jour, ou à l'extrême rayonnement de la chaleur pendant la nuit. Le professeur Tyndall montre, d'une manière pratique, quelle est l'importance de ces faits en énonçant cette proposition qui en découle, à savoir que si la vapeur d'eau était enlevée, pendant la durée d'une seule nuit d'été, de l'atmosphère de l'Angleterre, il s'ensuivrait la destruction de toute plante susceptible d'être tuée par la gelée, et, d'un autre côté, le jour serait aussi brûlant que la nuit serait froide (1).

« Ces faits nous donnent la clef du climat méditerranéen, de la chaleur de son soleil pendant les journées d'hiver et de la froideur de ses nuits. La faible quantité de vapeur d'eau dans l'atmosphère, d'une part, laisse les rayons solaires arriver jusqu'à la terre pendant le jour, et, d'autre part, pendant la nuit, permet au calorique de rayonner avec rapidité de la terre vers l'espace.

« En octobre, les malades quittent l'atmosphère humide de l'Angleterre lorsque le temps est déjà froid et que les soirées et les matinées sont brumeuses ; souvent on prend le train express directement de Paris à Marseille, et en seize ou vingt heures on est arrivé dans cette région méditerranéenne sèche et chaude. On y trouve encore l'été : le soleil a de la force, la température est élevée ordinairement au-dessus de 70° F. (un peu plus de 21° c.). Le foie et la peau qui déjà, en Angleterre, n'éprouvaient plus la stimulation de la chaleur tempérée de notre été, sont rappelés à l'activité d'une manière violente et soudaine. Il en résulte de la diarrhée, des embarras bilieux plus ou moins graves, une irritation de la peau, de l'urticaire, des furoncles, etc. La diarrhée est tellement commune que peu de septentrionaux y échappent, et elle est universellement, mais à tort, suivant moi, attribuée au changement de nourriture, au vin et autres influences semblables.

(1) Tyndall, *La chaleur considérée comme un mode de mouvement*, traduct. Moigno. Paris, 1864, p. 384.

« Ces affections revêtent une gravité plus considérable chez les personnes qui hâtent leur départ d'Angleterre, qui se pressent rapidement vers leur destination et arrivent dans le midi en septembre ou dans les premiers temps d'octobre. Dans mon opinion, pour les personnes du nord, valétudinaires, malades ou même en bonne santé, c'est bien assez tôt de n'arriver dans le midi que vers la fin de la dernière semaine d'octobre. Le temps frais de l'automne n'y commence que vers le milieu de novembre ; et un mois ou six semaines de la température chaude accablante du midi, à quoi se joint la pénible incommodité à laquelle donne lieu la présence de nombreux moustiques, est, en général, nuisible à la santé des gens du nord. Les cas les plus sérieux de dérangements bilieux que j'ai à soigner chaque année rentrent dans cette catégorie.

« A la fin d'avril ou dans les premiers jours de mai, la Rivière, derrière l'abri naturel de montagnes qui la protége, commence à être chaude à un point désagréable. De plus, il y a déjà si longtemps qu'on jouit d'un beau temps d'été, qu'il devient difficile de croire que l'hiver règne encore dans le nord. Les malades sont las aussi d'être absents de chez eux depuis six mois et leur cœur aspire au retour. Une fois commencé, le voyage qui les ramène vers la patrie est, en général, poursuivi avec rapidité et beaucoup arrivent à Paris ou en Angleterre dès les premiers jours de mai, beaucoup trop tôt pour leur bien. Dans le nord de l'Europe, si le vent souffle du sud en avril et mai, l'air est doux et balsamique et la végétation fait des progrès rapides, mais, jusqu'à ce que les terres montagneuses de la Suède et de la Norvége soient délivrées, au moins en partie, de leur couronne de neige, ce qui n'a pas lieu avant le mois de juin, un vent du nord-est apporte du temps froid et des gelées nocturnes. C'est cette atmosphère froide et, en outre, plus ou moins chargée d'humidité, que trouvent ordinairement les malades à leur retour dans leur pays. Les fonctions de la peau et du foie qui étaient déjà en pleine activité sont subitement enrayées, si le voyage a été rapide ; il en résulte pour les poumons et les reins un surcroît immédiat et considérable d'action, d'où très-souvent de violentes attaques de grippe, de coryza, de bronchite, d'hémoptysie.

« J'ai signalé le mal, je dois maintenant faire connaître le remède. Il consiste à ne pas tenir compte des facilités offertes par les voies rapides et à effectuer les voyages, soit du midi, soit du nord, de manière à n'affronter les changements considérables qu'ils doivent amener qu'après s'y être d'avance acclimaté.

« Les personnes sérieusement malades qui veulent hiverner dans le midi de l'Europe se trouvent mieux de quitter l'Angleterre dans la dernière semaine de septembre ou au commencement d'octobre, mais, comme nous l'avons vu, le pays où elles doivent prendre leur résidence d'hiver ne peut guère leur convenir avant la fin de ce dernier mois. Il faut donc dépenser sur la route les deux, trois ou quatre semaines intermédiaires. Le voyage vers le sud, fait sans hâte et à loisir, permet à l'économie de s'accoutumer graduellement au changement de climat. Une station favorite pour moi est Fontainebleau, ville dont le climat continental est plus sec que celui de l'Angleterre; on y trouve tout le confort désirable, et la proximité de sa belle forêt donne toutes les facilités pour des promenades intéressantes et un exercice salutaire et sans fatigue. On peut y séjourner huit ou dix jours très-agréablement et à la fois d'une manière avantageuse pour la santé, beaucoup mieux qu'à Paris.

« Plus au sud, Valence, Aix, Nîmes, Arles, etc., offriront à leur tour des stations intermédiaires convenables avant d'arriver au but du voyage. Mais il est une localité que je recommanderai d'une manière plus spéciale à mes compatriotes, je veux parler de Gréoulx, célèbre par sa source sulfureuse, l'une des plus anciennement connues et des plus efficaces du midi de la France. Gréoulx n'est, à proprement parler, qu'un village à cinq lieues d'Aix en Provence, en dehors des routes fréquentées et loin des chemins de fer, mais qui, néanmoins, offre toutes les ressources désirables. Je l'ai visité en mai dernier et j'ai été très-satisfait des qualités du climat, du pays qui est charmant, et de la tranquillité dont on y jouit. Je n'ai eu qu'à me louer d'en avoir conseillé le séjour à une petite colonie de mes amis et de mes malades de Menton, que j'y ai envoyés le printemps dernier, et je ne crois pas qu'on puisse trouver un lieu plus agréable pour y passer une quinzaine en se rendant dans le midi pour l'hiver.

« La même voie pourrait être suivie par les malades à leur retour dans le Nord. Le départ de Menton, de Nice ou de Cannes, ou bien de l'Italie ou de l'Espagne peut avoir lieu à la fin d'avril ou dans les premiers jours de mai; et l'on peut faire à loisir son voyage vers le Nord de manière à arriver en Angleterre à la fin de mai ou dans les premiers jours de juin. Gréoulx est ouvert le premier mai et est déjà à cette époque délicieux. Quinze jours à Gréoulx, huit à Fontainebleau, puis l'on gagne l'Angleterre à petites journées, ce qui neutralise les dangers attachés à ces voyages qui, pour la rapidité, pourraient se comparer à la course du boulet (1). »

Nous avons tenu à reproduire ce travail, parce qu'il montre bien le point de vue médical sous lequel ces questions doivent désormais être posées. Il consacre d'ailleurs un fait clinique non pas méconnu mais oublié, celui des dangers que fait courir aux phthisiques un changement brusque de localité et de climat. « On supporte bien, a dit Hippocrate, les aliments et les boissons auxquels on est accoutumé, même quand la qualité n'en est pas bonne naturellement, et l'on supporte mal les aliments et les boissons auxquels on n'est pas habitué, même quand la qualité n'en est pas mauvaise (2). » Il en est de même de l'aliment *air*; quand on passe d'un climat médiocre ou mauvais sous un climat meilleur, on ne recueille les profits du changement que s'il y a dans la transition une lenteur suffisante pour que les liens des habitudes anciennes puissent se rompre et que ceux des habitudes climatériques nouvelles puissent se nouer peu à peu. Nous nous sommes montré trop convaincu de l'importance de l'égalité de la température dans la phthisie, pour ne pas insister fortement sur les périls inhérents à ces vicissitudes climatériques brusques.

Si les chemins de fer y disposent d'une façon particulière, nous ne saurions omettre de signaler les inconvénients de même nature qui sont inhérents aux traversées maritimes très-rapides. Les vicissitudes thermologiques brusques qu'elles entraînent sont des inconvénients de tous les jours, maintenant que la navigation à vapeur transporte les voyageurs si rapidement sous des latitudes éloignées de celles où elle les a pris. Certai-

(1) J. Henri Bennet, *Lettre au docteur Debout sur l'influence défavorable du changement subit de climat.* (*Bulletin gén. de thérap.*, t. LXV, 1863, p. 241.)

(2) Hippocrate, *Œuvres complètes*, traduc. Littré. *Régime dans les malad. aiguës*, t. II, p. 299. — Voyez aussi Sur le respect dû aux habitudes, Galien, *Œuvres anat., physiolog. et médic.*, trad. Daremberg, Paris, 1854. p. 92 à 111. et Alibert, *Du pouvoir de l'habitude dans l'état de santé et de maladie.* (*Mém. de la Société méd. d'émulation*, 1798, t. I, p. 396.)

nement l'organisme sain a une merveilleuse force d'adaptation aux changements de température ; c'est le cas de dire avec Hippocrate : « *Omne sanum sanis*, » mais les malades, surtout les phthisiques, n'ont pas les mêmes ressources sous ce rapport, il faut qu'ils aient le temps d'organiser la défense. Disons-le en passant, puisque nous en sommes sur ce sujet, le passage brusque des climats froids aux climats très-chauds, ceux des tropiques, par exemple, n'est pas moins préjudiciable aux tuberculeux que la transition climatérique inverse, quoiqu'on pense généralement le contraire. Nous avons eu mainte fois l'occasion de le constater et c'est là, comme nous l'avons dit, une des raisons qui nous font penser avec J. Rochard et avec l'immense majorité des médecins de la marine française, que le séjour des pays intertropicaux est funeste aux phthisiques.

Il est bien entendu que quand les différences climatériques du point de départ et du point d'arrivée sont moins tranchées, quand les distances sont moins longues, on peut se dispenser en partie de la rigueur de ces précautions ; mais elles ne doivent cependant jamais être omises d'une manière complète. Leur nécessité est indiquée au malade, non-seulement par la différence des latitudes, mais aussi par les écarts thermométriques actuels (et au courant desquels il peut être tenu) entre la température de sa résidence habituelle et celle de la station hibernale vers laquelle il se dirige.

§ 2. *Précautions pendant le séjour.*

Les conditions propres à assurer aux phthisiques les avantages de la station climatérique qu'ils ont choisie varient suivant qu'il s'agit : 1° d'une station hibernale ; 2° d'une station estivale ; 3° d'une station fixe ou d'une résidence.

1° *Station hibernale.* Le but de l'émigration vers une station de ce genre est d'éviter le froid, il faut donc se prémunir de son mieux contre cet ennemi ; d'un autre côté, nous avons vu que la condition essentielle pour que cette station hibernale soit profitable, c'est qu'elle permette aux phthisiques la plus grande somme possible d'exercice régulier en plein air. Ne pas avoir froid et utiliser toutes les occasions favorables pour la promenade, tel est donc le double but que doivent se proposer les malades et ils l'atteindront, dans quelque station hibernale que ce soit, s'ils savent *se servir* du climat, c'est-à-dire s'ils neutralisent à force de prudence et de soins ce qu'il a de défectueux.

Le choix de la maison que l'on habite, de son emplacement, de l'exposition de la chambre à coucher et des autres pièces, la précaution de ne sortir qu'à certaines heures du jour sont les moyens de se procurer autant que possible une température constante et agréable.

Il est certains quartiers dans une ville qui sont plus froids les uns que les autres, sans que leur exposition rende compte de ce fait. Si, toutes choses égales d'ailleurs, l'altitude plus élevée est une condition de froid, cela n'est vrai que pour des différences très-notables de hauteur. Quand ces différences sont peu considérables, il arrive, au contraire, que les lieux déprimés sont les plus froids. C'est ainsi qu'à Montpellier, par exemple, on constate un écart de 3° c. entre la température de la Faculté des sciences et celle du Jardin botanique. Cet endroit est plus froid, bien qu'il soit dans un fond. Le professeur Ch. Martins, qui m'a signalé cette particularité, l'explique par le mouvement des couches d'air les plus froides, par conséquent les plus dences, qui coulent, à la manière des liquides, vers les dépressions et y stagnent. Le même fait se constate quelquefois quand on compare la température d'un point peu élevé d'une colline à celui du fond de la vallée. Il faut donc s'enquérir avec soin de cet élément de thermologie locale (1).

L'existence ou l'absence d'abris naturels contre certains vents froids est aussi une considération qui a son importance, et qui en acquiert d'autant plus, que ces vents figurent pour un plus grand nombre de jours dans la constitution anémologique de la station. C'est ainsi que dans toutes les stations hibernales de la bande méditerranéenne, jusques et y compris Nice, il faut se garantir du mistral qui non-seulement est froid par lui-même, mais qui amène brusquement dans la température un abaissement de 4° à 5°. La ville d'Hyères, quoique exposée au midi, n'est qu'incomplétement abritée contre le nord-ouest qui y souffle environ quatre-vingts fois par an; la zone du bord de la

(1) Voyez Ch. Martins, *Sur l'accroissement noct. de la temp. avec la hauteur.* (*Mém. de l'Acad. de Montp.*, 1861.) Il faut aussi tenir compte du calme relatif de l'atmosphère dans les dépressions; c'est une cause de rayonnement, et par suite de refroidissement plus facile.

mer, au contraire, en particulier le vallon de Costebelle, est soustraite à l'influence du vent de nord-ouest, mais reçoit celle du vent d'est et des brises de mer. A Nice, il faut moins se prémunir contre le mistral qui ne souffle guère que trois jours par an, que contre le vent du nord qui est froid et le vent d'est qui règne avec violence environ 44 jours par an et amène avec lui des nuages et de la pluie. La promenade des Anglais, le quartier de la Croix de Marbre, le quartier Saint-Philippe, le quartier Saint-Pierre d'Arena, etc., jouissent, sous le rapport de l'action des vents nuisibles, d'une immunité qui les fait rechercher par les étrangers.

En ce qui concerne l'exposition, le midi doit naturellement être choisi pour les stations hibernales, mais non pas le midi direct, à moins que l'appartement ne se compose de pièces placées sur une même ligne et recevant du soleil une même température. Si, au contraire, les malades habitent un appartement double, c'est-à-dire dont la moitié des pièces regarde le midi et l'autre moitié le nord, et s'ils passent sans précaution des unes aux autres, ils ressentiront une impression de froid extrêmement pénible ; dans ce cas, une orientation intermédiaire, celle de l'est à l'ouest, par exemple, sera préférable en ce sens qu'elle assurera à toutes les chambres de l'appartement le bénéfice d'une insolation successive. Toutes choses égales d'ailleurs, et même en l'absence de soleil, l'exposition influe d'une manière remarquable sur la température des habitations. Nous connaissons telles chambres d'un hôtel de Montpellier qui est le rendez-vous des étrangers l'hiver, où la température est assez élevée pour que le feu y devienne en quelque sorte superflu. Le professeur Longet qui, pendant l'hiver de 1865, a occupé une de ces chambres, ne pouvait assez s'extasier sur la température tiède qu'il y trouvait. Ce sont de ces particularités toutes locales qu'il faut connaître et qui font que la direction d'un médecin ou du moins d'une personne résidant habituellement dans la station hibernale où l'on va séjourner est fort utile pour le choix d'une habitation.

Une précaution d'une importance capitale et sur laquelle on ne saurait trop insister, c'est de ne jamais faire de promenades hasardeuses, c'est-à-dire sans avoir au préalable consulté l'état du ciel, la direction et la force du vent, l'élévation de la colonne thermométrique. En général, même dans les stations hibernales les plus favorisées, Cannes et Menton par exemple, les malades ne doivent jamais sortir avant onze heures et doivent rentrer avant quatre heures le soir ; encore faut-il que le temps soit irréprochable ; au cas contraire, la limite de midi à trois heures ne doit pas être dépassée. Les relevés thermométriques de ces stations nous montrent, en effet, comme nous l'avons dit : 1° que c'est de midi à trois heures que l'intensité calorifique atteint son maximum ; 2° que les variations d'une heure à l'autre sont moins marquées à cette période de la journée qu'à toute autre. Ainsi la moyenne générale de la température de janvier étant +6°,5 pour Pau, la moyenne de neuf heures du matin est +2°,80 ; celle de midi, 7°,95 ; celle de trois heures, 8°,70. Passé cette limite, la température baisse. C'est ainsi qu'à Cannes la température moyenne de deux heures (février 1864) étant de 11°, celle de cinq heures n'est plus que de 9°,5 ; c'est-à-dire qu'il y a déjà 1°,7 de différence. Pour Hyères, cette différence s'élève, à six heures, à 2°,7, et à Menton, au soleil couchant, elle est de 2°,9. Ces écarts de température peuvent être considérés comme peu considérables, quoique cependant ils constituent un abaissement d'un cinquième, mais comme les stations hibernales du littoral méditerranéen présentent habituellement un accroissement de la brise quand le soleil décline, la sensation frigorifique s'en accroît d'autant.

Les promenades du soir et du matin doivent être formellement interdites ; à ces périodes de la journée, il existe, en effet, du brouillard ou du vent ; de plus, le matin, à neuf heures par exemple, on constate pour les quatre stations de Pau, Cannes, Nice et Menton une différence de +5° entre la température du matin et celle de midi, c'est-à-dire qu'elles varient de plus de moitié.

Les promenades doivent se faire à pas modéré, et si la brise est assez forte, il convient d'éviter la transition des lieux éclairés par le soleil à l'ombre et des endroits abrités à ceux qui ne le sont pas.

Il faut aussi choisir autant que possible un terrain plat ou à pente très-douce ; l'excitabilité du cœur chez les phthisiques, l'état habituellement emphysémateux de leurs poumons et, enfin, leur disposition à l'hémoptysie expliquent la nécessité de cette précaution. Menton, qui est une station hibernale si privilégiée, à d'autres points de vue, offre, sous ce rapport, un désavantage réel en ce que la bande étroite étendue entre la mer et les collines qui forment à la ville un abri naturel, est à peu près la seule promenade qui soit possible. Or, une promenade véritablement hygiénique se compose de deux éléments : l'exercice musculaire, la distraction; elle est incomplète dès qu'un des deux lui manque. Il est vrai que l'exercice du cheval employé avec modération permet aux malades d'étendre sans fatigue le domaine de leurs excursions.

Il serait inutile d'insister sur la nécessité de s'abstenir complétement de toute réunion, de tout plaisir exigeant des sorties du soir ou du matin ou imposant une dose d'activité qui excède les forces. Les malades peuvent dire avec la Rochefoucauld : « C'est une ennuyeuse maladie que de conserver sa santé par un trop grand régime (1); » mais il faut bien qu'ils s'y résignent sous peine de perdre les profits d'un voyage dispendieux et fatigant.

2° *Stations estivales*. Le froid était l'ennemi contre lequel les phthisiques avaient à se défendre tout à l'heure, il s'agit maintenant pour eux de résister à l'action d'une chaleur trop vive qui leur enlève l'appétit, les séquestre chez eux et accroît leur disposition aux sueurs exagérées. Nous avons vu que l'émigration vers des latitudes plus élevées, l'exposition septentrionale de la maison ou le choix d'une résidence de montagnes peuvent leur procurer les avantages d'une température plus douce; mais les précautions pour tirer profit de cette émigration sont aussi indispensables que celles que nous avons signalées tout à l'heure pour les stations d'hiver. L'altitude élevée apporte avec elle des conditions d'inégalité de température, d'atmosphère vive et stimulante, de brises fraîches qui font de ce changement de résidence un moyen perturbateur dont l'action doit être surveillée. Généralement le séjour à la campagne, dans une maison ou dans un pavillon tournés vers le nord, ou la résidence sur le littoral dans une position bien choisie permettent de mitiger la température de l'été sans apporter, dans l'ensemble des conditions climatériques, une perturbation aussi violente que celle produite par le passage de la plaine aux altitudes.

(1) La Rochefoucauld, *Réflexions. Sentences et Maximes morales*. Paris. MDCCCXXIV, supplément, p. 161.

3° *Stations fixes ou résidences.* Il est des malades qui, pour des raisons de position ou de fortune, sont conduits à se chercher un refuge climatérique leur offrant pour toute l'année des conditions meilleures que celles qu'ils trouvaient dans leur pays. On comprend que ces stations fixes ne peuvent se rencontrer dans les refuges du midi dont la constitution climatérique annuelle offre quelque chose d'excessif, non plus que dans des localités du nord de la France et pour la même raison. Certaines provinces centrales de la France, l'Anjou, la Touraine, offrent sous ce rapport, nous l'avons dit, un assez grand nombre de stations favorables. L'hiver y est sans doute assez rigoureux, mais les saisons y sont bien tranchées, et l'été, l'automne et le printemps offrent, quand on sait en profiter, une somme considérable de jours permettant aux phthisiques de sortir de chez eux et de profiter du soleil. Il n'est pas besoin de dire que chacune des saisons qu'ils traversent n'ayant ni les avantages décisifs des stations hibernales, ni ceux des stations estivales, ils doivent redoubler de précautions pour utiliser la résidence dont ils ont fait choix. Le voisinage de montagnes ou de collines d'une certaine hauteur est une condition favorable, en ce qu'elle permet de mitiger l'influence nuisible des fortes chaleurs de l'été.

Nous venons, je crois, d'envisager, au point de vue le plus médical, c'est-à-dire le plus pratique, cette question si complexe, si obscure et si importante en même temps, de l'influence des refuges climatériques. Nous résumerons notre pensée sur ce point dans les conclusions suivantes :

1° Il importe de ne pas employer le changement de climat d'une manière banale dans le traitement de la phthisie ; c'est un modificateur énergique ; puissant pour améliorer l'état des malades, il ne l'est pas moins pour l'aggraver suivant qu'il est employé avec opportunité ou à contre temps ;

2° Quand la phthisie est très-avancée et que les malades sortent à peine, ils ne retireraient aucun avantage du déplacement qui leur serait, au contraire, préjudiciable comme source de fatigues et comme rupture de toutes leurs habitudes. Le désir qu'ils expriment à ce sujet est une indication, mais encore convient-il de ne pas y céder du premier coup (1) ;

(1) Nous constatons tous les jours cet abus du déplacement dans les maladies,

3° Les refuges climatériques agissent de deux manières, en faisant éviter aux malades les vicissitudes brusques des températures saisonnières et en leur permettant d'entretenir leur appétit par un exercice régulier ; mais ils ne réalisent ce double résultat qu'à la condition d'une hygiène très-stricte et très-assidue ;

4° Le meilleur refuge est celui qui offre le plus d'égalité de température et le plus grand nombre annuel de *jours à promenades;* c'est-à-dire de jours où ni le froid, ni la chaleur, ni le vent, ni les brouillards, ni les orages, ni les pluies, n'empêchent de sortir à pied ;

5° Même dans ces conditions favorables, il faut s'abstenir (pour les stations hibernales) des sorties du matin et du soir. La période de onze heures à quatre heures est la seule favorable pour faire de l'exercice ;

6° Le profit que l'on retire d'une station hibernale dépend *un peu* de ses qualités climatériques, et *beaucoup* de la façon intelligente dont on les utilise;

7° Les refuges climatériques ne guérissent pas la phthisie, mais ils retardent sa marche, entretiennent les forces des malades et les font durer. Ils constituent donc un élément très-important de la thérapeutique de cette affection ;

8° Les voyages d'allée et de retour doivent s'opérer avec lenteur et ménagements, sous peine non-seulement de neutraliser les avantages du changement de climat, mais même de le rendre dangereux.

DEUXIÈME SECTION

Atmosphères artificielles.

Les atmosphères *naturelles* ou *libres* jouent, nous venons de le voir, un rôle considérable dans l'hygiène de la phthisie, sur-

abus pour lequel le satirique Gui Patin avait créé le mot de *pérégrinomanie*. Prescrire un voyage à un malade est habituellement chose plus sérieuse que de lui prescrire de l'arsenic ou de la strychnine, et on n'y songe pas assez. Les phthisiques sont, entre tous, ceux que l'on déplace le plus aisément et de la façon la plus banale, et le nombre de ceux qui vont s'éteindre loin de leur pays s'accroît tous les jours. La thérapeutique doit réagir contre cette tendance. A une période avancée de l'affection, le malade a surtout besoin de cette vie régulière et calme, de ces mille petits soins qu'il ne trouvera que dans sa maison, et la meilleure station pour lui est celle qui a pour horizon la famille et les habitudes.

tout de la phthisie stationnaire ; mais des empêchements trop fréquents nés de conditions défavorables de fortune, de position, quelquefois aussi de santé, rendent le déplacement impossible et on est obligé d'y suppléer par la création d'*atmosphères artificielles* de diverses natures dans lesquelles on fait séjourner les malades. Les atmosphères libres sont surtout des *modificateurs hygiéniques*, les atmosphères artificielles sont surtout des *modificateurs médicamenteux* qui peuvent avoir leur utilité dans les différentes périodes de la phthisie pulmonaire, et si nous les plaçons ici, c'est parce que tout autre classement eût rompu les affinités naturelles qui rattachent l'histoire de ces atmosphères circonscrites à celles des climats. Nous aurons soin d'indiquer, du reste, à propos de chacune d'elles, leur adaptation spéciale à chacune des trois périodes d'imminence, d'évolution ou de repos que nous avons distinguées dans l'histoire thérapeutique de la phthisie pulmonaire.

Les atmosphères artificielles peuvent être ainsi divisées : 1° atmosphères modifiées au point de vue de la composition chimique ; 2° au point de vue de l'hygrométrie ; 3° au point de vue thermologique ; 4° atmosphères ozonisées ; 5° atmosphères balsamiques ; 6° atmosphères animalisées.

CHAPITRE PREMIER

ATMOSPHÈRES MODIFIÉES CHIMIQUEMENT.

Dans ces atmosphères artificielles, un volume d'air déterminé est modifié dans sa composition par un changement dans les proportions de ses éléments constitutifs normaux ou par l'adjonction de principes gazeux ou volatils qui ne lui appartiennent pas. Ces atmosphères constituent une bonne partie de l'atmiatrique, et si les travaux de Beddoes (1), Girtanner, Fourcroy (2), etc., ont exagéré leurs vertus, si on les a considérées, bien à tort, comme des moyens *curatifs* de la phthisie, il est impossible d'admettre que la masse imposante de témoignages produits en faveur de ces moyens doive être considérée comme non avenue. Il s'agit ici, comme dans la plupart des questions

(1) Beddoes, *Considerations on the medical use of factitious airs*. Bristol. 1794-95.

(2) Fourcroy, *La médecine éclairée par les sciences physiques*. Paris, 1791.

de thérapeutique, bien moins de *nier* que de *discerner*, c'est-à-dire de séparer la vérité de la gangue d'erreurs dans laquelle elle est contenue. Tout moyen considéré comme un spécifique de la phthisie a dû cette réputation à un certain degré d'utilité contre l'un des éléments de cette synthèse morbide, et il faut mettre en relief cette utilité et son degré. C'est ce que nous allons essayer de faire ici.

§ 1. *Acide carbonique.*

La découverte des principaux gaz suscita une véritable fièvre d'expérimentation thérapeutique, et on s'empressa de les essayer dans les maladies rebelles aux moyens connus jusque-là. L'acide carbonique a été surtout l'objet d'expériences très-nombreuses et, comme cela était inévitable, il a été vanté bien au delà de sa valeur dans le traitement de la phthisie. A ces essais se rattachent les noms de Home (1), Percival (2), Ingenhouz (3), Baumes (4), Maret (5), mais surtout de Beddoes. L'*hydrocarbonate*, comme on appelait alors le gaz acide carbonique, fut essayé par lui et il obtint 7 cas de guérison de la phthisie, 5 cas de soulagement, un seul insuccès. « On l'a, dit-il, presque constamment vu diminuer la toux et l'expectoration, procurer le sommeil, ralentir le pouls et abattre l'ardeur de la fièvre. Pour l'ordinaire, le soulagement a été bien marqué dès la première inspiration. Dans d'autres cas, ce n'a été que plus graduellement et à la longue qu'il a fait du bien. » Quand on lit les observations de Beddoes, on acquiert la certitude que l'inspiration d'un air chargé d'acide carbonique constitue une médication pénible et susceptible même de produire quelques accidents tels que des vertiges, du refroidissement des extrémités, de la petitesse et de la fréquence du pouls, un état demi-syncopal. Ils se sont manifestés dans une atmosphère contenant trois quarts d'air et un quart en volume d'acide carbonique. De l'air

(1) Home, *Clinical experiments*. London, 1782, sect. 6.

(2) Percival, *Observations on the medicinal use of fixed air* in Priestley, *Experiments and observations on differents kinds of air*. London, 1774. Appendix, p. 300.

(3) Ingenhouz, *Sur l'mploi du gaz carbonique contre les plaies, ulcères. Miscellanea physico-medica*, 1794-1795, p. 8.)

(4) Baumes, *Traité de la phthisie pulmonaire*. Paris, 1805, t. II, p. 245.

(5) Maret (de Dijon), *Mémoires de la Société royale de médecine*, 1776, p. 527.

renfermant un sixième d'acide carbonique a même déterminé une syncope; il importe donc d'y aller avec une certaine modération et de ne pas oublier que l'acide carbonique est un gaz délétère par lui-même, à action stupéfiante énergique et qu'il n'agit pas seulement d'une manière négative en tenant la place d'une certaine quantité d'oxygène (1). Hufeland a rapporté le fait, peu démonstratif il est vrai, d'un phthisique qui, se soumettant tous les jours à l'inspiration de gaz acide carbonique qu'il dégageait en versant de l'acide vitriolique sur de la craie placée dans une assiette sur sa table, éprouva une amélioration notable, mais de peu de durée. Ingenhouz dit avoir vu un jeune homme de vingt-deux ans, phthisique depuis dix-huit mois, et ayant déjà perdu deux de ses sœurs de la même affection, qui, s'exposant aux vapeurs carboniques et bitumineuses dégagées d'un four à chaux, recouvra la guérison *au bout de trois semaines.* Il attribue, en partie, ce résultat au gaz méphitique. Hufeland rapporte aussi au même gaz les avantages qu'ont retirés certains phthisiques de l'habitude de humer la terre fraîchement remuée par la charrue; mais quelle valeur ont des opinions de cette nature que nous aurions passées sous silence, si le vulgaire n'en conservait pieusement la tradition?

Au commencement de ce siècle, l'utilité de l'inspiration de l'acide carbonique dans la phthisie était généralement reconnue, et Watt avait imaginé pour cette pratique un appareil spécial (2). Mais cette vogue devait avoir peu de durée. En 1850, toutefois, un médecin de Saint-Alban, le docteur Gouin (3) eut la pensée d'employer de nouveau les aspirations de gaz carbonique dans le traitement de la phthisie, et il adressa sur cette méthode à l'Académie de médecine une note sur laquelle Grisolle fit un rapport peu favorable (4). Il employait le gaz contenu dans les eaux minérales de Saint-Alban, et lui attribuait

(1) Beddoes. *Bibliothèque britannique, Sciences et arts.* Genève, 1797, t. VI, p. 237.

(2) Watt, *Edinburgh practice of physic, surgery, and midwifery,* vol. II, *Appendix. On the use of factitious airs in medicine,* p. 627.

(3) Gouin, *Eaux minérales de Saint-Alban,* 1834.

(4) Grisolle, *Bulletin de l'Acad. de méd.,* 15 octobre 1850, t. VI, p. 56. On paraît avoir renoncé actuellement, à Saint-Alban, au traitement de la phthisie par les inhalations d'acide carbonique, mais on les emploie encore dans le traitement des laryngites et pharyngites chroniques. Des salles alimentées par le gaz acide carbonique des sources sont disposées à cet effet.

non pas seulement une efficacité réelle comme moyen palliatif, mais le croyait susceptible d'arrêter la marche de la phthisie et de solliciter par une excitation spéciale la résorption de la matière tuberculeuse.

Ce sont là de véritables exagérations, mais faut-il rayer d'un trait de plume, comme apocryphe ou mal observé, ce que bon nombre de praticiens distingués ont dit de l'emploi des inhalations carboniques dans la phthisie? Non, sans doute; il convient seulement d'interpréter leurs assertions. Or l'acide carbonique, employé par la voie respiratoire, peut calmer certains symptômes, la toux par exemple, et faire croire à une action curative radicale alors qu'il ne s'agit que de l'atténuation d'un symptôme pénible. C'est l'erreur qui se retrouve invariablement à chaque essai d'un médicament nouveau contre cette cruelle affection.

Quand on étudie attentivement les effets qu'exerce l'acide carbonique sur l'économie, on constate leur extrême ressemblance avec ceux produits par les stupéfiants auxquels j'ai donné le nom de diffusibles (1) : éthers, chloroforme, alcools, huiles essentielles. Comme ces agents, le gaz acide carbonique détermine une exhilaration primitive que la sensualité recherche dans les vins mousseux, et dont la *pointe de champagne* résume le tableau; il émousse de plus la sensibilité, et à tel point que j'ai pu, en 1854, dans mon cours de l'École de Brest, insensibiliser des animaux en leur faisant inhaler de l'acide carbonique, lequel a été employé depuis comme agent d'anesthésie locale (2); enfin une analyse des symptômes offerts par l'empoisonnement que produit ce gaz révèle encore plus complétement son analogie avec les stupéfiants volatils, notamment le chloroforme. On comprend dès lors, nous le répétons, que les phthisiques, qui inhalent ce gaz, puissent voir, sous son influence, leur toux se modifier par une anesthésie momentanée et incomplète de la muqueuse bronchique et des muscles qui la doublent. La toux spasmodique des phthisiques s'accommoderait sans doute de ce moyen atmiatrique, si nous n'avions pas

(1) Fonssagrives, *Caractérisation du groupe des stupéfiants diffusibles et nécessité d'y faire entrer toutes les substances dites antispasmodiques.* (*Archives gén. de méd.*, avril et mai 1857.)

(2) Follin, *Mémoire sur l'anesthésie locale par l'acide carbonique.* (*Gaz. méd. de Paris*, 1856, et *Arch. gén. de méd.*, nov. 1856.)

pour combattre ce symptôme une foule de médicaments d'une utilité éprouvée et d'une administration plus commode (1).

Si on voulait essayer de nouveau l'acide carbonique, il faudrait se rappeler qu'une atmosphère au 1/4 a déterminé, sous les yeux de Beddoes, des accidents sinon graves, du moins inquiétants, et commencer par un mélange moins actif.

Quant à l'ingestion de l'acide carbonique sous forme de boissons gazeuses, elle est étrangère à la médication qui nous occupe, mais nous avons dit que c'est un moyen utile en ce qu'il peut contribuer à l'engraissement des malades. Nous avons parlé plus haut des avantages qu'offrent, sous ce rapport, la bière, le koumiss et l'eau de Selters ou de Seltz qui était autrefois prescrite si habituellement aux tuberculeux.

§ 2. *Oxygène.*

Les atmosphères oxygénées employées dans la phthisie par Chaptal, Bergius, Fourcroy, n'ont guère justifié les idées théoriques sur lesquelles on avait basé leur usage; sans admettre avec Fourcroy que l'air vital porte *l'incendie dans les vaisseaux pulmonaires*, on doit reconnaître néanmoins que cette pratique ne répond à aucune indication déterminée, à moins que l'on ne prétende ainsi suppléer à la pénurie d'oxygène que la diminution du champ de l'hématose amène nécessairement; mais il faudrait alors que le malade ne sortît jamais d'une atmosphère de cette nature, et l'impossibilité de réaliser d'une manière permanente cette oxygénation artificielle de l'économie donne à ce procédé quelque chose de vain et de puéril.

§ 3. *Gaz divers, azote, oxyde de carbone, ammoniaque, etc.*

On a mélangé ces gaz à l'atmosphère des phthisiques, moins parce que l'on comptait sur leur action propre, que pour mitiger l'activité de l'oxygène atmosphérique.

L'*azote*, essayé par Beddoes, Girtanner, Fritz, n'a fourni que des résultats insignifiants.

Quant au gaz hydrogène carboné employé par Beddoes, il ne lui a fourni que des résultats équivoques.

(1) On lira avec intérêt sur ce sujet : Herpin (de Metz), *De l'acide carbonique, de ses propriétés physiques, chimiques et physiologiques, de ses applications thérapeutiques*. Paris, 1864.

L'oxyde de carbone employé en inspirations a une action qui se rapproche de celle de l'acide carbonique, et on comprend qu'il puisse modifier favorablement la toux spasmodique des tuberculeux, mais on ne saurait lui demander davantage.

Les vapeurs rutilantes de l'*acide hypoazotique* ont une efficacité incontestable pour diminuer l'oppression alors même qu'elle se rattache à une cause inamovible, comme la phthisie ou une maladie organique du cœur. La combustion du papier nitré est le mode le plus usuel d'inhalation de ce gaz, dont l'action stupéfiante diffusible ou antispasmodique n'est pas douteuse, et il y aurait lieu de chercher un mode plus commode pour administrer et doser ce gaz.

Turck a recommandé, il y a une vingtaine d'années, l'emploi du gaz ammoniac en inhalations dans le traitement de la phthisie pulmonaire. Louis a démontré l'inutilité de ce moyen. Qu'il soit inhabile, comme tous les autres, à guérir la phthisie, nous l'accordons sans peine, mais les succès qui ont été obtenus récemment par Berthold et Commange de l'aspiration des vapeurs provenant des matières ayant servi à l'épuration du gaz de l'éclairage (1), montrent que la toux et l'oppression de nature spasmodique peuvent être combattues avec succès par les inhalations de gaz ammoniac mitigé par une grande masse d'air. Deschamps (d'Avallon) et Adrian ont démontré, en effet, que l'air des salles d'épuration de gaz contenait des proportions notables de gaz ammoniac et de vapeurs de goudron (2), et ils ont proposé de préparer, en faisant réagir de la chaux vive sur du chlorhydrate d'ammoniaque au contact de l'eau et du coaltar, une atmosphère artificielle analogue à celle des salles d'épuration (3).

(1) Commange, *Du traitement de la coqueluche par les substances volatiles provenant des matières ayant servi à l'épuration du gaz.* (*Bulletin de l'Acad. de méd.*, octobre 1864, t. XXX, p. 9.)

(2) Deschamps et Adrian, *Observations sur l'air des salles d'épuration des gaz.* (*Bulletin gén. de thérapeutique*, 1865, t. LXVIII, p. 259.)

(3) Voici la formule qu'ils emploient. On prend :

Chaux vive.	100	grammes.
Chlorhydrate d'ammoniaque.	100	—
Eau...	300	—
Coaltar.	150	—
Sablon.	2,000	—

On fait déliter la chaux, on verse le coaltar sur 1,000 grammes de sablon, on mélange la chaux, le chlorhydrate et l'eau, on ajoute le sablon et le coaltar, on triture et on mêle le reste du sable.

§ 4. *Chlore.*

Le chlore est, peut-être, de tous les agents de la médication atmiatrique, celui qui a joui de la plus grande faveur dans le traitement de la phthisie pulmonaire. En 1819, Gannal, ayant constaté que les ouvriers d'une fabrique exposés aux émanations du chlore étaient remarquablement préservés de la phthisie, crut avoir trouvé dans cet agent l'introuvable spécifique de la phthisie, et il imagina un appareil pour inhaler ce gaz. Il se servait d'eau chlorée ou hydrochlore. A la même époque, Laennec essayait ce moyen à la Charité. Mais les expériences les plus nombreuses, qui aient été faites sur l'emploi des atmosphères chlorées dans la phthisie, sont celles de Cottereau (1), dont les résultats, quoique infirmés par ceux de Louis (2) et de Toulmouche (3), ne démontrent pas moins que le chlore inhalé en petites quantités ne détermine ni toux, ni irritation des bronches, ni hémoptysies, mais qu'il produit une amélioration accusée par le changement de nature des crachats, le retour de l'appétit et des forces, la suppression des sueurs. Le dernier mot n'a peut-être pas été dit sur cette médication qui paraît surtout applicable dans les cas si fréquents d'expectoration d'une extrême fétidité, notamment dans cette forme particulière de sécrétion bronchique dont l'odeur spéciale est rapportée par Laycock (4) et Gamgee (5) à la présence de l'acide butyrique. J. Pereira, qui a expérimenté avec soin les inhalations chlorées dans la phthisie, a formulé dans les termes suivants son opinion sur les services qu'elles peuvent rendre : « Souvent, dit-il, après une ou deux séances d'inhalations, les malades croient éprouver une diminution marquée de leur oppression, mais ce mieux n'est pas durable. Ce moyen, je dois le dire, n'a aucune action curative dans la phthisie pulmonaire, mais il peut être utile, à titre de palliatif, notamment en diminuant les sueurs (*sometimes diminishing the sweating*), et j'ac-

(1) Cottereau, *Archives génér. de méd.*, 1830, t. XXIV, p. 347.

(2) Louis, *Recherches sur la phthisie*, 2e édit. Paris, 1843, p. 620.

(3) Toulmouche, *Archives gén. de méd.*, 2e série, 1834, t. IV, p. 576 et suiv.; *Bulletin de l'Acad. de méd.*, Paris, 1836, t. I, p. 209, et Rapport de Collineau, *ibidem*, t. II, p. 1035.

(4) Laycock, *Edinburgh Medic. Journal*, 1865, t. I, p. 657.

(5) Gamgee, *ibid.*, t. I, p. 807 et 1124.

corde volontiers, quoique je sois démuni d'expérience personnelle sur ce point, que le chlore peut, comme l'a avancé Albers (1), être avantageux dans le cas de cavernes. L'utilité du chlore et des hypochlorites alcalins dans le pansement des vieux ulcères autorise du moins à le supposer (2). » Nous croyons, nous aussi, que là se borne l'utilité de cet agent qui peut, en désinfectant les crachats, agir favorablement sur la membrane pyogénique qui tapisse les cavernes; il aurait donc une action entièrement topique et il pourrait contribuer à la cicatrisation de l'ulcère du poumon dans les circonstances trop rares où ce résultat peut être obtenu (3).

Quand on croit devoir recourir aux inhalations chlorées, on peut employer plusieurs modes d'administration. Le plus usuel consiste à se servir de flacons inhalateurs à deux tubulures. L'une des tubulures porte un tube droit qui descend presque au fond du liquide, l'autre présente un tube recourbé dont l'extrémité renflée est introduite dans la bouche du malade. Une certaine quantité d'eau chlorée est placée au fond du flacon. Quand le malade aspire, l'air pénètre par le tube droit, traverse le liquide, se charge de chlore, et sort par l'autre tube. Une cravate contenant du chlorure de chaux sec, légèrement humecté d'eau vinaigrée, constitue un moyen commode pour avoir un dégagement lent et continu de gaz chlore. Des assiettes de chlorure de chaux, placées dans la chambre des malades, ou des arrosages du plancher avec la liqueur de Labarraque réaliseraient le même résultat. Enfin on pourrait répandre dans l'atmosphère de la chambre, dont le cubage serait mesuré, un volume déterminé de gaz chlore, de façon à avoir une atmosphère artificielle d'une composition connue; mais ce moyen ne serait rigoureux qu'en apparence, à raison du renouvellement incessant et partiel de l'air de la chambre. Quant à l'arrosage de varechs avec de l'eau chlorée, cette pratique recommandée par Laennec et instituée par lui à la Charité reposait sur des idées théoriques qui sont complétement abandonnées aujourd'hui (4).

(1) Albers, *British and Foreign medical Review*, vol. IV, p. 212.
(2) J. Pereira, *The elements of materia medica and therapeutics*. London, 1854.
(3) Voyez L. A. Klée, *Traitement de la tuberculisat. pulm. par l'atmiatrie.* Thèses de Strasbourg, 1848, 2e série, n° 189, p. 57.
(4) Il ne paraît pas toutefois que Laennec ait retiré un grand profit des inha-

§ 5. Iode.

L'efficacité dont jouissent les préparations iodées contre les manifestations diverses de la scrofule et le lymphatisme ; la pensée, peu justifiée mais très-répandue, que le tubercule est une production de la diathèse strumeuse ont, sans aucun doute, été le point de départ constant de l'emploi des iodiques contre la phthisie. Nous avons restreint dans ses limites légitimes la portée d'action de ce médicament (voyez p. 157), et nous n'avons plus à combattre ici les exagérations dont l'administration intérieure de cette substance a été l'objet. Mais on ne s'est pas borné à le considérer comme un moyen utile contre la diathèse tuberculeuse, on a supposé, *à priori*, que cet agent volatil, entraîné par le courant respiratoire, allait exercer, sur les tubercules eux-mêmes, une action topique de nature résolutive ; Bertin, S. James, Murray et Scudamore ont contribué surtout à fonder la réputation des inhalations d'iode. Le dernier de ces médecins associait en même temps l'iode et la teinture de ciguë. Murray faisait volatiliser l'iode par la chaleur dans la chambre des malades, et Berton se servait, pour ces inhalations, d'iode naissant engendré par la réaction de l'acide sulfurique sur l'iodure de potassium. Ces essais étaient à peu près oubliés, lorsque Chartroule (1) présenta à l'Académie de médecine un mémoire sur l'emploi de la médication iodée dans la phthisie ; des inhalations de vapeur d'iode à l'aide d'un appareil spécial, des badigeonnages de teinture sous les clavicules et l'administration d'iodure de potassium à l'intérieur constituaient les trois éléments de cette méthode. Ce moyen, patronné en 1852 à l'Académie de médecine (2) par un savant convaincu, mais que son imagination maîtrise trop aisément, prit sous son influence une certaine vogue. La diminution de la toux et de l'expectoration, la modification des crachats, l'atténuation des symptômes

lations de chlore car, dans la seconde édition de son *Traité de l'auscultation médiate* (Paris, 1826), il ne mentionne même pas ce gaz, bien qu'il énumère les différentes atmosphères artificielles auxquelles on peut soumettre les phthisiques. (T. II, p. 714.)

(1) Chartroule, *Bulletin de l'Acad. de méd.*, 16 août 1853, t. XVIII, p. 1109.

(2) Piorry, *Bulletin de l'Acad. de méd.* Paris, 1853-54, t. XIX, p. 555.

hectiques auraient été, suivant M. Piorry, autant de résultats favorables de l'emploi des inhalations iodées, et, pour que rien ne manquât à l'efficacité merveilleuse de ce moyen, des cas ont été cités où, en quelques jours, la percussion faisait reconnaître une réduction mensurable dans les limites de la matité sous-claviculaire. M. Piorry aurait voulu discréditer la pratique des inhalations d'iode qu'il n'eût pas dû s'y prendre autrement. Au reste cette nouvelle idole thérapeutique ne resta pas longtemps debout. Malgré l'observation publiée en 1851 par le docteur Macario, et qui tendait à justifier les espérances de Piorry (1), des expérimentations nombreuses ne tardèrent pas à démontrer toute l'exagération des préconisateurs de ce moyen. En 1858 Champouillon publia le résumé de cent neuf observations de phthisies traitées par les vapeurs d'iode et qui avaient suivi imperturbablement leur marche habituelle (2). J. Pereira (3), en 1854, n'avait pas été plus heureux. Mais les moyens dont la thérapeutique rationnelle a décelé l'inanité se réfugient habituellement dans ce monde interlope où la spéculation extra-médicale tend ses piéges et ne les tend jamais en vain. Les phthisiques veulent être guéris et la médecine rationnelle les guérit trop rarement, aussi se laissent-ils prendre sans peine à ces amorces mensongères qui s'étalent sur la quatrième page des journaux. Les inhalations d'iode en sont là aujourd'hui, et il convient de prémunir les malades contre l'exagération intéressée avec laquelle on vante cette pratique. Que l'iode conduit en vapeur à la surface d'une caverne puisse exercer sur ses parois, mais sous une forme très-affaiblie, une action modificatrice spéciale qui rende la suppuration moins abondante, moins fétide, c'est là ce qui se conçoit très-bien et ce que l'on peut admettre sans fausser les règles du bon sens ni heurter les lois de l'analogie, mais supposer que des tubercules crus puissent en éprouver une influence quelconque, c'est ici que commence le leurre ou l'illusion.

(1) Macario, *Efficacité des inhalations de vapeurs iodées dans un cas de phthisie pulmonaire.* (*Bulletin de thérap.*, 1851, t. XL, p. 27.)

(2) Champouillon, *Gazette des hôp.*, décembre 1858.

(3) Pereira, *op. cit.*, vol. I, p. 408. « I have repeatedly tried it in phthisis as well as in other chronic pulmonary complaints, but never with the least benefit. »

Il ne faut pas toutefois que l'abus qui a été fait de ce moyen empêche de voir ce qu'il peut avoir d'utile, et nous admettons volontiers que l'iode en vapeurs, à la condition qu'il n'irrite pas la muqueuse laryngienne et ne provoque pas la toux, peut être utile dans la phthisie apyrétique, et qu'il exerce une certaine action résolutive sur les engorgements péritubercu-leux; d'ailleurs c'est un mode d'introduction de l'iode dans l'économie qui peut avoir son utilité, mais de là à un spécifique il y a toute la distance qui sépare la réalité de la fiction.

La volatilité de l'iode permet de saturer l'atmosphère des malades des vapeurs de cette substance en en plaçant une certaine quantité dans une assiette et en l'abandonnant à l'évaporation ; l'application sur la poitrine d'un surtout d'ouate contenant de l'iode entre deux couches, l'usage des cigarettes iodées analogues aux cigarettes de camphre, constituent des moyens d'inhalation de cette substance qui ont l'avantage d'être très-simples et très-commodes. On a imaginé des flacons inhalateurs analogues à ceux décrits plus haut à propos du chlore. Le docteur Snow a inventé un inhalateur portatif consistant en un demi-masque muni d'un tube courbé à angle droit et portant une valvule expiratoire (1). Enfin, Barrère (de Toulouse) prescrit comme moyen d'inhalation très-commode l'usage, en guise de tabac à priser, de camphre imprégné de vapeur d'iode (2). L'imagination s'est donné carrière pour varier les modes d'administration des vapeurs d'iode, et sous ce rapport nous sommes amplement munis. Il faudrait désormais s'attacher à dégager des exagérations qui empêchent de l'apprécier, le rôle utile qui revient aux atmosphères iodées dans le traitement de la phthisie. Cela fait, restera-t-il grand'chose debout? Nous en doutons.

§ 6. *Arsenic.*

Nous nous sommes longuement étendu (voyez p. 161) sur l'utilité des préparations arsenicales dans la phthisie pour réveiller l'appétit et remonter la nutrition et les forces. Si on se propose, en faisant respirer aux malades des vapeurs arseni-

(1) Voyez Snow, *Bulletin de thérap.*, 1851, t. XL, p. 487, où se trouve une figure représentant l'inhalateur de ce nom.

(2) Barrère, *Bulletin de thérap.*, 1854, t. XLVII, p. 356.

cales, de leur faire absorber cette substance active, il n'y a pas lieu évidemment de préférer l'atmiatrie à l'absorption digestive. Cette dernière est plus usuelle et plus facile à mesurer. Mais se propose-t-on d'agir localement sur les lésions pulmonaires, l'utilité des vapeurs arsenicales, affirmée par Dioscoride, Avicenne, Rhazès, etc., est encore à démontrer.

Trousseau a, toutefois, apporté, dans ces dernières années, un témoignage considérable en leur faveur. Il dit avoir vu des phthisiques éprouver une remarquable amélioration par l'usage des cigarettes de datura, dont le papier avait été trempé dans une solution titrée d'arséniate de soude. L'acide arsénique se réduit dans la combustion du papier et les vapeurs d'arsenic pénètrent dans les bronches avec la fumée que les malades s'efforcent d'avaler. Au dire de Klée, le professeur Schützenberger de Strasbourg accorde une certaine utilité à cette pratique (1). Il importerait d'abord de savoir si la fumée de tabac n'est pas simplement *déglutie* au lieu d'être *inspirée*, et si tout ne se borne pas à un contact avec l'arrière-gorge et les fosses nasales. Or cela est probable et pourrait même être affirmé par les fumeurs novices, qui sont avertis par de l'oppression et une toux spasmodique de la fausse route qu'a suivie la fumée de tabac en pénétrant dans les voies respiratoires. Le courant de l'inspiration peut bien en entraîner, mais c'est la plus faible partie. L'action topique des vapeurs arsenicales produites par ces cigarettes sur *l'ulcère du poumon* est donc contestable. En somme, si l'administration intérieure de l'arsenic exerce sur la nutrition des phthisiques une influence incontestablement avantageuse, on ne saurait en dire autant des fumigations arsenicales, sur la valeur desquelles l'expérience clinique n'a pas suffisamment prononcé et dont le dosage est d'ailleurs très-incertain.

§ 7. *Hydrogène sulfuré.*

Nous ne ferons que signaler les atmosphères sulfhydriques dont nous avons parlé longuement à propos de la médication thermo-sulfureuse (voyez p. 135), et nous rappellerons que les appareils portatifs destinés à poudroyer les eaux sulfureuses

(1) Klée, *loc. cit.*, p. 60.

peuvent, dans une certaine mesure, remplacer les procédés de l'inhalation et du humage qui sont pratiqués en grand dans certains établissements hydro-minéraux où affluent les tuberculeux (1).

CHAPITRE II

ATMOSPHÈRES MODIFIÉES SOUS LE RAPPORT HYGROMÉTRIQUE.

Les phthisiques perçoivent avec une sensibilité exquise l'état hygrométrique de l'atmosphère dans laquelle ils respirent, et on peut dire (la question des assuétudes antérieures étant réservée) qu'un air très-humide ou très-sec leur messied également. Un air contenant peu de vapeur d'eau est vif et stimulant et il ne saurait convenir aux phthisiques chez lesquels il y a un état habituel d'éréthisme circulatoire et nerveux, à ceux qui sont enclins aux congestions et aux hémoptysies ; d'ailleurs, par cela même qu'il est sec, il est sujet à des vicissitudes thermologiques brusques, et c'est là un autre inconvénient. Un air très-humide a aussi ses dangers, en ce sens qu'il excite moins l'appétit, qu'il est moins stimulant, moins tonique; mais entre ces deux excès, le dernier est peut-être le moins à craindre, si ce n'est quand il s'agit de phthisies torpides entées sur un fond de lymphatisme et de scrofule. On a eu, depuis très-longtemps, la pensée de créer aux tuberculeux des atmosphères circonscrites saturées de vapeur d'eau, et les salles de respiration et d'inhalation, en même temps qu'elles introduisent dans l'arbre aérien des principes médicamenteux, constituent aussi des atmosphères humides. Steinbrenner, Ramadjé, Martin-Solon, Schützenberger, etc., ont vanté les inhalations de vapeurs aqueuses dans la phthisie. On comprend l'utilité de leur action topique dans la période fébrile de cette affection, et nous croyons fermement que l'hygromètre devrait figurer au même titre que le thermomètre dans la chambre des malades. Nous avons eu recours quelquefois à ces fumigations pratiquées à l'aide de lait bouillant renfermé dans l'un des appareils à doubles tubulures qui servent aux inhalations

(1) Sales-Girons, *Sur une nouvelle thérapeutique respiratoire*, lettre au docteur Debout. (*Bulletin de thérap.*, 1858, t. LIV, p. 385.)

d'iode, et cette pratique nous a semblé réellement avantageuse. Des décoctions mucilagineuses émollientes produiraient, et mieux encore, l'effet antiphlogistique que l'on peut attendre d'inhalations de ce genre. Klée (1) a rapporté les résultats des essais tentés à Strasbourg par le professeur Schützenberger sur l'emploi des inhalations aqueuses dans la phthisie. Deux de ces cas appellent surtout l'attention. L'un est relatif à un jeune homme qui présentait des tubercules crus d'un côté et ramollis de l'autre, et qui, après quatre mois d'inhalations aqueuses, sortit de l'hôpital dans un état satisfaisant; mais son traitement avait été complexe, il avait pris de l'huile de morue, et l'augmentation de l'embonpoint pouvait en partie être rapportée à ce médicament. Dans le second cas, les inhalations de vapeur d'eau paraissent avoir prémuni le malade contre une aggravation imminente des accidents. Tout cela est bien douteux sans doute, mais il ne répugne en rien de penser que la vapeur d'eau peut combattre avec succès l'irritation bronchique et laryngienne qui complique si habituellement la phthisie, et que sous son influence des crachats visqueux et épais prennent des qualités plus favorables à leur expulsion (2).

CHAPITRE III

ATMOSPHÈRES A PRESSIONS VARIÉES.

La pression barométrique de l'atmosphère exerce sur les actes physiologiques une influence très-évidente, et qui a seulement été étudiée convenablement dans ces dernières années; on a été conduit naturellement à penser que des atmosphères artificielles condensées ou raréfiées pouvaient constituer des moyens thérapeutiques puissants. Nous n'avons à envisager ici cette médication particulière qu'au point de vue de son

(1) Klée, *loc. cit.*, p. 33.

(2) En visitant il y a quelques semaines les importantes usines à soie de Ganges (Hérault), je recueillis de la bouche des médecins de cette localité cette opinion que la phthisie est remarquablement rare parmi les ouvrières en soie, mais seulement parmi celles qui sont employées au *dévidage*. Celles qui travaillent à l'*ouvraison* ne paraissent pas jouir de la même immunité. Or, les premières, c'est-à-dire les dévideuses de cocons, vivent dans une atmosphère continuellement saturée de vapeurs aqueuses chaudes. Est-ce à cette particularité qu'elles doivent d'échapper à la phthisie? Je me propose, dès que j'en aurai le loisir, d'étudier ce point d'hygiène professionnelle.

influence thérapeutique sur la phthisie pulmonaire. Occupons-nous successivement des atmosphères condensées et des atmosphères raréfiées.

§ 1. *Atmosphères condensées.*

C'est à Tabarié que l'on doit l'idée et la réalisation des atmosphères artificielles condensées comme moyen thérapeutique. Dès 1832, il communiquait à l'Institut ses idées sur ce sujet, et depuis cette époque il n'a cessé de perfectionner les modes d'emploi de l'air comprimé et d'en étendre les applications (1). En 1840, il créa à Montpellier un établissement d'air comprimé, dont la direction fut confiée au docteur Bertin (2), et qui fonctionne encore actuellement. Les travaux de Pravaz (3) sur l'air comprimé ne prennent leur date publique et officielle que de 1850, de sorte que la priorité ne saurait être contestée à Tabarié.

Les appareils dont on se sert dans l'établissement aérothérapique de Montpellier consistent en vastes récipients en tôle, ayant une forme circulaire, décorés à la manière d'un salon élégant, susceptibles de contenir deux personnes confortablement assises, communiquant avec l'extérieur par une porte qui se ferme par la pression atmosphérique, et éclairés par trois verres lenticulaires d'un grand diamètre et d'une force susceptible de résister à la pression intérieure. Une pompe aspirante et foulante, mue par une machine à vapeur, condense l'air dans l'intérieur de ces appareils. Nous empruntons à l'ouvrage du docteur Bertin les détails suivants sur le fonctionnement des appareils :

« M. Tabarié a réglé la condensation de l'air de manière à éviter les transitions brusques de pression. Celle-ci s'accroît avec une telle lenteur, qu'il ne faut pas moins d'une demi-heure pour atteindre le degré de condensation auquel on veut arriver, et les changements successifs qui s'opèrent alors dans le nouveau milieu dont on est entouré sont assujettis à des

(1) Tabarié, *Comptes rendus de l'Acad. des sciences*, 9 avril 1838, t. VI, p. 477 et 896; t. VIII, p. 413; t. XI, p. 26.

(2) Bertin, *Essai clinique de l'emploi et des effets de l'air comprimé*. Paris, 1855.

(3) Pravaz, *Essai sur l'emploi médical de l'air comprimé*, 1850.

gradations si douces, si ménagées, qu'elles ont lieu, en quelque sorte, sans qu'on en ait conscience.

« Plusieurs conditions étaient indispensables : il fallait que l'air se renouvelât assez rapidement pour qu'il restât constamment pur et qu'il fût d'un instant à l'autre dépouillé de celui que la respiration des malades avait altéré ; il fallait calculer son renouvellement de sorte qu'il fût plus que suffisant, qu'il ne devînt pas incommode par le bruit, nuisible par sa rapidité, ou cause d'une sensation pénible par sa température, etc. Toutes ces circonstances ont été prévues, toutes ces exigences légitimes, et devant lesquelles on ne pouvait pas reculer, ont été minutieusement satisfaites. Manomètre, régulateur, tambour de communication à deux soupapes, calorifère, réfrigérant, récipient intermédiaire, rien ne manque pour apprécier le degré de pression, pour le limiter au point voulu, pour communiquer du dedans au dehors, du dehors au dedans, pour chauffer l'air ou le rafraîchir, pour éteindre le bruissement et pour amortir les secousses, tout est ménagé de façon que, dans une condition atmosphérique si différente de la condition ordinaire, on ne se doute pas qu'on soit sorti de celle-ci, sauf par le bien qu'on en retire. La même prévoyance qui règle les ménagements avec lesquels la pression s'élève dans les appareils assure la constance du degré élevé que l'on veut atteindre pendant tout le temps où il doit agir, et préside à la diminution lente et graduée qui ramène le malade à la pression atmosphérique ordinaire.

« Le bain d'air comprimé dure ordinairement deux heures : la première demi-heure est consacrée à porter la pression à trente ou trente-deux centimètres au-dessus de celle de l'atmosphère. Le malade y reste soumis sans variation pendant une heure consécutive ; et enfin, dans la dernière demi-heure, une pression régulièrement décroissante ramène peu à peu l'intérieur de l'appareil à la pression de l'air qui nous entoure (1). »

Nous nous sommes soumis à l'action de cet appareil, et nous avons pu constater combien les conditions complexes du programme qu'il était appelé à remplir ont été ingénieusement réalisées. Une sensation importune, quelquefois douloureuse,

(1) E. Bertin, *Étude clinique de l'emploi et des effets du bain d'air comprimé dans le traitement de diverses maladies*. Paris, 1855, p. 12.

sur la membrane du tympan (on se débarrasse de cette sensation en expirant fortement pendant l'occlusion de la bouche et des narines), une augmentation de la sécrétion salivaire, une diminution du nombre des inspirations, une liberté plus grande de la respiration, la disparition ou du moins la diminution de la dyspnée, un ralentissement du pouls qui peut aller jusqu'à douze ou quinze pulsations et même, dans l'état morbide, jusqu'à trente, une augmentation des forces, une aptitude aux mouvements qui persiste souvent après le bain, etc., tels sont les effets physiologiques de l'action du bain d'air comprimé. Étudions leurs effets thérapeutiques dans la phthisie pulmonaire.

Le livre du docteur Bertin n'est pas remarquable seulement par le soin avec lequel il a été fait, mais aussi par l'esprit de saine réserve qu'il respire. Il croit que les bains d'air comprimé constituent un moyen avantageux dans le traitement de la phthisie, mais il n'en fait pas une panacée, et il en appelle à une observation plus ample. Ainsi limitée, la valeur de ce moyen thérapeutique est parfaitement acceptable, et on peut la théoriser si l'on songe que l'amélioration de la nutrition par une hématose plus parfaite, le ralentissement de la circulation, toujours active chez les poitrinaires, la diminution de la dyspnée emphysémateuse, qui s'ajoute chez eux à l'oppression due à la diminution du champ de l'hématose; l'influence remarquable des atmosphères comprimées sur la cessation ou la prophylaxie des hémoptysies, sont des résultats qui s'adressent à des indications thérapeutiques très-importantes, et ils garantissent, à notre avis, une place restreinte, mais réelle, à ce moyen dans le traitement si compliqué de la phthisie pulmonaire. Seulement nous ne concevrions guère qu'il pût être rationnellement employé dans la phthisie à marche aiguë. L'observation XXXIV, qui a trait à une phthisie de ce genre, ne nous a nullement convaincu que cette médication fût opportune et que la malade eût guéri si elle n'avait pas interrompu son traitement. La forme apyrétique nous paraît seule susceptible d'être traitée avec avantage par les bains d'air comprimé. Leur action favorable sur les hémoptysies, même sur les hémoptysies actuelles, est un fait très-curieux qui ressort de l'observation XXVII rapportée par Bertin, et qui ne doit pas être perdu pour la pratique.

La pratique des inhalations forcées, mise en honneur par Ramadjé et Steinbrenner, se rapproche, quant à ses effets, de l'action des bains d'air comprimé. Nous empruntons à Kléc les détails suivants et qui sont relatifs à cette méthode : « Pour produire une respiration profonde, complète, Ramadjé a recours aux inhalations et aux exhalations forcées. L'appareil dont il se sert est fondé sur ce principe qu'il faut opposer un léger obstacle à la respiration, de manière à nécessiter un grand déploiement de forces dans les muscles thoraciques qui président à l'inspiration. Soit un vase capable de contenir deux pintes environ d'eau et muni d'un couvercle percé de deux ouvertures. L'une de celles-ci est d'un très-petit diamètre et donne passage à l'air atmosphérique ; à l'autre est adapté un tube flexible, étroit, d'environ 1 mètre 50 de long et garni d'une embouchure d'ivoire. Pour s'en servir, on remplit le vase aux deux tiers d'eau chaude, et le malade respire avec la précaution d'obturer les fosses nasales. Ces inhalations forcées durent une demi-heure, et sont pratiquées deux ou trois fois par jour pendant plusieurs mois. » Le procédé de Steinbrenner ne diffère pas du précédent, si ce n'est par quelques détails relatifs à l'attitude du malade, qui doit être telle que le jeu de la poitrine ait toute sa liberté. Une ceinture comprime modérément la base du thorax pour que l'effet des inhalations forcées se concentre surtout sur les parties supérieures, siége habituel des productions tuberculeuses. A notre avis, cette méthode aérothérapique, qui est nécessairement contre-indiquée dans les cas d'emphysème, ne convient que dans la période d'imminence ; cette gymnastique respiratoire n'aurait que des inconvénients quand la phthisie est confirmée.

§ 2. *Atmosphères raréfiées.*

Nous avons vu que Jourdanet (1) avait signalé le plateau de l'Anahuac, au Mexique, comme jouissant du privilége d'une rareté relativement très-grande de la phthisie pulmonaire, et qu'il avait essayé de réaliser artificiellement des atmosphères offrant la même pression barométrique que cette atmosphère naturelle. Son appareil à raréfaction de l'air est identiquement

(1) Jourdanet, *Le Mexique et l'Amérique tropicale*. Paris, 1864.

celui de Tabarié dont on a renversé les soupapes; l'air y est renouvelé à raison de 100 litres d'air par minute, et la pression est abaissée graduellement dans les limites de 760 à 550 millimètres. Cette pratique de la raréfaction de l'air appliquée à la phthisie est basée sur ce principe qu'une diminution de pression augmente indirectement la quantité d'oxygène du sang en diminuant les proportions du gaz acide carbonique qu'il contient, ce gaz s'exhalant en plus grande quantité dans une atmosphère raréfiée. De sorte que l'air raréfié serait plus favorable à l'artérialisation du sang que l'air comprimé. En somme voilà deux méthodes essentiellement différentes et qui revendiquent la prééminence dans le traitement de la phthisie. Il faut évidemment que l'une des deux au moins ait tort, en admettant qu'on ne pousse pas l'irrévérence jusqu'à admettre qu'elles aient tort toutes deux. Le bon sens indique au moins que si l'air comprimé est utile, l'air raréfié est nuisible. Qui jugera entre ces assertions contradictoires? L'épreuve clinique. Le docteur Bertin est entré dans cette voie, nous voudrions que le docteur Jourdanet publiât de son côté des observations probantes et susceptibles de montrer que sa méthode ne repose pas seulement sur des vues théoriques. Jusque-là nous nous maintiendrons dans une réserve prudente.

CHAPITRE IV

ATMOSPHÈRES MODIFIÉES AU POINT DE VUE DE LA TEMPÉRATURE.

Beddoes avait proposé de maintenir les phthisiques tout l'hiver dans une série de pièces communiquant les unes avec les autres, et entretenues à une température modérée et uniforme. Nous ne doutons pas que cette pratique ne soit avantageuse, mais il faudrait ménager avec un soin infini la transition de cette atmosphère confinée à l'air libre, car un séjour de plusieurs mois dans une atmosphère tiède ne peut manquer d'accroître singulièrement la sensibilité frigorifique (1).

(1) Rush a mis à profit assez souvent l'indication de Beddoes et il dit s'en être bien trouvé : « Pour produire, dit-il, une température égale à toute heure, j'ai souvent invité mes malades, quand ils ne pouvaient aller dans un pays chaud, à passer leurs journées et leurs nuits dans un appartement spacieux, entretenu constamment au même degré de température. J'ai constaté que cette pratique remplaçait assez bien, dans quelques cas, l'émigration vers le Midi. » (*I have found*

Les malades riches et qui peuvent se promener dans une serre attenante à leur habitation, et communiquant avec elle par une galerie couverte, pourraient ainsi mitiger les ennuis de leur séquestration. Toute la difficulté serait de maintenir dans ces conditions l'intégrité de l'appétit, et l'on sait l'importance que nous attachons à ce qu'il se conserve. Les Anglais songent, dit-on, à créer aux environs de Londres un *Madère artificiel* dans lequel les phthisiques, abrités pendant l'hiver, trouveraient et la température de cette île et la végétation qui lui est propre. Un emplacement très-considérable serait vitré à la façon d'une serre immense, et des appareils puissants de ventilation et de chauffage y renouvelleraient l'air et y entretiendraient une douce et uniforme température. Des pavillons isolés, entourés de jardins, offrant des spécimens de la flore africaine, compléteraient l'illusion, et tout serait combiné en fait de distractions et de comfort pour que les malades prissent aisément leur parti de cet emprisonnement hibernal. Cette idée serait extravagante en France, elle est simplement grandiose de l'autre côté de la Manche, et elle se réalisera probablement. L'Angleterre, en effet, peut ce qu'elle veut et veut tout ce qui est utile. Toute la difficulté sera d'éviter le péril de la transition de ce *Madère artificiel* à l'atmosphère libre; mais on comprend qu'on puisse y arriver par un ensemble de précautions bien entendues.

Ce n'est pas seulement en maintenant une température uniforme qu'on a créé des atmosphères artificielles utiles aux phthisiques, on a songé aussi à les soumettre à l'action soutenue d'une chaleur artificielle assez vive, idée que la raison repousse et que l'expérience ne peut manquer de condamner. En est-il de même de cette pratique inaugurée récemment et qui consiste à faire inhaler aux phthisiques de l'air qui est arrivé à une basse température en traversant un mélange réfrigérant? Je l'ignore, et n'ai aucune expérience à ce sujet; mais la théorie ne répugne pas à admettre que l'air froid puisse arrêter la congestion et exercer une action antiphlogistique d'une certaine utilité.

this practice, in several cases, a tolerable substitute for a warm climate. Rush, *op. cit.*, vol. II, p. 120. — Voyez aussi Th. Sutton, *Letters on consumption* London, 1814, in-8°. Il préconise l'action d'une atmosphère maintenue à une chaleur uniforme.

CHAPITRE V

ATMOSPHÈRES ANIMALISÉES.

L'efficacité du séjour prolongé dans l'atmosphère animalisée des étables a été pendant longtemps un article de foi thérapeutique, et, dans certaines provinces, cette croyance est conservée par le vulgaire. C'est Read qui a le plus contribué à l'établir. En 1767, il publia un traité, devenu fort rare (1), sur les effets salutaires du séjour des étables. Baumes, qui paraît admettre la réalité de cette influence favorable, cite bon nombre de travaux sur cette question (2), entre autres des faits empruntés à Bergius (3), Barthez, etc. Read recommandait d'habiter les étables, principalement l'automne, l'hiver, et le commencement du printemps; de choisir un local spacieux renfermant deux à six vaches et pouvant en contenir le double; d'y placer des animaux jeunes et bien portants, nourris de fourrages et d'herbes aromatiques, telles que origan, sauge et menthe; d'entretenir une propreté minutieuse, et de placer le lit à un pied ou deux au-dessus du sol. Les malades devaient se soumettre du reste à un régime spécial composé d'œufs de volailles, de crème de riz, de gruau, etc.

Beddoes (4) a cité, en les empruntant à Pearson de Birmingham et à Bergius, deux observations qui lui semblent démontrer l'utilité du séjour des étables dans la phthisie; malheureusement ces observations, recueillies de seconde main, manquent de ces caractères d'exactitude et de précision qui seules peuvent leur donner de la valeur. Dans l'une d'elles, il s'agit d'une Française de haute lignée qui, jugée incurable à dix-neuf ans par les plus célèbres médecins de Paris, se mit entre les mains d'un médecin allemand, du nom de Saiffert, lequel lui prescrivit la stabulation. Une écurie attenante à sa

(1) Read, *Essai sur les effets salutaires du séjour des étables dans la phthisie*. 1767, in-12.

(2) Baumes, *op. cit.*, t. II, p. 194.

(3) Bergius, *Nouveaux mémoires de l'Académie des sciences de Suède*. 1782, t. XII, n° 24, en suédois.

(4) Th. Beddoes, *Observations on the medical and domestic management of the consumptive*, London, 1801, et James Watt, mécanicien, *Considérations sur la production des airs factices et leur usage en médecine*. (*Bibliothèque britannique, Sciences et arts*, compte rendu. Genève, 1797, t. VI, p. 140 et 328.)

maison fut transformée en une étable contenant trois vaches; la malade passa neuf mois dans cette atmosphère d'où elle ne sortit, pendant ce temps, que pour faire quelques promenades en voiture; pendant toute cette période, elle fut mise à la *diète lactée*. « Au bout de huit jours, l'enflure de ses jambes avait déjà cessé. La fièvre, les sueurs et la toux se calmèrent peu à peu; elle reprit des forces et de l'embonpoint, et sa guérison frappa tellement la duchesse d'Orléans et d'autres personnages qui allèrent la voir dans ce réduit comme un objet de curiosité, que la fortune de son médecin fut bientôt faite. » Dix-sept ans après, elle était sinon guérie du moins dans un état assez satisfaisant (1).

L'observation de Bergius n'offre pas moins d'intérêt. Elle a trait à une Suédoise dont la phthisie pulmonaire était arrivée à la dernière période. Elle se soumit à la stabulation en septembre. Au bout d'un mois, une amélioration surprenante s'était produite. Elle vécut l'été hors de son étable et dans un état très-satisfaisant, avec de l'embonpoint, mais conservant un peu d'oppression pendant la marche; elle passa l'hiver dans le monde, vivant de la vie commune et dans un très-bon état; au printemps, la phthisie reprit sa marche; elle refusa de se soumettre à la pratique qui lui avait été si secourable, et succomba au bout d'un an.

Beddoes, qui rapporte en faveur de cette méthode deux autres observations, explique ce résultat thérapeutique par la désoxygénation de l'air des étables, l'abondance de l'acide carbonique, les exhalaisons ammoniacales, et il paraît même disposé à penser qu'une atmosphère dans laquelle on dégagerait du gaz ammoniac remplacerait avantageusement, et à moins de frais, le séjour des étables (2).

On doit rapprocher des propriétés curatives, attribuées au séjour dans les étables, ce qui a été dit de l'immunité dont jouissent les bouchers par rapport à la phthisie. Se fondant sur ce fait, qui n'est rien moins que démontré, on a vanté l'at-

(1) *Ibid.*, p. 335. Voyez aussi L. A. Klée, *Traitement de la tuberculisation des poumons par l'atmiatrie pulmonaire*. Thèses de Strasbourg, 1848, 2e série, nº 180, p. 29.

(2) *Ibid.*, p. 337. — Madame de Genlis a contribué, par une des nouvelles de ses *Veillées du château*, à propager parmi le vulgaire la confiance dans les propriétés thérapeutiques de l'air des étables.

mosphère des boucheries comme on avait vanté celle des étables, et du Valette a soutenu sur cette question une thèse ayant pour titre : « *An in carnariis conservatio phthisicis prodesse possit?* » Nous doutons de cette influence : la nourriture fortement animalisée des bouchers neutralise difficilement les inconvénients de l'humidité dans laquelle ils vivent, et nous avons cru d'ailleurs remarquer que la scrofule est particulièrement fréquente dans cette classe de commerçants.

Que faut-il penser, en définitive, de cette pratique du séjour dans les étables? S'il est difficile de souscrire aux propriétés curatives merveilleuses qui lui ont été attribuées, il est incontestable, d'un autre côté, que la température à peu près constante de 12 à 16 degrés, à laquelle étaient soumis les phthisiques, constituait pour eux une condition sinon de guérison du moins de mieux-être. Les étables réalisaient à peu près, mais moins confortablement, cette série d'appartements communiquant entre eux dans lesquels Beddoes renfermait ses malades pendant la saison rigoureuse, et les soumettait à une température uniforme de 10 à 15 degrés. Mais la chaleur douce n'est pas le seul élément de cette atmosphère confinée; l'humidité, cet halitus spécial, qui s'élève du corps d'animaux jeunes et bien portants, la source organique du calorique qu'ils dégagent (1), ont été autant d'explications produites par les préconisateurs de cette méthode qui se rapprocherait, à certains points de vue, de ces bains de matières organiques encore vivantes dont l'efficacité, niée en médecine, a trouvé un asile dans les croyances populaires. Ce moyen a eu, du reste, ses détracteurs et il a été singulièrement déprécié par Fouquet, Clerc (2), etc. Certes nous répugnons formellement à tout ce qui, en médecine, a un cachet de mysticisme et de merveilleux, mais s'il est d'une bonne philosophie de ne rien accep-

(1) « Est humano corpori congener, tum simul blandus æqualis perennisque. » Sydenham, *Opera omnia*. Genovæ, 1757, t. I, p. 59.

(2) Clerc, *Histoire nat. de l'homme considéré dans l'état de maladie*. Paris, MDCCLXVII, t. II, p. 382. « On a peine, dit-il, à concevoir comment de nos jours on a porté la folie au point de placer des malades dans des étables à vaches, et surtout des malades attaqués d'épuisement, de phthisie, d'ulcères au poumon et de marasme. Comment se pourrait-il que l'air putride d'un cloaque fût salutaire à des poumons ulcérés; puisque l'air même qu'un animal sain expire ne peut servir à la respiration d'un autre animal? » (P. 383.) Ce sont des objections théoriques et non des faits contradictoires. D'ailleurs il ne s'agit pas de cloaques, mais bien d'étables spacieuses, aérées et tenues dans une propreté convenable.

ter *à priori* de ce qui paraît répugner à la raison, nous estimons qu'il n'est pas d'une moins bonne philosophie de ne juger les faits d'expérimentation qu'après une expérimentation contradictoire, et c'est ce qu'on n'a pas fait pour la stabulation. On s'est dit que cette méthode thérapeutique était absurde, et on a passé outre. Aujourd'hui que nous avons en notre possession des moyens d'une extrême précision pour établir le diagnostic de la phthisie, il convient de vérifier à cette lumière nouvelle les résultats thérapeutiques annoncés par nos devanciers, et non pas de les contester systématiquement. D'ailleurs, fût-elle inutile, la stabulation est du nombre de ces moyens inoffensifs dans lesquels les malades trouvent l'espérance à défaut de la guérison, et qu'il ne faut pas leur refuser quand ils les réclament d'eux-mêmes et avec insistance.

CHAPITRE VI

ATMOSPHÈRES BALSAMIQUES.

Nous avons vu (page 234) que les balsamiques constituaient des moyens très-utiles pour modifier l'expectoration, et nous avons indiqué le mode d'emploi des principaux de ces agents. Il convient maintenant de les examiner à un autre point de vue et d'apprécier la valeur des espérances qui ont été fondées sur les atmosphères balsamiques comme moyens curatifs de la phthisie.

La faveur dont ces inhalations ont joui a singulièrement baissé, et il y a beaucoup à rabattre des promesses qui ont été faites en leur nom, mais on ne saurait cependant faire complétement table rase des résultats annoncés par un grand nombre d'observateurs sérieux. Si les atmosphères balsamiques ne justifient pas, en effet, la réputation de spécifiques qui leur a été trop gratuitement attribuée, on ne saurait contester leur utilité comme moyens propres à diminuer la sécrétion muco-purulente des bronches, et à modifier utilement la membrane pyogénique qui tapisse l'intérieur des cavernes. Les noms de Willis, Mead, Cullen, Hufeland, Neumann, Martin-Solon, qui ont constaté l'influence favorable exercée par ces atmosphères artificielles, commandent au moins l'examen.

Une foule de substances balsamiques ont été utilisées par

voie d'inhalation. Les résines, le benjoin, le baume du Pérou, la myrrhe, l'huile empyreumatique animale de Dippel, le goudron, la térébenthine, la créosote, ont été successivement employés ; nous nous occuperons en détail des trois dernières qui ont été l'objet d'expériences plus nombreuses et plus attentives.

§ 1. *Goudron et térébenthine.*

La méthode de sir A. Crichton, dont il a été parlé page 256, consistait à faire vivre les phthisiques dans une atmosphère imprégnée de vapeurs de goudron (1). Voici d'après Pereira les détails de son application : il employait le goudron qui sert à enduire les cordages dans la marine ; il y ajoutait, par chaque livre, une demi-once de carbonate de potasse afin de neutraliser l'acide pyroligneux qu'il contient et qui serait susceptible de provoquer la toux. Le goudron ainsi préparé était placé dans un vase convenable, chauffé par une lampe, et on le maintenait à l'état d'ébullition nuit et jour. Le goudron était toutefois renouvelé tous les jours pour éviter la décomposition du résidu et le dégagement de vapeurs empyreumatiques susceptibles d'augmenter la toux et l'oppression.

La méthode de Crichton a été expérimentée à Berlin de 1820 à 1827 par Hufeland et Neumann. « Deux chambres, dit Klée qui a analysé leur travail, furent consacrées à ce traitement ; on y dégageait les principes volatils du goudron en mettant dans un large vase 500 grammes de cette substance, et on n'ouvrait les portes et les fenêtres que tous les sept ou huit jours. Cinquante-quatre malades furent soumis à cette médication. Parmi eux seize succombèrent dans les salles mêmes, et l'autopsie démontra que c'étaient des phthisiques arrivés au troisième degré. Ils y avaient passé entre 25 et 110 jours.

« Douze de ces malades furent évacués parce que la toux augmenta chez eux et qu'il se produisit des accidents inflammatoires ; seize ne ressentirent aucun changement.

« Ceux qui éprouvèrent une amélioration, au nombre de six, passèrent dans la chambre un temps variable, en moyenne 68 jours.

(1) Crichton, *Practical observations on the treatment and cure of several varieties of pulmonary consumption and on the effects of the vapor of boiling tar in that disease.* London, 1823.

« L'Hippocrate allemand donne fort peu de détails sur les quatre individus qu'il prétend avoir guéris ; rien de précis sur le diagnostic, rien sur la marche de la maladie, rien sur la durée du séjour, rien sur le régime auquel ils furent soumis. N'a-t-il pas eu à faire à des bronchites chroniques ?

« Hufeland tire de ses expériences les conclusions suivantes :

« 1° Les inspirations de goudron augmentent les accidents inflammatoires : on doit donc les proscrire dans le traitement des sujets jeunes, irritables, surtout quand il y a menace de pneumonie, d'hémoptysies ;

« 2° Elles conviennent dans les phthisies avec sécrétions abondantes ;

« 3° Elles sont salutaires dans la phthisie laryngée (1). »

Tout récemment, le docteur Chevandier a préconisé dans la phthisie les inhalations résineuses des copeaux du *pin mugho*, et a imaginé pour les administrer un petit appareil composé d'une grille munie d'une gouttière et chauffée par une lampe à alcool à mèches multiples. On expose préalablement au soleil les copeaux résineux pendant une demi-heure, et on les laisse tremper un instant dans l'eau froide. Cela fait, on les place sur la grille et on allume la lampe. Le pin mugho est employé de préférence, à raison de sa richesse en résine. Nous croyons volontiers à l'utilité de ces fumigations et dans les limites indiquées plus haut, mais ce serait un leurre que de rechercher une action curative dans l'emploi, quelque prolongé qu'il soit, de ce moyen (2).

L'ozone exerce sur l'économie vivante une influence que l'on soupçonne sans avoir pu encore en déterminer la nature ; quelques observateurs considèrent son action comme hyposthénisante ; tel est, entre autres, Th. Thomson, qui affirme avoir constaté que l'huile de morue ozonisée ralentit le pouls des phthisiques et amène une notable amélioration dans leur état, mais un plus grand nombre lui attribuent des effets de stimulation (3). Quoi qu'il en soit, il paraît démontré qu'un grand

(1) Klée, *loc. cit.*, p. 45. Bien que nous ayons déjà parlé de la méthode de Crichton (p. 256), nous avons cru devoir revenir ici sur cette question intéressante de thérapeutique en complétant les détails dans lesquels nous sommes entré.

(2) Chevandier, *Gaz. méd. de Lyon*, juillet 1865. Voyez Rapport de Gibert, *Bulletin de l'Acad. de méd.*, 1865; t. XXX, p. 880.

(3) W. Ireland, *Experiments on the influence of ozonised aer upon animals.* (*Edinburgh Medical Journal*, february 1863, p. 729.)

nombre d'essences, en particulier l'essence de térébenthine, répandues dans l'air accroissent les proportions d'ozone qu'il contient, et que les bois de pin et les plantations de chanvre, en particulier, ozonisent l'atmosphère. Ireland a constaté expérimentalement ce fait à Kussouli, l'un des *sanitariums* de l'Inde anglaise (1), et il n'est pas sans intérêt de l'opposer à l'opinion traditionnelle qui attribue à l'habitation dans le voisinage des bois de pins une certaine efficacité contre la phthisie. Au reste, tout est à faire encore relativement aux effets physiologiques et à l'emploi médical de l'ozone.

Dans ces dernières années, Sales-Girons a imaginé, pour soumettre les phthisiques à l'action continue des vapeurs de goudron, un respirateur portatif qui s'applique à la bouche. L'air y arrive après s'être saturé de vapeurs de cette substance, mais le but de cet appareil est moins d'ajouter quelque chose à l'air que de le désoxygéner, c'est-à-dire de soumettre les malades à ce que l'auteur a appelé la *diète respiratoire*. Nous nous sommes expliqué déjà sur la légitimité de cette théorie et sur la valeur pratique de ce moyen.

§ 2. *Créosote.*

La créosote recommandée contre la phthisie (et quel est le médicament qui n'est venu à son tour accuser son impuissance contre cette cruelle affection?) a été quelquefois prescrite à l'intérieur. La potion de Verbeeck, qui contient deux gouttes de créosote pour 300 grammes de véhicule, est une des formules qui lui ont été opposées. Pétrequin l'a aussi essayée avec un succès relatif, mais en l'administrant à l'intérieur. Le docteur Junod a vanté contre la phthisie l'emploi des vapeurs de créosote obtenues simplement en plaçant un flacon de cette substance dans la chambre des malades. Ce moyen est passible des réserves que nous avons posées tout à l'heure relativement au goudron; d'ailleurs l'odeur fragrante de la créosote suffirait seule pour limiter le champ des applications de ce moyen en supposant que son utilité fût démontrée.

(1) Ireland, *Notes on the medical topography of Kussouli with special reference to the quantity of ozone at different elevations and the effets of that agent on malaria.* (*Edinburgh Medical Journal*, vol. VIII, part. I, p. 12.)

§ 3. *Balsamiques divers.*

Le benjoin, le baume du Pérou, le baume de Tolu, le storax, etc., ont été et peuvent encore être employés en fumigations et avec certains avantages. Guersant dit avoir retiré de bons effets, dans la phthisie même avancée, de l'emploi d'inhalations de baume de Tolu dissous dans l'éther. Bennet, qui a tant contribué à répandre l'usage des vapeurs balsamiques dans cette affection, préparait des trochisques avec l'encens, la térébenthine cuite, le storax, la résine de gaïac, la myrrhe, le benjoin, le mastic et l'ambre gris. Billard se servait d'un mélange de cire jaune et de résine qu'il faisait fondre dans la chambre des malades.

Nous multiplierions sans profit ces formules ; il suffit de rappeler que presque toutes les substances volatiles à la température ordinaire ou susceptibles de fournir des vapeurs odorantes par l'action du feu, peuvent servir à la préparation d'atmosphères balsamiques.

Les ingénieux appareils à poudroyer les eaux médicamenteuses que nous avons déjà indiqués et qui sont dus à Sales-Girons, Mathieu et Lüer, peuvent rendre des services réels dans ce cas, en ce sens qu'ils font pénétrer les médicaments dans la poitrine sans astreindre les malades à la nécessité fastidieuse et préjudiciable à leur santé, de se confiner dans une atmosphère dont le renouvellement est insuffisant. C'est là, en effet, un inconvénient très-réel qu'il faut opposer aux avantages hypothétiques de ces inhalations, et qui peut, du reste, être adressé à toutes les atmosphères artificielles.

En résumé, nous voyons que, pour celles-ci comme pour les atmosphères naturelles, il y a lieu de se prémunir contre cette illusion thérapeutique qui porte à voir des agents curatifs dans les moyens si nombreux qui s'adressent à l'un des éléments de la phthisie, et qui l'enrayent d'une manière définitive ou temporaire (1). Un écueil qu'il importe d'éviter, c'est d'oublier, à la recherche de moyens de cette nature, ceux qui remplissent assez bien les indications fondamentales. Ce serait laisser la proie pour l'ombre et, tout au moins, perdre un temps précieux.

(1) Cet élément dans ce cas, nous l'avons dit, c'est la sécrétion muco-purulente des bronches et des parois des cavernes.

LIVRE DEUXIÈME

RÉGIME ALIMENTAIRE

Le régime joue un très-grand rôle dans le traitement de la phthisie, et Morton a pu dire avec raison que sans une alimentation convenablement réglée les médicaments les plus efficaces restent sans résultat : « *Absque cauto ægrorum regimine, vel generosissima remedia in phthiseos curatione nihil prosunt* (1). »

Le régime des phthisiques, avons-nous dit ailleurs, est essentiellement déterminé par la phase à laquelle est arrivée leur affection. Dans la première période, il ne reconnaît évidemment que les règles de l'hygiène commune; lorsque, au contraire, la fièvre de ramollissement s'est allumée, l'état valétudinaire est remplacé par celui de maladie, et les poitrinaires doivent être soumis à la diététique des maladies fébriles lentes, des fièvres hectiques. Mais ici, comme dans l'hectique purulente, il ne faudrait pas, dans la crainte de fournir un aliment inopportun à la fièvre, soumettre les malades à une diète rigoureuse. On doit, au contraire, les alimenter fortement pour leur donner le moyen de résister aux déperditions humorales qui les épuisent, et il faut, sans tenir compte de la fièvre, aller hardiment jusqu'à la limite de la tolérance de leur estomac. C'est chose du reste remarquable que de voir la facilité avec laquelle les phthisiques dont les tubercules sont en voie de ramollissement, mais qui ne présentent pas encore ces troubles digestifs qui constituent l'un des traits de la colliquation tuberculeuse, digèrent une nourriture très-substantielle et quelquefois même assez copieuse. La réapparition vespérale des exacerbations fébriles est, bien entendu, une raison pour leur imposer la règle d'une abstinence relative le soir, règle applicable du reste à toutes les affections dans lesquelles il existe un degré notable de dyspnée (2).

Cette tolérance remarquable de l'estomac pendant une bonne partie de la durée de la phthisie est, en effet, une circonstance

(1) Rich. Morton, *Op. omnia*. Genève, 1753, t. I, lib. II, cap. VIII, p. 64.
(2) Fonssagrives, *op. cit.*, p. 407.

qu'il faut utiliser pour nourrir les malades aussi fortement que possible. Quoiqu'en effet un élément phlegmasique incontestable intervienne dans la marche de la phthisie, il se manifeste au milieu de conditions de détérioration nutritive qui exigent impérieusement une alimentation soutenue et substantielle. C'est un de ces cas dans lesquels les indications diététiques doivent surtout, si ce n'est exclusivement, se tirer de l'état général, et, comme nous le disions tout à l'heure, la fièvre des tuberculeux ressemble singulièrement à l'hectique purulente et fait surgir les mêmes nécessités de régime.

Entrons dans tous les détails que nécessite cette question si importante de l'hygiène de la digestion chez les tuberculeux. Elle présente successivement à étudier : 1° les moyens de réveiller ou d'entretenir l'appétit; 2° le choix des aliments liquides et solides; 3° la distribution du régime, c'est-à-dire le nombre, les heures et la variété des repas.

CHAPITRE PREMIER

MOYENS PROPRES A ENTRETENIR L'APPÉTIT DES PHTHISIQUES.

S'il est des maladies dans lesquelles la suspension de l'appétit n'a que des inconvénients médiocres, il en est tout autrement de la phthisie pulmonaire. La nutrition, chez ces malades, est grevée de tant de dépenses (fièvre, sueurs, expectoration, quelquefois diarrhée), et la respiration, source d'introduction de l'air (qui est aussi un aliment), présente un champ si restreint, qu'il faut de toute nécessité que l'estomac se charge de maintenir un équilibre incessamment compromis. Aussi quelques jours d'un régime ténu déterminent-ils un amaigrissement beaucoup plus sensible chez les poitrinaires que chez les autres malades. Le praticien doit donc surveiller attentivement l'appétit et avoir à sa disposition une série de moyens propres à l'entretenir.

L'anorexie des tuberculeux peut dépendre de causes diverses; le passage sur la muqueuse linguale de crachats fades et souvent fétides est une des plus habituelles; elle peut dépendre aussi de l'usage intempestif de l'huile de morue, de l'insomnie, de l'emploi prolongé des hypnotiques opiacés, des vomissements mécaniques provoqués par la toux quinteuse qui survient fréquemment après les repas, surtout après le repas du soir, de la séquestration, du séjour dans une atmosphère trop chaude, etc. Énumérer ces causes d'anorexie, c'est indiquer du même coup les moyens propres à les pallier ou à les faire disparaître.

L'habitude, avant chaque repas, de se lotionner la bouche avec une eau aromatisée fait quelquefois tolérer des aliments pour lesquels le malade aurait, sans cette précaution, une répugnance invincible; la suspension de l'emploi de l'huile de morue pendant les chaleurs, et pendant les périodes où le malade ne peut faire d'exercice, le remplacement de l'opium par d'autres hypnotiques qui laissent l'appétit intact (lactucarium, chloroforme, bromure de potassium), l'exercice à l'air libre ou en voiture, viennent souvent à bout de cette inappétence. Si elle persiste, il faut recourir aux *apéritifs médicamenteux*, tout en continuant à maintenir le malade dans les conditions d'hygiène les plus propres à relever son appétit.

Les apéritifs médicamenteux sont tous empruntés à la classe des *amers*. La propriété analeptique ou tonique attribuée à ceux-ci n'est qu'indirecte; elle se réalise par l'intermédiaire d'une augmentation de l'appétit. Ces apéritifs peuvent avoir des spiritueux pour véhicules. Il est à peine besoin de faire remarquer que cette dernière catégorie doit être interdite aux phthisiques. Le bitter, le vermouth et surtout l'absinthe, sont dans ce cas. La gentiane, la rhubarbe, la germandrée, le quassia amara, les oranges amères, le houblon, la petite centaurée, le quinquina sont au contraire utiles. Nous ne dirons rien des premiers, mais nous nous arrêterons quelques instants sur l'écorce du Pérou, parce que ce médicament a été prôné autrefois comme un antiphthisique éprouvé.

Comme l'a judicieusement remarqué Baumes (1), c'est la forme exacerbante de la fièvre hectique tuberculeuse qui a porté à recourir au quinquina; mais, au lieu de ne voir dans cette substance qu'un médicament répondant à des indications spéciales, on en a fait un spécifique, d'où son application comme méthode générale, d'où aussi son discrédit ultérieur. Torti, Morton et van Swieten (2) se sont surtout montrés partisans du quinquina dans la phthisie. Fothergill le recommandait dans la phthisie qui survient à la suite des fatigues de l'allaitement et

(1) Baumes, *Traité de la phthisie pulmonaire*, 2e édit. Paris, 1805, t. II, p. 296.
(2) Van Swieten, *Comment. in Aphorismos Boerhaavii*, aph. 1010.

dans la consomption qui suit les grandes suppurations traumatiques, c'est-à-dire dans deux cas qui n'ont pas trait à la phthisie véritable, et où il s'agit simplement de consomptions nutritives. Au commencement de ce siècle, l'usage combiné du quinquina et d'une alimentation substantielle était une méthode répandue en Angleterre, principalement aux eaux de Bristol, rendez-vous habituel des phthisiques. Cette exagération en a amené une en sens inverse, et le quinquina a été considéré bientôt comme un médicament inopportun ou dangereux. Cullen, Bosquillon, Baumes le jugeaient ainsi. Il n'en est rien; c'est un médicament auquel, comme à tous les autres, on ne doit demander que ce qu'il peut donner; or son utilité se borne à relever l'appétit, par suite à soutenir les forces et à combattre les exacerbations vespérales de la fièvre hectique de ramollissement. Nous avons signalé plus haut son efficacité contre les exacerbations fébriles. A titre d'apéritif, il peut être employé en macération aqueuse ou sous forme d'œnolé. Le vin de quinquina au malaga est un apéritif usuel; mais, pour qu'il soit utile et ne dérange pas les digestions, il faut le prescrire au moment des repas et jamais à jeun.

Il est un apéritif auquel nous avons recours très-souvent, et dont nous obtenons les meilleurs résultats, c'est la noix vomique. Il est d'observation que les paralytiques voient sous son influence leur appétit s'accroître d'une manière sensible, et réclament souvent avec énergie une augmentation de leurs aliments. Cet effet se constate également chez les autres malades. La noix vomique agit-elle par une action locale sur l'estomac dont elle exalte la vitalité et les mouvements, ou bien l'accroissement de l'appétit est-il le reflet d'une stimulation générale imprimée à tout le système nerveux? Ces deux explications peuvent être admises en même temps. La noix vomique, dans ce cas, doit être employée à petites doses. Nous faisons faire habituellement des pilules argentées contenant 0,01 centigr. d'extrait alcoolique de noix vomique et 0,10 centigr. d'extrait de gentiane, et nous en donnons une ou deux par jour, jusqu'à ce que l'appétit soit suffisant. Une de nos malades est si impressionable à ce médicament, qu'un ou deux jours d'administration d'une pilule suffisent pour relever l'appétit, et qu'elle peut ensuite en abandonner l'usage jusqu'à une nouvelle indication. Elle a répété si souvent cette expérience qu'elle se soumet d'elle-même actuellement à ce moyen toutes les fois que l'appétit lui fait défaut. La teinture de noix vomique peut remplacer l'extrait, et on l'administre alors une heure avant le repas à la dose de cinq gouttes, soit dans une infusion ou macération amère, prise à titre d'apéritif, soit dans un verre de vin de Séguin employé dans le même but. Il est une formule de potion amère qui me fournit également, dans ce cas, des résultats excellents et je ne saurais trop la recommander. Elle se compose de :

Extrait sec de quinquina.	2	grammes.
Sirop d'écorces d'oranges amères.	45	—
Teinture alcoolique de *nux vomica*.	5	gouttes.
Vin de Bordeaux.	150	grammes.

Cette potion vineuse est prise en deux ou trois fois, de préférence au moment des repas. Elle a un goût très-agréable et n'inspire aucune répugnance. Il est bien rare qu'elle ne fasse pas disparaître l'inappétence.

Disons enfin que de tous les apéritifs, il n'en est aucun qui soit aussi puissant et aussi infaillible dans ses résultats que le changement de lieux. Nous avons traité longuement ailleurs cette intéressante question d'hygiène thérapeutique (1), et nous croyons fermement que le bien que les pulmoniques retirent des voyages s'obtient en grande partie par cette influence; seulement, il faut remarquer que cette excitation de l'appétit tombe au bout d'un certain temps de résidence, et que pour consolider le résultat acquis, il faut recourir à des déplacements successifs. A défaut de voyages, rendus souvent impossibles par la position de fortune ou l'état de santé des malades, on peut encore leur procurer un certain bien-être en les faisant séjourner à la campagne. Indépendamment, en effet, d'un appétit meilleur, ils trouvent là des conditions de tranquillité, de repos physique et moral, de sérénité d'esprit, qui leur sont extrêmement avantageuses.

(1) Fonssagrives, *De l'influence curative du changement d'air et des voyages.* (*Gazette hebd.*, 1858.) — Nous reviendrons sur ce point de pratique quand nous aurons à apprécier l'utilité des voyages dans le traitement de la phthisie.

CHAPITRE II

CHOIX DES ALIMENTS.

§ 1. *Aliments solides.*

Le choix des aliments qui conviennent aux phthisiques est subordonné aux règles générales de l'hygiène alimentaire des valétudinaires; on peut dire seulement d'une manière générale que ces aliments doivent, autant que possible, être doués d'un pouvoir nutritif considérable, contenir autant de matières grasses que le permet la tolérance de l'estomac, et que les fonctions digestives restant habituellement intactes pendant une grande partie de la durée de l'affection, il faut tenir un compte prudent des désirs ou des répugnances des malades dans la détermination des aliments qu'on peut leur permettre. Il arrive tous les jours, et dans cette maladie peut-être plus que dans toutes les autres, de voir des mets d'une indigestibilité notoire passer avec une merveilleuse facilité quand ils ont l'appétence pour condiment. Le médecin doit donc se faire un formulaire bromatologique varié, moins pour prononcer des interdictions, que pour trouver des ressources propres à réveiller l'appétit quand celui-ci vient à languir. Nous nous sommes déjà occupé des analeptiques fibrineux, gras et féculents, et nous avons dit qu'ils doivent être la base de la nourriture dans la phthisie, mais la variété du régime importe autant que sa qualité, et l'hygiène alimentaire du phthisique trouvera dans les fruits, les légumes verts, le laitage, des ressources qu'elle ne devra pas dédaigner, à la condition que ces aliments ne constituent jamais que la partie accessoire de son régime.

Nous renvoyons le lecteur pour plus de détails à l'article relatif aux *analeptiques alimentaires* (p. 165).

§ 2. *Boissons.*

La détermination du choix des boissons a une certaine importance, parce qu'on a formulé à ce propos certaines interdictions auxquelles l'hygiène peut et doit ne pas souscrire. Il faut distinguer à ce propos les boissons prises en dehors des repas de celles prises au repas; les boissons médicamenteuses des boissons alimentaires.

Les boissons médicamenteuses ou *tisanes* peuvent, suivant la nature du principe qui leur sert de base, être féculentes ou amylacées, sucrées, acidules, émulsives, aromatiques ou amères. Les deux dernières nous paraissent devoir entrer seules dans la diète des phthisiques, à raison de la stimulation opportune qu'elles exercent sur l'estomac et de leur influence sur l'appétit. Et encore ne faut-il pas en abuser, et réagir contre cette routine de la médecine française qui ne saurait voir un traitement complet là où une tisane n'est pas prescrite. « L'idée de *malade* et celle de *tisane*, avons-nous dit à ce propos, se suivent chez nous comme l'ombre suit le corps, et alors même qu'il s'agit d'affections tout externes, n'intéressant nullement la santé, la prescription d'une tisane est, dans nos hôpitaux (nous pourrions ajouter dans la pratique des villes), une formalité en quelque sorte nécessaire. Nous nous sommes souvent demandé si, chez des malades qui n'ont pas de fièvre et dont la soif ne dépasse pas par conséquent ses limites normales, la prescription d'un ou de deux litres de tisane qu'ils ingurgitent comme par désœuvrement, n'est pas une dérogation fâcheuse à leurs habitudes normales, et si, en débilitant ainsi l'estomac, en diluant d'une manière inopportune les sucs gastriques, on ne compromet pas leurs digestions. Il y a véritablement une réforme économique et hygiénique en même temps à réaliser sous ce rapport dans nos hôpitaux. Quand les malades ne présentent ni fièvre, ni déperditions humorales abondantes, aucune des conditions, en un mot, dans lesquelles la soif prend une intensité importune, et que, d'ailleurs, la quantité de vin qui leur est donnée aux repas suffit pleinement pour l'étancher, il est parfaitement inutile de les abreuver de tisanes (1). » Ces réflexions sont parfaitement applicables à la thérapeutique de la phthisie, où l'abus que nous signalons est pratiqué dans une proportion à laquelle concourent pour une part égale le laisser faire du médecin et l'ingérence incompétente des assistants. Combattre la toux, cette ombre de la lésion pulmonaire, est le but que se proposent ces tisanes, et qu'elles atteignent rarement, comme nous le dirons bientôt.

(1) Fonssagrives, *op. cit.*, p. 24.

Les boissons alimentaires que nous avons à apprécier au point de vue de l'hygiène des tuberculeux sont le vin, les spiritueux, la bière, le thé et le café.

Il fut une époque où la crainte d'échauffer le poumon, c'est-à-dire d'y faire naître ou d'y rallumer un travail inflammatoire, avait fait bannir le vin de la diététique de la phthisie (1), les moins timorés ne le permettaient du moins que dans certaines formes qui n'appartenaient même pas toujours à cette affection. Telle était, par exemple, la *phthisie pituiteuse* des vieillards, dont Baumes a tracé une description qui indique évidemment la confusion, sous cette rubrique, de plusieurs affections pulmonaires chroniques ou subaiguës. Le médecin italien Salvadori (2) et, presque en même temps que lui, le docteur W. May (3) ont, à la fin du siècle dernier, préconisé un traitement tonique et dans lequel le vin intervenait dans une forte proportion, en se basant sur ce que la phthisie, quoiqu'elle présentât des symptômes inflammatoires, reposait cependant sur un fonds essentiellement asthénique. Les médecins français continuaient nonobstant de donner la préférence à la méthode tempérante et antiphlogistique qui excluait le vin, bien entendu, et le contraste thérapeutique devint si accusé, qu'en 1794, c'est-à-dire deux ans seulement après la publication de l'ouvrage du docteur May, l'Académie de Dijon mit au concours la question de la valeur du régime fort et tonique et du régime doux et tempérant dans les différentes périodes et dans les diverses espèces de la phthisie. Jusque dans ces dernières années, la thérapeutique de la phthisie accusait en France et en Angleterre des tendances diamétralement opposées ; en Angleterre elle était nécessairement brownienne, en France elle était broussaisienne ; l'exagération était des deux côtés, elle tend à disparaître du nôtre, et si nous ne soumettons pas encore nos phthisiques, même quand ils sont fébricitants, au régime incendiaire des viandes noires et du porto, nous avons reconnu cependant la nécessité de les tonifier et de soutenir leurs forces, et nous avons pris, je le crois du moins, au système diététique anglais ce qu'il a de bon et de raisonnable.

(1) Quartier, *Ergo vinum ad tabem pulmonum vergentibus perniciosum*, in-4°. Parisiis, 1701.

(2) Salvadori (Matteo), *Del morbo tisico*, in-8°. Trente, 1787.

(3) W. May, *Essay on pulmonary consumptions*. London, 1792.

La routine a formulé l'interdiction du vin d'une manière si absolue dans les cas où il existe de la toux, qu'il n'est pas toujours inoffensif de heurter de front ses arrêts. *Vin* et *toux* sont deux mots qui, dans la médecine vulgaire, s'excluent formellement, et rien n'est plus habituel que de voir des malades privés, pour ce motif et pendant des mois entiers, de cette boisson salutaire et condamnés à l'usage monotone de tisanes insipides. Les contre-indications du vin dans les affections qui s'accompagnent de toux se réduisent, en réalité, à celles qui dérivent de l'état fébrile et ne peuvent être étendues au delà de la période d'acuïté ; la bronchite subaiguë et la bronchite chronique avec exacerbations vespérales, à plus forte raison la phthisie, s'en accommodent au contraire très-bien, et les malades trouvent dans cette boisson réparatrice un moyen de compenser, en partie, le déchet que des sueurs copieuses, l'abondance de l'expectoration et souvent aussi la persistance de l'insomnie leur font subir. Le reproche adressé au vin de *faire tousser* n'est légitime que si le vin a des propriétés acides ou acerbes qui irritent l'arrière-gorge et l'orifice supérieur du pharynx, mais il doit être mis hors de cause sous ce rapport quand on le choisit bien, qu'il est de bonne qualité, d'un âge suffisant et qu'on le trempe d'une certaine quantité d'eau ou d'une macération amère de houblon, de quassia amara ou de columbo, suivant les indications à remplir.

Le choix du vin qui convient le mieux aux phthisiques ne saurait être indécis : autant que possible, il faut recourir aux vins dits austères, notamment aux vins rouges qui ont pour type le bordeaux et qui sont caractérisés par un bouquet qui les fait rechercher dans le monde entier, par une saveur austère sans acidité ni astringence et par une richesse alcoolique intermédiaire. Le bordeaux ou *claret* est le vin par excellence des valétudinaires qui ont besoin d'être tonifiés, mais qui portent dans quelqu'un de leurs organes une disposition inflammatoire ou congestionnelle qu'il importe de ne pas réveiller. C'est le cas des phthisiques. Le bourgogne conviendra mieux dans la forme dite torpide ; il est, en effet, plus chaud, plus excitant, et les malades phlegmatiques, atones, dont les digestions sont paresseuses s'en accommoderaient mieux que du bordeaux ; au reste, pour le choix entre ces deux sortes de vins, comme pour le choix de leurs crus, il faut moins consulter l'échelle de préeminence hygiénique qui est toujours trop absolue, que le goût des malades, leurs habitudes régionales et la facilité plus ou moins grande avec laquelle ils peuvent se procurer, sous de bonnes garanties, l'un ou l'autre de ces deux vins. Les vins dits *alcooliques secs*, c'est-à-dire ceux qui, sans être sucrés, renferment des quantités d'alcool intermédiaires entre 15 et 20 pour 100 (le madère, le marsala, le porto, le xérès ou sherry, etc.), ne conviennent pas aux phthisiques à raison de leur action stimulante. Les Anglais n'hésitent pas cependant à les employer, et ils manient le porto et le sherry avec une hardiesse toute brownienne. Il est vrai que cette pratique repose peut-être moins sur une pensée doctrinale que sur l'impossibilité où ils se trouvent fréquemment, par suite de l'absence de cépages nationaux, de procurer à leurs phthisiques des vins analogues à nos vins rouges austères.

Les vins doux ou sucrés d'Espagne, d'Italie et de Grèce peuvent figurer dans le régime des phthisiques, mais seulement à titre exceptionnel et pour déférer à des indications spéciales, comme moyen, par exemple, de relever rapidement les forces ou de stimuler une digestion paresseuse. Le malvoisie, le malaga, le constance, le lunel viel, le rota, sont les meilleurs et les plus *médicaux* de ces vins. Le malaga est chez nous celui qui réunit les suffrages des hygiénistes, et il les justifie, quand il est vieux, par son bouquet et son goût agréables, ses propriétés tonifiantes et stomachiques et sa spirituosité médiocre qui, ne dépassant pas 15 à 16 pour 100, ne peut faire craindre une trop vive stimulation. Il est bien entendu que ces vins sucrés n'interviennent qu'à la fin du repas ou entre les deux repas principaux de la journée, et que le bordeaux trempé d'eau est la seule boisson qui doive accompagner les aliments. Ce que nous avons dit de la nécessité du sucre pour économiser la graisse organique et pour subvenir aux dépenses chimiques de la respiration, nous pouvons aussi l'appliquer à l'alcool qui est un aliment de même nature et qui appartient aussi à ce groupe que Bischoff a caractérisé par le mot de *thermogène* (1). Il convient donc, à certains points de vue, aux phthisiques, mais il faut qu'il soit engagé dans une combinaison telle que ses

(1) Bischoff, *De la nutrition chez l'homme et chez les animaux.* (*Archives gén. de méd.*, octobre, 1860.)

effets stimulants soient réduits au minimum; les vins, et en particulier le malaga, réalisent cet avantage. Leur emploi modéré est donc parfaitement justifié. Au reste, ici comme partout, il faut distinguer : si la peau s'échauffe, si les pommettes rougissent, si la paume des mains devient sèche après l'usage de ces vins, il faut ou en suspendre momentanément l'emploi ou en diminuer les doses. Les considérations qui précèdent font pressentir que l'usage des spiritueux secs ou des liqueurs doit être formellement interdit aux phthisiques à quelque intervalle et sous quelque dose atténuée que ce soit.

Nous ne devons pas laisser cette question sans dire un mot de l'emploi des lavements vineux à une période avancée de la phthisie, comme moyen tonique et en même temps comme agents de stimulation générale. Cette ressource a été indiquée en 1859 par Aran (1) qui, employant ces lavements chez les phthisiques, reconnut qu'ils arrêtaient la diarrhée en même temps qu'ils relevaient les forces. Ce résultat, il l'accorde lui-même, est essentiellement précaire, mais il ouvre au médecin une ressource de plus pour échapper à cette inaction absolue qui est si douloureuse en présence d'accidents irrémédiables. Ces lavements se préparent avec 150 à 200 grammes de vin rouge de bonne qualité; on peut couper ce vin avec de l'eau; j'ai l'habitude de le mélanger avec volume égal de bouillon de bœuf dégraissé et d'ajouter quelques gouttes de laudanum afin de faire conserver plus sûrement ce lavement. Il faut, bien entendu, vider le rectum avant de l'administrer. Aran dit avoir vu des résurrections véritables sous l'influence de ce moyen, résurrections peu durables, il est vrai, mais très-réelles; j'ai pu constater moi-même maintes fois l'utilité de ces lavements, principalement chez les malheureux phthisiques qui meurent par le larynx, et chez lesquels la déglutition est devenue douloureuse ou impossible. L'alimentation indirecte par les clystères nutritifs (2) n'est, sans doute, qu'un expédient, mais c'est un expédient utile.

Ce que nous avons dit de l'utilité des amers pour stimuler l'appétit des phthisiques fait pressentir le jugement favorable

(1) Aran, *De l'emploi des lavements de vin, en particulier dans le traitement de la chlorose, de la dyspepsie, de la phthisie pulmonaire et dans la convalescence des maladies graves.* (*Bulletin gén. de thérap.*, 1855, t. XLVIII, p. 10 et 54.)

(2) Voyez Fonssagrives, *op. cit.*, p. 276 à 285.

que nous porterons sur la bière, considérée comme boisson habituelle. Fraîche, apéritive, elle nourrit d'une manière notable et étanche la soif. La propriété qui lui est généralement reconnue de donner de l'embonpoint tient en partie à la nature des éléments hydrocarburés qu'elle renferme, en partie à ses propriétés apéritives. C'est dire que, quand elle est désirée, que l'estomac la digère bien, la bière est une boisson utile pour les phthisiques, quoiqu'elle ne puisse entrer en comparaison avec le vin. L'*ale* et le *porter* qui ont une spirituosité égale à celle de certains vins et dont le goût est agréable, et parmi nos bières, celles de Lyon et de Strasbourg sont les seules dont il faille autoriser l'usage. Le reproche de rendre la bouche pâteuse et de diminuer l'appétit ne s'adresse qu'aux bières plates et frelatées, et non à celles que nous venons d'indiquer.

Dans ces derniers temps on a préconisé le malt, ou farine d'orge germée, employé sous forme de poudre, de sirop ou de bière, comme une sorte de spécifique de la phthisie, et la réclame s'est emparée de cette annonce. Que la bière de malt soit avantageuse aux tuberculeux en les nourrissant et en assurant en même temps la parfaite utilisation des féculents qu'ils ingèrent, rien de plus admissible à coup sûr; mais c'est là sans doute qu'il faut s'arrêter.

Le thé et le café ont eu le privilége, entre toutes les boissons alimentaires, de diviser en deux camps les hygiénistes aussi bien que les médecins. Les uns leur ont attribué une immunité absolue et n'ont vu que de l'avantage à les recommander; les autres, confondant l'abus avec l'usage, les ont proscrites avec une intolérance que l'observation ne ratifie pas. Chez les tuberculeux, l'emploi de ces boissons stimulantes n'a d'inconvénient que quand il dépasse les limites d'une stricte modération, et surtout quand il compromet le sommeil que nous verrons bientôt leur être si nécessaire. L'habitude d'ailleurs émousse ces effets d'excitation, et on ne saurait tracer de règle absolue à ce sujet.

CHAPITRE III

ORDONNANCE DU RÉGIME.

L'ordonnance du régime des phthisiques comprend le nombre et la variété des mets, l'heure et le nombre des repas, et enfin l'emploi des digestifs, c'est-à-dire des moyens qui favorisent l'élaboration des aliments.

Une alimentation succulente et substantielle, nous le répétons, est de règle dans cette affection, comme dans toutes celles qui ont une allure chronique et qui imposent à l'économie des déperditions qui l'affaiblissent ; mais une autre condition qu'elle doit réaliser, c'est d'être simple, c'est-à-dire d'exclure et la multiplicité des mets et la complexité de leur préparation culinaire. Grâce à cette précaution, les digestions seront plus faciles, et le malade ne sera pas excité par l'attrait des yeux et du goût à franchir, pour satisfaire un appétit factice, la limite étroite qui sépare l'usage de l'abus. C'est dire que la régularité des habitudes est pour les phthisiques une règle indispensable à leur hygiène alimentaire, et que les dîners en ville, occasion de surcharge stomacale et de séjour dans une atmosphère chaude et confinée, doivent leur être formellement interdits.

Le nombre des repas est d'ordinaire déterminé par les habitudes locales ou individuelles, et le médecin doit prudemment en tenir compte. La réglementation des heures des repas tombe plus directement sous sa juridiction. Nous avons déjà dit qu'il y a des inconvénients sérieux à ce que le repas du soir soit copieux et à ce qu'il se fasse à une heure avancée. Ce fait d'hygiène thérapeutique, s'applique à toutes les maladies qui s'accompagnent de dyspnée, mais il a surtout de l'importance pour les phthisiques, parce que, chez eux, avec l'augmentation nocturne de l'oppression, coïncide l'exaspération de leur mouvement fébrile. « Les asthmatiques, avons-nous dit ailleurs, s'imposent instinctivement, au bout de quelques accès, cette abstinence du soir, et les phthisiques ne s'en affranchissent pas impunément. L'accroissement de l'oppression qui survient vers la chute du jour trouble probablement l'innervation normale des pneumo-gastriques, et cette influence se réfléchit des filets pulmonaires de ces nerfs sur leurs filets gastriques, d'où une digestion imparfaite et laborieuse. Cette interprétation me paraît emprunter un certain caractère de vraisemblance à un fait que j'ai constaté bien souvent, et qui n'a, que je sache, été indiqué nulle part. Je veux parler de la difficulté extrême avec laquelle l'estomac des orthopnéiques répond à l'appel des vomitifs. Dans l'angoisse oppressive des maladies du cœur, du croup, de la bronchite capillaire, du catarrhe suffocant des vieillards, j'ai remarqué que les émétiques restaient sans effet. Les modifications fonctionnelles, imprimées au pneumo-gastrique par l'anesthésie de ses filets pulmonaires, qui baignent dans un sang imparfaitement hématosé, peuvent-elles rendre compte de cette particularité? Quoi qu'il en soit de cette explication, le précepte diététique a une grande importance. La gêne de la respiration, qui devient une cause de digestion difficile, doit à celle-ci par réciprocité un accroissement fâcheux; un état flatulent s'établit, en effet, aisément dans ce cas, et l'estomac distendu refoulant le diaphragme, il en résulte une nouvelle cause d'oppression (1).

CHAPITRE IV

STIMULANTS GASTRIQUES OU DIGESTIFS.

Ce n'est pas assez d'avoir bien choisi ses aliments, de les avoir pris dans une mesure et sous une forme culinaire convenables, d'avoir déterminé le nombre et les heures des repas; il faut encore assurer la digestion de ces aliments par un ensemble de moyens les uns hygiéniques, les autres médicamenteux. Occupons-nous tout d'abord des *digestifs* de cette dernière catégorie.

L'usage d'une boisson théiforme aromatique très-chaude, prise aussitôt après le repas (infusion d'anis, d'angélique, d'ayapana, etc.), d'un vin sucré (malaga, malvoisie, lunel) ou d'une liqueur aromatique (curaçao, anisette, élixir de Garus) stimule légèrement l'estomac et lui permet de conduire à bien des digestions qui, sans ce secours, auraient été imparfaites ou laborieuses. Il faut, bien entendu, ne permettre ces stimulants qu'accidentellement, quand le besoin s'en fait sentir, et au repas du soir seulement, et ne pas les faire entrer dans le programme régulier de l'alimentation.

Ces moyens agissent sur la vitalité de l'estomac; il en est d'autres qui corrigent ou modifient l'état des sécrétions gastriques et qui deviennent ainsi des digestifs. La pepsine, le malt, la diastase et les condiments salés et aromatiques sont de ce

(1) Broussais indique comme moyen de diminuer les palpitations du cœur chez les phthisiques la précaution de ne pas leur laisser faire trop tard le repas du soir. (T. II, p. 620.)

nombre, bien que, pour ces derniers, on doive admettre une action mixte qui s'exerce primitivement sur la sensibilité et la motilité de l'estomac et une action secondaire sur les glandes qui sécrètent le suc gastrique. Nous ne saurions entrer dans les détails de l'administration de ces agents qui permettent souvent de régulariser les digestions des phthisiques et de ralentir les progrès du marasme, contentons-nous seulement de rappeler que la pepsine facilite la dissolution des aliments protéiques, que les féculents ont pour agent de dissolution la diastase, et que les graisses s'émulsionnent dans l'intestin par l'action des sucs biliaire et pancréatique, et aussi sous l'influence des alcalis.

Quant au chlorure de sodium, les résultats observés dans l'engraissement des animaux domestiques montrent tout le prix que l'on doit attacher à faire entrer ce condiment dans l'alimentation des tuberculeux. Il n'est pas seulement utile pour entretenir leur appétit, mais le rôle physiologique éminent, qui lui est attribué relativement à l'intégrité de la forme des globules sanguins et à leur coloration, permet de supposer que son influence plastifiante ne s'exerce pas seulement d'une manière indirecte.

Les acides enfin et les alcalis peuvent devenir des agents auxiliaires de la digestion chez les phthisiques : ceux-ci pour leur permettre de digérer des corps gras qui leur sont si indispensables, ceux-là pour combattre cette forme particulière de troubles digestifs qui se rencontrent quelquefois chez eux, qui paraissent dériver d'une diminution des sucs gastriques, et correspondent à ce que les Anglais désignent sous le nom d'*apepsie*. Les acides sont indiqués dans ce cas; l'usage du sucre qui se transforme en acide lactique suffit souvent pour régulariser les fonctions de l'estomac (et l'on constate ainsi la réalité des propriétés *digestives* attribuées par le vulgaire à cette substance); mais quelquefois il faut recourir aux acides; l'eau de Seltz, les *drops* anglais, l'acide lactique, l'acide chlorhydrique, peuvent alors être successivement employés. Trousseau, qui a appelé l'attention sur les troubles dyspeptiques qui se lient aux affections chroniques de la poitrine et de l'abdomen, principalement à la phthisie, recommande, dans ce cas, l'acide chlorhydrique à la dose de 2 à 4 gouttes dans un verre d'eau sucrée; la dose est suffisante dès que l'eau a pris l'acidité d'une limonade minérale ordinaire. Dans les quatre observations qu'a publiées, à ce sujet, le savant clinicien de l'Hôtel-Dieu, le résultat a été si marqué qu'on ne saurait véritablement contester l'efficacité de ce moyen.

Les moyens *digestifs* tirés de l'hygiène se réduisent à un exercice modéré; s'il ne peut être pris en plein air, le malade doit au moins le remplacer par une promenade dans sa chambre; il est d'observation, en effet, que les mouvements rhythmiques des muscles abdominaux viennent en aide à ceux de l'estomac et facilitent singulièrement la digestion. On prévient, de plus, par ce moyen, cet engourdissement du coin du feu qui est si préjudiciable aux fonctions de l'estomac.

Toutes les précautions hygiéniques que nous venons d'énumérer sont souvent frappées d'inutilité par un accident très-commun chez les phthisiques. Je veux parler des vomissements qui surviennent si fréquemment peu après le repas, vomissements mécaniques qui tiennent à la toux et qui font ressortir encore une fois de plus cette solidarité fonctionnelle de l'estomac et du poumon qui s'explique à merveille par une communauté d'influence nerveuse (1). Ces vomissements ne sont pas seulement pénibles, ils ont, comme dans la coqueluche, l'inconvénient grave de compromettre la nutrition. La précaution de prendre avant le repas deux ou trois gouttes de laudanum de Rousseau, ou l'usage, comme l'a recommandé Baron, d'une potion contenant 8 à 10 gouttes de chloroforme et distribuée par gorgées dans les vingt-quatre heures, calment souvent cet éréthisme de l'estomac et lui permettent de conserver les aliments (2).

Tout récemment, le docteur Tripier a préconisé les alcooliques pris en petites quantités après les repas comme un moyen d'arrêter ces vomissements spasmodiques. Les trois observations relatées par ce médecin dans la note qu'il a présentée à l'Académie des sciences sur ce point de thérapeutique, seraient, en effet, de nature à démontrer l'utilité de ce moyen, mais de

(1) Le docteur Thompson a constaté ces vomissements dans presque la moitié des cas.

(2) J'ai en ce moment, dans mon service de l'hôpital Saint-Éloy, un phthisique qui présente ces vomissements mécaniques, non précédés de nausées, dus aux secousses de la toux et qui provoquent le rejet des aliments. La belladone arrête presque à coup sûr ces vomissements.

cette application restreinte à la généralisation de l'usage des alcooliques comme moyen de curation de la phthisie, il y a une distance que nous nous garderons bien de franchir. Le témoignage apporté à l'appui de cette thérapeutique brownienne par le docteur Kempf, de Haszt-Kronenstadt, n'est nullement convainquant, et cette méthode ne nous paraît être qu'une de ces excentricités thérapeutiques dont trois ou quatre faits semblent prouver la valeur, mais qui ne résisteraient pas à une expérimentation prolongée (1).

LIVRE TROISIÈME

GENRE DE VIE

Nous comprenons sous ce terme l'usage ménager que le valétudinaire phthisique doit faire de toutes ses fonctions pour rester dans l'état où il est, c'est-à-dire pour que son affection ne se réveille pas et ne reprenne pas une marche aiguë. C'est là le grand intérêt de sa vie, ce doit être là le but de tous ses soins. « Les valétudinaires de cette catégorie, avons-nous dit ailleurs, n'ont qu'une ressource pour que la mort les oublie, c'est de vivre sans bruit, comme en cachette, et de vivre aussi peu que possible ; de ne pas faire étalage d'une vigueur qu'ils n'ont pas ; d'économiser sur tout : sur leurs passions, sur leurs plaisirs, sur leurs travaux ; de s'astreindre à une régularité méthodique, de choisir la sobriété pour médecin (*modicus cibi medicus sibi*) et de ne jamais étaler au dehors un train de vie auquel leurs ressources organiques ne sauraient suffire. Les phthisiques peuvent ainsi, *en ménageant leur monture*, fournir une carrière raisonnable. La vie qui s'achète à ce prix peut ne pas sembler très-enviable, mais c'est à prendre ou à laisser, et il faut leur répéter avec Montaigne : « Toute voie qui nous mènerait à la santé ne saurait se dire ni âpre ni chère. » Or, cette voie est celle que nous venons de tracer.

Bien diriger son activité physique et économiser sur ce que

(1) Tripier, *Comptes rendus de l'Acad. des sciences*, 14 janvier 1864, et *Bulletin de thérap.*, 1864, t. LXVII, p. 27. — A l'hôpital des phthisiques de Brompton on emploie pour arrêter les vomissements une infusion de gentiane additionnée d'acide cyanhydrique et de carbonate de soude.

j'appellerai les fonctions de *luxe*, c'est-à-dire celles qui loin de servir les intérêts de la nutrition, lui imposent, au contraire, des dépenses plus ou moins ruineuses, telle est la formule générale de cette partie de l'hygiène des phthisiques.

CHAPITRE PREMIER

DIRECTION DES EXERCICES PHYSIQUES.

Les exercices physiques qui ont joué de tout temps un rôle si important dans la thérapeutique de la phthisie pulmonaire, n'interviennent guère dans cette période de la phthisie que comme moyens de stimuler l'appétit ou de produire une diversion morale favorable. La nutrition reprenant quelquefois d'une manière remarquable sous leur influence, on s'explique très-bien que quelques-uns d'entre eux, si ce n'est tous, aient été successivement invoqués comme des spécifiques de la pulmonie. Ils n'ont pas cette portée ; mais extrêmement utiles dans la période de prédisposition, ils offrent également de grands avantages dans la période stationnaire, à la condition, toutefois, que les phthisiques n'en abusent pas. La fatigue leur est, en effet, essentiellement préjudiciable, en ce qu'elle devient pour eux une cause fâcheuse de dépense nutritive. D'ailleurs il ne faut pas oublier que ces exercices inopportuns peuvent augmenter la dyspnée, produire des palpitations de cœur et devenir même une cause d'hémoptysie. Max Simon a cité un cas dans lequel une hémorrhagie mortelle se manifesta sous l'influence d'un exercice violent.

La *promenade à pied*, en plein air, avec un but qui lui donne une animation qui retarde la fatigue, est certainement de tous les exercices le plus utile et le plus habituellement réalisable. Les malades doivent, se conformant au précepte salernitain, *Post prandium sta* (1), faire cet exercice quelque temps après les repas ou plutôt avant ; régler leur pas sur la température de façon à ne pas provoquer de la sueur, et se munir de vêtements amovibles qu'ils portent sur leur bras de façon à pouvoir com-

(1) *L'École de Salerne*, trad. en vers français, par Ch. Meaux Saint-Marc. Paris, 1861, p. 29.

penser, à un moment donné, l'abaissement qui viendrait à se produire dans la température atmosphérique.

Cruveilhier a fait la remarque qu'une promenade très-longue, à pas lents et sur un terrain plat, ralentit sensiblement le nombre des battements du cœur, et que cette sédation cardiaque peut aller jusqu'à la syncope. J'ai vérifié ce fait et il m'est arrivé de modifier favorablement, par des promenades journalières de quatre ou cinq heures dans ces conditions, des hypertrophies simples du cœur. C'est une raison de plus pour recommander cet exercice, avec tous les ménagements nécessaires, aux phthisiques dont le cœur est souvent hypertrophié et toujours extrêmement excitable. La précaution de ne pas parler en marchant, d'éviter autant que possible d'aller à l'opposite d'un vent un peu vif, et de se garantir la bouche, dans ce cas, par un cache-nez ou un mouchoir sont des soins vulgaires, mais trop souvent omis, et qui seuls cependant peuvent assurer le bénéfice hygiénique des promenades.

La *vectation* ou exercice passif de la voiture peut remplacer la promenade quand le temps ne permet pas celle-ci, ou quand les malades sont trop faibles pour s'y livrer. Il est inutile de faire remarquer que la douceur de la suspension de la voiture et la bonne qualité de la route sont des conditions à rechercher, surtout quand le malade a eu peu de temps auparavant une hémoptysie et paraît enclin au retour de cet accident. Nous allons revenir, au reste, sur cette question à propos des voyages.

Que n'a-t-on pas dit de l'*équitation* dans la phthisie? Sydenham s'en est déclaré le partisan. Stahl lui a consacré un traité dans lequel il décore ce moyen du nom de *nouveau spécifique de la phthisie* (1). Salvadori (2) en a fait un moyen héroïque et Rush (3) a encore renchéri sur l'enthousiasme de ce dernier. « Il ne faut pas, dit-il, pour prescrire l'équitation à un malade, s'enquérir de l'état de ses poumons, mais bien de l'état de sa bourse. » Il employait l'équitation de deux façons différentes : comme promenades journalières, ou comme voyages;

(1) Stahl, *De novo specifico antiphthisico equitatione*, 1699. — Voyez aussi Fritz Patrick, *Traité des avantages de l'équitation considérée dans ses rapports avec la médecine*, in-8°. Paris, 1838.

(2) Salvadori (Matteo), *Del morbo tisico*, in-8°. Trient, 1787.

(3) Rush, *Medical Inquiries*, t. II.

il faisait répéter ceux-ci tous les deux ou trois ans, jusqu'à ce que le malade eût franchi les périodes de la vie où la consomption marche (*till our patient has passed the consumptives stages of life*). Le docteur Fuller insistait avec autant de conviction sur ce moyen, et voulait que l'on habituât les phthisiques à vivre sur leur selle comme les Tartares (1). Il y a certainement de l'exagération dans tout cela. Ni tous les phthisiques, ni toutes les périodes de la phthisie, ne s'accommoderaient de cette vie de Tartare, mais, réduit à des promenades journalières d'une ou deux heures, il est certain que cet exercice est avantageux et qu'il stimule l'appétit, par l'animation qu'il cause, par le grand air, mais aussi par la succussion que les mouvements du cheval impriment à la masse intestinale et qui doit augmenter l'énergie contractile de ses plans charnus. Ce qu'il y a de positif, c'est que l'équitation engraisse, et cela seul est une présomption en faveur de son utilité chez les phthisiques.

Le docteur Rush ne s'est pas montré partisan enthousiaste de l'équitation seule ; il a aussi fortement recommandé les autres exercices corporels principalement ceux dans lesquels interviennent les mouvements des bras. Il s'est même demandé si les résultats avantageux de l'équitation ne dérivaient pas en partie de l'exercice des bras commandé par le maniement de la bride et du fouet. Mais c'est surtout un médecin de Londres, James Carmichaël Smith, qui a vanté l'exercice de la rame. Il lui a même consacré un traité spécial dans lequel il avance (assertion contestable) que cet exercice des bras convient à tous les degrés de la phthisie. Rush cite le fait d'un gouverneur de Pensylvanie qui retira une très-grande amélioration de l'habitude de conduire lui-même tous les jours une embarcation à l'aviron, dans la rivière de Schuylkill, à quelques milles au-dessus et au-dessous de son habitation. Il enregistre également la guérison de deux jeunes gens par le maniement d'une presse à imprimer.

Nous comprenons très-bien que les mouvements rhythmiques des bras par la gymnastique, le mouvement des avirons, l'escrime, soient une chose favorable dans la prédisposition tuberculeuse, parce qu'ils tendent à augmenter l'ampleur de la cavité thoracique et à élargir le champ de l'hématose, en faisant

(1) Fuller, *Edinburgh Practice*, vol. II, p. 142; *ibid.*, p. 480; *ibid.*, p. 176.

pénétrer l'air dans les dernières cellules pulmonaires, mais nous ne voyons pas ce que ces exercices violents peuvent offrir d'avantageux lorsque la phthisie est confirmée (1). Il y a là une distinction capitale qui a été omise. Nous avons eu déjà plus d'une fois l'occasion de la signaler dans le jugement critique que nous avons porté sur les divers moyens préconisés contre la phthisie.

En résumé, on peut dire que l'exercice modéré est utile à toutes les périodes de la phthisie, mais que l'exercice énergique doit être réservé pour la *prédisposition* et ne convient nullement au *valétudinarisme* tuberculeux. La lésion pulmonaire existe, il faut composer avec elle et l'hygiène qu'elle commande gît bien plus dans l'emploi des précautions que dans des tentatives d'endurcissement, lesquelles ne réussissent qu'aux organisations saines. C'est le cas d'établir avec Antyllus (2) une distinction entre les mots *exercice* et *mouvement;* distinction que Carmichaël Smith a judicieusement caractérisée de la façon suivante : « L'exercice (*exercise*) augmente la rapidité et la force des contractions du cœur, la vitesse de la respiration, la chaleur, la transpiration; le mouvement (*motion*), au contraire, ne s'accompagne d'aucun effort musculaire, ses effets sur le cœur, le poumon, tout le système en un mot, sont sédatifs, il diminue la toux, fait tomber le pouls(3). C'est cette dernière sorte d'exercice qui convient aux phthisiques et encore faut-il remarquer avec Antyllus que ce qui est *mouvement* pour l'un deviendra *exercice* pour l'autre, ce qui revient à dire que cet élément d'hygiène doit être appliqué et dosé avec le même soin qu'un médicament. Mais, quel est le médecin qui songe aujourd'hui à ces distinctions salutaires, quel est le malade qui en sent le prix?

(1) Woillez (*Recherches sur l'inspection de la poitrine*, p. 352) a fait la remarque que la largeur de la poitrine est bien plus souvent l'attribut des professions qui exigent une activité musculaire générale que de celles qui mettent en jeu seulement les muscles de la poitrine et des bras. Cette interprétation, si elle était admise, restreindrait encore la valeur thérapeutique des exercices partiels que nous venons d'énumérer.

(2) Oribase, *Collect. med.*, traduct. Bussemacker et Daremberg, t. I, p. 437.

(3) Carmichaël Smith, *op. cit.*, t. II, p. 180.

CHAPITRE II

VOYAGES.

Nous avons vu, à propos des moyens de stimuler ou d'entretenir l'appétit chez les phthisiques, l'influence remarquable qu'exerce sous ce rapport le changement d'air. Ne sortît-on que de quelques heures de l'atmosphère où on a perdu son appétit on a, par ce fait même, de grandes chances de le retrouver. C'est là un des résultats les plus remarquables du déplacement, mais surtout du déplacement pour la campagne. Si le seul changement d'air peut opérer dans l'économie des modifications aussi favorables, que ne doit-on pas attendre des voyages dont la portée médicatrice est bien autrement puissante?

Pour s'expliquer leur action et le parti qu'on peut en tirer dans le traitement de la phthisie pulmonaire, il convient de séparer et d'examiner un à un les éléments qui constituent cette synthèse thérapeutique. On peut les ramener aux suivants : 1° locomotion ; 2° diversion climatérique ; 3° diversion morale.

§ 1. *Locomotion.*

Dans l'état actuel de notre civilisation et avec les conquêtes merveilleuses que l'industrie a réalisées sur le temps et sur l'espace, le mode de transport est devenu l'une des conditions les plus accessoires de l'influence des voyages, et les wagons et les steamers promènent les malades d'une latitude à une autre avec une rapidité favorable sans doute à leur bien-être actuel, mais qui exclue complétement les avantages hygiéniques que les anciens attribuaient, non sans raison, au véhicule en lui-même et au ménagement des transitions climatériques. Du coche qui, au bout de trois jours, avait conduit *si rapidement* la Fontaine à quinze lieues de Paris, station « où il attendait la commodité du carrosse de Poitiers pour continuer son voyage vers le Limousin (1), » au train express qui dessine la diagonale de la France en vingt heures, il y a une distance qui ne satisfait ni les amateurs du pittoresque ni les hygiénistes, et au milieu

(1) La Fontaine, *Œuvres complètes. Lettres.*

de laquelle le souvenir place déjà avec regret la classique diligence ou son perfectionnement confortable, la malle-poste. On ne voyage plus aujourd'hui, on arrive ; on ne se meut plus, on est entraîné, et cette vitesse favorable aux malades couchés dans les coupés-lits, ne l'est nullement à ceux qui ont plutôt besoin de voyager dans des conditions de sécurité pour leur santé que d'arriver vite. Un éminent praticien, qui joint à un très-grand savoir une expérience personnelle des conditions d'hygiène que nécessite une poitrine délicate, le docteur H. Bennet, a, dans un travail spécial que nous avons cité plus haut (1), fait ressortir les dangers des voyages rapides pour les phthisiques. « *Voyager à la façon d'un boulet*, » suivant son expression pittoresque, c'est neutraliser souvent les bénéfices qu'on pouvait attendre du déplacement, c'est même quelquefois s'exposer à des dangers très-sérieux. Il faut bien se le persuader en effet ; ce n'est pas seulement avec des médicaments qu'on fait de la thérapeutique active, c'est-à-dire de la thérapeutique secourable ou nuisible. Le mot d'Ovide

Eripit interdum, modo dat medicina salutem (2)

est aussi applicable à l'hygiène thérapeutique qu'à la thérapeutique médicamenteuse.

Les vivants justifient aujourd'hui aussi bien que les morts le refrain de la ballade de Burger, et l'hygiène doit protester contre cette façon de voyager où la gymnastique de la voiture, qui est, à elle seule, une médication énergique, est remplacée par la trépidation monotone et insignifiante du wagon ; les péripéties pittoresques du paysage par l'uniforme succession des encaissements et des tunnels, l'air vif et apéritif des champs par l'odeur nauséeuse du charbon. Je me suis souvent donné la maligne satisfaction de songer au déplaisir amer qu'auraient éprouvé Cœlius Aurelianus ou Mercuriali, s'il leur avait été donné d'accompagner leurs malades à une gare quelconque. Donnons un regret hygiénique aux anciens modes de locomotion, mais disons en même temps quel parti on peut en tirer pour les phthisiques à qui leur fortune permet de voyager en

(1) Bennet, *De l'influence défavorable du changement subit de climat.* (*Bulletin de thérap.*, 1863, t. LXV, p. 241.)

(2) Ovide, *Tristia.*

chaise de poste, ou qui habitent les localités de plus en plus rares où la vapeur n'a pas encore remplacé les autres véhicules.

Nous n'avons plus à apprécier ici les différents modes de locomotion comme exercices de peu de durée, mais comme éléments des voyages, ce qui est, en hygiène, un point de vue différent. L'exercice passif de la voiture était, nous l'avons dit, un de ceux auxquels les médecins des siècles passés recouraient le plus habituellement, et ils poussaient la sagacité pratique et le soin jusqu'à déterminer quelles conditions matérielles de la route ou quel mode de suspension du véhicule devaient être recherchés de préférence. Hoffmann, Sydenham, Simmons, nous ont laissé, sur ce point d'hygiène thérapeutique, des conseils qu'on se plaît à trouver trop subtils pour s'exonérer du souci pénible de les suivre. Les Anglais ont vanté avec un certain enthousiasme les effets de la voiture dans la consomption pulmonaire, surtout de la voiture découverte. Leur pratique conserve encore, sous ce rapport, l'empreinte des idées de Sydenham qui dit avoir vu des gens épuisés se trouver admirablement d'une vectation assidue : « *Atque hoc multiplici experientia, quæ vix me fefellit unquam, didici. Et licet equo vehi phthisicis præcipue conferat, tamen et itinera curru facta mirandos sanos effectus quandoque ediderunt* (1). » Des faits affirmés par Sydenham ont leur valeur et commandent l'examen. En supposant même, comme je le crois, que Sydenham ait englobé sous ce titre général de consomption la période de marasme de diverses maladies chroniques, il n'en résulterait pas moins que l'exercice prolongé de la voiture modifie favorablement la nutrition, et qu'il peut, par cela même, être très-utile aux poitrinaires. Simmons a cité le fait d'une dame qui arriva à la guérison en voyageant continuellement dans sa voiture et en traversant ainsi l'Angleterre dans tous les sens. Dans le principe, il paraissait y avoir de l'aggravation quand elle s'arrêtait trois ou quatre jours, mais, à la longue, le résultat acquis devint définitif (2). Desault croyait aussi à l'efficacité des voyages en voiture, il les prescrivait à ses malades et en les envoyant à Baréges, il paraissait plutôt compter sur l'effet de la voiture que sur celui des eaux. On a cherché à

(1) Sydenham, *Op. omnia*. Genovæ, t. I, p. 275.
(2) Simmons, *The Edinburgh Medical Practice*, vol. II, p. 176.

théoriser cette action de la voiture en faisant remarquer qu'elle produit souvent un état nauséeux qui ressemble à l'effet des vomitifs à doses réfractées, médication qui, nous l'avons dit, a été très en vogue en Angleterre et qui y jouit encore d'un crédit mérité, mais ce rapprochement ne nous paraît guère justifié : l'assuétude aux mouvements de la voiture s'établit très-vite, en effet, et l'état nauséeux n'est pas persistant. Il semble plus rationnel de penser que les effets favorables de la voiture sont dus à l'action tonifiante de cet exercice passif qui détermine une sorte de massage des viscères mobiles, stimule l'appétit et éveille la contractilité musculaire engourdie par une longue inaction. Il est à peine besoin de dire que si le voyage en voiture a ses indications particulières dans le traitement de la phthisie, s'il est habituellement préférable au railway parce qu'il ménage mieux les transitions thermologiques, parce qu'il permet de jouir du paysage et des incidents de la route ; ce n'est que pour les phthisiques qui sont encore dans un état valétudinaire, mais que s'ils sont alités ou peu s'en faut, la vitesse du parcours par chemin de fer au lieu d'être un inconvénient, devient un avantage précieux et qu'il faut utiliser.

Nous venons de parler, à propos des exercices envisagés comme moyens de stimuler l'appétit, du profit que les phthisiques peuvent retirer de l'équitation, mais il s'agissait de l'équitation comme moyen de promenade. Ce mode de voyager est sorti de nos mœurs, et, à part l'animation du changement de lieux, nous ne comprendrions guère la supériorité de voyages exécutés de cette façon sur un exercice du cheval institué régulièrement plusieurs heures par jour et sans laisser sa résidence habituelle. L'exposition aux intempéries serait du reste un inconvénient inévitable. Sydenham parle toutefois de phthisiques, ses proches, qui avaient été guéris par de *longs voyages* faits à cheval et entrepris sur son conseil. S'agissait-il de cas douteux de phthisie? Qu'on en juge : « *Nocturnis sudoribus jam accesserat diarrhæa ista quæ phthisi confectis mortis prænuntia solet esse* (1). » Nous avouons volontiers que ce grand praticien nous est quelque peu suspect d'enthousiasme, quand il s'écrie que ni le mercure contre la syphilis, ni l'écorce du Pérou contre les fièvres intermittentes, ne peuvent revendiquer plus

(1) Sydenham, *Tractatus de podagra*, t. I, p. 275.

d'efficacité que l'équitation contre la phthisie; mais de cette réserve à une dénégation complète des résultats constatés par lui, il y a une distance que nous nous garderons bien de franchir. Grant n'était pas moins enthousiaste de l'équitation que Sydenham. Il déclare qu'une fois la fièvre tombée, *le cheval est le meilleur médecin des phthisiques* (1). Nous estimons que cette irrévérentieuse assertion renferme une exagération réelle. Nous le répétons, il nous répugne certainement de croire aveuglément à toutes les promesses encourageantes que les préconisateurs de ce moyen nous ont faites en son nom, mais il nous répugne encore plus de faire table rase de résultats produits avec de telles garanties d'autorité et d'exactitude. Il y a évidemment, sous ces appréciations enthousiastes, un moyen thérapeutique qui peut, dans des cas déterminés, rendre des services réels (2).

Nous nous empressons d'arriver à la question des voyages maritimes comme moyen de modifier la marche de la phthisie. C'est là, en effet, une source d'influences thérapeutiques très-positives, si elles ont été fort diversement appréciées. Nous les étudierons avec d'autant plus de soin que l'opinion médicale est encore divisée sur cette question, et que nos voyages, en qualité de médecin de la marine, nous donnent peut-être, en cette matière, une certaine compétence critique.

Établissons tout d'abord un fait qui ne s'applique pas seulement aux voyages maritimes, mais à tous les éléments de l'hygiène envisagés comme instruments de prophylaxie ou de curation. S'il est des *médicaments simples*, il n'est pas d'*élément hygiénique simple* susceptible d'être classé dans une médication ou d'être appliqué à un seul élément morbide. L'hygiène thérapeutique est (qu'on me passe ce mot) une réunion de *thériaques* dont il faut décomposer les éléments pour savoir quelle est leur action séparée, leur influence concordante ou antagoniste; on arrive par des opérations analytiques laborieuses à ne plus croire à leur spécificité, mais (ce qui est une ample compensation) on est sur la route qui conduit à des in-

(1) Grant, *Essai sur les fièvres*. Paris, 1775, traduct. Lefebvre, t. I, p. 234.

(2) Le docteur Quémar, médecin principal de la marine, m'a raconté dernièrement le fait d'une demoiselle de Carhaix qui, atteinte à trente ans d'une phthisie confirmée, se mit à faire plusieurs heures d'équitation par jour; elle se rétablit graduellement et elle a atteint aujourd'hui sa soixantième année.

dications thérapeutiques utiles. La nature, qui a été l'Andromachus de ces thériaques, n'en a pas composé de plus complexe, de plus difficile à analyser et à employer judicieusement que celle que l'hygiène thérapeutique étudie sous le nom de *climats*. Nous en avons traité longuement et nous avons essayé de jeter quelque lumière sur une question qui est obscure certainement, mais qui est surtout obscurcie.

De tous les éléments complexes qui concourent à faire de la navigation un moyen thérapeutique, nous devons dégager ici l'action propre aux mouvements du navire et à l'atmosphère maritime, renvoyant à ce que nous avons dit (p. 254) du changement de climat.

La mobilité du véhicule et les qualités propres de l'atmosphère qu'il traverse constituent à proprement parler toute la spécialité de ce mode de voyage.

Un navire à la mer n'est jamais complétement immobile, même par le temps le plus calme; l'influence de la houle ou de son propre sillage, quand il est mû par la vapeur, lui communique toujours quelques oscillations; sous l'action de la brise et des lames qu'elle soulève, ces mouvements s'accroissent et atteignent enfin dans les gros temps une violence qui menace sa sécurité. Lorsque le bâtiment descend dans le creux d'une lame et remonte sur sa crête, sa ligne axuelle passe de l'horizontalité à l'inclinaison, s'élève et s'abaisse alternativement; c'est à ce mouvement que les marins ont donné le nom de *tangage*. Dans le *roulis*, au contraire, c'est l'axe transversal qui descend et remonte au-dessus et au-dessous de l'horizontale, et le navire oscille d'un côté à l'autre.

Les combinaisons variées de ces deux modes d'oscillations que nous avons analysées ailleurs (1), et auxquels il faut joindre la trépidation particulière qu'éprouvent les navires à vapeur, engendrent toutes les secousses dont le bâtiment est agité et que subissent les gens qui l'habitent. Étudions l'influence hygiénique de ces mouvements. Si rien ne semble admirable, en physiologie, comme l'art instinctif avec lequel l'homme équilibre le poids de ses organes et coordonne ses mouvements de manière à faire toujours passer, pendant la marche, son centre de gravité par le rectangle étroit que mesure l'écarte-

(1) Fonssagrives, *Hygiène navale*. Paris, 1856, p. 169.

ment de ses pieds, ces efforts de mécanique instinctive ne sont rien auprès de ceux qu'exigent la station debout ou la progression sur le pont d'un navire à la mer. Les mouvements combinés ou successifs du roulis et du tangage ne permettent pas, en effet, aux muscles un seul instant de repos; dans le sommeil même, des contractions, commandées par l'instinct, s'exécutent encore et luttent contre les forces de la pesanteur.

Dans le tangage sur l'avant, le corps, pour maintenir sa perpendicularité par rapport à la surface de la mer, s'incline fortement en arrière, et l'angle que forme son axe avec le pont, au lieu d'être droit devient obtus; dans l'acculée ou tangage en arrière, le corps s'incline, au contraire, en avant, et le même angle devient obtus en sens inverse. De même, dans le roulis, le corps, comme l'aiguille d'un oscillomètre, se penche alternativement dans un sens opposé à celui de l'inclinaison du navire; en même temps, les pieds s'écartant l'un de l'autre élargissent la base de sustentation. La flexion d'un des genoux, l'extension forcée de l'autre membre inférieur et l'inclinaison du torse en sens inverse du roulis, assurent, par un ensemble de laborieux efforts, le maintien mobile du centre de gravité. La station debout sur un navire secoué par la mer est donc essentiellement active et exige l'intervention persistante de contractions musculaires. Les muscles qui étendent et qui fléchissent le tronc, ceux qui lui impriment des mouvements de torsion latérale, les leviers actifs que constituent les membres entrent en action successive ou simultanée, et leur fonctionnement, dont le maintien d'un équilibre toujours menacé est le but, ne saurait se prolonger sans nécessiter une dépense considérable d'innervation. S'il en est ainsi pour la station debout, que sera-ce, à plus forte raison, pour la marche? Combiner à chaque instant ses mouvements de manière à établir convenablement les diverses bases de sustentation qui se succèdent les unes aux autres, les varier selon que le tangage ou le roulis sont plus ou moins forts, suivant que ces deux mouvements élémentaires s'associent diversement entre eux, autant de problèmes de dynamique dont un volume de physiologie épuiserait à peine l'infinie variété, et que l'instinct, ce guide si sûr parce qu'il est ignorant, résout d'une manière facile.

Tous ces mouvements, commandés par la mobilité du navire, sont volontaires; il en est d'autres pour la production desquels l'organisme est entièrement passif, ce sont les mouvements communiqués ou ceux de *ballottement*. Les organes meubles de l'économie les subissent, et le foie, les viscères digestifs, les poumons, le cœur, les gros vaisseaux, la moelle épinière, le cerveau, les fluides en circulation, éprouvent tous cette influence qu'il est aussi impossible de mettre en doute, qu'il est difficile d'en déterminer la nature.

Aux modifications organiques, lentes, qui dérivent des mouvements du navire, il faut opposer les perturbations fonctionnelles brusques dont l'ensemble constitue le mal de mer, lequel est trop lié aux oscillations du bâtiment pour que la cause puisse en être rapportée, bien qu'on l'ait tenté, à une autre des conditions de la vie nautique. Il ne saurait évidemment entrer dans notre plan de décrire ici la physionomie habituelle de la naupathie ni d'aborder la discussion des théories nombreuses qui ont été successivement imaginées pour en expliquer la nature; qu'il nous suffise de faire ressortir d'une part, la multiplicité des troubles fonctionnels que suscite le mal de mer, d'une autre part, leur caractère d'amovibilité quand la cause qui les produit vient à cesser, et nous y trouverons les deux conditions essentielles d'une médication énergique.

L'atmosphère intérieure du navire ne saurait, au point de vue de la santé des phthisiques, être jugée non plus d'un seul bloc, tant les conditions qui constituent cette atmosphère sont diverses. La nature du bâtiment (type de navire, grandeur, navire à voiles, à vapeur, navire de guerre, navire marchand, paquebot-poste, navire de plaisance), son chargement, la disposition des compartiments habitables, le chiffre de son équipage ou de ses passagers, son aération naturelle, ses moyens de ventilation ou de chauffage, sont autant de conditions suceptibles de modifier les qualités de l'air que respirent les malades quand ils sont dans l'intérieur du navire. Le bâtiment le mieux disposé est toujours dans des conditions plus désavantageuses, sous ce rapport, qu'une habitation ordinaire. La cale, même la plus proprement tenue, est une source d'émanations souvent infectieuses, toujours désagréables, et la sécurité du navire oblige à une certaine parcimonie dans la dispensation des ouvertures aératoires. Enfin, le passage brusque et si fréquemment répété chaque jour de l'intérieur du navire sur le pont où règne une température relativement rafraîchie par la vitesse et la réflexion du vent sur les voiles, expose les phthisiques à des vicissitudes thermologiques qui sont fâcheuses. On peut dire toutefois que la pureté de l'atmosphère extérieure compense un peu ce qu'a de défectueux celle de l'intérieur du navire, et que si les bâtiments de guerre et les navires de commerce ont de sérieux inconvénients à ce point de vue, les premiers par leur encombrement en hommes, les seconds par leur encombrement en marchandises et leur malpropreté; les paquebots-poste, et surtout les yachts sont dans des conditions qui ne laissent guère à désirer. L'inconvénient le plus réel de ces habitations est le séjour la nuit dans une chambre d'un cubage exigu, où l'air est insuffisamment renouvelé; la tendance sudorale habituelle aux phthisiques ne peut, en effet, que s'exagérer dans ces conditions.

Il nous reste à apprécier la valeur de l'atmosphère océanienne pour avoir analysé les éléments essentiels de ce médicament complexe qu'on appelle la *navigation*.

L'air marin n'est pas dans les mêmes conditions de composition chimique, de pesanteur, d'hygrométrie, de pureté, que l'air continental. La moyenne de l'oxygène de l'air atmosphérique recueilli à Paris étant de 20,960 en volume, les expériences de Lewy dans l'océan Atlantique, à quatre cents lieues des côtes, donnent une moyenne de 21,019 d'oxygène; d'une autre part, l'air de Paris contient 79,19 d'azote et celui de l'Océan 78,94; enfin, l'acide carbonique du premier étant représenté par 0,0003, celui du second l'est par 0,000043 cent dix millièmes. L'air de la mer contient donc plus d'oxygène, moins d'azote et moins d'acide carbonique que l'air continental (1). Ces différences s'exercent dans des limites trop restreintes pour qu'on puisse leur attribuer une influence hygiénique bien décisive; mais l'eudiomètre ne donne pas le dernier mot de l'analyse de l'air, et l'éloignement des causes habituelles qui altèrent l'air continental permet de formuler *à priori* cette assertion, que l'air de la mer est plus pur et plus stimulant que l'air continental. La pesanteur de l'atmosphère pélagienne varie suivant les latitudes : « A l'équateur elle est de 758^{mm} seulement et de là va en augmentant jusqu'au 40e degré de latitude

(1) B. Lewy, *Rapport sur les collections faites dans la Nouvelle-Grenade*. (*Comptes rendus de l'Acad. des sciences*, 1851, t. XXXIII, p. 347.)

où elle s'élève à 762^{mm} et même à 764^{mm}. A partir du 40e degré, elle diminue sans cesse et n'est plus que de 760^{mm} au 50e degré... A latitude égale la pesanteur moyenne de l'atmosphère est de $3^{mm},50$ plus forte sur l'océan Atlantique que dans la mer Pacifique. Ce défaut apparent de la colonne aérienne n'a point été expliqué d'une manière satisfaisante (1). » La hauteur moyenne du baromètre au niveau de l'océan est de $761^{mm},55$. Si l'on représente par 17,000 kilogr. environ le poids de la colonne atmosphérique que supporte le corps d'un homme de taille moyenne, on trouve que chaque millimètre d'abaissement de la colonne barométrique correspond à une diminution de pression de $22^{k},2$. Un homme habitant à terre un lieu dont l'altitude est de 100 mètres supportera donc une pression moindre de 2,200 kilogr. que l'individu placé dans l'intérieur d'un navire. Cette augmentation de la pression barométrique à laquelle les phthisiques sont soumis en mer peut être considérée comme avantageuse en elle-même ; elle offre en effet à l'hématose et par suite à la nutrition le bénéfice en petit de ces atmosphères comprimées que MM. Tabarié, Pravaz et Bertin réalisent artificiellement pour en faire un moyen thérapeutique. Une plus grande humidité de l'atmosphère océanienne, une moindre tension électrique, une plus grande homogénéité thermologique, achèvent de la distinguer de l'atmosphère terrestre. Il faut noter aussi la constance et l'uniformité des vents pélagiens qui, soumis à moins de causes modificatrices que les vents terrestres, changent moins et ont chacun un domaine infiniment plus vaste.

Il est un dernier point que nous devons examiner, c'est la salure de l'atmosphère marine. Elle est de *constatation* vulgaire et il suffit de s'être promené quelque temps sur le pont d'un navire pour que la langue en passant sur les lèvres y constate une saveur sensiblement salée. Ce sel ne peut provenir que du déplacement mécanique de l'eau de mer par le vent, le sillage du navire ou les mouvements de ses roues. La distillation de l'eau de mer ne peut, en effet, donner que de l'eau douce. Lemoine, pharmacien de la marine à Brest, a bien voulu s'en assurer sur notre demande, en distillant doucement de l'eau de mer et en faisant passer les vapeurs dans une solution de nitrate

(1) Foissac, *De la météorologie*, Paris, 1854, t. I, p. 457.

d'argent qui ne s'est en rien troublée. Carrière, qui a constaté la salure de l'air des lagunes de Venise, admet aussi son origine de cause mécanique (1). Le fait acquis, sinon expliqué, il n'est véritablement pas possible d'admettre que les 15 ou 16,000 litres d'air salé qu'un adulte fait passer chaque jour dans ses poumons, ne présentent à l'absorption des quantités très-appréciables de sel marin. Mais nous y voyons plutôt un avantage qu'un inconvénient. Quant à ces vapeurs balsamiques que l'imagination d'Ebenezer Gilchrist a vues s'élever de la mer, et auxquelles il a rapporté l'action curative de la navigation dans la phthisie pulmonaire, leur existence est aussi apocryphe que le sont leurs propriétés.

En résumé, on voit qu'une gymnastique musculaire considérable, le mal de mer, le séjour dans une atmosphère plus pure, plus pesante, plus oxygénée, contenant des proportions sensibles de sel marin, constituent les éléments de la *navigation* envisagée comme moyen thérapeutique de la phthisie pulmonaire. Il convient d'en ajouter un autre et dans lequel réside probablement une grande partie de l'action médicatrice de la navigation (opérée dans des conditions très-favorables), c'est la constance thermologique de l'atmosphère du large, quand, bien entendu, le navire reste dans des latitudes sensiblement les mêmes. Voyons le parti que l'on a tiré et que l'on peut tirer de la navigation dans le traitement de la phthisie.

Celse considérait les longues navigations comme utiles aux phthisiques, à la condition qu'ils ne fussent pas trop affaiblis, « *si vires patiuntur* » (2). Pline, en parlant de l'efficacité d'un voyage en Égypte pour les poitrinaires, attribuait l'amélioration obtenue par ce moyen bien plus à la traversée qu'au séjour

(1) Voy. *Hygiène navale*. Paris, 1856, p. 337. — Dans une discussion soulevée en 1856 à la Société d'hydrologie médicale de Paris, la question de la salure de l'air marin a été incidemment traitée à propos d'une communication de Sales-Girons sur les salles de respiration de Pierrefonds. Dans cette discussion, Reveil, s'appuyant sur ce fait que de l'acide borique est entraîné avec de la vapeur d'eau à Cerboli, en Toscane, et que du sel marin existe dans les vapeurs dégagées de l'eau de mer, a émis l'opinion que la distillation d'une eau minérale quelconque entraîne toujours des particules salines. Suivant lui ce ne seraient pas seulement des *particules d'entraînement*. Nous croyons que l'expérience citée plus haut ne permet pas d'admettre ce fait. — Voy. Carrière, *Union médicale*, 1858, n°s 75, 76 et 78, et 1863, n° 49.

(2) Utilis etiam in omni tussi est perigrinatio, navigatio longa, loca maritima, natationes. (Aurel. Corn. Celsi, *de Re medica*, libri octo, lib. IV.)

en Égypte lui-même : « *Neque enim Ægyptus propter se petitur sed propter longinquitatem navigandi.* » Boerhaave, Mead, Cullen, Fothergill, se sont attachés également à démontrer l'efficacité de ce moyen thérapeutique, mais nul ne l'a préconisé avec la même ardeur qu'Ebenezer Gilchrist (1), dans un ouvrage qui a exercé sur l'opinion médicale une influence très-durable, et dans lequel il attribue l'action favorable de la navigation sur la phthisie à l'inhalation des vapeurs balsamiques que dégage la mer. Cet ingénieux roman thérapeutique avait été jusqu'ici le code de l'opinion sur ce point. Notre ami le docteur J. Rochard en a attaqué les conclusions avec une autorité d'expérience personnelle et une rigueur de critique qui ont fait un fort mauvais parti au programme décevant formulé par le médecin anglais(2). Contradictoirement à l'opinion de Reid, de Fothergill, de Whytt, de Dickson et de Bricheteau, notre savant collègue voit, en effet, dans la persistance du mal de mer une condition plutôt désavantageuse que favorable aux phthisiques, et il termine son travail que l'Académie de médecine a couronné, par les conclusions suivantes : 1° les voyages sur mer accélèrent la marche de la tuberculisation beaucoup plus souvent qu'ils ne la ralentissent ; 2° à part de rares exceptions qu'il faut bien admettre, en présence de quelques faits rapportés par des hommes dignes de foi, la phthisie marche à bord des navires beaucoup plus rapidement qu'à terre ; 3° les tuberculeux ne pourraient retirer quelque fruit de la navigation, qu'en se plaçant à bord dans des conditions hygiéniques spéciales, qu'en changeant de climat et de localités, au gré des saisons et des vicissitudes atmosphériques, toutes choses qu'il est impossible de réaliser à bord des navires qui ont une mission à remplir.

Ce travail, écrit avec une verve de conviction et un talent remarquables, a excité une vive émotion ; non-seulement ses conclusions ont été attaquées (ce qui était de bonne et courtoise discussion), mais l'auteur s'est entendu adresser le singulier reproche d'être un de ces démolisseurs qui ne respectent ni les

(1) Gilchrist, *Utilité des voyages sur mer pour la cure de différentes maladies et notamment de la consomption pulmonaire*, édit. Bourru, docteur-régent. Paris, 1770.

(2) Rochard, *De l'influence de la navigation et des pays chauds sur la marche de la phthisie pulmonaire*, mémoire couronné par l'Académie de médecine. (*Mémoires de l'Acad. de méd.*, Paris, 1856, t. XX.)

croyances médicales les plus répandues, ni les traditions thérapeutiques les plus vénérables. Respecter et laisser debout les erreurs scientifiques quand on croit les avoir reconnues, et cela précisément parce qu'elles durent depuis longtemps, serait faire acte d'une coupable complaisance archéologique. D'ailleurs on a trop oublié que l'auteur s'est occupé surtout, si ce n'est exclusivement, de la navigation sur des bâtiments de guerre, et qu'il a fait ressortir combien les poitrinaires souffrent des conditions hygiéniques défavorables qu'ils y rencontrent, et que sa dernière conclusion est un correctif incomplet, il est vrai, de ce que les premières ont peut-être d'un peu absolu. Il importe, en effet, d'établir des distinctions. « Nul doute, avons-nous dit ailleurs, que l'encombrement des navires de l'État, les travaux fatigants de la vie maritime, les ennuis, les privations, la pénurie d'air et de lumière, ne soient des conditions défavorables et que la pureté de l'atmosphère pélagienne ne saurait certainement compenser, mais il est permis de se demander si le passager d'un navire confortable où tout est disposé pour un but thérapeutique, si le somptueux propriétaire d'un yacht de plaisance qui s'y crée toutes les douceurs du comfort britannique et suit le soleil de port en port ne retirerait pas un avantage réel de ces navigations (1). » Dire, en effet, avec J. Rochard, que les voyages par terre, le séjour prolongé dans une campagne bien choisie, permettent d'atteindre le même but avec moins de frais et moins de dangers, et avec Le Roy de Méricourt « que toutes les statistiques possibles ne feront jamais admettre, à ceux qui ont l'expérience de la mer et de ses hasards, que l'habitation prolongée à bord des navires puisse être pour des valétudinaires d'une utilité supérieure à la somme des inconvénients qui en sont inséparables (2), » c'est, à notre avis, ne pas tenir un compte assez grand des données nouvelles que les voyages libres, confortables, s'opérant dans des parages choisis et dans une bonne saison, introduisent dans ce problème d'hygiène thérapeutique. Sans doute, ce moyen palliatif n'est à la portée que d'un petit

(1) Fonssagrives, *Lettre à A. Latour sur l'influence des climats chauds et de l'atmosphère maritime sur la marche de la phthisie pulmonaire.* (*Union méd.*, 19 mars 1857.)

(2) Le Roy de Méricourt, *Considérations sur l'influence de l'air marin et de la navigation dans le traitement de la phthisie à l'occasion du livre de M. Schnepp sur le climat de l'Égypte.* (*Archives gén. de méd.*, octobre et novembre 1863, p. 557.)

nombre de malades, mais aujourd'hui que la Méditerranée est sillonnée dans tous les sens par des lignes de paquebots spacieux et confortables, nous ne serions nullement éloigné de conseiller à des phthisiques d'essayer d'une série d'excursions qui leur procureraient l'avantage du changement d'air combiné avec celui d'une diversion intellectuelle, toujours utile dans les maladies chroniques. Les anciens et les médecins des siècles derniers tombaient sans doute dans de fréquentes erreurs relativement au diagnostic de la phthisie, mais ils voyaient des gens, ayant l'habitus extérieur de la consomption pulmonaire, revenir de la mer avec un mieux-être apparent et moins de maigreur; en cela ils ne pouvaient se tromper, et nous devons croire avec eux que ces voyages peuvent exercer une influence favorable sur la nutrition dans les maladies chroniques. C'est là tout sans doute; mais pour nous, qui ne croyons pas à la curabilité absolue de la phthisie, c'est bien quelque chose.

§ 2. *Diversion climatérique.*

Le changement de climat est plutôt le but des voyages qu'il n'est un de leurs éléments. La diversion climatérique n'est pas le passage d'une résidence fixe à une autre résidence, c'est la transition incessante d'un lieu à un autre, une véritable gymnastique d'assuétudes et de désassuétudes successives qui s'opère pendant la durée même du voyage. Or, si le seul changement de lieux, le passage d'une ville à une ville voisine, le séjour à la campagne, rompent utilement l'équilibre harmonique qui s'établit entre nos organes et leurs modificateurs extérieurs, la diversion climatérique est un moyen d'une portée encore plus puissante, mais il faut le manier avec ménagement, et éviter aussi bien la fatigue que les transitions thermologiques trop fortes ou trop brusques, et l'on peut dire qu'en théorie générale cette influence est plutôt nuisible qu'avantageuse aux phthisiques (1).

(1) Ménessier a insisté récemment (*Journal de médecine de Bordeaux*) sur les dangers des vicissitudes climatériques que la navigation impose aux phthisiques. L'examen thermométrique des urines lui a permis de constater que la chaleur organique se modifie au gré des changements de la chaleur extérieure d'où la pensée que ces perturbations incessantes sont préjudiciables aux phthisiques. Les faits corroborent d'ailleurs cette induction.

§ 3. *Diversion morale.*

Toute l'influence des voyages ne réside pas dans cette condition, comme un bon nombre de médecins affectent de le dire et de le croire; mais on ne saurait contester cependant toute sa puissance d'action. Le mouvement, l'animation du but, la mobilité et la variété des impressions, la substitution de sensations et d'idées nouvelles à des idées ou à des sensations affadissantes par leur monotonie ou destructives par leur direction, l'occupation au dehors de toutes les facultés affectives ou intellectuelles au lieu de leur concentration maladive au dedans, tel est le résultat habituel des voyages, *cette manière mobile d'exister* (Reveillé-Parise) qui fait aux sens et à l'esprit une part équitable, et qui produit d'habitude ce rayonnement expansif de l'intelligence et des passions sans lequel il n'est guère de santé possible. Un ingénieux écrivain, feu le professeur Forget, a avancé cette opinion, qui n'est paradoxale que dans la forme, que les passions maniées habilement devenaient des instruments actifs de médication et se rapprochaient alors, suivant leur nature, de telle ou telle catégorie d'agents médicamenteux. Ce serait, en effet, méconnaître l'intimité et la solidarité des rapports qui lient les deux principes dont se compose l'homme que de nier l'influence active et soutenue qu'ils exercent l'un sur l'autre. Les dispositions naturelles de l'organisme se subordonnent dans une limite restreinte, il est vrai, mais réelle, certaines manières d'être de notre esprit; mais il sait se venger de cette domination humiliante et il peut, quand il a les passions pour conseillères, susciter plus d'orages et de désordres qu'il n'en a subis. Combien la médecine serait facile et simple si cet élément permanent de complication n'altérait la physionomie et la marche des maladies; combien la thérapeutique serait impuissante dans bien des cas, si, se bornant aux seules ressources des médicaments, elle n'invoquait au besoin celles des mouvements de l'âme, dirigés avec prudence et contrastés avec sagacité. Si les maladies du cœur et de l'esprit sont surtout celles qui indiquent impérieusement le besoin du changement d'air et des voyages, les maladies organiques s'en accommodent également très-bien, quand elles ne sont pas assez avancées pour que le profit du voyage soit neutralisé par les fatigues qu'il impose. Au reste, ce n'est pas seulement comme diversion morale que les voyages sont recommandés aux phthisiques, ils leur servent en même temps à gagner des refuges climatériques ou des établissements thermaux.

CHAPITRE III

RÉDUCTION DES DÉPENSES FONCTIONNELLES INUTILES.

Les valétudinaires, on ne saurait trop le répéter, doivent, comme des gens ruinés, réduire leurs dépenses au minimum; c'est le seul moyen de faire honneur à leur santé; cette obligation n'est jamais plus étroite que pour les valétudinaires de la phthisie. Ils doivent retrancher tout ce qu'ils peuvent sur ce que j'appellerai les fonctions de luxe : l'activité d'esprit et l'activité génésique.

Il est un fait de constatation journalière, c'est que les phthisiques sont généralement remarquables par une exagération de la sensibilité physique et morale ; d'où une impressionnabilité particulière, une sorte d'éréthisme nerveux permanent, d'où aussi ces grâces attachantes de l'esprit et cette richesse de l'imagination qui conspirent à inspirer pour ces malades un intérêt dont la poésie s'est emparée. On a remarqué aussi que les phthisiques présentaient souvent une exagération des appétits génésiques, comme si l'instinct d'une prochaine destruction les poussait à leur insu vers ce grand œuvre de la reproduction de l'espèce. L'hygiéniste qui juge toutes ces choses au point de vue de la tâche de conservation qui lui incombe, doit s'efforcer de réduire au minimum ces fonctions de luxe qui préjudicient à la nutrition, et de diriger autant qu'il le peut son malade sous ce double rapport.

Article I. — Hygiène de la génération chez les phthisiques.

Nous avons, à propos de la thérapeutique de la prédisposition tuberculeuse, indiqué au commencement de cet ouvrage les principes qui doivent guider le médecin quand il est consulté sur l'opportunité d'une alliance qui offre de fortes suspicions d'hérédité tuberculeuse. Ces principes qui sont ceux d'un compromis légitime entre les droits imprescriptibles de la dignité et de la liberté humaines, et ceux des sociétés menacées dans leur avenir par les progrès de l'hérédité morbide, trouvent, au reste, ici, une application plus facile et moins embarrassante. Dans le premier cas, en effet, il s'agissait d'une suspicion plus ou moins plausible, il s'agit maintenant d'une phthisie confirmée, mais dont l'évolution s'est arrêtée depuis un certain temps. Prolonger la durée de cette inertie, c'est le but auquel doivent tendre tous les efforts de la thérapeutique et la première pensée, c'est qu'il y a un certain péril à changer les conditions dans lesquelles ce sommeil de la diathèse tuberculeuse s'est produit ou se continue.

L'hygiène de la génération chez les phthisiques offre à étudier : 1° la continence ; 2° les fonctions maternelles.

§ 1. *Continence.*

La continence hors l'état de mariage ne serait pas un devoir rigoureux de la morale, qu'elle serait pour les phthisiques une prescription nécessaire de l'hygiène. Indépendamment, en effet, des inconvénients directs attachés, pour un organisme d'une sensibilité maladive et d'une nutrition appauvrie, à des excès de cette nature, ils n'ont pas comme contre-poids la satiété, cette garantie de modération qui existe dans l'état de mariage ; ces excitations s'entretiennent et s'accroissent par la diversité des sources auxquelles elles se puisent, et la santé ne peut rien avoir à gagner à ce désordre. Est-il besoin dès lors de faire intervenir, comme frein modérateur, la crainte de ces contaminations dont les excès génésiques sont la source trop fréquente?

La question de la continence conjugale ne saurait être jugée d'une façon absolue, comme toutes les questions complexes de l'hygiène, comme celles surtout dans lesquelles interviennent à la fois un élément moral et un élément hygiénique. Il est certainement désirable que les phthisiques valétudinaires vivent dans la continence quand celle-ci est doublement consentie. Leur santé propre et l'intérêt de la société que l'hérédité tuberculeuse menace de plus en plus, y trouvent en même temps leur profit. La question est diverse, du reste, suivant le sexe. L'acte génésique n'a chez l'homme d'autre inconvénient que celui qui dérive de l'ébranlement nerveux qu'il occasionne; chez la femme à cet inconvénient, un peu moindre sans doute, il faut joindre les dangers autrement menaçants auxquels l'exposent la conception et la série des fonctions maternelles qui en sont la conséquence. Pour le premier, l'usage modéré serait à peu près inoffensif, mais en toutes choses l'abstention absolue est plus facile, à nos natures excessives, que l'usage raisonnable; pour la seconde, il y a là une source de périls qui n'ont rien d'imaginaire comme nous allons le voir.

§ 2. *Fonctions maternelles.*

Si la phthisie est plus fréquente chez les femmes, et si elle cause chez elles plus de ravages, comme l'ont établi toutes les statistiques (1); j'attribue beaucoup moins ce privilége fâcheux à leur vie sédentaire (c'est un danger dans un sens, une cause d'immunités dans l'autre) et à la prédominance du caractère lymphatique dans leur constitution, qu'à l'épreuve des fonctions surajoutées (menstruation, grossesse, parturition, allaitement) à laquelle leur sexe les soumet.

L'établissement des règles et les vicissitudes que subit la menstruation pendant la période cataméniale de la vie des femmes, ne sont pas des causes directes de phthisie, mais ce sont des causes provocatrices qui font éclore la prédisposition. Et cela se conçoit : on peut affirmer que chez la femme l'utérus est le point de départ de presque toutes les congestions vers quelque organe qu'elles se portent et quelle que soit leur mesure. On dirait que dans certains états pathologiques ou physiologiques de l'utérus, la circulation capillaire est gouvernée autant par cet organe qu'elle l'est par le cœur. De même, aussi, il exerce sur la répartition de la chaleur organique une action qui n'est, sans doute, que le corollaire de la précédente, mais qui, à mon avis, n'a pas été assez remarquée. En sorte que l'utérus fonctionnant mal, l'équilibre de la circulation et celui de la calorification organique sont, par ce fait, singulièrement menacés. Nous avons expliqué plus haut le rôle actif que joue la dysménorrhée dans l'évolution de la phthisie et nous n'avons pas à y revenir.

(1) Louis, *Note sur la fréquence relative de la phthisie chez les deux sexes.* (*Annales d'hygiène publique*, 1831, t. VI, p. 50.)

L'influence de la grossesse a été diversement appréciée. Cette question a été déjà abordée dans ce livre (p. 30 et 70). Beaucoup de phthisiologues la considèrent comme avantageuse, d'autres, au contraire, y voient une cause assurée d'aggravation. Grisolle se range dans ce camp. En 1849, ce professeur a présenté à l'Académie de médecine un mémoire sur cette question, et s'est efforcé de prouver, en s'appuyant sur dix-sept observations, que la grossesse précipitait la marche de la phthisie (1). Récemment un nouveau fait a été fourni par Grisolle (2) à l'appui de cette manière de voir. Il s'agit d'une jeune femme entachée d'hérédité tuberculeuse, qui devint enceinte et fut prise au quatrième mois d'une prétendue bronchite laquelle n'était que le début d'une phthisie. Celle-ci la conduisit rapidement au marasme : elle mit au monde un enfant vigoureux et succomba huit jours après. Ce fait ne constitue certainement pas la règle habituelle. Il est ordinaire, au contraire, de voir la phthisie suspendre sa marche pendant la grossesse, et nous avons expliqué ce fait par la contre-fluxion sanguine énorme que la grossesse produit vers l'utérus au profit de la poitrine. Mais ce n'est là qu'un bénéfice tout temporaire. Si la *grossesse* le procure, la *puerpéralité* agit dans un sens diamétralement opposé, et les accidents de ramollissement se pressent alors avec une telle rapidité que cette influence ne saurait être mise en doute ; de telle sorte que, en réalité, une grossesse, à une certaine époque de la phthisie, doit être considérée comme une épreuve extrêmement menaçante (3).

Nous avons fait ressortir plus haut (voyez p. 15) l'inopportunité de l'allaitement maternel, au double point de vue des intérêts de l'enfant et de la mère quand il y a chez celle-ci simple suspicion de tubercules, et nous nous sommes élevé contre l'opinion de Morton acceptée par Perroud. En supposant en effet (ce qui est loin d'être démontré) que la sécrétion lactée produise une contre-fluxion physiologique favorable à l'état de la poitrine, il faut admettre, pour être conséquent, que cette habitude

(1) Grisolle, *De l'influence que la grossesse et la phthisie pulmonaire exercent réciproquement l'une sur l'autre.* (*Bulletin de l'Acad. de méd.*, Paris, 1849-50, t. XV, p. 10.)

(2) Grisolle, *Gazette des hôpitaux*, 19 avril 1865.

(3) C'est là aussi l'opinion de Fournet *Recherches cliniques sur l'auscultation des organes respiratoires*. Paris, 1839, part. II, p. 827.

sécrétoire constitue un danger inverse au moment où il faut rompre avec elle. D'ailleurs, il ne s'agit pas seulement ici de faire les frais d'une sécrétion énorme, il y a aussi les veilles, les fatigues, quelquefois aussi les douleurs des gerçures, etc., avec lesquelles il faut compter. Ce que nous savons enfin de l'influence de l'allaitement sur la production des tubercules chez les femelles laitières, ne plaide guère, du reste, en faveur de l'innocuité et, à plus forte raison, des avantages de l'allaitement maternel (1).

Ainsi donc toute phthisie confirmée, accusée par des lésions physiques plus ou moins étendues, mais réelles, justifie le conseil d'abstention du mariage pour les femmes; pour les hommes, il doit être moins absolu, parce qu'ils n'ont rien à voir aux dangers de la génération, et puis aussi parce que, indépendamment des satisfactions affectives, ils trouveront dans la vie de mariage, en même temps que les avantages physiques d'une vie soignée et régulière, une sauvegarde contre les sollicitations d'entraînements dangereux (2).

Article II. — Hygiène morale.

La sensibilité physique et affective des poitrinaires est habituellement surexcitée, et en même temps qu'elle l'activité cérébrale; aussi n'est-il pas rare de voir des phthisiques adonnés aux travaux de l'esprit travailler avec une sorte d'acharnement, comme si *le long espoir et les vastes pensées* ne leur étaient pas interdits. Il convient de donner satisfaction à ces goûts en tant qu'ils procurent une diversion morale utile et qu'ils n'atteignent pas la limite d'une fatigue préjudiciable. Dans la

(1) Bouchardat (*Supplém. à l'Annuaire de thérapeutique pour* 1861) a relaté des expériences très-intéressantes faites par des nourrisseurs de Paris pour accroître la quantité de lait des vaches à la faveur d'un entraînement particulier. On arrivait ainsi à tripler la quantité de lait, et par suite la dépense imposée à ces animaux en *aliments de la calorification* (beurre et sucre) atteignaient des proportions considérables (640 grammes de beurre et 1080 de lactose dans un cas). Ces vaches maigrissaient et devenaient tuberculeuses comme le deviennent les glycosuriques. Rayer a admis aussi cette influence de l'allaitement sur la production des tubercules chez la femme.

(2) Nous ne faisons pas intervenir ici et intentionnellement la question de la contagion de la phthisie par la cohabitation conjugale, question grave qui, résolue jadis affirmativement, dédaignée plus tard, se pose de nouveau aujourd'hui, et que je voudrais bien, à double titre, voir résolue dans un sens négatif. Consulter sur ce point Anglada (Ch.), *Traité de la contagion*. Paris, 1853, t. I, p. 157.

période de prédisposition, les excès de travail intellectuel ont des dangers que nous avons déjà signalés; il n'est pas rare de voir la phthisie éclater à la suite des travaux excessifs nécessités pendant l'adolescence par les épreuves d'un concours; il n'est pas rare non plus, et j'en ai recueilli des exemples, de voir dans les mêmes conditions une prédisposition héréditaire aboutir au développement d'une méningite tuberculeuse. Pendant la période ou les périodes successives dans lesquelles la phthisie évolue, le travail serait autrement dangereux, mais les malades, en proie à la fièvre, n'y sont que médiocrement sollicités; enfin quand ils sont dans cet état valétudinaire qui exige surtout des précautions, les travaux d'esprit doivent être pour eux une distraction et jamais une fatigue. Ces économies qu'ils font sur les dépenses de l'activité intellectuelle, ils doivent aussi chercher à les réaliser sur leurs passions; mais nous touchons ici à un domaine sur lequel l'hygiène ne porte que des aspirations et qu'elle ne saurait avoir sérieusement la prétention de réglementer.

Quand les désordres ont atteint une telle limite que rien ne saurait prévaloir contre eux, le rôle du médecin qui s'est efforcé de tirer un bon parti de cette santé, compromise souvent dès le berceau, et qui est arrivé à la prolonger, ne s'arrête pas pour cela. Il lui reste *à aplanir à son malade le chemin du tombeau*, comme le dit Hufeland, et à lui procurer les douceurs d'une double euthanasie physique et morale. « S'il est des maladies, a dit Max Simon dans un livre qui restera comme l'une des œuvres de ce siècle les mieux pensées et les plus délicatement écrites, s'il est des maladies qui, par les lésions graves qu'elles développent dans certains appareils, brisent immédiatement toute relation avec le monde extérieur, beaucoup plus nombreuses sont celles où l'intelligence conservant l'intégrité de ses fonctions, permet à l'homme en proie à l'affection à laquelle il doit succomber de penser et de sentir jusqu'à la période ultime de la vie. Lorsqu'un malade se trouve dans ces dernières conditions, quelque grave que soit son état, quelque inévitable, quelque prochaine que soit la mort, le médecin ne doit pas l'abandonner. Il y aurait dans cet abandon une froide cruauté qui affecterait douloureusement l'âme de l'infortuné dont elle éteindrait la dernière espérance. Tel est l'irrésistible instinct qui attache l'homme à la vie qu'au milieu des langueurs, des défaillances de la maladie, il est presque constamment surpris par la mort; il sent la difficulté, non l'impossibilité d'être. Dans ses derniers efforts pour retenir un bien qui va lui échapper, le mourant tourne ses yeux à demi éteints sur l'homme de l'art, son regard l'interroge encore; il se prête jusqu'à la fin aux investigations qui peuvent éclairer la science sur la nature d'une affection dont la terminaison funeste est si prochaine. Comment le médecin qui nourrit dans son cœur quelque sentiment d'humanité pourrait-il abandonner le malheureux qui place en lui sa dernière espérance et dont il sera peut-être le dernier souvenir? Non, cela n'est pas possible, la médecine n'est point une simple spéculation de l'esprit; elle est en même temps une branche de la charité, et le cœur ne saurait méconnaître ce droit sacré du mourant (1). »

Une circonstance rend d'ailleurs moins douloureuse cette tâche du médecin arrivé au bout de ses ressources et réduit à ne plus employer que d'inutiles palliatifs, c'est ce voile secourable que l'illusion jette si habituellement sur les derniers jours des phthisiques. Il en est ainsi dans un bon nombre de cas; mais la mort ne se présente pas toujours chez eux avec ces caractères d'extinction graduelle et inconsciente que la poésie s'est attachée si souvent à reproduire; bien souvent aussi les phthisiques ont à traverser les angoisses d'une douloureuse agonie, en dehors même des cas où une phthisie laryngée vient hâter leur mort, et le médecin doit recourir alors aux moyens dont il dispose pour adoucir les derniers moments de son malade, dans une mesure tracée à la fois par le devoir de ne rien risquer au point de vue du corps, et de ne pas engourdir une intelligence qui doit jusqu'au bout demeurer maîtresse de ses destinées.

(1) Max Simon, *Déontologie médicale ou des devoirs et des droits des médecins dans l'état actuel de la civilisation*. Paris, 1845, p. 375.

CONCLUSIONS

1° La phthisie n'est pas *guérissable* dans le sens absolu du mot, et il est malheureusement douteux qu'elle le devienne jamais. Un phthisique réputé *guéri* est et demeurera un *valétudinaire*, obligé par cela même à une hygiène assidue;

2° L'art est armé, dès à présent, d'une puissance considérable pour prévenir l'éclosion de la phthisie chez les sujets qui y sont prédisposés par l'hérédité, pour ralentir les progrès de cette affection, et pour provoquer ou prolonger les périodes de répit qu'elle présente si souvent;

3° Il n'y a pas de spécifiques de la phthisie, et leur recherche est vaine ou intéressée : « Nous ne *guérissons* pas la phthisie, nous la *pansons*; »

4° Il n'y a qu'une thérapeutique qui soit en même temps digne et utile, c'est celle des indications;

5° Elle repose sur deux éléments qui se prêtent un mutuel appui : le *médicament* et l'*hygiène;* réduite à l'une de ces deux ressources, elle est désarmée;

6° Son avancement futur est au prix d'une réconciliation entre la tradition et le progrès; il faut renouer cette chaîne qui a été violemment rompue au préjudice de l'art et des malades.

FIN

TABLE ALPHABETIQUE

A

D

E

F

I

J

K

L

M

N

O

P

Q

R

TABLE DES MATIÈRES

PARIS. — IMP. SIMON RAÇON ET COMP., RUE D'ERFURTH, 1.

CATALOGUE

DES

LIVRES DE MÉDECINE

CHIRURGIE, ANATOMIE, PHYSIOLOGIE, HISTOIRE NATURELLE MÉDICALE, CHIMIE MÉDICALE, PHARMACIE, ART VÉTÉRINAIRE,

QUI SE TROUVENT CHEZ

J.-B. BAILLIÈRE ET FILS,

LIBRAIRES DE L'ACADÉMIE IMPÉRIALE DE MÉDECINE,

Rue Hautefeuille, 19.

(CI-DEVANT RUE DE L'ÉCOLE-DE-MÉDECINE, 17.)

A PARIS.

Nota. Une correspondance suivie avec l'Angleterre et l'Allemagne permet à MM. J.-B. Baillière et Fils d'exécuter dans un bref délai toutes les commissions de librairie qui leur seront confiées. (*Écrire franco.*)

Tous les ouvrages portés dans ce Catalogue sont expédiés par la poste, dans les départements et en Algérie, *franco* et sans augmentation sur les prix désignés.— Prière de joindre à la demande des *timbres-poste* ou un *mandat* sur Paris.

Londres, HIPPOLYTE BAILLIÈRE, 219, REGENT STREET; | **New-York,** BAILLIÈRE BROTHERS, 440, BROADWAY;

MADRID, CARLOS BAILLY-BAILLIÈRE, PLAZA DEL PRINCIPE ALFONSO, 16.

N° 13. OCTOBRE 1865

Sous presse, pour paraître prochainement.

Nouveau dictionnaire de médecine et de chirurgie pratiques, illustré de figures intercalées dans le texte, rédigé par Bernutz, Boeckel, Buignet, Cusco, Demarquay, Denucé, Desnos, Desormeaux, Devilliers, Alf. Fournier, Gallard, H. Gintrac, Gosselin, Alphonse Guérin, A. Hardy, Hirtz, Jaccoud, Jacquemet, Koeberlé, S. Laugier, Liebreich, P. Lorain, Lunier, Marcé, A. Nélaton, Oré, Panas, Péan, V. A. Racle, Raynaud, Richet, Ph. Ricord, Jules Rochard (de Lorient), Z. Roussin, Saint-Germain, Ch. Sarazin, Germain Sée, Jules Simon, Siredey, Stoltz, A. Tardieu, S. Tarnier, Trousseau, Auguste Voisin. — Directeur de la rédaction : le docteur Jaccoud.

Le *Nouveau Dictionnaire de médecine et de chirurgie pratiques*, illustré de figures intercalées dans le texte, se composera d'environ 15 volumes grand in-8 cavalier de 800 pages. Prix de chaque volume de 800 pages, avec figures dans le texte. 10 fr.

Le Tome IV comprendra 800 pages, avec 90 figures. Les principaux articles sont: **Atrophie**, par Ch. Sarazin; **Atrophie musculaire progressive**, par Jules Simon; **Auscultation**, par Luton; **Autoplastie**, par A. Guérin; **Autopsie**, par A. Tardieu; **Avant-bras**, par Demarquay; **Avortement**, par Devilliers et A. Tardieu; **Azygos**, par Maurice Raynaud; **Bain**, par Oré; **Bandages**, par Ch. Sarazin; **Bassin**, par E. Bailly; **Bec de-lièvre**, par Demarquay; **Belladone**, par Marchand et Hirtz; **Bile**, par Jaccoud et Luton; etc.

Les volumes sont envoyés *franco* par la poste, aussitôt leur publication, aux souscripteurs des départements, sans augmentation sur le prix fixé.

Codex medicamentarius. Pharmacopée française publiée par ordre du Gouvernement. 1 vol. grand in-8 d'environ 700 pages.

Nouvelle médecine des familles à la ville et à la campagne, comprenant les remèdes sous la main, les premiers soins à donner en attendant le médecin et le chirurgien, l'art de soigner les malades et les convalescents, par A. C. de Saint-Vincent, docteur en médecine, chanoine honoraire de Paris. 1 vol. in-18 jésus avec 100 figures.

Thérapeutique de la phthisie pulmonaire basée sur les indications, ou l'art de prolonger la vie des phthisiques par les ressources combinées de l'hygiène et des médicaments, par J. B. Fonssagrives, professeur à la Faculté de médecine de Montpellier. 1 vol. in-8 de 600 pages.

Traité de petite chirurgie, contenant les bandages, pansements, appareils, opérations d'urgence, etc., par le docteur A. L. de Saint-Germain, chirurgien des Hôpitaux de Paris. 1 volume in-18 jésus avec 100 figures.

Étude médico-légale sur l'empoisonnement. Leçons professées à la Faculté de médecine de Paris, par Amb. Tardieu, doyen et professeur de médecine légale à la Faculté de médecine de Paris, 1 vol. in-8 de 600 pages, avec figures.

Physiologie des mouvements, démontrée par l'expérimentation physiologique et par l'observation clinique, par le docteur G. B. Duchenne (de Boulogne), lauréat de l'Institut (Académie des sciences) et de l'Académie de médecine. In-8 d'environ 500 pages, avec 80 figures.

De la foudre, de ses formes, de ses effets sur les corps bruts, les végétaux, les animaux et l'homme, des paratonnerres et des autres moyens de préservation, par le docteur Sestier, professeur agrégé à la Faculté de médecine de Paris, ouvrage mis en ordre, revu et complété par M. Mehu, pharmacien en chef de l'hôpital Necker. 2 vol. in-8 de chacun 700 pages.

Traité de la syphilis constitutionnelle, par E. Lancereaux, chef de clinique de la Faculté de médecine de Paris. 1 vol. in-8 de 500 pages, avec figures et planches.

Traité de la pellagre, de la cachexie pellagreuse et des maladies pellagroïdes ou pseudo-pellagres, par le docteur J. B. Th. Roussel. Ouvrage qui a obtenu le grand prix de médecine à l'Institut de France. 1 vol. in-8 d'environ 600 pages.

Recherches sur les gaz étudiés au point de vue physiologique, pathologique et thérapeutique, ou Essai de pneumatologie expérimentale et clinique, par Demarquay, chirurgien de la Maison municipale de santé. 1 vol. in-8 d'environ 800 pages avec figures.

Hygiène de la vue, par le docteur A. Magne. *Quatrième édition*, revue, corrigée et augmentée. 1 vol. in-18 jésus de 300 pages avec figures.

LIVRES DE FONDS.

ACADÉMIE IMPÉRIALE DE MÉDECINE (ANNUAIRE DE L'). Paris, 1862, in-12, 204 pages. 1 fr. 50

Première partie : Ordonnances constitutives de l'Académie impériale de médecine, arrêtés ministériels, réglements, legs faits à l'Académie, prix décernés et à décerner, lauréats de l'Académie, publications, etc. — Deuxième partie : Tableau général des nominations, des promotions et des extinctions qui ont eu lieu dans le sein de l'Académie, depuis sa fondation jusqu'à ce jour. État actuel du personnel de l'Académie.

† **ACADÉMIE IMPÉRIALE DE MÉDECINE (BULLETIN DE L')**, rédigé sous la direction de MM. F. DUBOIS, secrétaire perpétuel, et J. BÉCLARD, secrétaire annuel. — Paraissant régulièrement tous les quinze jours, par cahiers de 3 feuilles (48 pages in-8), et contenant exactement tous les travaux de chaque séance.

Prix de l'abonnement pour un an *franco* pour toute la France : 15 fr.

Collection du 1er octobre 1836 au 30 septembre 1864 : vingt-huit années formant 29 forts volumes in-8 de chacun 1100 pages. 220 fr.

Chaque année séparée in-8 de 1100 pages. 12 fr.

Ce *Bulletin officiel* rend un compte exact et impartial des séances de l'Académie impériale de médecine, et présentant le tableau fidèle de ses travaux, il offre l'ensemble de toutes les questions importantes que les progrès de la médecine peuvent faire naître ; l'Académie étant devenue le centre d'une correspondance presque universelle, c'est par les documents qui lui sont transmis que tous les médecins peuvent suivre les mouvements de la science dans tous les lieux où elle peut être cultivée, en connaître, presque au moment où elles naissent, les inventions et les découvertes.—L'ordre du *Bulletin* est celui des séances : on inscrit d'abord la correspondance soit officielle, soit manuscrite, soit imprimée ; à côté de chaque pièce, on lit les noms des commissaires chargés d'en rendre compte à la Compagnie. Le rapport est-il lu, approuvé, les rédacteurs le donnent en totalité, quelle que soit son importance et son étendue : est-il suivi de discussion, ils s'appliquent avec la même impartialité à les reproduire dans ce qu'elles offrent d'essentiel, principalement sous le rapport pratique. C'est dans le *Bulletin* seulement que sont reproduites dans tous leurs détails les discussions relatives à l'*Empyème*, l'*Introduction de l'air dans les veines*, au *Système nerveux*, l'*Empoisonnement par l'arsenic*, l'*Organisation de la pharmacie*, la *Ténotomie*, le *Cancer des mamelles*, l'*Ophthalmie*, les *Injections iodées*, la *Peste et les Quarantaines*, la *Taille et la Lithotritie*, les *Fièvres intermittentes*, les *Maladies de la matrice*, le *Crétinisme*, la *Syphilisation*, la *Surdi-mutité*, les *Kystes de l'ovaire*, la *Méthode sous-cutanée*, la *Fièvre puerpérale*, les *Eaux potables*, la *Syphilis vaccinale*, les *Troubles du langage*, la *Thoracentèse*, etc. Ainsi, tout correspondant, tout médecin, tout savant qui transmettra un écrit quelconque à l'Académie, en pourra suivre les discussions et connaître exactement le jugement qui en est porté.

ACADÉMIE IMPÉRIALE DE MÉDECINE (MÉMOIRES DE L'). Tome I, Paris, 1828. — Tome II, 1832. — Tome III, 1833. — Tome IV, 1835. — Tome V, 1836. — Tome VI, 1837. — Tome VII, 1838. — Tome VIII, 1840. — Tome IX, 1841. — Tome X, 1843. — Tome XI, 1845. — Tome XII, 1846. — Tome XIII, 1848. — Tome XIV, 1849. — Tome XV, 1850. — Tome XVI, 1852. — Tome XVII, 1853. — Tome XVIII, 1854. — Tome XIX, 1855. — Tome XX, 1856. — Tome XXI, 1857. — Tome XXII, 1858. — Tome XXIII, 1859. — Tome XXIV, 1860. — Tome XXV, 1861. — Tome XXVI, 1863. — Tome XXVII, 1865-1866. — 27 forts vol. in-4, avec pl. Prix de la collection complète des 27 *volumes pris ensemble*, au lieu de 540 fr. : 320 fr.

Chaque volume séparément : 20 fr.

Cette nouvelle Collection peut être considérée comme la suite et le complément des *Mémoires de la Société royale de médecine et de l'Académie royale de chirurgie*. Ces deux sociétés célèbres sont représentées dans la nouvelle Académie par ce que la science a de médecins et de chirurgiens distingués, soit à Paris, dans les départements ou à l'étranger. Par cette publication, l'Académie a répondu à l'attente de tous les médecins jaloux de suivre les progrès de la science.

Le 1er volume se compose des articles suivants : Ordonnances et règlements de l'Académie, mémoires de MM. Pariset, Double, Itard, Esquirol, Villermé, Léveillé, Larrey, Dupuytren, Dugès, Vauquelin, Laugier, Virey, Chomel, Orfila, Boullay, Lemaire.

Le tome II contient des mémoires de MM. Pariset, Breschet, Lisfranc, Ricord, Itard, Husson, Duval, Duchesne, P. Dubois, Dubois (d'Amiens), Melier, Hervez de Chégoin, Prion, Toulmouche.

Le tome III contient des mémoires de MM. Breschet, Pariset, Marc, Velpeau, Planche, Pravaz, Chevallier, Lisfranc, Bonastre, Cullerier, Soubeiran, Paul-Dubois, Reveillé-Parise, Roux, Chomel, Dugès, Dizé, Henry, Villeneuve, Dupuy, Fodéré, Ollivier, André, Goyraud, Sanson, Fleury.

Le tome IV contient des mémoires de MM. Pariset, Bourgeois, Hamont, Girard, Mirault, Lauth, Reynaud, Salmade, Roux, Lepelletier, Pravaz, Ségalas, Civiale, Bouley, Bourdois, Delamotte, Ravin, Silvy, Larrey, P. Dubois, Kæmpfen, Blanchard.

Le tome V contient des mémoires de MM. Pariset, Gérardin, Goyraud, Pinel, Kéraudren, Macartney, Amussat, Stoltz, Martin-Solon, Malgaigne, Henry, Boutron-Charlard, Leroy (d'Étiolles), Breschet, Itard, Dubois (d'Amiens), Bousquet, etc.

Le tome VI contient des Mémoires de MM. Piorry, Trousseau et Belloc, Risueno d'Amador, C. Saucerotte, Planche et P. Rayer.

Le tome VII contient des mémoires de MM. Pariset, Husson, Mérat, Piorry, Gaultier de Claubry, Montault, Bouvier, Malgaigne, Dupuy, Duval, Gontier Saint-Martin, Leuret, Mirault, Malle, Froriep.

Le tome VIII contient des mémoires de MM. Bousquet, Pariset, Prus, Thorstensen, Souberbielle, Cornuel, Baillarger, J. Pelletan, Orfila, J. Sédillot, Lecanu, Jobert.

Le tome IX contient des mémoires de MM. Pariset, Bricheteau, Bégin, Orfila, Jobert, A. Colson, Deguise, Gaetani-Bey, Brierre de Boismont, Cerise, Raciborski, Leuret, Foville, Aubert, Gaillard.

Le tome X contient des mémoires par MM. Pariset, Arnal et Martin, Robert, Bégin, Poilroux, Royer-Collard, Mélier, A. Devergie, Rufz, Foville, Parrot, Rollet, Gibert, Michéa, R. Prus, etc.

Le tome XI contient des mémoires de MM. Bousquet, Pariset, Dubois (d'Amiens), Ségalas, Prus, Valleix, Gintrac, Ch. Baron, Brierre de Boismont, Payan, Delafond, H. Larrey.

Le tome XII contient des mémoires de MM. Pariset, Dubois (d'Amiens), de Castelnau et Ducrest, Bally, Michéa, Baillarger, Jobert (de Lamballe), Kéraudren, H. Larrey, Jolly, Mélier, etc.

Le tome XIII contient des mémoires de MM. Bousquet, Fr. Dubois d'Amiens), Malgaigne, Fauconneau-Dufresne, A. Robert, J. Roux, Fleury, Brierre de Boismont, Trousseau, Mélier, Baillarger.

Le tome XIV contient des mémoires de MM. Fr. Dubois, Gaultier de Claubry, Bally, Royer-Collard, Murville, Joret, Arnal, Huguier, Lebert, etc.

Le tome XV (1850) contient des mémoires de MM. Fr. Dubois, Gaultier de Claubry, Patissier, Gaisard, Second, Piedvache, Germain Sée, Huguier.

Le tome XVI (1852) contient des mémoires de MM. Dubois (d'Amiens), Gibert, Gaultier de Claubry, Bouchardat, Henot, H. Larrey, Gosselin, Hutin, Broca.

Le tome XVII (1853) contient des mémoires de MM. Dubois (d'Amiens), Michel Lévy, Gaultier de Claubry, J. Guérin, A. Richet, Bouvier, Lereboullet, Depaul, etc.

Le tome XVIII (1854) contient des mémoires de MM. Dubois, Gibert, Cap, Gaultier de Claubry, J. Moreau, Aug. Millet, Patissier, Collineau, Bousquet.

Le tome XIX (1855) contient des mémoires de MM. Dubois, Gibert, Gaultier de Claubry, Nolte, Peixoto, Aubergier, Carrière, E. Marchand, Delioux, Bach, Hutin, Blache.

Le tome XX (1856) contient des mémoires de MM. Fr. Dubois, Depaul, Guérard, Barth, Imbert-Gourbeyre, Jules Rochard, Chapel, Dutroulau, Pinel, Puel, etc.

Le tome XXI (1857) contient des mémoires, de MM. Fr. Dubois, A. Guérard, Barth, Bayle, P. Silbert, d'Aix, Michel, Poterin du Motel, Hecquet.

Le tome XXII (1858) contient des Mémoires, de MM. Fr. Dubois, A. Trousseau, A. Guérard, Max Simon, Mordret, Dutroulau, Reynal, Gubler, Blondlot, Borie, Zurkowski.

Le tome XXIII (1859) contient des Mémoires de MM. Fr. Dubois. A. Trousseau, Guérard, Laugier, A. Devergie, Bauchet, Gaillard, J. Rochard, Sappey, Huguier (avec 15 planches).

Le tome XXIV (1860) contient des Mémoires de MM. Fr. Dubois, A. Trousseau, A. Guérard, Marcé, H. Roger, Duchaussoy, Ch. Robin, Moutard-Martin, Depaul, Jules Roux, avec 6 pl.

Le tome XXV (1861) contient des Mémoires de MM. F. Dubois, Jolly, A. Tardieu, Imbert-Gourbeyre, Ch. Robin, Semelaigne, Hipp. Bourdon, Bourgeois, Léon Lefort.

Le Tome XXVI (1863-1864) contient des mémoires de MM. Fr. Dubois (d'Amiens), J. Béclard, A. Tardieu, P. Jolly, Melier, J. Lefort, J. Reynal et Lanquetin, A. Chauveau et Marey, J. Béclard, Bouchardat, Kergaradec, Chalvet, A. Ollivier et Ranvier.

Le Tome XXVII (1865-66) contient : Éloge de Delpech, par Jules Béclard; Rapport sur les prix décernés, par Dubois (d'Amiens); Rapport sur les eaux minérales, par Bouchardat; Rapport sur les épidémies, par Kergaradec; De la version pelvienne et du forceps, par Joulin; De la gangrène d'une partie de la base du cerveau, par Decaisne; Résultats statistiques des amputations dans les grands hôpitaux de Paris, par U. Trélat; Observations de chirurgie, par L. Legouest; De l'uréthrotomie externe par section collatérale et par excision des tissus pathologiques dans le cas de rétrécissements infranchissables, par E. Bourguet avec 1 pl. ; Du traitement des adénites, par V. Legros, avec figures, etc.

AMETTE. **Code médical**, ou Recueil des Lois, Décrets et Règlements sur l'étude, l'enseignement et l'exercice de la médecine civile et militaire en France, par AMÉDÉE AMETTE, secrétaire de la Faculté de médecine de Paris. *Troisième édition*, augmentée. Paris, 1859. 1 vol. in-12 de 560 pages. 4 fr.

Ouvrage traitant des droits et des devoirs des médecins. Il s'adresse à tous ceux qui étudient, enseignent ou exercent la médecine, et renferme dans un ordre méthodique toutes les dispositions législatives et réglementaires qui les concernent.

ANGLADA. **Traité de la contagion** pour servir à l'histoire des maladies contagieuses et des épidémies, par CHARLES ANGLADA, professeur à la Faculté de médecine de Montpellier. Paris, 1853, 2 vol. in-8. 12 fr.

†ANNALES D'HYGIÈNE PUBLIQUE ET DE MÉDECINE LÉGALE, par MM. ANDRAL, BOUDIN, BRIERRE DE BOISMONT, CHEVALLIER, DEVERGIE, FONSSAGRIVES, GAULTIER DE CLAUBRY, GUÉRARD, Michel LÉVY, MÊLIER, DE PIÉTRA-SANTA, Amb. TARDIEU, TRÉBUCHET, VERNOIS, avec une revue des travaux français et étrangers, par le docteur BEAUGRAND.

Les Annales d'hygiène publique et de médecine légale, dont la **seconde série** a commencé avec le cahier de janvier 1854, paraissent régulièrement tous les trois mois par cahiers de 15 feuilles in-8 (240 pages), avec des planches gravées.

Prix de l'abonnement annuel pour Paris : 18 fr.
Pour les départements : 20 fr. — Pour l'étranger : 24 fr.

Première série, collection complète (1829 à 1853), dont il ne reste que peu d'exemplaires, 50 vol. in-8, avec figures et planches. 450 fr.
Chacune des dernières années séparément : 18 fr.

Tables alphabétiques par ordre des matières et des noms d'auteurs des Tomes I à L (1829 à 1853). Paris, 1855, in-8 de 136 pages à 2 colonnes. 3 fr. 50

†ANNUAIRE DE L'ASSOCIATION GÉNÉRALE DE PRÉVOYANCE et de secours mutuels des médecins de France, publié par le conseil général de l'association. Première année, 1858-1861. Paris, 1862. — 2e année, 1862. Paris, 1863. — 3e année, 1863. Paris, 1864. Prix de chaque année formant 1 vol. in-18 jésus de 700 pages. 1 fr.

ANNUAIRE DE CHIMIE, comprenant les applications de cette science à la médecine et à la pharmacie, ou Répertoire des découvertes et des nouveaux travaux en chimie faits dans les diverses parties de l'Europe; par MM. E. MILLON, J. REISET, avec la collaboration de M. le docteur F. HOEFER et de M. NICKLÈS. Paris, 1845-1851, 7 vol. in-8 de chacun 700 à 800 pages. 7 fr.
Les années 1845, 1846, 1847, se vendent chacune séparément 1 fr. 50 le volume.

ANNUAIRE PHARMACEUTIQUE, ou Exposé analytique des travaux de pharmacie, physique, chimie, histoire naturelle médicale, toxicologie et pharmacie légale publiés pendant l'année 1862, par le docteur O. REVEIL, pharmacien en chef de l'hôpital des Enfants, professeur agrégé à la Faculté de médecine et à l'École de pharmacie. Paris, 1863. 1 vol. in-18 jésus de 400 pages. 1 fr. 50 c.
— Deuxième année. Paris, 1864, 1 vol. in-18 jésus. avec figures. 1 fr. 50
— Troisième année. Paris, 1865, 1 vol. in-18 jésus. 1 fr. 50

†ARCHIVES DE MÉDECINE NAVALE, publiées par ordre de S. E. le ministre de la marine et des colonies, et rédigées sous la surveillance de l'inspection générale du service de santé de la marine. Directeur de la rédaction, M. le docteur LEROY DE MÉRICOURT.

Les *Archives de médecine navale* paraissent depuis le 1er janvier 1864, mensuellement par numéro de 80 pages, avec planches et figures intercalées dans le texte, et forment chaque année 2 vol. in-8 de chacun 500 pages. Prix de l'abonnement annuel pour Paris. 12 fr.
— Pour les départements. 14 fr.
— Pour l'étranger d'après les tarifs de la convention postale.
Les tomes I et II (1864), III et IV (1865) sont en vente.

ARCHIVES ET JOURNAL DE LA MÉDECINE HOMOEOPATHIQUE, publiés par une société de médecins de Paris. *Collection complète*. Paris, 1834-1837. 6 vol. in-8. 30 fr.

BACHELIER (JULES). **Exposé critique et méthodique de l'hydrothérapie,** ou Traitement des maladies par l'eau froide, avec la traduction de l'ouvrage allemand qui a pour titre : *Die Wasserkur zu Græfenberg*, par Jules Frisch. Pont-à-Mousson, 1843. in-8, VIII, 254 pages. 3 fr. 50

BAER. Histoire du développement des animaux, traduit par G. BRESCHET. Paris, 1826, in-4. 1 fr.

BAILLOU. Épidémies et éphémérides, traduites du latin de Guillaume de BAILLOU, célèbre médecin du XVIe siècle, doyen de la Faculté de Paris, avec une introduction et des notes, par Prosper YVAREN. Paris, 1858, in-8, 480 pages. 7 fr. 50

BALDOU. Instruction pratique sur l'hydrothérapie, étudiée au point de vue : 1° de l'analyse clinique ; 2° de la thérapeutique générale ; 3° de la thérapeutique comparée ; 4° de ses indications et contre-indications. *Nouvelle édition*, Paris, 1857, in-8 de 691 pages. 5 fr.

BAYLE. Bibliothèque de thérapeutique, ou Recueil de mémoires originaux et des travaux anciens et modernes sur le traitement des maladies et l'emploi des médicaments, recueillis et publiés par A.-L.-J. BAYLE, D. M. P., agrégé et sous-bibliothécaire à la Faculté de médecine. Paris, 1828-1837, 4 forts vol. in-8. 12 fr.

BAZIN. Du système nerveux, de la vie animale et de la vie végétative, de leurs connexions anatomiques et des rapports physiologiques, psychologiques et zoologiques qui existent entre eux, par A. BAZIN, professeur à la Faculté des sciences de Bordeaux, etc. Paris, 1841, in-4, avec 5 planches lithographiées. 3 fr.

BEALE. De l'urine, des dépôts urinaires et des calculs, de leur composition chimique, de leurs caractères physiologiques et pathologiques et des indications thérapeutiques qu'ils fournissent dans le traitement des maladies, par Lionel BEALE, médecin et professeur au King's College Hospital. Traduit de l'anglais sur la seconde édition et annoté par MM. Auguste Ollivier et Georges Bergeron, internes des hôpitaux. Paris, 1865. 1 vol. in-18 jésus, de XXX-540 pages avec 136 figures. 7 fr.

BEAU. Traité expérimental et clinique d'auscultation appliquée à l'étude des maladies du poumon et du cœur, par le docteur J.-H.-S. BEAU, médecin de l'hôpital de la Charité, professeur agrégé à la Faculté de médecine de Paris. Paris, 1856, 1 vol. in-8 de XII, 626 pages. 7 fr. 50

BEAUVAIS. Effets toxiques et pathogénétiques de plusieurs médicaments sur l'économie animale dans l'état de santé, par le docteur BEAUVAIS (de Saint-Gratien). Paris, 1845, in-8 de 420 pages. Avec huit tableaux in-folio. 7 fr.

BEAUVAIS. Clinique homœopathique, ou Recueil de toutes les observations pratiques publiées jusqu'à nos jours, et traitées par la méthode homœopathique. *Ouvrage complet*. Paris, 1836-1840, 9 forts vol. in-8. 45 fr.

BECQUEREL. Recherches cliniques sur la méningite des enfants, par Alfred BECQUEREL, médecin des hôpitaux. Paris, 1838, in-8, 128 pages. 1 fr.

BÉGIN. Études sur le service de santé militaire en France, son passé, son présent et son avenir, par le docteur L.-J. BÉGIN, chirurgien-inspecteur, membre du Conseil de santé des armées. Paris, 1849, in-8 de 370 pages. 4 fr. 50

BELMAS. Traité de la cystotomie sus-pubienne. Ouvrage basé sur près de cent observations tirées de la pratique du docteur Souberbielle. Paris, 1827, in-8. fig. 2 fr.

BERNARD. Leçons de physiologie expérimentale appliquée à la médecine, faites au Collége de France, par Cl. BERNARD, membre de l'Institut de France, professeur au Collége de France, professeur de physiologie générale à la Faculté des sciences. Paris, 1855-1856, 2 vol. in-8, avec figures. 14 fr.

BERNARD (Cl.). **Leçons sur les effets des substances toxiques et médicamenteuses,** par Cl. BERNARD, membre de l'Institut. Paris, 1857, 1 vol. in-8, avec figures 7 fr.

BERNARD (Cl.). **Leçons sur la physiologie et la pathologie du système nerveux,** par Cl. BERNARD, membre de l'Institut. Paris, 1858. 2 vol. in-8, avec figures. 14 fr.

BERNARD (Cl.). **Leçons sur les propriétés physiologiques et les altérations pathologiques des liquides de l'organisme,** par CL. BERNARD. Paris, 1859, 2 vol. in-8 avec 32 fig. 14 fr.

BERNARD (Cl.). **Introduction à l'étude de la médecine expérimentale,** par CLAUDE BERNARD, membre de l'Institut de France (Académie des sciences) et de l'Académie impériale de médecine, professeur de médecine au Collége de France, professeur à la Faculté des sciences, etc. Paris, 1865, in-8, 400 pages. 7 fr.

Cet ouvrage présente le tableau des doctrines et des faits exposés par le professeur dans les Cours du Collége de France et de la Sorbonne, depuis sa dernière publication en 1859, jusqu'à la fin du 2e semestre 1865.

BERNARD. **Principes de médecine expérimentale,** ou Exposé des méthodes de vivisection appliquées à l'étude de la physiologie, de la pathologie et de la thérapeutique expérimentales, par le professeur CLAUDE BERNARD. Paris, 1866, 2 forts vol. gr. in-8, avec figures intercalées dans le texte et planches gravées.

BERNARD (Cl.). **Mémoire sur le pancréas** et sur le rôle du suc pancréatique dans les phénomènes digestifs, particulièrement dans la digestion des matières grasses neutres. Paris, 1856, in-4 de 190 pages, avec 9 planches gravées, en partie coloriées. 12 fr.

BERT. **De la greffe animale,** par Paul BERT, docteur en médecine, préparateur du cours de médecine expérimentale de M. Cl. Bernard au Collége de France. Paris, 1863, in-4, 110 pages. 2 fr. 50

Bibliothèque du médecin praticien, ou Résumé général de tous les ouvrages de clinique médicale et chirurgicale, de toutes les monographies, de tous les mémoires de médecine et de chirurgie pratiques, anciens et modernes, publiés en France et à l'étranger, par une société de médecins, sous la direction du docteur FABRE, rédacteur en chef de la *Gazette des hôpitaux*. — Ouvrage adopté par l'Université, pour les Facultés de médecine et les Écoles préparatoires de médecine et de pharmacie de France; et par le Ministère de la guerre, sur la proposition du Conseil de santé des armées, pour les hôpitaux d'instruction. Paris, 1843-1851. *Ouvrage complet*, 15 vol. gr. in-8, de chacun 700 p. à deux colonnes. Prix de chaque : 8 fr. 50

Tomes I et II, *maladies des femmes* et commencement des *maladies de l'appareil urinaire*; tome III, suite des *maladies de l'appareil urinaire*; tome IV, fin des *maladies de l'appareil urinaire* et *maladies des organes de la génération chez l'homme*; tomes V et VI, *maladies des enfants* de la naissance à la puberté (médecine et chirurgie) : c'est pour la première fois que la médecine et la chirurgie des enfants se trouvent réunies; tome VII, *maladies vénériennes*; tome VIII, *maladies de la peau*; tome IX, *maladies du cerveau, maladies nerveuses* et *maladies mentales*; tome X, *maladies des yeux et des oreilles*; tome XI, *maladies des organes respiratoires*; tome XII, *maladies des organes circulatoires*; tome XIII, *maladies de l'appareil locomoteur*; tome XIV, *Traité de thérapeutique et de matière médicale* dans lequel on trouve une juste appréciation des travaux français, italiens, anglais et allemands les plus récents sur l'histoire et l'emploi de substances médicales; tome XV, *Traité de médecine légale et de toxicologie* (*avec figures*) présentant l'exposé des travaux les plus récents dans leurs applications pratiques.

Conditions de la souscription : La *Bibliothèque du médecin praticien* est complète en 15 volumes grand in-8, sur double colonne, et contenant la matière de 45 vol. in-8.

On peut toujours souscrire en retirant un volume par mois, ou acheter chaque monographie séparément. Prix de chaque volume. 8 fr. 50

BISCHOFF (T. L. G.). **Traité du développement de l'homme et des mammifères,** suivi d'une Histoire du développement de l'œuf du lapin. Paris, 1843, in-8 avec un atlas in-4 de 16 planches. 7 fr. 50

BLANDIN. Anatomie du système dentaire, considérée dans l'homme et les animaux. Paris, 1836, in-8, avec une planche. 2 fr. 50

† **BLONDEL et SER. Rapport sur les hôpitaux civils de la ville de Londres** au point de vue de la comparaison de ces établissements avec les hôpitaux de la ville de Paris; par M. BLONDEL, inspecteur principal, et M. L. SER, ingénieur de l'administration de l'assistance publique. Paris, 1862, in-4, 238 pages. 10 fr.

BOENNINGHAUSEN. Manuel de thérapeutique médicale homœopathique, pour servir de guide au lit des malades et à l'étude de la matière médicale pure. Traduit de l'allemand par le docteur D. ROTH. Paris, 1846, in-12 de 600 pages. 7 fr.

BOIVIN et DUGÈS. Anatomie pathologique de l'utérus et de ses annexes, appuyé sur un grand nombre d'observations cliniques; par madame BOIVIN, docteur en médecine, sage-femme en chef de la Maison impériale de santé, et A. DUGÈS, professeur à la Faculté de médecine de Montpellier. Paris, 1833, atlas in-folio de 41 planches, gravées et coloriées, *représentant les principales altérations morbides des organes génitaux de la femme,* avec explication. 60 fr.

BOIVIN. Recherches sur une des causes les plus fréquentes et les moins connues de l'avortement, suivies d'un mémoire sur l'intro-pelvimètre, ou mensurateur interne du bassin; par madame BOIVIN. Paris, 1828, in-8, fig. 1 fr.

BOIVIN. Nouvelles recherches sur l'origine, la nature et le traitement de la môle vésiculaire, ou Grossesse hydatique. Paris, 1827, in-8 avec fig. 50 c.

BOIVIN. Mémorial de l'art des accouchements, ou Principes fondés sur la pratique de l'hospice de la Maternité de Paris, et sur celle des plus célèbres praticiens nationaux et étrangers, par madame BOIVIN, sage-femme en chef. *Quatrième édition, augmentée.* Paris, 1836, 2 vol. in-8 avec 143 gravures représentant le mécanisme de toutes les espèces d'accouchements. 6 fr.

Ouvrage adopté comme classique pour les élèves de l'Ecole d'accouchements de Paris.

BONNAFONT. Traité pratique des maladies de l'oreille et des organes de l'audition, par le docteur BONNAFONT, médecin principal à l'École impériale d'état-major. Paris, 1860, in-8 de 650 pages, avec 22 figures. 9 fr.

BONNET. Traité des maladies des articulations, par le docteur A. BONNET, chirurgien en chef de l'Hôtel-Dieu de Lyon, professeur de clinique chirurgicale à l'École de médecine. Paris, 1845, 2 vol. in-8, et atlas de 16 pl. in-4. 20 fr.

BONNET. Traité de thérapeutique des maladies articulaires, par le docteur A. BONNET. Paris, 1853, 1 vol. de 700 pages, in-8, avec 97 figures. 9 fr.

Cet ouvrage doit être considéré comme la suite et le complément du *Traité des maladies des articulations,* auquel l'auteur renvoie pour l'étiologie, le diagnostic et l'anatomie pathologique. Consacré exclusivement aux questions thérapeutiques, le nouvel ouvrage de M. Bonnet offre une exposition complète des méthodes et des nombreux procédés introduits soit par lui-même, soit par les praticiens les plus expérimentés dans le traitement des maladies si compliquées des articulations.

BONNET. Nouvelles méthodes de traitement des maladies articulaires. *Seconde édition,* revue et augmentée d'une notice historique, par le docteur GARIN, médecin de l'Hôtel-Dieu de Lyon, accompagnée d'observations sur la rupture de l'ankylose, par MM. BARRIER, BERNE, PHILIPEAUX et BONNES. Paris, 1860, in-8 de 356 pages, avec 17 fig. 4 fr. 50

BOUCHUT. De l'état nerveux aigu et chronique, ou Nervosisme, appelé névropathie aiguë cérébro-pneumogastrique, diathèse nerveuse, fièvre nerveuse, cachexie nerveuse, névropathie protéiforme, névrospasmie; et confondu avec les vapeurs, la surexcitabilité nerveuse, l'hystéricisme, l'hystérie, l'hypochondrie, l'anémie, la gastralgie, etc., professé à la Faculté de médecine en 1857, et lu à l'Académie impériale de médecine en 1858, par E. BOUCHUT. Paris, 1860. 1 vol. in-8 de 348 p. 5 fr.

BOUCHUT. **Traité pratique des maladies des nouveau-nés, des enfants** à la mamelle et de la seconde enfance, par le docteur E. BOUCHUT, professeur agrégé à la Faculté de médecine, médecin de l'hôpital des Enfants malades. *Quatrième édition*, corrigée et considérablement augmentée. Paris, 1862, 1 vol. in-8 de 1024 pages, avec 46 figures. 11 fr.

Ouvrage couronné par l'Institut de France.

Après une longue pratique et plusieurs années d'enseignement clinique à l'hôpital des Enfants de Sainte-Eugénie, M. Bouchut, pour répondre à la faveur publique, a étendu son cadre et complété son œuvre, en y faisant entrer indistinctement toutes les maladies de l'enfance jusqu'à la puberté. On trouvera dans son livre la médecine et la chirurgie du premier âge.

BOUCHUT. **Hygiène de la première enfance**, comprenant les lois organiques du mariage, les soins de la grossesse, l'allaitement maternel, le choix des nourrices, le sevrage, le régime, l'exercice et la mortalité de la première enfance, par le docteur E. BOUCHUT. Paris, 1862, in-18 de 400 pages. 3 fr. 50

BOUCHUT. **La vie et ses attributs**, dans leurs rapports avec la philosophie, l'histoire naturelle et la médecine, par E. BOUCHUT. Paris, 1862. in-18 de 350 p. 3 fr. 50

BOUCHUT. **Traité des signes de la mort** et des moyens de prévenir les enterrements prématurés, par le docteur E. BOUCHUT. Paris, 1849, in-12 de 400 p. 3 fr. 50
Ouvrage couronné par l'Institut de France.

BOUCHUT. **Nouveaux éléments de pathologie générale et de séméiologie**, par le docteur E. BOUCHUT, médecin de l'hôpital Sainte-Eugénie, professeur agrégé de la Faculté de médecine de Paris. Paris, 1857, un beau volume grand in-8 de 1064 pages, avec figures. 11 fr.

BOUDIER. **Des champignons**, au point de vue de leurs caractères usuels, chimiques et toxicologiques, par ÉMILE BOUDIER, lauréat de l'Académie de médecine. Ouvrage qui a obtenu le prix Orfila en 1864. Paris, 1865, 1 vol. in-8 de 150 p. avec 2 planch. lithog. et color.

BOUDIN. **Traité de géographie et de statistique médicales, et des maladies endémiques**, comprenant la météorologie et la géologie médicales, les lois statistiques de la population et de la mortalité, la distribution géographique des maladies, et la pathologie comparée des races humaines, par le docteur J.-CH.-M. BOUDIN, médecin en chef de l'hôpital militaire Saint-Martin. Paris, 1857, 2 vol. gr. in-8, avec 9 cartes et tableaux. 20 fr.

Dans son rapport à l'Académie des sciences M. Rayer dit : « L'attention de la commission, déjà fixée » par l'intérêt du sujet, l'a été aussi par le mérite du livre. *Sans précédent ni modèle dans la littérature médicale de la France*, cet ouvrage abonde en faits et en renseignements ; tous les documents français ou étrangers qui sont relatifs à la distribution géographique des maladies, ont été » consultés, examinés, discutés par l'auteur. Plusieurs affections dont le nom figure à peine dans nos » Traités de pathologie, sont là décrites avec toute l'exactitude que comporte l'état de la science. »

BOUDIN. **Souvenirs de la campagne d'Italie**, observations topographiques et médicales. Études nouvelles sur la Pellagre, par le docteur BOUDIN, ex-médecin en chef de l'armée d'occupation en Italie. Paris, 1861, in-8, avec une carte. 2 fr. 50

BOUDIN. Études d'hygiène publique sur **l'état sanitaire, les maladies et la mortalité des armées anglaises** de terre et de mer en Angleterre et dans les colonies, traduit de l'anglais d'après les documents officiels. Paris, 1846, in-8 de 190 pages. 3 fr.

BOUILLAUD. **Traité de nosographie médicale**, par J. BOUILLAUD, professeur de clinique médicale à la Faculté de médecine de Paris, médecin de l'hôpital de la Charité. Paris, 1846, 5 vol. in-8 de chacun 700 pages. 35 fr.

BOUILLAUD. **Clinique médicale de l'hôpital de la Charité**, ou Exposition statistique des diverses maladies traitées à la Clinique de cet hôpital. Paris, 1837, 3 v. in-8. 21 fr.

BOUILLAUD. Traité clinique des maladies du cœur, précédé de recherches nouvelles sur l'anatomie et la physiologie de cet organe ; par J. BOUILLAUD. *Deuxième édition augmentée.* Paris, 1841, 2 forts vol. in-8, avec 8 planches gravées. 16 fr.
Ouvrage auquel l'Institut de France a accordé le grand prix de médecine.

BOUILLAUD. Traité clinique du rhumatisme articulaire, et de la loi de coïncidence des inflammations du cœur avec cette maladie. Paris, 1840, in-8. 7 fr. 50
Ouvrage servant de complément au *Traité des maladies du cœur*.

BOUILLAUD. Essai sur la philosophie médicale et sur les généralités de la clinique médicale, précédé d'un Résumé philosophique des principaux progrès de la médecine et suivi d'un parallèle des résultats de la formule des saignées coup sur coup avec ceux de l'ancienne méthode dans le traitement des phlegmasies aiguës ; par J. BOUILLAUD. Paris, 1837, in-8. 6 fr.

BOUILLAUD. Traité clinique et expérimental des fièvres dites essentielles ; par J. BOUILLAUD. Paris, 1826, in-8. 7 fr.

BOUILLAUD. Exposition raisonnée d'un cas de nouvelle et singulière variété d'**hermaphrodisme**, observée chez l'homme. Paris, 1833, in-8, fig. 1 fr. 50

BOUILLAUD. De l'introduction de l'air dans les veines. Rapport à l'Académie impériale de médecine. Paris, 1838, in-8. 2 fr.

BOUILLAUD. De la chlorose et de l'anémie. Paris, 1859, in-8. 1 fr.

BOUILLAUD. De l'influence des doctrines ou des systèmes pathologiques sur la thérapeutique. Paris, 1859, in-8. 1 fr.

BOUILLAUD. Discours sur le vitalisme et l'organicisme, et sur les rapports des sciences physiques en général avec la médecine. Paris, 1860, in-8. 1 fr. 50

BOUILLAUD. De la congestion cérébrale apoplectiforme, dans ses rapports avec l'épilepsie. Paris, 1861, in-8. 2 fr.

BOUILLIER. Du principe vital et de l'âme pensante, ou Examen des diverses doctrines médicales et psychologiques sur les rapports de l'âme et de la vie, par F. BOUILLIER, correspondant de l'Institut, doyen de la Faculté des lettres de Lyon. Paris, 1862. 1 vol. in-8, 432 pages 6 fr.

BOUISSON. Traité de la méthode anesthésique appliquée à la chirurgie et aux différentes branches de l'art de guérir, par le docteur E.-F. BOUISSON, professeur de clinique chirurgicale à la Faculté de médecine de Montpellier, chirurgien en chef de l'hôpital Saint-Éloi, etc. Paris, 1850, in-8 de 560 pages. 7 fr. 50

BOUSQUET. Nouveau traité de la vaccine et des éruptions varioleuses ou varioliformes ; par le docteur J.-B. BOUSQUET, membre de l'Académie impériale de médecine, chargé des vaccinations gratuites. Paris, 1848, in-8 de 600 pages. 7 fr.
Ouvrage couronné par l'Institut de France.

BOUSQUET. Notice sur le cow-pox, ou petite vérole des vaches, découvert à Passy en 1836, par J.-B. BOUSQUET. Paris, 1839, in-4, avec une grande planche. 50 c.

BOUVIER. Leçons cliniques sur les maladies chroniques de l'appareil locomoteur, professées à l'hôpital des Enfants pendant les années 1855, 1856, 1857, par le docteur H. BOUVIER, médecin de l'hôpital des Enfants, membre de l'Académie impériale de médecine. Paris, 1858, 1 vol. in-8 VIII, 532 pages. 7 fr.

BOUVIER. Atlas des leçons sur les maladies chroniques de l'appareil locomoteur, comprenant les **Déviations de la colonne vertébrale**. Paris, 1858. Atlas de 20 planches in-folio. 18 fr.

BRAINARD. Mémoire sur le traitement des fractures non réunies et des difformités des os, par Daniel BRAINARD, professeur de chirurgie au collége médical de l'Illinois. Paris, 1854, grand in-8, 72 pages avec 2 planches comprenant 19 fig. 3 fr.

BREMSER. Traité zoologique et physiologique des vers intestinaux de l'homme, par le docteur BREMSER; traduit de l'allemand, par M. Grundler. Revu et augmenté par M. de Blainville, professeur au Muséum d'histoire naturelle. Paris, 1837, avec atlas in-4 de 15 planches. 13 fr.

BRESCHET. Mémoires chirurgicaux sur différentes espèces d'**anévrysmes**, par G. BRESCHET, professeur d'anatomie à la Faculté de Médecine de Paris, chirurgien de l'Hôtel-Dieu. Paris, 1834, in-4, avec six planches in-fol. 10 fr.

BRESCHET. Recherches anatomiques et physiologiques sur l'**Organe de l'ouïe et sur l'Audition dans l'homme et les animaux vertébrés**; par G. BRESCHET. Paris, 1836, in-4, *avec 13 planches gravées.* 5 fr.

BRESCHET Recherches anatomiques et physiologiques sur l'**organe de l'Ouïe des poissons**; par G. BRESCHET. Paris, 1838, in-4, avec 17 planches gravées. 5 fr.

BRIAND et CHAUDÉ. Manuel complet de médecine légale, ou Résumé des meilleurs ouvrages publiés jusqu'à ce jour sur cette matière, et des jugements et arrêts les plus récents, par J. BRIAND, docteur en médecine de la faculté de Paris, et Ernest CHAUDÉ, docteur en droit; et contenant un *Traité de chimie légale*, par H. GAULTIER DE CLAUBRY, professeur à l'Ecole de pharmacie de Paris. *Septième édition*, Paris, 1864, 1 vol. gr. in-8 de 1048 pages, avec 3 pl. gravées et 64 fig. 12 fr.

BRIQUET. Traité clinique et thérapeutique de l'Hystérie, par le docteur P. BRIQUET, médecin de l'hôpital de la Charité, membre de l'Académie impériale de Médecine de Paris. Paris, 1859. 1 vol. in-8 de 624 pages. 8 fr.

BROCHARD. Des bains de mer chez les enfants, par le docteur BROCHARD (de la Rochelle), médecin des bains de mer de la Tramblade, ancien médecin de l'Hôtel-Dieu et de la Prison de Nogent-le-Rotrou, etc. Paris. 1864, in-18 jésus de 268 pages. 3 fr.

BROUSSAIS. De l'irritation et de la folie, ouvrage dans lequel les rapports du physique et du moral sont établis sur les bases de la médecine physiologique. *Deuxième édition*. Paris, 1839, 2 vol. in-8. 2 fr. 50

BROUSSAIS. Cours de phrénologie, professé à la Faculté de médecine de Paris. Paris, 1836, 1 vol. in-8 de 850 pages, avec pl. 4 fr. 50

BROWN-SÉQUARD. Propriétés et fonctions de la moelle épinière. Rapport sur quelques expériences de M. BROWN-SÉQUARD, lu à la Société de biologie par M. PAUL BROCA, professeur agrégé à la Faculté de médecine. Paris, 1856, in-8. 1 fr.

CABANIS. Rapport du physique et du moral de l'homme et lettre sur les causes premières, par P.-J.-G. CABANIS, précédé d'une Table analytique, par DESTUTT DE TRACY, *huitième édition*, augmentée de Notes, et précédée d'une Notice historique et philosophique sur la vie, les travaux et les doctrines de Cabanis, par L. PEISSE, Paris, 1844, in-8 de 780 pages. 6 fr.

La notice biographique, composée sur des renseignements authentiques fournis en partie par la famille même de Cabanis, est à la fois la plus complète et la plus exacte qui ait été publiée. Cette édition est la seule qui contienne la *Lettre sur les causes premières.*

CAILLAULT. Traité pratique des maladies de la peau chez les enfants, par le docteur CH. CAILLAULT, ancien interne des hôpitaux. Paris, 1859, 1 vol. in-18 de 400 pages. 3 fr. 50

CALMEIL. Traité des maladies inflammatoires du cerveau, ou histoire anatomo-pathologique des congestions encéphaliques, du délire aigu, de la paralysie générale ou périencéphalite chronique diffuse à l'état simple ou compliqué, du ramollissement cérébral ou local aigu et chronique, de l'hémorrhagie cérébrale localisée récente ou non récente, par le docteur L.-F. CALMEIL, médecin en chef de la maison impériale de Charenton. Paris, 1859, 2 forts volumes in-8. 17 fr.

Table des matières. — Chap. I. Des attaques de congestion encéphalique. — Chap. II. Du délire aigu.— Chap. III. De la paralysie générale.— Chap. IV. De la paralysie générale complète.—Chap. V. Du ramollissement cérébral local aigu. — Chap. VI. Du ramollissement cérébral à l'état chronique. Chap. VII. De l'hémorrhagie encéphalique. — Chap. VIII. Des foyers hémorrhagiques non récents. — Chap. IX. Du traitement des maladies inflammatoires des centres nerveux encéphaliques.

CALMEIL. **De la folie considérée sous le point de vue pathologique, philosophique, historique et judiciaire**, depuis la renaissance des sciences en Europe jusqu'au dix-neuvième siècle; description des grandes épidémies de délire simple ou compliqué qui ont atteint les populations d'autrefois et régné dans les monastères; exposé des condamnations auxquelles la folie méconnue a souvent donné lieu, par L. F. CALMEIL. Paris, 1845, 2 vol. in-8. 14 fr.

CALMEIL. **De la paralysie considérée chez les aliénés**, recherches faites dans le service et sous les yeux de MM. *Royer-Collard* et *Esquirol;* par L.-F. CALMEIL, médecin de la Maison impériale des aliénés de Charenton. Paris, 1823, in-8. 6 fr. 50

CAP. **Principes de pharmaceutique**, ou Exposition du système des connaissances relatives à l'art du pharmacien; par P.-A. CAP, pharmacien, membre de la Société de pharmacie de Paris. Paris, 1837, in-8. 1 fr. 25

CARRIÈRE. **Le climat de l'Italie**, sous le rapport hygiénique et médical, par le docteur ED. CARRIÈRE. 1 vol. in-8 de 600 pages. Paris, 1849. 7 fr. 50

Ouvrage couronné par l'Institut de France.

Cet ouvrage est ainsi divisé : Du climat de l'Italie en général, topographie et géologie, les eaux, l'atmosphère, les vents, la température. — *Climatologie de la région méridionale de l'Italie :* Salerne, Caprée, Massa, Sorrente, Castellamare, Torre del Greco, Resina, Portici, rive orientale du golfe de Naples, climat de Naples; rive septentrionale du golfe de Naples (Pouzzoles et Baïa, Ischia), golfe de Gaete. — *Climatologie de la region moyenne de l'Italie :* Marais-Pontins et Maremmes de la Toscane : climat de Rome, de Sienne, de Pise, de Florence.— *Climat de la région septentrionale de l'Italie :* Venise, Milan et les lacs, Gênes, Menton et Villefranche, Nice, Hyères.

CARUS. **Traité élémentaire d'anatomie comparée**, suivi de **Recherches d'anatomie philosophique** ou **transcendante** sur les parties primaires du système nerveux et du squelette intérieur et extérieur; par C.-G. CARUS, D. M., professeur d'anatomie comparée; traduit de l'allemand et précédé d'une *esquisse historique et bibliographique de l'Anatomie comparée,* par A.-J.-L. JOURDAN. Paris, 1835. 3 forts volumes in-8 *accompagnés d'un bel Atlas de* 31 *planches gr. in-4 gravées.* 10 fr.

CASTELNAU et DUCREST. **Recherches sur les abcès multiples**, comparés sous leurs différents rapports, par H. DE CASTELNAU et J.-F. DUCREST, anciens internes des hôpitaux. Paris, 1846, in-4. 1 fr.

Mémoire couronné par l'Académie de médecine.

CAZAUVIEILH. **Du suicide, de l'aliénation mentale** et des crimes contre les personnes, comparés dans leurs rapports réciproques. Recherches sur ce premier penchant chez les habitants des campagnes, par J.-B. CAZAUVIEILH, médecin de l'hospice de Liancourt, ancien interne de l'hospice de la Salpêtrière. Paris, 1840, in-8. 2 fr. 50

CAZENAVE. **Traité des maladies du cuir chevelu**, suivi de conseils hygiéniques sur les soins à donner à la chevelure, par le docteur A. CAZENAVE, médecin de l'hôpital Saint-Louis, etc. Paris, 1850, 1 vol. in-8, avec 8 planches dessinées d'après nature, gravées et coloriées avec le plus grand soin. 8 fr.

Table des matières. — Introduction. Coup d'œil historique sur la chevelure. — Première partie. Considérations anatomiques et physiologiques sur les cheveux. — Deuxième partie. Pathologie du cuir chevelu. — Troisième partie. Hygiène.

CELSI (A.-C.). **De re medica libri octo**, editio nova, curantibus P. FOUQUIER, in Facultate Parisiensi professore, et F.-S. RATIER, D. M. Parisiis, 1823, in-18. 1 fr. 50

CHAILLY. **Traité pratique de l'art des accouchements**, par CHAILLY-HONORÉ, membre de l'Académie impériale de médecine, ancien chef de clinique de la Clinique d'accouchements à la Faculté de médecine de Paris. *Quatrième édition,* revue et corrigée. Paris, 1861, 1 vol. in-8 de 1068 pages, avec 282 figures. 10 fr.

Ouvrage adopté par le conseil de l'instruction publique pour les facultés de médecine, les écoles préparatoires et les cours départementaux institués pour les sages-femmes.

CHAMBERT. **Des effets physiologiques et thérapeutiques des éthers**, par le docteur H. CHAMBERT. Paris, 1848, in-8 de 260 pages. 75 cent.

CHARPENTIER. Des accidents fébriles qui surviennent chez les nouvelles accouchées, par L.-A. Alph. CHARPENTIER, interne des hôpitaux, lauréat de la Faculté. Paris, 1863, gr. in-8. 1 fr. 50

CHAUFFARD. Essai sur les doctrines médicales, suivi de quelques considérations sur les fièvres, par le docteur P.-E. CHAUFFARD, professeur agrégé à la Faculté de médecine de Paris. Paris, 1846, in-8 de 130 pages. 1 fr.

CHAUSIT. Traité élémentaire des maladies de la peau, par M. le docteur CHAUSIT, ancien interne de l'hôpital Saint-Louis, d'après l'enseignement théorique et les leçons cliniques de M. le docteur A. Cazenave, médecin de l'hôpital Saint-Louis. Paris, 1853, 1 vol. in-8, XII, 448 pages. 3 fr.

CHAUVEAU. Traité d'anatomie comparée des animaux domestiques, par A. CHAUVEAU, professeur à l'École impériale vétérinaire de Lyon. Paris, 1857, un beau volume grand in-8 de 838 pages, avec 207 figures dessinées d'après nature. 14 fr.

C'est le scalpel à la main que l'auteur, pour la composition de cet ouvrage, a interrogé la nature, ce guide sûr et infaillible. M. Chauveau a mis largement à profit les immenses ressources dont sa position de chef de travaux anatomiques de l'école vétérinaire de Lyon lui permettait de disposer. Les sujets de toute espèce ne lui ont pas manqué; c'est ainsi qu'il a pu étudier successivement les différences qui caractérisent la même série d'organes chez les animaux domestiques, qu'ils appartiennent à la classe des Mammifères ou à celle des Oiseaux. Parmi les *mammifères* domestiques, on trouve le Cheval, l'Ane, le Mulet, le Bœuf, le Mouton, la Chèvre, le Chien, le Chat, le Dindon, le Lapin, le Porc, etc.; parmi les *oiseaux* de basse-cour, le Coq, la Pintade, le Dindon, le Pigeon, les Oies, les Canards.

CHURCHILL (Fleetwood). **Traité pratique des maladies des femmes,** hors l'état de grossesse, pendant la grossesse et après l'accouchement, par Fleetwood CHURCHILL, professeur d'accouchements, de maladies des femmes et des enfants à l'Université de Dublin. Traduit de l'anglais sur la *Cinquième édition*, par MM. WIELAND et DUBRISAY, anciens internes des hôpitaux, et contenant l'Exposé des travaux français et étrangers les plus récents. Paris, 1866, 1 vol. grand in-8 d'environ 1100 pages avec 250 figures. 15 fr.

CIVIALE. Traité pratique et historique de la lithotritie, par le docteur CIVIALE, membre de l'Institut, de l'Académie impériale de médecine. Paris, 1847, 1 vol. in-8, de 600 pages avec 8 planches. 8 fr.

Après trente années de travaux assidus sur une découverte chirurgicale qui a parcouru les principales phases de son développement, l'art de broyer la pierre s'est assez perfectionné pour qu'il soit permis de l'envisager sous le triple point de vue de la doctrine, de l'application et du résultat.

CIVIALE. De l'uréthrotomie ou de quelques procédés peu usités de traiter les rétrécissements de l'urèthre. Paris, 1849, in-8 de 124 pages avec une planche. 2 fr. 50

CIVIALE. Traité pratique sur les maladies des organes génito-urinaires, par le docteur CIVIALE, membre de l'Institut, de l'Académie impériale de médecine. *Troisième édition*, considérablement augmentée. Paris, 1858-1860, 3 vol. in-8 avec figures intercalées dans le texte. 24 fr.

Cet ouvrage, le plus pratique et le plus complet sur la matière, est ainsi divisé : TOME I. Maladies de l'urèthre. TOME II. Maladies du col de la vessie et de la prostate. TOME III, [Ma]ladies du corps de la vessie.

[C]IVIALE. Parallèles des divers moyens de traiter les calculeux, contenant l'examen comparatif de la lithotritie et de la cystotomie, sous le rapport de leurs divers procédés, de leurs modes d'application, de leurs avantages ou inconvénients respectifs; par le docteur CIVIALE. Paris, 1836, in-8, fig. 8 fr.

[C]OLIN (G.). Traité de physiologie comparée des animaux domestiques, par M. G.-C. COLIN, professeur à l'École impériale vétérinaire d'Alfort. Paris, 1855-1856. 2 vol. grand in-8 de chacun 700 pages, avec 114 fig. 18 fr.

[C]OLIN (L.). Études cliniques sur la médecine militaire. Observations et remarques recueillies à l'hôpital militaire du Val-de-Grâce, spécialement sur la tuberculisation aiguë et sur les affections des voies respiratoires et digestives, par M. Léon COLIN, médecin-major de 1re classe, professeur agrégé de l'École d'application du Val-de-Grâce. Paris, 1864, 1 vol. in-8, 304 pages. 5 fr.

COLLADON. Histoire naturelle et médicale des casses, et particulièrement de la casse et des sénés employés en médecine. Montpellier, 1816. In-4, avec 19 pl. 6 fr.

COLLINEAU. Analyse physiologique de l'entendement humain, d'après l'ordre dans lequel se manifestent, se développent et s'opèrent les mouvements sensitifs, intellectuels, affectifs et moraux; suivie d'exercices sur divers sujets de philosophie. Paris, 1843, in-8. 1 fr. 50

COMTE. Cours de philosophie positive, par Auguste COMTE, répétiteur d'analyse transcendante et de mécanique rationnelle à l'École polytechnique. *Deuxième édition*, augmentée d'une préface par E. LITTRÉ, et d'une table alphabétique des matières. Paris, 1864, 6 vol. in-8. 45 fr.

Tome I. Préliminaires généraux et philosophie mathématique. — Tome II. Philosophie astronomique et philosophie physique. — Tome III. Philosophie chimique et philosophie biologique. — Tome IV. Philosophie sociale (partie dogmatique). — Tome V. Philosophie sociale (partie historique : état théologique et état métaphysique). — Tome VI. Philosophie sociale (complément de la partie historique) et conclusions générales.

Congrès médico-chirurgical de France. Première session, tenue à ROUEN, du 30 septembre au 3 octobre 1863. Paris, 1863, in-8 de 412 pag. avec planches. 5 fr.

Congrès médical de France. Deuxième session, tenue à LYON, du 26 septembre au 1er octobre 1864. Paris, 1865, in-8 de 688 pages avec planches. 9 fr.

COOPER (ASTLEY). Œuvres chirurgicales complètes, traduites de l'anglais, avec des notes par E. CHASSAIGNAC et G. RICHELOT. Paris. 1837, gr. in-8. 4 fr. 50

CORNARO. De la sobriété, *voyez* **École de Salerne**, p. 16.

CORNILLIAC. Études sur la fièvre jaune à la Martinique de 1669 à nos jours, par le docteur J. CORNILLIAC, chirurgien de deuxième classe de la marine impériale. Paris, 1864, in-8 de 270 pages. 5 fr.

CRUVEILHIER. Anatomie pathologique du corps humain, ou Descriptions, avec figures lithographiées et coloriées, des diverses altérations morbides dont le corps humain est susceptible; par J. CRUVEILHIER, professeur d'anatomie pathologique à la Faculté de médecine de Paris, médecin de l'hôpital de la Charité, président perpétuel de la Société anatomique, etc. Paris, 1830-1842. 2 vol. in-folio, avec 230 planches coloriées. 456 fr.
Demi-reliure des 2 vol. grand in-folio, dos de maroquin, non rognés. 24 fr.

Ce bel *ouvrage est complet*; il a été publié en 41 livraisons, chacune contenant 6 feuilles de texte in-folio grand-raisin vélin, caractère neuf de F. Didot, avec 5 planches coloriées avec le plus grand soin, et 6 planches lorsqu'il n'y a que quatre planches de coloriées. Chaque livraison est de 11 fr.

CRUVEILHIER. Traité d'Anatomie pathologique générale, par J. CRUVEILHIER, professeur d'anatomie pathologique à la Faculté de médecine de Paris. *Ouvrage complet*. Paris, 1849-1864. 5 vol. in-8. 35 fr.
Tome V et dernier, Dégénérations aréolaires et gélatiniformes, dégénérations cancéreuses proprement dites par J. CRUVEILHIER; pseudo-cancers et tables alphabétiques par CH. HOUEL. Paris, 1864. 1 vol. in-8 de 420 pages. 7 fr.

Cet ouvrage est l'exposition du Cours d'anatomie pathologique que M. Cruveilhier fait à la Faculté de médecine de Paris. Comme son enseignement, il est divisé en XVIII classes, savoir : tome I, 1° solutions de continuité; 2° adhésions; 3° luxations; 4° invaginations; 5° hernies; 6° déviations; — tome II, 7° corps étrangers; 8° rétrécissements et oblitérations; 9° lésions de canalisation par communication accidentelle; 10° dilatations; — tome III, 11° hypertrophies; 12° atrophies; 13° métamorphoses et productions organiques analogues; — tome IV, 14° hydropisies et flux; 15° hémorrhagies; 16° gangrènes; 17 inflammations ou phlegmasies; 18° lésions strumeuses, et lésions carcinomateuses; — tome V, 19° dégénérations organiques.

CZERMAK. Du laryngoscope et de son emploi en physiologie et en médecine, par le docteur J.-N. CZERMAK, professeur de physiologie à l'université de Pesth. Paris, 1860, in-8 avec deux planches gravées et 31 figures. 3 fr. 50

DAGONET (H.). Traité élémentaire et pratique des maladies mentales, suivi de considérations sur l'administration des asiles d'aliénés. Paris, 1862, in-8 de 816 p. avec une carte. 10 fr

DARCET. **Recherches sur les abcès multiples** et sur les accidents qu'amène la présence du pus dans le système vasculaire, suivies de remarques sur les altérations du sang, par le docteur F. DARCET. Paris, 1845. In-4 de 88 pages. 75 c.

DAREMBERG. **Glossulæ quatuor magistrorum super chirurgiam Rogerii et Rolandi et de Secretis mulierum**, de chirurgia, de modo medendi libri septem, poema medicum; nunc primum ad fidem codicis Mazarinei, edidit doctor CH. DAREMBERG. Napoli, 1854. In-8 de 64-228-178 pages. 8 fr.

DAREMBERG. **Notices et extraits des manuscrits médicaux** grecs, latins et français des principales bibliothèques de l'Europe, par le docteur Ch. DAREMBERG, bibliothécaire de la bibliothèque Mazarine, professeur au collége de France. Première partie : Manuscrits grecs d'Angleterre, suivis d'un fragment inédit de Gilles de Corbeil, et de scolies inédites sur Hippocrate. Paris, 1853, in-8, 243 pages. 7 fr.

DAVAINE. **Traité des entozoaires et des maladies vermineuses de l'homme et des animaux domestiques**, par le docteur C. DAVAINE, membre de la Société de Biologie, lauréat de l'Institut. Paris, 1860, 1 fort vol. in-8 de 950 pages, avec 88 figures. 12 fr.

Ouvrage couronné par l'Institut de France.

DAVASSE. **La Syphilis**, ses formes et son unité, par J. DAVASSE, ancien interne des hôpitaux de Paris. Paris, 1865. 1 vol. in-8 de 570 pages. 8 fr.

DE LA RIVE. **Traité d'électricité** théorique et appliquée; par A. DE LA RIVE, membre correspondant de l'Institut de France, professeur émérite de l'Académie de Genève. Paris, 1854-58, 3 vol. in-8, avec 447 figures. 27 fr.

Séparément, tomes II et III. Prix de chaque volume. 9 fr.

DELPECH. **De la ladrerie du porc** au point de vue de l'hygiène privée et publique. Mémoire lu à l'Académie impériale de médecine, par le docteur A. DELPECH, professeur agrégé à la Faculté de médecine de Paris, médecin de l'hôpital Necker, membre de l'Académie impériale de médecine. Paris, 1864, in-8 de 107 pages. 2 fr. 50

DELPECH. **Nouvelles recherches sur l'intoxication** spéciale que détermine le **sulfate de carbone**. L'industrie du caoutchouc soufflé, par A. DELPECH, professeur agrégé à la Faculté de médecine de Paris, médecin de l'hôpital Necker, membre de l'Académie de médecine. Paris, 1863, in-8 de 128 pages. 2 fr. 50

DESAYVRE. Études sur les **maladies des ouvriers de la manufacture d'armes de Chatellerault**. Paris, 1856, in-8 de 116 pages. 2 fr. 50

DESLANDES. **De l'onanisme et des autres abus vénériens** considérés dans leurs rapports avec la santé, par le docteur L. DESLANDES. Paris, 1835. In-8. 7 fr.

DESORMEAUX. **De l'endoscope**, de ses applications au diagnostic et au traitement des affections de l'urèthre et de la vessie, leçons à l'hôpital Necker, par A. J. DESORMEAUX, chirurgien de l'hôpital Necker. Paris, 1865, in-8 de 190 pages avec 3 pl. chromolithographiées et 10 figures. 4 fr. 50

DICTIONNAIRE (NOUVEAU) DE MEDECINE ET DE CHIRURGIE PRATIQUES, illustré de figures intercalées dans le texte, rédigé par BERNUTZ, BOECKEL, BUIGNET, CUSCO, DEMARQUAY, DENUCÉ, DESNOS, DESORMEAUX, DEVILLIERS, Alfr. FOURNIER, GALLARD, H. GINTRAC, GOSSELIN, Alphonse GUÉRIN, A. HARDY, HIRTZ, JACCOUD, JACQUEMET, KOEBERLÉ, S. LAUGIER, LIEBREICH, P. LORAIN, MARCÉ, A. NÉLATON, ORÉ, PANAS, PEAN, V. A. RACLE, Maurice RAYNAUD, RICHET. Ph. RICORD, Jules ROCHARD (de Lorient), Z. ROUSSIN, SAINT-GERMAIN, Ch. SARAZIN, Germain SÉE. Jules SIMON, SIREDEY, STOLTZ, A. TARDIEU, S. TARNIER, TROUSSEAU, Aug. VOISIN. Directeur de la rédaction, le docteur JACCOUD.

Le *Nouveau dictionnaire de médecine et de chirurgie pratiques*, illustré de figures intercalées dans le texte, se composera d'environ 15 volumes grand in-8 cavalier de 800 pages. Il sera publié trois volumes par an.

Prix de chaque volume de 800 pages avec figures intercalées dans le texte. 10 fr.

Les volumes seront envoyés *franco* par la poste, aussitôt leur publication, aux souscripteurs des départements, sans augmentation sur le prix fixé.

Les tomes I *à* IV *sont en vente*. Le tome I comprend 812 pages, avec 36 figures; Les principaux articles sont : **Introduction**, par JACCOUD; **Abcès**, par LAUGIER. **Abdomen**, par DENUCÉ et BERNUTZ; **Absorption**, par BERT; **Acclimatement**, par

Jules ROCHARD; **Accommodation**, par LIEBREICH; **Accouchement**, par STOLTZ et LORAIN; **Acné**, par A. HARDY; **Adhérence**, par Alfr. FOURNIER; **Ages**, par LORAIN; **Agglutinatif**, par GOSSELIN; **Agonie**, par JACCOUD; **Air**, par BUIGNET, A. TARDIEU et J. ROCHARD; **Albuminurie**, par JACCOUD; **Alcoolisme**, par A. FOURNIER; **Aliment**, par ORÉ; **Alopécie**, par HARDY; **Amaurose, Amblyopie**, par LIEBREICH; **Ambulances**, par Ch. SARAZIN, etc.

Le tome II, 800 pages avec 60 figures comprend les articles suivants : **Aménorrhée**, par BERNUTZ; **Amputations**, par A. GUÉRIN; **Amyloïde**, (de dégénérescence), par JACCOUD; **Anatomie pathologique** et **anatomique médico-chirurgicale**, par BOECKEL; **Anémie**, par LORAIN; **Anesthésiques**, par GIRALDÈS; **Anévrysmes**, par RICHET; **Angines**, par DESNOS; **Angine de poitrine**, par JACCOUD; **Ankylose**, par DENUCÉ; **Anthrax**, par A. GUÉRIN; **Antimoine**, par HIRTZ; **Anus**, par GOSSELIN, GIRALDÈS et LAUGIER; **Aorte**, par LUTON, etc.

Le Tome III, 828 pages avec 92 figures comprend : **Appareils**, par Ch. SARAZIN; **Argent**, par BUIGNET, OLLIVIER et G. BERGERON; **Arsenic**, par ROUSSIN, HIRTZ et TARDIEU; **Artères**, par NÉLATON et Maurice RAYNAUD; **Articulation**, par PANAS; **Ascite**, par Henri GINTRAC; **Asiles**, par PAIN; **Asphyxie**, par BERT et TARDIEU; **Asthénopie**, **Astigmatisme**, par LIEBREICH, **Asthme**, par GERMAIN SÉE; **Ataxie locomotrice**, par TROUSSEAU; **Atloïdienne** (région), par DENUCÉ, etc.

DICTIONNAIRE GÉNÉRAL DES EAUX MINÉRALES ET D'HYDROLOGIE MÉDICALE comprenant la géographie et les stations thermales, la pathologie thérapeutique, la chimie analytique, l'histoire naturelle, l'aménagement des sources, l'administration thermale, etc., par MM. DURAND-FARDEL, inspecteur des sources d'Hauterive à Vichy, E. LE BRET, inspecteur des eaux minérales de Barèges, J. LEFORT, pharmacien, avec la collaboration de M. JULES FRANÇOIS, ingénieur en chef des mines, pour les applications de la science de l'Ingénieur à l'hydrologie médicale. Paris, 1860, 2 forts volumes in-8 de chacun 750 pages. 20 fr.
Ouvrage couronné par l'Académie de médecine.

Ce n'est pas une compilation de tout ce qui a été publié sur la matière depuis cinquante ou soixante ans : un esprit fécond de doctrine et de critique domine ce livre, et tout en profitant des travaux d'hydrologie médicale publiés en France, en Angleterre, en Allemagne, en Suisse, en Italie, etc., les auteurs ont su trouver dans leurs études personnelles et dans leur pratique journalière, le sujet d'observations nouvelles et de découvertes originales.

DICTIONNAIRE UNIVERSEL DE MATIÈRE MÉDICALE ET DE THÉRAPEUTIQUE GÉNÉRALE, contenant l'indication, la description et l'emploi de tous les médicaments connus dans les diverses parties du globe; par F.-V. MÉRAT et A.-J. DELENS, membres de l'Académie impériale de médecine. *Ouvrage complet.* Paris, 1829-1846. 7 vol. in-8, y compris le **Supplément**. 20 fr.

Le *Tome VII* ou *Supplément*, Paris, 1846, 1 vol. in-8 de 800 pages, ne se vend pas séparément. — Les tomes I à VI, séparément. 12 fr.

DICTIONNAIRE DE MÉDECINE, DE CHIRURGIE, DE PHARMACIE ET DES SCIENCES ACCESSOIRES. *Voyez* NYSTEN, page 36.

DIDAY. Exposition critique et pratique des nouvelles doctrines sur la syphilis, suivie d'un Essai sur de nouveaux moyens préservatifs des maladies vénériennes, par le docteur P. DIDAY, ex-chirurgien en chef de l'Antiquaille, secrétaire général de la Société de médecine de Lyon. Paris, 1858. 1 vol. in-18 jésus de 560 pages. 4 fr.

DONNÉ. Conseils aux familles sur la manière d'élever les enfants, suivis d'un précis d'hygiène applicable aux différentes saisons de l'année, par Al. DONNÉ, recteur de l'Académie de Montpellier. Paris, 1864, in-12, 332 pages. 3 fr.

DONNÉ. Cours de microscopie complémentaire des études médicales : Anatomie microscopique et physiologie des fluides de l'économie; par le docteur A. DONNÉ, recteur de l'académie de Montpellier, ancien chef de clinique à la Faculté de médecine de Paris, professeur de microscopie. Paris, 1844. In-8 de 500 pages 7 fr. 50

DONNÉ. Atlas du Cours de microscopie, exécuté d'après nature au microscope-daguerréotype, par le docteur A. DONNÉ et L. FOUCAULT. Paris, 1846. In-folio de 20 planches, contenant 80 figures gravées avec le plus grand soin, avec un texte descriptif. 30 fr.

DUBOIS. Histoire philosophique de l'hypochondrie et de l'hystérie, par F. DUBOIS (d'Amiens), secrétaire perpétuel de l'Académie impériale de médecine. Paris, 1837. In-8. 2 fr.

DUBOIS. Préleçons de pathologie expérimentale. Observations et expériences sur l'hyperhémie capillaire, par Frédéric DUBOIS (d'Amiens). Paris, 1841 in.8, avec 3 planches. 1 fr. 50

DUBOIS et BURDIN. Histoire académique du magnétisme animal, accompagnée de notes et de remarques critiques sur toutes les observations et expériences faites jusqu'à ce jour, par C. BURDIN et F. DUBOIS (d'Amiens), membres de l'Académie impériale de médecine. Paris, 1841. In-8 de 700 pages. 3 fr.

DUBRUEIL. Des anomalies artérielles considérées dans leur rapport avec la pathologie et les opérations chirurgicales, par le docteur J. DUBREUIL, professeur d'anatomie à la Faculté de médecine de Montpellier. Paris, 1847. 1 vol. in-8 et atlas in-4 de 17 planches coloriées. 5 fr.

DUCHENNE. De l'électrisation localisée et de son application à la pathologie et à la thérapeutique; par le docteur DUCHENNE (de Boulogne), lauréat de l'Institut de France. *Deuxième édition*, entièrement refondue. Paris, 1861, 1 fort vol. in-8 avec 179 figures et une planche coloriée. 14 fr.

DUCHENNE. Album de photographies pathologiques, complémentaire de l'ouvrage ci-dessus. Paris, 1862, in-4 de 17 pl., avec 20 pages de texte descriptif explicatif, cartonné. 25 fr.

DUGAT. Études sur le traité de médecine d'Aboudjafar Ah'Mad, intitulé : *Zad Al Mocafir*, « la Provision du voyageur, » par G. DUGAT, membre de la Société asiatique. Paris, 1853, in-8 de 64 pages. 1 fr.

DUPUYTREN. Mémoire sur une nouvelle manière de pratiquer l'opération de la pierre; par le baron G. DUPUYTREN, terminé et publié par M. L.-J. SANSON, chirurgien de l'Hôtel-Dieu, et L.-J. BÉGIN. Paris, 1836. 1 vol. grand in-folio, accompagné de 10 belles planches lithographiées, représentant l'anatomie chirurgicale des diverses régions intéressées dans cette opération. 10 fr.

DURAND-FARDEL, LE BRET, LEFORT. Voyez **Dictionnaire des eaux minérales.**

DUTROULAU. Traité des maladies des Européens dans les pays chauds (régions tropicales), climatologie, maladies endémiques, par le docteur A.-F. DUTROULAU, premier médecin en chef de la marine. Paris, 1861, in-8, 608 pages. 8 fr.

ÉCOLE DE SALERNE (L'). Traduction en vers français, par CH. MEAUX SAINT-MARC, avec le texte latin en regard (1870 vers), précédée d'une introduction par M. le docteur Ch. Daremberg.—**De la sobriété,** conseils pour vivre longtemps, par L. CORNARO, traduction nouvelle. Paris, 1861, 1 joli vol. in-18 jésus de LXXII-344 pages, avec 5 vignettes. 3 fr. 50.

ENCYCLOPÉDIE ANATOMIQUE, comprenant l'Anatomie descriptive, l'Anatomie générale, l'Anatomie pathologique, l'histoire du Développement, par G.-T. Bischoff, J. Henle, E. Huschke, T.-G. Sœmmerring, F.-G. Theile, G. Valentin, J. Vogel, G. et E. Weber; traduit de l'allemand, par A.-J.-L. JOURDAN, membre de l'Académie impériale de médecine. Paris, 1843-1847. 8 forts vol. in-8, avec deux atlas in-4. Prix, en prenant tout l'ouvrage. 32 fr.

On peut se procurer chaque Traité séparément, savoir :

1° **Ostéologie et syndesmologie**, par S.-T. SOEMMERRING. — Mécanique des organes de la locomotion chez l'homme, par G. et E. WEBER. In-8, Atlas in-4 de 17 planches. 6 fr.

2° **Traité de myologie et d'angéiologie**, par F.-G. THEILE. 1 vol. in-8. 4 fr.

3° **Traité de névrologie**, par G. VALENTIN. 1 vol. in-8, avec figures. 8 fr.

4° **Traité de splanchnologie des organes des sens,** par E. HUSCHKE. Paris, 1845. In-8 de 850 pages, avec 5 planches gravées. 8 fr.

5° **Traité d'anatomie générale,** ou Histoire des tissus de la composition chimique du corps humain, par HENLE. 2 vol. in-8, avec 5 planches gravées. 8 fr.

6° **Traité du développement de l'homme** et des mammifères, suivi d'une *Histoire du développement de l'œuf du lapin,* par le docteur T.-L.-G. BISCHOFF. 1 vol. in-8, avec atlas in-4 de 16 planches. 7 fr. 50

7° **Anatomie pathologique générale,** par J. VOGEL. Paris, 1846. 1 vol. in-8. 4 fr.

Cette *Encyclopédie anatomique*, réunie au *Manuel de physiologie* de J. MULLER, forme un ensemble complet des deux sciences sur lesquelles repose l'édifice entier de la médecine.

ESPANET (A.). **Traité méthodique et pratique de matière médicale et de thérapeutique,** basé sur la loi des semblables. Paris, 1861, in-8 de 808 pages. 9 fr.

ESQUIROL. **Des maladies mentales,** considérées sous les rapports médical, hygiénique et médico-légal, par E. ESQUIROL, médecin en chef de la Maison des aliénés de Charenton, Paris, 1838, 2 vol. in-8, avec un atlas de 27 planches gravées. 20 fr.

FABRE. **Bibliothèque du médecin praticien,** Voyez *Bibliothèque*, page 7.

FALRET. **Des maladies mentales et des asiles d'aliénés.** Leçons cliniques et considérations générales par J. P. FALRET, médecin de l'hospice de la Salpêtrière, membre de l'Académie impériale de médecine. Paris, 1864. In-8, LXX, 800 pages, avec 1 planche. 11 fr.

FEUCHTERSLEBEN. **Hygiène de l'âme,** par E. DE FEUCHTERSLEBEN, professeur à la Faculté de médecine de Vienne, sous-secrétaire d'Etat au ministère de l'instruction publique en Autriche, traduit de l'allemand, sur la *vingtième édition*, par le docteur *Schlesinger-Rahier*. DEUXIÈME ÉDITION, précédée d'une étude biographique et littéraire. Paris, 1860. 1 vol. in-18 de 260 pages. 2 fr.

L'auteur a voulu, par une alliance de la morale et de l'hygiène, étudier, au point de vue pratique, l'influence de l'âme sur le corps humain et ses maladies. Exposé avec ordre et clarté, et empreint de cette douce philosophie morale qui caractérise les œuvres des penseurs allemands, cet ouvrage n'a pas d'analogue en France; il sera lu et médité par toutes les classes de la société.

FIÉVÉE. **Mémoires de médecine pratique,** comprenant : 1° De la fièvre typhoïde et de son traitement; 2° De la saignée chez les vieillards comme condition de santé; 3° Considérations étiologiques et thérapeutiques sur les maladies de l'utérus; 4° De la goutte et de son traitement spécifique par les préparations de colchique. Par le docteur FIÉVÉE (de Jeumont). Paris, 1845, in-8. 50 cent.

FIÈVRE PUERPÉRALE (De la), de sa nature et de son traitement. Communications à l'Académie impériale de médecine, par MM. GUÉRARD, DEPAUL, BEAU, PIORRY, HERVEZ DE CHÉGOIN, TROUSSEAU, P. DUBOIS, CRUVEILHIER, CAZEAUX, DANYAU, BOUILLAUD, VELPEAU, J. GUÉRIN, etc., précédées de l'indication bibliographique des principaux écrits publiés sur la fièvre puerpérale. Paris, 1858. In-8 de 464 p. 6 fr.

FLOURENS (P.). **Recherches sur les fonctions et les propriétés du système nerveux** dans les animaux vertébrés, par P. FLOURENS, professeur au Muséum d'histoire naturelle et au Collége de France, secrétaire perpétuel de l'Académie des sciences, etc. *Deuxième édition augmentée*. Paris, 1842, in-8. 3 fr.

FLOURENS. **Cours de physiologie comparée.** De l'ontologie ou étude des êtres. Leçons professées au Muséum d'histoire naturelle par P. FLOURENS, recueillies et rédigées par CH. ROUX, et revues par le professeur. Paris, 1856, in-8. 1 fr. 50

FLOURENS. **Histoire de la découverte de la circulation du sang,** par P. FLOURENS, profess. au Muséum d'histoire naturelle et au Collége de France. Paris, 1854, in-12. 1 fr.

FLOURENS. **Mémoires d'anatomie et de physiologie comparées**, contenant des recherches sur 1° les lois de la symétrie dans le règne animal; 2° le mécanisme de la rumination; 3° le mécanisme de la respiration des poissons; 4° les rapports des extrémités antérieures et postérieures dans l'homme, les quadrupèdes et les oiseaux. Paris, 1844; grand in-4, avec 8 planches gravées et coloriées. 9 fr.

FLOURENS. **Théorie expérimentale de la formation des os**, par P. FLOURENS. Paris, 1847, in-8, avec 7 planches gravées. 3 fr.

FOISSAC. **Hygiène philosophique de l'âme**, par le docteur P. FOISSAC. *Deuxième édition*, revue et augmentée. Paris, 1863, in-8. 7 fr. 50

FONSSAGRIVES. **Traité d'hygiène navale**, ou de l'influence des conditions physiques et morales dans lesquelles l'homme de mer est appelé à vivre, et des moyens de conserver sa santé, par le docteur J.-B. FONSSAGRIVES, médecin en chef de la marine. Paris, 1856, in-8 de 800 pages, avec 57 fig. 10 fr.

FONSSAGRIVES. **Hygiène alimentaire des malades, des convalescents et des valétudinaires**, ou du Régime envisagé comme moyen thérapeutique, par le docteur J.-B. FONSSAGRIVES, professeur à la Faculté de Montpellier, etc. Paris, 1861, 1 vol. in-8 de 660 pages. 8 fr.

FORGET. **Traité de l'entérite folliculeuse** (fièvre typhoïde), par le docteur C.-P. FORGET, professeur de clinique médicale à la Faculté de médecine de Strasbourg, etc. Paris, 1841, in-8 de 856 pages. 3 fr.

FOURNET. **Recherches cliniques sur l'auscultation des organes respiratoires** et sur la première période de la phthisie pulmonaire, faites dans le service de M. le professeur ANDRAL, par le docteur J. FOURNET, chef de clinique de la Faculté de médecine de Paris, etc. Paris, 1839. 2 vol. in-8. 3 fr.

FRANK. **Traité de médecine pratique de** P.-J. FRANK, traduit du latin par J.-M.-C. GOUDAREAU, docteur en médecine; *deuxième édition revue, augmentée* des Observations et Réflexions pratiques contenues dans l'INTERPRETATIONES CLINICÆ, accompagné d'une *Introduction* par M. le docteur DOUBLE, membre de l'Institut. Paris, 1842, 2 forts volumes grand in-8 à deux colonnes. 24 fr.

Le Traité de médecine pratique de J.-P. Frank, résultat de cinquante années d'observations et d'enseignement public dans les chaires de clinique des Universités de Pavie, Vienne et Wilna, a été composé, pour ainsi dire, au lit du malade. Dès son apparition, il a pris rang parmi les livres qui doivent composer la bibliothèque du médecin praticien, à côté des œuvres de Sydenham, de Baillou, de Van Swieten, de Stoll, de De Haen, de Cullen, de Borsieri, etc.

FRÉDAULT. **Des rapports de la doctrine médicale homœopathique** avec le passé de la thérapeutique, par le docteur FRÉDAULT, ancien interne lauréat des hôpitaux civils de Paris, 1852, in-8 de 84 pages. 1 fr. 50

FREDAULT. **Physiologie générale. Traité d'Anthropologie** physiologique et philosophique, par le docteur F. FRÉDAULT. Paris, 1863. Un volume in-8, de XVI-854 pages. 11 fr.

FREGIER. **Des classes dangereuses de la population dans les grandes villes** et des moyens de les rendre meilleures; ouvrage récompensé en 1838 par l'Institut de France (Académie des sciences morales et politiques); par A. FRÉGIER, chef de bureau à la préfecture de la Seine. Paris, 1840, 2 beaux vol. in-8. 14 fr.

FRERICHS. **Traité pratique des maladies du foie et des voies biliaires**, par FRERICHS, professeur de clinique médicale à l'Université de Berlin, traduit de l'allemand par les docteurs DUMESNIL ET PELLAGOT, *Deuxième édition*, avec additions de l'auteur. Paris, 1866, 1 vol. in-8 de 900 pages avec 120 figures. 11 fr. *Ouvrage couronné par l'Institut de France.*

FURNARI. **Traité pratique des maladies des yeux,** contenant : 1° l'histoire de l'ophthalmologie ; 2° l'exposition et le traitement raisonné de toutes les maladies de l'œil et de ses annexes ; 3° l'indication des moyens hygiéniques pour préserver l'œil de l'action nuisible des agents physiques et chimiques mis en usage dans les diverses professions ; les nouveaux procédés et les instruments pour la guérison du strabisme ; des instructions pour l'emploi des lunettes et l'application de l'œil artificiel ; suivi de conseils hygiéniques et thérapeutiques sur les maladies des yeux, qui affectent particulièrement les hommes d'État, les gens de lettres et tous ceux qui s'occupent de travaux de cabinet et de bureau. Paris, 1841, in-8, avec pl. 6 fr.

GABALDA. **De la contagion des symptômes secondaires de la syphilis.** Paris, 1859, in-8, 29 pages. 1 fr.

GALIEN. **Œuvres anatomiques, physiologiques et médicales de Galien,** traduites sur les textes imprimés et manuscrits ; accompagnées de sommaires, de notes, de planches, par le docteur CH. DAREMBERG, chargé de cours au Collége de France, bibliothécaire à la bibliothèque Mazarine. Paris, 1854-1857. 2 vol. grand in-8 de 800 pages. 20 fr.

— Séparément, le tome II. 10 fr.

Cette importante publication comprend : 1° Que le bon médecin est philosophe ; 2° Exhortations à l'étude des arts ; 3° Que les mœurs de l'âme sont la conséquence des tempéraments du corps ; 4° des Habitudes ; 5° De l'utilité des parties du corps humain ; 6° des Facultés naturelles ; 7° du Mouvement des muscles ; 8° des Sectes, aux étudiants ; 9° De la meilleure secte, à Thrasybule ; 10° des Lieux affectés ; 11° de la Méthode thérapeutique, à Glaucon.

GALISSET et MIGNON. **Nouveau traité des vicesrédhibitoires, ou Jurisprudence vétérinaire,** contenant la législation et la garantie dans les ventes et échanges d'animaux domestiques, d'après les principes du Code Napoléon et la loi modificatrice du 20 mai 1838, la procédure à suivre, la description des vices rédhibitoires, le formulaire des expertises, procès-verbaux et rapports judiciaires, et un précis des législations étrangères, par Ch. M. GALISSET, ancien avocat au Conseil d'Etat et à la Cour de cassation, et J. MIGNON, ex-chef du service à l'Ecole impériale vétérinaire d'Alfort, chirurgien de l'Hôtel-Dieu d'Orléans. *Troisième édition,* mise au courant de la jurisprudence et augmentée d'un appendice sur les épizooties et l'exercice de la médecine vétérinaire. Paris, 1864, in-18 jésus de 542 pages. 6 fr.

Les auteurs de cet ouvrage pensent avoir fait une chose utile en mettant en commun leurs connaissances spéciales, et en se réunissant pour donner un commentaire complet de la loi du 20 mai 1838. Ce commentaire est en quelque sorte l'ouvrage d'un jurisconsulte-vétérinaire.

GALL. **Sur les fonctions du cerveau** et sur celles de chacune de ses parties, avec des observations sur la possibilité de reconnaître les instincts, les penchants, les talents, ou les dispositions morales et intellectuelles des hommes et des animaux, par la configuration de leur cerveau et de leur tête. Paris, 1825, 6 vol. in-8. 42 fr.

GALL et SPURZHEIM. **Anatomie et physiologie du système nerveux** en général et du cerveau en particulier, par F. GALL et SPURZHEIM. Paris, 1810-1819, 4 vol. in-folio de texte et atlas in-folio de 100 planches gravées, cartonnés. 150 fr.
Le même, 4 vol. in-4 et atlas in-folio de 100 planches gravées. 120 fr.

Il ne reste que très-peu d'exemplaires de cet important ouvrage que nous offrons avec une réduction des trois quarts sur le prix de publication.

GALTIER. **Traité de pharmacologie et de l'art de formuler,** par C.-P. GALTIER, docteur en médecine de la Faculté de Paris, professeur de pharmacologie, de matière médicale et de toxicologie, etc. Paris, 1841, in-8. 4 fr. 50

GAULTIER DE CLAUBRY. **De l'identité du typhus et de la fièvre typhoïde.** Paris, 1844, in-8 de 500 pages. 1 fr. 25

GEOFFROY SAINT-HILAIRE. Histoire générale et particulière des **Anomalies de l'organisation chez l'homme et les animaux,** ouvrage comprenant des recherches sur les caractères, la classification, l'influence physiologique et pathologique, les rapports généraux, les lois et causes des **Monstruosités,** des variétés et vices de conformation ou *Traité de tératologie;* par Isid. GEOFFROY SAINT-HILAIRE, D. M. P., membre de l'Institut, professeur au Muséum d'histoire naturelle. Paris, 1832-1836. 3 vol. in-8 et atlas de 20 planches lithog. 27 fr.

-Séparément les tomes II et III. 16 fr.

GEORGET. **Discussion médico-légale sur la folie** ou Aliénation mentale, suivie de l'Examen du procès criminel de Henriette Cornier et de plusieurs autres procès dans lesquels cette maladie a été alléguée comme moyen de défense. Paris, 1826, in-8. 1 fr.

GERDY. **Traité des bandages, des pansements et de leurs appareils,** par le docteur P.-N. GERDY, professeur de chirurgie à la Faculté de médecine de Paris, etc. Paris, 1837-1839. 2 vol. in-8 et atlas de 20 planches in-4. 6 fr.

GERVAIS et VAN BENEDEN. **Zoologie médicale.** Exposé méthodique du règne animal basé sur l'anatomie, l'embryogénie et la paléontologie, comprenant la description des espèces employées en médecine, de celles qui sont venimeuses et de celles qui sont parasites de l'homme et des animaux, par PAUL GERVAIS, doyen de la Faculté des sciences de Montpellier, et J. VAN BENEDEN, professeur de l'Université de Louvain. Paris, 1859, 2 vol. in-8, avec 198 figures. 15 fr.

GIRARD. Considérations physiologiques et pathologiques sur les **affections nerveuses,** dites *hystériques*, par le docteur H. GIRARD (de Cailleux), inspecteur des hospices d'aliénés, etc. Paris, 1841, in-8. 50 c.

GIRARD. **Études pratiques sur les maladies nerveuses et mentales,** accompagnées de tableaux statistiques, suivies du rapport à M. le sénateur préfet de la Seine sur les aliénés traités dans les asiles de Bicêtre et de la Salpêtrière, et de considérations générales sur l'ensemble du service des aliénés du département de la Seine, par le docteur H. GIRARD DE CAILLEUX, inspecteur général du service des aliénés de la Seine. Paris, 1863. 1 vol. grand in-8 de 234 pages. 12 fr.

GIRAUD-TEULON. **Leçons sur le strabisme et la diplopie,** pathogénie et thérapeutique, par le docteur FÉLIX GIRAUD-TEULON. Paris, 1863. In-8, x, 220 pages, avec 5 figures. 4 fr.

GODDE. **Manuel pratique des maladies vénériennes** des hommes, des femmes et des enfants, suivi d'une pharmacopée syphilitique, par GODDE, de Liancourt, D. M. Paris, 1834, in-18. 1 fr.

GRANIER (MICHEL). **Des homœopathes et de leurs droits.** Paris, 1860, in-8, 172 p. 2 fr. 50

GRANIER (MICHEL). **Conférences sur l'homœopathie.** Paris, 1858, 524 pages. 5 fr.

GRATIOLET. **Anatomie comparée du système nerveux.** Voyez LEURET et GRATIOLET, page 31.

GRIESSELICH. **Manuel pour servir à l'étude critique de l'homœopathie,** par le docteur GRIESSELICH, traduit de l'allemand, par le docteur SCHLESINGER. Paris, 1849. 1 vol. in-12. 3 fr.

GRISOLLE. **Traité de la pneumonie,** par A. GRISOLLE, professeur à la Faculté de médecine de Paris, médecin de l'Hôtel-Dieu, etc. *Deuxième édition,* refondue et considérablement augmentée. Paris, 1864, in-8, XIV, 744 pages. 6 fr.

Ouvrage couronné par l'Académie des sciences et l'Académie de médecine (Prix Itard).

GUARDIA (J. M.). **La médecine à travers les siècles.** Histoire et philosophie, par J. M. GUARDIA, docteur en médecine et docteur ès lettres, bibliothécaire adjoint de l'Académie de médecine. 1 vol. in-8 de 800 pages. 10 fr.

Table des matières. — HISTOIRE. La tradition médicale; la médecine grecque avant Hippocrate; la légende hippocratique; classification des écrits hippocratiques; documents pour servir à l'histoire de l'art. — PHILOSOPHIE. Questions de philosophie médicale; évolution de la science; des systèmes philosophiques; nos philosophes naturalistes; sciences anthropologiques; Buffon; la philosophie positive et ses représentants; la métaphysique médicale; Asclépiade fondateur du méthodisme; esquisse des progrès de la physiologie cérébrale; de l'enseignement de l'anatomie générale; méthode expérimentale de la physiologie; les vivisections à l'Académie de médecine; les misères des animaux; abcès de la méthode expérimentale; philosophie sociale.

GUERRY. Statistique morale de l'Angleterre comparée avec la statistique morale de la France, d'après les comptes de l'administration de la justice criminelle en Angleterre et en France, les comptes de la police de Londres, de Liverpool, de Manchester, etc., les procès-verbaux de la cour criminelle centrale et divers autres documents administratifs et judiciaires, par A. M. GUERRY, correspondant de l'Institut, membre honoraire de la Société de statistique de Londres, etc. Ouvrage couronné par l'Académie des sciences. Paris, 1864, in-folio, 66 pages avec 17 planches imprimées en couleur. 100 fr.

Ce volume contient : Atlas, cartes et constructions graphiques représentant les résultats généraux des tables numériques, avec une introduction contenant l'histoire de l'application des nombres aux sciences morales.

GUIBOURT. Histoire naturelle des drogues simples, ou Cours d'histoire naturelle professé à l'École de pharmacie de Paris, par J.-B. GUIBOURT, professeur à l'École de pharmacie, membre de l'Académie impériale de médecine. *Quatrième édition*, corrigée et considérablement augmentée. Paris, 1849-1851. 4 forts volumes in-8, avec 800 figures intercalées dans le texte. 30 fr.

GUIBOURT. Pharmacopée raisonnée, ou Traité de pharmacie pratique et théorique, par N.-E. HENRY et J.-B. GUIBOURT; *troisième édition*, revue et considérablement augmentée, par J.-B. GUIBOURT, professeur à l'École de pharmacie, membre de l'Académie impériale de médecine. Paris, 1847, in-8 de 800 pages à deux colonnes, avec 22 planches. 8 fr.

GUIBOURT. Manuel légal des pharmaciens et des élèves en pharmacie, ou Recueil des lois, arrêtés, règlements et instructions concernant l'enseignement, les études et l'exercice de la pharmacie, et comprenant le Programme des cours de l'École de pharmacie de Paris, par N.-J.-B.-G. GUIBOURT, professeur secrétaire de l'École de pharmacie de Paris, etc. Paris, 1852. 1 vol. in-12 de 230 pages. 2 fr.

Cet ouvrage est divisé en deux parties: la *première* pour les lois et règlements qui ont trait à l'administration des écoles de pharmacie, aux rapports des écoles avec les élèves et les pharmaciens exerçants; là se trouve naturellement le *Programme des cours de l'École de pharmacie de Paris*, et, sous le titre de *Bibliothèque du Pharmacien*, l'indication des meilleurs ouvrages à consulter; puis ce qui a rapport au service de santé des hôpitaux et à l'Académie impériale de médecine; la *seconde partie* pour les lois et règlements qui se rapportent exclusivement à l'exercice de la pharmacie. Le tout accompagné de notes explicatives et de commentaires dont une longue expérience dans la pratique et dans l'enseignement a fait sentir l'utilité. Dans une *troisième partie* se trouvent résumés les *desiderata*, ou les améliorations généralement réclamées pour une nouvelle organisation de la pharmacie.

GUILLOT. Exposition anatomique de l'organisation du centre nerveux dans les quatre classes d'animaux vertébrés, par le docteur Nat. GUILLOT, médecin de l'hôpital Necker, professeur à la Faculté de médecine de Paris. Paris, 1844, in-4 de x, 370 pages avec 18 planches, contenant 224 figures. 6 fr.

Ouvrage couronné par l'Académie royale des sciences de Bruxelles.

GUIPON. Traité de la dyspepsie fondé sur l'étude physiologique et clinique, par J. J. GUIPON, médecin des hospices et épidémies à Laon. Paris, 1864, in-8, xii, 456 pages. 7 fr.

GUNTHER. Nouveau manuel de médecine vétérinaire homœopathique, ou Traitement homœopathique des maladies du cheval, du bœuf, de la brebis, du porc, de la chèvre et du chien, à l'usage des vétérinaires, des propriétaires ruraux, des fermiers, des officiers de cavalerie et de toutes les personnes chargées du soin des animaux domestiques, par F.-A. GUNTHER. Traduit de l'allemand sur la troisième édition, par P.-J. MARTIN, médecin vétérinaire, ancien élève des écoles vétérinaires. Paris, 1846, in-8. 6 fr.

HAAS. Mémorial du médecin homœopathe, ou Répertoire alphabétique de traitements et d'expériences homœopathiques, pour servir de guide dans l'application de l'homœopathie au lit du malade, par le docteur HAAS. Traduit de l'allemand par A.-J.-L. JOURDAN. *Deuxième édit.*, revue et augmentée. Paris, 1850, in-18. 3 fr.

HAHNEMANN. Exposition de la doctrine médicale homœopathique, ou Organon de l'art de guérir, par S. HAHNEMANN ; traduit de l'allemand, sur la dernière édition, par le docteur A.-J.-L. JOURDAN. *Quatrième édition*, augmentée de **Commentaires**, et précédée d'une notice sur la vie, les travaux et la doctrine de l'auteur, par le docteur LÉON SIMON, avec le portrait de S. Hahnemann, gravé sur acier. Paris, 1856. 1 vol. in-8 de 568 pages. 8 fr.

HAHNEMANN. Doctrine et traitement homœopathique des maladies chroniques, par S. HAHNEMANN ; traduit de l'allemand sur la dernière édition, par A.-J.-L. JOURDAN. *Deuxième édition* entièrement refondue. Paris, 1846. 3 vol. in-8. 23 fr.

HAHNEMANN. Études de médecine homœopathique, par le docteur HAHNEMANN. Opuscules servant de complément à ses œuvres. Paris, 1855. 2 séries publiées chacune en 1 vol. in-8 de 600 pages. Prix de chaque. 7 fr.

Les ouvrages qui composent la PREMIÈRE SÉRIE sont : 1° Traité de la maladie vénérienne ; 2° Esprit de la doctrine homœopathique ; 3° La médecine de l'expérience ; 4° L'observateur en médecine ; 5° Esculape dans la balance ; 6° Lettres à un médecin de haut rang sur l'urgence d'une réforme en médecine ; 7° Valeur des systèmes en médecine, considérés surtout eu égard à la pratique qui en découle ; 8° Conseils à un aspirant au doctorat ; 9° L'allopathie, un mot d'avertissement aux malades ; 10° Réflexions sur les trois méthodes accréditées de traiter les maladies ; 11° Les obstacles à la certitude ; 12° Examen des sources de la matière médicale ordinaire ; 13° Des formules en médecine ; 14° Comment se peut-il que de faibles doses de médicaments aussi étendus que ceux dont se sert l'homœopathie aient encore de la force, beaucoup de force ? 15° Sur la répétition d'un médicament homœopathique ; 16° Quelques exemples de traitements homœopathiques ; 17° La belladone, préservatif de la scarlatine ; 18° Des effets du café.

DEUXIÈME SÉRIE. — Du choix du médecin. — Essai sur un nouveau principe pour découvrir la vertu curative des substances médicinales. — Antidotes de quelques substances végétales héroïques. — Des fièvres continues et rémittentes. — Les maladies périodiques à types hebdomadaires. — De la préparation et de la dispensation des médicaments par les médecins homœopathes. — Essai historique et médical sur l'ellébore et l'elléborisme. — Un cas de folie. — Traitement du choléra. — Une chambre d'enfants. — De la satisfaction de nos besoins matériels. — Lettres et discours. — Études cliniques, par le docteur HARTUNG, recueil de 116 observations, fruit de vingt-cinq ans d'une grande pratique.

HARTMANN. Thérapeutique homœopathique des maladies aiguës et des maladies chroniques, par le docteur FR. HARTMANN ; traduit de l'allemand sur la *troisième édition*, par A.-J.-L. JOURDAN et SCHLESINGER. Paris, 1847-1850. 2 forts vol. in-8. 16 fr.

Le deuxième et dernier volume. 8 fr.

HARTMANN. Thérapeutique homœopathique des maladies des enfants, par le docteur F. HARTMANN, traduit de l'allemand par le docteur LÉON SIMON fils, membre de la Société médicale homœopathique de France. Paris, 1853. 1 vol. in-8 de 600 pages. 8 fr.

HATIN. Petit traité de médecine opératoire et Recueil de formules à l'usage des sages-femmes. *Deuxième édition*, augmentée. Paris, 1837, in-18, fig. 2 fr. 50

HAUFF. Mémoire sur l'usage des pompes dans la pratique médicale et chirurgicale, par le docteur HAUFF, professeur à l'Université de Gand. Paris, 1836. in-8. 1 fr.

HAUSSMANN. Des subsistances de la France, du blutage et du rendement des farines et de la composition du pain de munition ; par N.-V. HAUSSMANN, intendant militaire. Paris, 1848, in-8 de 76 pages. 75 c.

HEIDENHAIN et EHRENBERG. Exposition des méthodes hydriatiques de Priestnitz dans les diverses espèces de maladies, considérées en elles-mêmes et comparées avec celles de la médecine allopathique. Paris, 1842, in-18. 1 fr. 50

HENLE (J.). Traité d'anatomie générale, ou Histoire des tissus de la composition chimique du corps humain. Paris, 1843, 2 vol. in-8 avec 5 planches gravées. 8 fr.

HENOT. Mémoire sur la désarticulation coxo-fémorale, à l'occasion d'une opération de ce genre pratiquée avec succès, le sujet étant soumis à l'éthérisation, par HÉNOT, chirurgien principal de 1re classe. Paris, 1851, in-4, 64 pag. avec 2 pl. 75 c.

HÉRING. Médecine homœopathique domestique, par le docteur C. HÉRING. *Quatrième édition française* traduite sur la sixième édition américaine récemment publiée par l'auteur lui-même, revue, corrigée et augmentée d'un grand nombre d'additions tirées de la onzième édition allemande, et précédée d'indications générales d'hygiène et de prophylaxie des maladies héréditaires, par le docteur LÉON MARCHANT. Paris, 1860, in-12 de 700 pages. 6 fr.

HERPIN (Th.). Du pronostic et du traitement curatif de l'épilepsie, par le docteur TH. HERPIN, docteur en médecine de la Faculté de Paris et de Genève, lauréat de la Faculté de médecine de Paris, ancien vice-président de la Faculté de médecine et du Conseil de santé de Genève, etc. *Ouvrage couronné par l'Institut de France* Paris, 1852. 1 vol. in-8 de 650 pages. 7 fr. 50

HERPIN (J. Ch.). De l'acide carbonique, de ses propriétés physiques, chimiques et physiologiques, de ses applications thérapeutiques comme anesthésique, désinfectant, cicatrisant, résolutif, etc., dans les plaies et ulcérations; dans les maladies des organes de la digestion, de la respiration, de l'innervation, de la génération, et spécialement de l'utérus, de la vessie, etc., par J. Ch. HERPIN (de Metz), docteur en médecine, lauréat de l'Institut de France, de l'Académie impériale de médecine. Paris, 1864, in-8 de 564 pages. 6 fr.

HERPIN (J. Ch.). Du raisin et de ses applications thérapeutiques, Études sur la médication par les raisins connue sous le nom de cure aux raisins ou Ampelothérapie, par J. Ch. HERPIN (de Metz). Paris, 1865, in-18 jésus de 364 pages. 3 fr. 50

HEYFELDER. Traité des résections, par le docteur O. HEYFELDER, médecin major au service de Russie, traduit de l'allemand, avec additions et notes, par le docteur Eug. Bœckel, professeur agrégé et chef des travaux anatomiques de la Faculté de Strasbourg. Strasbourg, 1863, in-8, 310 pages, avec 8 planches. 7 fr.

HIFFELSHEIM. Des applications médicales de la pile de Volta, précédées d'un exposé critique des différentes méthodes d'électrisation, par le docteur HIFFELSHEIM, lauréat de l'Institut, membre de la Société de biologie. Paris, 1861, in-8 de 152 p. 3 fr.

HIPPOCRATE. Œuvres complètes, traduction nouvelle, *avec le texte grec en regard*, collationné sur les manuscrits et toutes les éditions; accompagnée d'une introduction, de commentaires médicaux, de variantes et de notes philologiques; suivie d'une table des matières, par E. LITTRÉ, membre de l'Institut de France.— **Ouvrage complet**, Paris, 1839-1861. 10 forts vol. in-8, de 700 pages chacun. 100 fr.

Séparément les derniers volumes. Prix de chaque. 10 fr.

Il a été tiré quelques exemplaires sur jésus vélin. Prix de chaque volume. 20 fr.

T. I. Préface (16 pag.). — Introduction (554 p.). —De l'ancienne médecine (83 p.).

T. II. Avertissement (56 pages). — Traité des airs, des eaux et des lieux (93 p.). — Le pronostic (100 pages). — Du régime dans les maladies aiguës (337 pages). — Des épidémies, livre I (190 pages).

T. III. Avertissement (46 pages). — Des épidémies, livre III (149 pages). — Des plaies de tête (211 pages). — De l'officine du médecin (76 pages). — Des fractures (224 pages).

T. IV. Des articulations (327 pages). — Le mochlique (66 pages). — Aphorismes (150 pages). — Le serment (20 pages). — La loi (20 pages).

T. V. Des épidémies, livres II, IV, V, VI, VII (469 pages). — Des humeurs (35 p.). — Les Prorrhétiques, livre I (71 pages). — Prénotions coaques (161 pages).

T. VI. de l'art (28 pages). — De la nature de l'homme (31 pages). — Du régime salutaire (27 pages). — Des vents (29 pages). — De l'usage des liquides (22 pages). Des maladies (68 pages).—Des affections (67 pag.). — Des lieux dans l'homme (40 pag.).

Tome VII. Des maladies, livres II, III (162 pages). — Des affections internes (140 pages). — De la nature de la femme (50 pages). — Du fœtus à 7, 8 et 9 mois. De la génération. De la nature de l'enfant (80 pages). — Des maladies, livre IV (76 pages), etc.

Tome VIII. Maladies des femmes, des jeunes filles, de la superfétation, de l'anatomie, de la dentition, des glandes, des chairs, des semaines, etc.

Tome IX. Prorrhétiques, livre II (75 pages).— Du cœur (18 pages).— De l'aliment (28 pages).—De la vision (40 pages).— De la nature des os (20 pages). — Du médecin (24 pages). — De la bienséance (24 pages). — Préceptes (28 pages) — Des crises. — Des jours critiques. — Lettres, décrets et harangues. — Appendice.

Tome X et dernier. Dernier coup d'œil et dernières remarques. — Appendices. — Table alphabétique des matières, des noms propres et des noms de lieux (400 pages).

HIPPOCRATE. Aphorismes, traduction nouvelle *avec le texte grec en regard*, collationnée sur les manuscrits et toutes les éditions, précédée d'un argument interprétatif, par E. LITTRÉ, membre de l'Institut de France. Paris, 1844, gr. in-18. 3 fr.

HIRSCHEL. Guide du médecin homœopathe au lit du malade, et Répertoire de thérapeutique homœopathique, par le docteur HIRSCHEL, traduit de l'allemand par le docteur LÉON SIMON, fils. Paris, 1858. 1 vol. in-18 jésus de 344 pages. 3 fr. 50

HOFFBAUER. Médecine légale relative aux aliénés, aux sourds-muets, ou les lois appliquées aux désordres de l'intelligence; par HOFFBAUER; traduit de l'allemand, par CHAMBEYRON, D.-M.-P., avec des notes par ESQUIROL et ITARD. Paris, 1827, in-8. 2 fr. 50

HOUDART (M. S.). **Histoire de la médecine grecque**, depuis Esculape jusqu'à Hippocrate exclusivement. Paris, 1856, in-8 de 230 pages. 3 fr.

HUBERT-VALLEROUX. Mémoire sur le catarrhe de l'oreille moyenne et sur la surdité qui en est la suite, avec l'indication d'un nouveau mode de traitement, appuyé d'observations pratiques. *Deuxième édition* augmentée. Paris, 1845, in-8. 1 fr.

HUGUIER. De l'hystérométrie et du cathétérisme utérin, de leurs applications au diagnostic et au traitement des maladies de l'utérus et de ses annexes et de leur emploi en obstétrique; leçons professées à l'hôpital Beaujon, par P. C. HUGUIER, chirurgien honoraire des hôpitaux et hospices civils de Paris, professeur agrégé à la Faculté de médecine, membre de l'Académie impériale de médecine. Paris, 1865, in-8° de 400 pages avec 4 planches lithographiées. 6 fr.

HUGUIER. Mémoires sur les allongements hypertrophiques du col de l'utérus dans les affections désignées sous les noms de *descente*, de *précipitation de cet organe*, et sur leur traitement par la résection ou l'amputation de la totalité du col suivant la variété de cette maladie, par P. C. HUGUIER, membre de l'Académie impériale de médecine, de la Société impériale de chirurgie, chirurgien de l'hôpital Beaujon. Paris, 1860, in-4, 231 pages, avec 13 planches lithographiées. 15 fr.

HUMBERT. Traité des difformités du système osseux, ou de l'emploi des moyens mécaniques et gymnastiques dans le traitement de ces affections. Paris, 1838, 4 vol. in-8, et atlas de 174 pl. in-4. 20 fr.

HUMBERT et JACQUIER. Essai et observations sur la manière de réduire les luxations spontanées ou symptomatiques de l'articulation ilio-fémorale, méthode applicable aux luxations congénitales et aux luxations anciennes par causes externes. Bar-le-Duc, 1835, in-8, atlas de 20 planches in-4. 6 fr.

HUNTER (J.). **Œuvres complètes**, traduites de l'anglais sur l'édition de J. Palmer, par le docteur G. RICHELOT. Paris, 1843. 4 forts vol. in-8, avec atlas in-4 de 64 planches. 40 fr.

Cet ouvrage comprend : T. I. Vie de Hunter ; Leçons de chirurgie. — T. II. Traité des dents avec notes par Ch. Bell et J. Oudet ; Traité de la syphilis, annoté par le docteur Ph. Ricord. — T. III. Traité du sang, de l'inflammation et des plaies par les armes à feu ; phlébite, anévrysmes. — T. IV. Observations sur certaines parties de l'économie animale ; Mémoires d'anatomie, de physiologie, d'anatomie comparée et de zoologie, annotés par R. Owen.

HUNTER. Traité de la maladie vénérienne, par J. HUNTER, traduit de l'anglais par G. RICHELOT, avec des notes et des additions par le docteur PH. RICORD, chirurgien de l'hospice des Vénériens. *Troisième édition*, corrigée et augmentée. Paris, 1859, in-8 de 800 pages, avec 9 planches. 9 fr.

Parmi les nombreuses additions de M. Ricord, nous citerons seulement les suivantes ; elles traitent de :

L'inoculation de la syphilis. — Différence d'identité entre la blennorrhagie et le chancre. — Des affections des testicules à la suite de la blennorrhagie. — De la blennorrhagie chez la femme. — Du traitement de la gonorrhée et de l'épididymite. — Des écoulements à l'état chronique. — Des rétrécissements de l'urèthre comme effet de la gonorrhée. — De la cautérisation. — Des bougies. — Des fausses routes de l'urèthre. — Des fistules urinaires. — De l'ulcère syphilitique primitif et du chancre. — Traitement du chancre, de son mode de pansement. — Du phimosis. — Des ulcères phagédéniques. — Des végétations syphilitiques. — Du bubon et de son traitement. — Sur les affections vénériennes de la gorge. — De la syphilis constitutionnelle. — Sur les accidents tertiaires et secondaires de la syphilis. — Des éruptions syphilitiques, de leurs formes, de leurs variétés et de leur traitement. — De la prophylaxie de la syphilis.

HUSCHKE (E). **Traité de splanchnologie** et des organes des sens. Paris, 1845, in-8 de 870 pages, avec 5 planches. 5 fr.

†**HUSSON. Étude sur les hôpitaux** considérés sous le rapport de la construction, de la distribution de leurs bâtiments, de l'ameublement, de l'hygiène et du service des malades, par M. Armand HUSSON, directeur de l'assistance publique, membre de l'Institut (Académie des sciences morales). Paris, 1863, in-4, 609 pag., avec 24 pl., tableaux et figures. 25 fr.

Publication de l'administration de l'assistance publique.

Table des matières : I. Bâtiments. II. Aération et ventilation des salles. III. Système de latrines et de vidanges. IV. Matériel hospitalier. V. Installation des salles de malades. VI. Mode d'admission et mesures générales d'ordre et de police dans les hôpitaux. VII. Hôpitaux spéciaux et salles pour la convalescence. VIII. Personnel médical des établissements. X. Régime alimentaire des malades. XI. Statistique médicale des hôpitaux.

Appendices (p. 277 à 576). I. Hospices et maisons de retraite. II. Maison municipale de santé. III. Hôpital Lariboisière. IV. Hôpitaux dépendant des administrations de la guerre et de la marine. V. Hôpitaux étrangers : Notions sommaires et générales (Italie, Espagne, Russie, Amérique), monographies (Blackburn, Rotterdam, Zurich, Berlin, Hambourg, Brême, Milan, Malte). VI. Hôtel-Dieu de Paris au moyen âge. VII. Origines et sources de la fortune des hôpitaux et hospices de Paris. VIII. Gestion financière. IX. Etablissements et services divers, dépendant de l'administration générale de l'assistance publique.

ITARD. Traité des maladies de l'oreille et de l'audition, par J.-M. ITARD, médecin de l'institution des Sourds-Muets de Paris. *Deuxième édition*, augmentée et publiée par les soins de l'Académie de médecine. Paris, 1842. 2 vol. in-8 avec 3 planches. 14 fr.

JAHR. Principes et règles qui doivent guider dans la pratique de l'homœopathie. Exposition raisonnée des points essentiels de la doctrine médicale de HAHNEMANN. Paris, 1857, in-8 de 528 pages. 7 fr.

JAHR. Du traitement homœopathique des maladies des organes de la digestion comprenant un précis d'hygiène générale et suivi d'un répertoire diététique à l'usage de tous ceux qui veulent suivre le régime rationnel de la méthode Hahnemann. Paris, 1859, 1 vol. in-18 jésus de 520 pages. 6 fr.

JAHR. Du traitement homœopathique des maladies des femmes, par le docteur G.-H.-G. JAHR. Paris, 1856, 1 vol. in-12, VII, 496 pages. 6 fr.

JAHR. Du traitement homœopathique des affections nerveuses et des maladies mentales. Paris, 1854, un vol. in-12 de 600 pages. 6 fr.

JAHR. Du traitement homœopathique des maladies de la peau et des lésions extérieures en général, par G.-H.-G. JAHR. Paris, 1850, 1 vol. in-8 de 608 pages. 8 fr.

Cet ouvrage est divisé en trois parties : 1° Thérapeutique des maladies de la peau ; 2° Matière médicale : 3° Répertoire symptomatique.

JAHR. **Du traitement homœopathique du choléra,** avec l'indication des moyens de s'en préserver, pouvant servir de conseils aux familles en l'absence du médecin, par le docteur G.-H.-G. JAHR. Paris, 1848, 1 vol. in-12. 1 fr. 50

JAHR. **Nouveau Manuel de médecine homœopathique,** divisé en deux parties : 1° Manuel de matière médicale, ou Résumé des principaux effets des médicaments homœopathiques, avec indication des observations cliniques; 2° Répertoire thérapeutique et symptomatologique, ou Table alphabétique des principaux symptômes des médicaments homœopathiques, avec des avis cliniques, par le docteur G.-H.-G. JAHR. *Septième édition* revue et augmentée. Paris, 1862. 4 vol. gr. in-12. 18 fr.

JAHR. **Notions élémentaires d'homœopathie.** Manière de la pratiquer, avec les effets les plus importants de dix des principaux remèdes homœopathiques, à l'usage de tous les hommes de bonne foi qui veulent se convaincre par des essais de la vérité de cette doctrine, par G.-H.-G. JAHR. *Quatrième édition,* corrigée et augmentée. Paris, 1861, in-18 de 144 pages. 1 fr. 25

JAHR et CATELLAN. **Nouvelle pharmacopée homœopathique,** ou Histoire naturelle, Préparation et Posologie ou administration des doses des médicaments homœopathiques, par le docteur G.-H.-G. JAHR et MM. CATELLAN frères, pharmaciens homœopathes. *Troisième édition,* revue et augmentée. Paris, 1862, in-12 de 430 p. avec 144 fig. 7 fr.

JOBERT. **De la réunion en chirurgie,** par A.-J. JOBERT (de Lamballe), chirurgien de l'Hôtel-Dieu, professeur de clinique chirurgicale à la Faculté de médecine de Paris, membre de l'Institut. Paris, 1864, 1 vol. in-8 avec 7 planches col. 12 fr.

Les planches, qui ont été dessinées d'après nature, représentent l'autoplastie du cou et de la face les résultats obtenus par la section du tendon d'Achille chez l'homme, les chevaux et les chiens. La castration et la périnéoplastie y figurent, et, enfin, les corps étrangers articulaires se trouvent représentés dans les dernières planches, ainsi que le mode opératoire destiné à déloger le corps étranger et à le placer dans un nouveau domicile jusqu'à l'époque de son extraction définitive.

JOBERT. **Traité de chirurgie plastique,** par le docteur JOBERT (de Lamballe), professeur de clinique chirurgicale à la Faculté de médecine de Paris, chirurgien de l'Hôtel-Dieu, membre de l'Institut de France, de l'Académie de médecine, Paris, 1849. 2 vol. in-8 et atlas de 18 planches in-fol. grav. et color. d'après nature. 50 fr.

JOBERT. **Traité des fistules vésico-utérines, vésico-utéro-vaginales, entéro-vaginales** et **recto-vaginales**; par le docteur JOBERT (de Lamballe), chirurgien de l'Hôtel-Dieu. Paris, 1852, in-8 avec 10 figures intercalées dans le texte. 7 fr. 50
Ouvrage *faisant suite* et servant de *Complément* au TRAITÉ DE CHIRURGIE PLASTIQUE.

JOURDAN. **Pharmacopée universelle,** ou Conspectus des pharmacopées d'Amsterdam, Anvers, Dublin, Édimbourg, Ferrare, Genève, Grèce, Hambourg, Londres, Oldenbourg, Parme, Sleswig, Strasbourg, Turin, Würtzbourg; américaine, autrichienne, batave, belge, danoise, espagnole, finlandaise, française, hanovrienne, hessoise, polonaise, portugaise, prussienne, russe, sarde, saxonne, suédoise et wurtembergeoise; des dispensaires de Brunswick, de Fulde, de la Lippe et du Palatinat; des pharmacopées militaires de Danemark, de France, de Prusse et de Würtzbourg; des formulaires et pharmacopées d'Ammon, Augustin, Béral, Bories, Brera, Brugnatelli, Cadet de Gassicourt, Cottereau, Cox, Ellis, Foy, Giordano, Guibourt, Hufeland, Magendie, Phœbus, Piderit, Pierquin, Radius, Ratier, Saunders, Schubarth, Sainte-Marie, Soubeiran, Spielmann, Swediaur, Taddei et Van Mons; ouvrage contenant les caractères essentiels et la synonymie de toutes les substances citées dans ces recueils, avec l'indication, à chaque préparation, de ceux qui l'ont adoptée, des procédés divers recommandés pour l'exécution, des variantes qu'elle présente dans les différents formulaires, des noms officinaux sous lesquels on la désigne dans divers pays, et des doses auxquelles on l'administre; par A.-J.-L. JOURDAN, membre de l'Académie impériale de médecine. *Deuxième édition entièrement refondue* et considérablement augmentée, *précédée de Tableaux présentant la concordance des divers poids médicinaux de l'Europe entre eux et avec le système décimal.* Paris, 1840. 2 forts volumes in-8 de chacun près de 800 pages, à deux colonnes. 15 fr.

JOURDANET. **Le Mexique et l'Amérique tropicale**, climats, hygiène et maladies, par D. JOURDANET, docteur en médecine des Facultés de Paris et de Mexico. Paris, 1864, 1 vol. in-18 jésus, 460 pages, avec une carte du Mexique. 4 fr.

KOEBERLÉ. **De l'ovariotomie**, par E. KOEBERLÉ, professeur agrégé à la Faculté de médecine de Strasbourg. Paris, 1864. Deux parties, in-8 avec 6 pl. lithographiées. 7 fr. 50

LACASSIN. **Guide-pratique du vétérinaire** ou mémento thérapeutique, par M. J. A. LACASSIN, médecin vétérinaire. Paris, 1865, in-18 de 472 pages. 4 fr.

LACAUCHIE. **Études hydrotomiques** et micrographiques. Paris, 1844, in-8 avec 4 planches. 1 fr.

LACAUCHIE. **Traité d'hydrotomie**, ou des Injections d'eau continues dans les recherches anatomiques, par le docteur LACAUCHIE, ancien professeur d'anatomie à l'hôpital du Val-de-Grâce. Paris, 1853, in-8, avec 6 planches. 1 fr. 50

LALLEMAND. **Des pertes séminales involontaires**, par F. LALLEMAND, professeur à la Faculté de médecine de Montpellier, membre de l'Institut. Paris, 1836-1842. 3 vol. in-8, publiés en 5 parties. 25 fr.
On peut se procurer séparément le Tome II, en deux parties. 9 fr.
— Le Tome III, 1842, in-8. 7 fr.

LANGLEBERT. **Guide pratique, scientifique et administratif de l'étudiant en médecine**, ou Conseils aux élèves sur la direction qu'ils doivent donner à leurs études; suivi des règlements universitaires, relatifs à l'enseignement de la médecine dans les facultés, les écoles préparatoires, et des conditions d'admission dans le service de santé de l'armée et de la marine; 2e *édition, corrigée et entièrement refondue;* par le docteur ED. LANGLEBERT. Paris, 1852. Un beau vol. in-18 de 340 pag. 2 fr. 50

LEBERT. **Physiologie pathologique**, ou Recherches cliniques, expérimentales et microscopiques sur l'inflammation, la tuberculisation, les tumeurs, la formation du cal, etc., par le docteur H. LEBERT, professeur à l'Université de Breslau. Paris, 1845. 2 vol. in-8, avec atlas de 22 planches gravées. 23 fr.

LEBERT. **Traité pratique des maladies scrofuleuses et tuberculeuses**, par le docteur H. LEBERT. Paris, 1849, 1 vol. in-8 de 820 pages. 9 fr.
Ouvrage couronné par l'Académie impériale de médecine.

LEBERT. **Traité pratique des maladies cancéreuses** et des affections curables confondues avec le cancer, par le docteur H. LEBERT. Paris, 1851. 1 vol. in-8 de 892 pages. 9 fr.

LEBERT. **Traité d'anatomie pathologique générale et spéciale**, ou Description et iconographie pathologique des affections morbides, tant liquides que solides, observées dans le corps humain, par le docteur H. LEBERT, professeur de clinique médicale à l'Université de Breslau, membre des Sociétés anatomique, de biologie, de chirurgie et médicale d'observation de Paris. *Ouvrage complet.* Paris, 1855-1861. 2 vol. in-fol. de texte, et 2 vol. in-fol. comprenant 200 planches dessinées d'après nature, gravées et coloriées. 615 fr.

Le tome Ier (livraisons I à XX) comprend, texte, 760 pages, et planches 1 à 94.
Le tome II (livraisons XXI à XLI) comprend, texte 734 pages, et planches 95 à 200.
On peut toujours souscrire en retirant régulièrement plusieurs livraisons.
Chaque livraison est composée de 30 à 40 pages de texte, sur beau papier vélin, et de 5 planches in-folio gravées et coloriées. Prix de la livraison : 15 fr.

Cet ouvrage est le fruit de plus de douze années d'observations dans les nombreux hôpitaux de Paris. Aidé du bienveillant concours des médecins et des chirurgiens de ces établissements, trouvant aussi des matériaux précieux et une source féconde dans les communications et les discussions des Sociétés anatomique, de biologie, de chirurgie et médicale d'observation, M. Lebert réunissait tous les éléments pour entreprendre un travail aussi considérable. Placé maintenant à la tête du service médical d'un grand hôpital à Breslau, dans les salles duquel il a constamment cent malades, l'auteur continue à recueillir des faits pour cet ouvrage, vérifie et contrôle les résultats de son observation dans les hôpitaux de Paris par celle des faits nouveaux à mesure qu'ils se produisent sous ses yeux.

Cet ouvrage se compose de deux parties.

Après avoir dans une INTRODUCTION rapide présenté l'histoire de l'anatomie pathologique depuis le XVIe siècle jusqu'à nos jours, M. Lebert embrasse dans la *première partie* l'ANATOMIE PATHOLOGIQUE GÉNÉRALE. Il passe successivement en revue l'Hypérémie et l'Inflammation, l'Ulcération et la Gangrène, l'Hémorrhagie, l'Atrophie, l'Hypertrophie en général et l'Hypertrophie glandulaire en particulier, les TUMEURS (qu'il divise en productions Hypertrophiques, Homœomorphes hétérotopiques, Hétéromorphes et Parasitiques), enfin les modifications congénitales de conformation. Cette première partie comprend les pages 1 à 426 du tome Ier, et les planches 1 à 61.

La *deuxième partie*, sous le nom d'ANATOMIE PATHOLOGIQUE SPÉCIALE, traite des lésions considérées dans chaque organe en particulier. M. Lebert étudie successivement dans le livre I (pages 427 à 581, et planches 62 à 78) les maladies du Cœur, des Vaisseaux sanguins et lymphatiques.

Dans le livre II, les maladies du Larynx et de la Trachée, des Bronches, de la Plèvre, de la Glande thyroïde et du Thymus (pages 582 à 753 et planches 79 à 94). Telles sont les matières décrites dans le Ier volume du texte et figurées dans le tome Ier de l'atlas.

Avec le tome II commence le livre III, qui comprend (pages 1 à 132 et planches 95 à 104) les maladies du Système nerveux, de l'Encéphale et de ses membranes, de la Moelle épinière et de ses enveloppes, des Nerfs, etc.

Le livre IV (pages 133 à 327 et planches 105 à 135) est consacré aux maladies du tube digestif et de ses annexes (maladies du Foie et de la Rate, du Pancréas, du Péritoine, altérations qui frappent le Tissu cellulaire rétro-péritonéal, Hémorrhoïdes).

Le livre V (pages 328 à 381 et planches 136 à 142) traite des maladies des Voies urinaires (maladies des Reins, des Capsules surrénales, altérations de la Vessie, altérations de l'Urèthre).

Le livre VI (page 382 à 484 et planches 143 à 164), sous le titre de Maladies des organes génitaux, comprend deux sections : 1° Altérations anatomiques des Organes génitaux de l'homme (altérations du Pénis et du Scrotum, maladies de la Prostate, maladies des Glandes de Méry et des Vésicules séminales, altérations du Testicule et de ses enveloppes); 2° Maladies des Organes génitaux de la femme (maladies de la Vulve et du Vagin, etc.).

Le livre VII (pages 485 à 604 et planches 165 à 182) traite des maladies des Os et des Articulations.

Le livre VIII (pages 605 à 658, et planches 183 à 196). Anatomie pathologique de la peau.

Livre IX (pages 662 à 696 et planches 197 à 200). Changements moléculaires que les maladies produisent dans les tissus et les organes du corps humain. — TABLE GÉNÉRALE ALPHABÉTIQUE, 58 pages.

Après l'examen des planches de M. Lebert, un des professeurs les plus compétents et les plus illustres de la Faculté de Paris écrivait : « J'ai admiré l'exactitude, la beauté, la nouveauté des planches qui composent la majeure partie de cet ouvrage ; j'ai été frappé de l'immensité des recherches originales et toutes propres à l'auteur qu'il a dû exiger. *Cet ouvrage n'a pas d'analogue en France ni dans aucun pays.* »

LEBLANC et TROUSSEAU. Anatomie chirurgicale des principaux animaux domestiques, ou Recueil de 30 planches représentant : 1° l'anatomie des régions du cheval, du bœuf, du mouton, etc., sur lesquelles on pratique les opérations les plus graves: 2° les divers états des dents du cheval, du bœuf, du mouton, du chien, indiquant l'âge de ces animaux ; 3° les instruments de chirurgie vétérinaire ; 4° un texte explicatif; par U. LEBLANC, médecin vétérinaire, ancien répétiteur à l'École vétérinaire d'Alfort, et A. TROUSSEAU, professeur à la Faculté de Paris. Paris, 1828, grand in-fol. composé de 30 planches gravées et coloriées avec soin. 42 fr.

Cet atlas est dessiné par Chazal, sur des pièces anatomiques originales, et gravé par Ambr. Tardieu.

LECANU. Cours de pharmacie, Leçons professées à l'École de pharmacie, par L.-R. LECANU, professeur à l'École de pharmacie, membre de l'Académie impériale de médecine et du Conseil de salubrité. Paris, 1842. 2 vol. in-8. 14 fr.

LECONTE. Études chimiques et physiques sur les eaux thermales de Luxeuil. Description de l'établissement et des sources, par M. le docteur LECONTE, professeur agrégé de la Faculté de médecine de Paris. Paris, 1860, in-8, 184 pages. 3 fr. 50

LEFEVRE. Recherches sur les causes de la colique sèche observée sur les navires de guerre français, particulièrement dans les régions équatoriales et sur les moyens d'en prévenir le développement, par M. A. LEFÈVRE, directeur du service de santé de la marine au port de Brest. Paris, 1859, in-8 de 312 pages. 4 fr. 50

LE GENDRE. De la chute de l'utérus. Paris, 1860, in-8, avec 8 planches dessinées d'après nature. 3 fr. 50

LE GENDRE. Anatomie chirurgicale homalographique, ou Description et figures des principales régions du corps humain représentées de grandeur naturelle et d'après des sections plans faites sur des cadavres congelés, par le docteur E.-Q. LE GENDRE, prosecteur de l'amphithéâtre des hôpitaux, lauréat de l'Institut de France. Paris, 1858, 1 vol. in-fol. de 25 planches dessinées et lithographiées par l'auteur, avec un texte descriptif et raisonné. 20 fr.

LEGOUEST. Traité de chirurgie d'armée, par L. LEGOUEST, médecin principal de l'armée, professeur de clinique chirurgicale à l'Ecole impériale d'application de la médecine et de la pharmacie militaires (Val-de-Grâce). Paris, 1863. 1 fort vol. in-8 de 1000 pages, avec 128 figures. 12 fr.

Ce livre est le résultat d'une expérience acquise par une pratique de vingt ans dans l'armée et par dix années de campagnes en Afrique, en Orient et en Italie. Il se termine par de nombreux documents inédits sur le mode de fonctionnement du service de santé en campagne, sur le service dont il dispose en personnel, en moyens chirurgicaux, en matériel, en moyens de transport pour les blessés.

LÉLUT. L'Amulette de Pascal, pour servir à l'histoire des hallucinations, par le docteur F. LÉLUT, membre de l'Institut. Paris, 1846, in-8. 6 fr.

LÉLUT. Du démon de Socrate, spécimen d'une application de la science psychologique à celle de l'histoire, par le docteur L.-F. LÉLUT, membre de l'Institut, et de l'Académie de médecine. *Nouvelle édition* revue, corrigée et augmentée d'une préface. Paris, 1856, in-18 de 348 pages. 3 fr. 50

LÉLUT. Qu'est-ce que la phrénologie? ou Essai sur la signification et la valeur des Systèmes de psychologie en général, et de celui de GALL en particulier, par F. LÉLUT, médecin de l'hospice de la Salpêtrière. Paris, 1836, in-8. 1 fr.

LÉLUT. De l'organe phrénologique de la destruction chez les animaux, ou Examen de cette question : Les animaux carnassiers ou féroces ont-ils, à l'endroit des tempes, le cerveau et par suite le crâne plus large proportionnellement à sa longueur que ne l'ont les animaux d'une nature opposée? par F. LÉLUT. Paris, 1838, in-8, avec une planche. 50 c.

LEMOINE. Du sommeil, au point de vue physiologique et psychologique, par ALBERT LEMOINE, maître de conférences à l'Ecole normale, Paris, 1855, in-12 de 410 p. 3 fr. 50

Ouvrage couronné par l'Institut de France (Académie des sciences morales et politiques).

LEROY. Médecine maternelle, ou l'Art d'élever et de conserver les enfants, par Alphonse LEROY, professeur de la Faculté de médecine de Paris. Seconde édition. Paris, 1830, in-8. 6 fr.

LEROY (D'ETIOLLES). Exposé des divers procédés employés jusqu'à ce jour pour guérir de la pierre sans avoir recours à l'opération de la taille ; par J. LEROY (d'Etiolles), docteur en chirurgie de la Faculté de Paris. Paris, 1825, in-8 avec 5 planches. 4 fr.

LEROY (D'ETIOLLES), Des paralysies des membres inférieurs ou paraplégies. Recherches sur leur nature, leur forme et leur traitement, par le docteur R. LEROY (d'Etiolles) fils, lauréat de l'Académie et de la Faculté de médecine. Première partie. Paris, 1856, in-8, 325 pages. — Deuxième partie, fascicule I. Paris. 1857, in-8, 128 pages. 5 fr. 75

Ouvrage couronné par l'Académie impériale de médecine.

LEROY (D'ETIOLLES). Traité pratique de la gravelle et des calculs urinaires, par le docteur R. LEROY (d'Etiolles) fils. 1 vol. in-8 d'environ 500 pag., avec 120 gravures dans le texte. En vente, 1re et 2e parties. Paris, 1864. in-8, 144 pag. 5 fr.

LEROY DE MERICOURT. Mémoire sur la chromhidrose ou chromocrinie cutanée, par le docteur LEROY DE MÉRICOURT, professeur aux Ecoles de médecine navale, rédacteur en chef des *Archives de médecine navale*, suivi de l'étude microscopique et chimique de la substance colorante de la chromhidrose, par Ch. Robin, professeur à la Faculté de médecine, et d'une note sur le même sujet, par le docteur Ordonez. Paris, 1864, in-8, 179 pages. 3 fr.

LEURET. Du traitement moral de la folie, par F. LEURET, médecin en chef de l'hospice de Bicêtre. Paris, 1840, in-8. 6 fr.

LEURET et GRATIOLET. Anatomie comparée du système nerveux considéré dans ses rapports avec l'intelligence, par FR. LEURET, médecin de l'hospice de Bicêtre, et P. GRATIOLET, aide-naturaliste au Muséum d'histoire naturelle, professeur à la Faculté des sciences de Paris. Paris, 1839-1857. OUVRAGE COMPLET. 2 vol. in-8 et atlas de 32 planches in-fol., dessinées d'après nature et gravées avec le plus grand soin. Figures noires. 48 fr.
Le même, figures coloriées. 96 fr.

Tome I, par LEURET, comprend la description de l'encéphale et de la moelle rachidienne, le volume, le poids, la structure de ces organes chez les animaux vertébrés, l'histoire du système ganglionnaire des animaux articulés et des mollusques, et l'exposé de la relation qui existe entre la perfection progressive de ces centres nerveux et l'état des facultés instinctives, intellectuelles et morales.

Tome II, par GRATIOLET, comprend l'anatomie du cerveau de l'homme et des singes, des recherches nouvelles sur le développement du crâne et du cerveau, et une analyse comparée des fonctions de l'intelligence humaine.

Séparément le tome II. Paris, 1857, in-8 de 692 pages, avec atlas de 16 planches dessinées d'après nature, gravées. Figures noires. 24 fr.
Figures coloriées. 48 fr.

LÉVY. Traité d'hygiène publique et privée, par le docteur Michel LÉVY, directeur de l'Ecole impériale de médecine et de pharmacie militaires du Val-de-Grâce, membre de l'Académie impériale de médecine. *Quatrième édition*, revue, corrigée et augmentée. Paris, 1862. 2 vol. in-8. Ensemble, 1900 pages. 18 fr.

LÉVY. Rapport sur le traitement de la gale, adressé au ministre de la guerre par le Conseil de santé des armées, M. LÉVY, *rapporteur*. Paris, 1852, in-8. 1 fr. 25

LIND. Essais sur les maladies des Européens dans les pays chauds, et les moyens d'en prévenir les suites. Traduit de l'anglais par THION DE LA CHAUME. Paris, 1785. 2 vol. in-12. 6 fr.

LONDE. Nouveaux éléments d'hygiène, par le docteur Charles LONDE, membre de l'Académie impériale de médecine. *Troisième édition*. Paris, 1847. 2 vol. in-8. 14 fr.

LORAIN. De l'albuminurie, par Paul LORAIN, professeur agrégé de la Faculté de médecine, médecin des hôpitaux. Paris, 1860, in-8. 2 fr. 50

LORAIN. Voyez VALLEIX, *Guide du médecin praticien*, page 46.

LOUIS. Éloges lus dans les séances publiques de l'Académie royale de chirurgie de 1750 à 1792, par A. LOUIS, recueillis et publiés pour la première fois, au nom de l'Académie impériale de médecine, et d'après les manuscrits originaux, avec une introduction, des notes et des éclaircissements, par FRÉD. DUBOIS (d'Amiens), secrétaire perpétuel de l'Académie impériale de médecine. Paris, 1859, 1 vol. in-8 de 548 pages. 7 fr. 50

Cet ouvrage contient : Introduction historique par *M. Dubois*, 76 pages; Eloges de J.-L. Petit, Bassuel, Malaval, Verdier, Rœderer, Molinelli, Bertrandi, Faubert, Lecat, Ledran, Pibrac, Benomont, Morand, Van Swieten, Quesnay, Haller, Flurent, Willius, Lamartinière, Houstet, de la Faye, Bordenave, David, Faure, Caqué, Fagner, Camper, Hevin, Pipelet, et l'éloge de Louis, par Sue. Embrassant tout un demi-siècle et renfermant outre les détails historiques et biographiques, des appréciations et des jugements sur les faits, cette collection forme une véritable histoire de la chirurgie française au XVIIIe siècle.

LOUIS. Examen de l'examen de M. Broussais, relativement à la phthisie et aux affections typhoïdes ; par P.-Ch. LOUIS. Paris, 1834, in-8. 1 fr.

LOUIS. Recherches anatomiques, pathologiques et thérapeutiques sur les maladies connues sous les noms de FIÈVRE TYPHOÏDE, Putride, Adynamique, Ataxique, Bilieuse, Muqueuse, Entérite folliculeuse, Gastro-Entérite, Dothiénentérite, etc., considérée dans ses rapports avec les autres affections aiguës; par P.-Ch. LOUIS, membre de l'Académie impériale de médecine. *Deuxième édition augmentée*. Paris, 1841. 2 vol. in-8. 13 fr.

LOUIS. Recherches sur les effets de la saignée dans quelques maladies inflammatoires, et sur l'action de l'émétique et des vésicatoires dans la pneumonie ; par P.-CH. LOUIS. Paris, 1835, in-8. 1 fr.

LOUIS. Recherches anatomiques, physiologiques et thérapeutiques sur la phthisie, par P.-CH. LOUIS. 2e *édit. considérablement augmentée.* Paris, 1843, in-8. 8 fr.

LUCAS. Traité physiologique et philosophique de l'hérédité naturelle dans les états de santé et de maladie du système nerveux, avec l'application méthodique des lois de la procréation au traitement général des affections dont elle est le principe. — Ouvrage où la question est considérée dans ses rapports avec les lois primordiales, les théories de la génération, les causes déterminantes de la sexualité, les modifications acquises de la nature originelle des êtres et les diverses formes de névropathie et d'aliénation mentale, par le docteur Pr. LUCAS, médecin de l'hospice de Bicêtre. Paris, 1847-1850. 2 forts volumes in-8. 16 fr.

Le tome II et dernier. Paris, 1850, in-8 de 936 pages. 8 fr. 50

LUYS. Recherches sur le système nerveux cérébro-spinal, sa structure, ses fonctions et ses maladies, par le docteur J. B. LUYS, médecin des hôpitaux de Paris. Paris 1865. 1 vol. gr. in-8, d'environ 700 pages, avec atlas gr. in-8 de 40 planches lithographiées et texte explicatif. Figures noires. 35 fr.

— Figures coloriées. 70 fr.

Comprenant qu'une bonne anatomie est et sera toujours le point de départ indispensable de tout diagnostic précis, et de toute description exacte du système nerveux, l'auteur a entrepris, à l'aide d'une anatomie plus minutieuse qu'elle ne l'était jusqu'alors et aussi rigoureuse que possible, de pénétrer plus avant dans le domaine encore si peu connu de la pathologie nerveuse. Honoré des encouragements de l'Académie des sciences, l'auteur a consacré six années d'études à compléter et à perfectionner ses observations et ses recherches.

LUYS. Des maladies héréditaires, par J. LUYS, médecin des hôpitaux, lauréat de l'Académie de médecine et de l'Institut. Paris, 1863. In-8 de 140 pages. 2 fr. 50 c.

MAGENDIE. Phénomènes physiques de la vie, Leçons professées au Collége de France, par M. MAGENDIE, membre de l'Institut. Paris, 1842. 4 vol. in-8. 5 fr.

MAGNE. Hygiène de la vue, par le docteur A. MAGNE. *Quatrième édition* revue et augmentée. Paris, 1866, in-18 jésus de 350 pages avec 30 figures. 3 fr.

MAILLOT. Traité des fièvres ou irritations cérébro-spinales intermittentes, d'après des observations recueillies en France, en Corse et en Afrique; par F.-C. MAILLOT, membre du Conseil de santé des armées, ancien médecin en chef de l'hôpital de Bône. Paris, 1836, in-8. 6 fr. 50

MALGAIGNE. Traité des fractures et des luxations, par J.-F. MALGAIGNE, professeur à la Faculté de médecine de Paris, membre de l'Académie impériale de médecine. Paris, 1847-1855. 2 beaux vol. in-8, et atlas de 30 planches in-folio. 33 fr.

Au milieu de tant de travaux éminents sur plusieurs points de la chirurgie, il y avait lieu de s'étonner que les fractures et les luxations n'eussent pas fixé l'attention des chirurgiens; il y avait pourtant urgence de sortir du cadre étroit des traités généraux: tel est le but du nouvel ouvrage de M. Malgaigne, et son livre présente ce caractère, qu'au point de vue historique il a cherché à présenter l'ensemble de toutes les doctrines, de toutes les idées, depuis l'origine de l'art jusqu'à nos jours, en recourant autant qu'il l'a pu aux sources originales. Au point de vue dogmatique, il n'a rien affirmé qui ne fût appuyé par des faits, soit de sa propre expérience, soit de l'expérience des autres. Là où l'observation clinique faisait défaut, il a cherché à y suppléer par des expériences, soit sur le cadavre de l'homme, soit sur les animaux vivants; mais par-dessus tout il a tenu à jeter sur une foule de questions controversées le jour décisif de l'anatomie pathologique, et c'est là l'objet de son bel atlas.

MALGAIGNE. Traité d'anatomie chirurgicale et de chirurgie expérimentale, par J.-F. MALGAIGNE, professeur de médecine opératoire à la Faculté de médecine de Paris, membre de l'Académie de médecine. *Deuxième édition revue et considérablement augmentée.* Paris, 1859, 2 forts vol. in-8. 18 fr.

MALLE. Clinique chirurgicale de l'hôpital militaire d'instruction de Strasbourg, par le docteur P. MALLE, professeur de cet hôpital. Paris, 1838. 1 vol. in-8 de 700 pages. 3 fr.

MANDL. Anatomie microscopique, par le docteur L. MANDL, professeur de microscopie. Paris, 1838-1857, *ouvrage complet*. 2 vol. in-folio, avec 92 planches. 276 fr.

Le tome Ier, comprenant l'HISTOLOGIE, et divisé en deux séries : *Tissus et organes*, — *Liquides organiques*, est complet en XXVI livraisons, accompagnées de 52 planches lithographiées. Prix de chaque livraison, composée de 5 feuilles de texte et 2 planches lithographiées. 6 fr.

Le tome IIe, comprenant l'HISTOGÉNÈSE ou Recherches sur le Développement, l'accroissement et la reproduction des éléments microscopiques, des tissus et des liquides organiques dans l'œuf, l'embryon et les animaux adultes, est complet en XX livraisons, accompagnées de 40 planches lithographiées. Prix de chaque livraison. 6 fr.

MANEC. **Anatomie analytique**, Tableau représentant l'axe cérébro-spinal chez l'homme, avec l'origine et les premières divisions des nerfs qui en partent, par M. MANEC, chirurgien des hôpitaux de Paris. Une feuille très-grand in-folio. 2 fr.

MARC. **De la folie** considérée dans ses rapports avec les questions médico-judiciaires, par C.-C.-H. MARC, médecin assermenté près les tribunaux. Paris, 1840. 2 vol. in-8. 5 fr.

MARCÉ. **Traité pratique des maladies mentales**, par le docteur L.-V. MARCÉ, professeur agrégé à la Faculté de médecine de Paris, médecin des aliénés de Bicêtre. Paris, 1862, in-8 de 670 pages. 8 fr.

MARCÉ. **Des altérations de la sensibilité**, par le docteur L.-V. MARCÉ, professeur agrégé de la Faculté de médecine de Paris, etc. Paris, 1860, in-8. 2 fr. 50

MARCÉ. **Traité de la folie des femmes enceintes, des nouvelles accouchées et des nourrices**, et considérations médico-légales qui se rattachent à ce sujet, par le docteur L.-V. MARCÉ. Paris, 1858, 1 vol. in-8 de 400 pages. 6 fr.

MARCÉ. **Recherches cliniques et anatomo-pathologiques sur la démence sénile** et sur les différences qui la séparent de la paralysie générale. Paris, 1861, gr. in-8°, 72 p. 1 fr. 50

MARCÉ. **De l'état mental dans la chorée**. Paris, 1860, in-4, 38 p. 1 fr. 50

MARCHANT (LÉON). **Etude sur les maladies épidémiques**, avec une réponse aux quelques réflexions sur le mémoire de l'angine épidémique. *Seconde édition*, corrigée et augmentée. Paris, 1861, in-12, 92 pages. 1 fr.

MARTIN. **Traité médical pratique des yeux**, contenant l'exposition des affections des organes de la vue et les formules médicinales applicables à leur traitement, par le docteur Emile MARTIN, ancien interne des hôpitaux de Lyon. Paris, 1863, 1 vol. in-18 jésus, 312 pages, avec 2 planches et 17 figures. 5 fr.

MARTINEAU. **De la maladie d'Addison**, par Louis MARTINEAU, docteur en médecine, interne lauréat des hôpitaux (médaille d'or). Paris, 1864, in-8, 134 pages, avec 3 planches coloriées. 5 fr.

MASSE. **Traité pratique d'anatomie descriptive**, mis en rapport avec l'Atlas d'anatomie, et lui servant de complément, par le docteur J.-N. MASSE, professeur d'anatomie. Paris, 1858, 1 vol. in-12 de 700 pages, cartonné à l'anglaise. 7 fr.

L'accueil fait au *Petit atlas d'anatomie descriptive*, tant en France que dans les diverses Écoles de médecine de l'Europe, a prouvé à l'auteur que son livre répondait à un besoin, et cependant ces planches ne sont accompagnées que d'un texte explicatif insuffisant pour l'étude. C'est pourquoi M. Masse, cédant aux demandes qui lui en ont été faites, publie le *Traité pratique d'anatomie descriptive*, suivant l'ordre des planches de l'atlas. C'est un complément indispensable qui servira dans l'amphithéâtre et dans le cabinet à l'interprétation des figures.

MAYER. **Des rapports conjugaux**, considérés sous le triple point de vue de la population, de la santé et de la morale publique, par le docteur ALEX. MAYER, médecin de l'inspection générale de salubrité et de l'hospice impérial des Quinze-Vingts. *Quatrième édition*, corrigée et augmentée. Paris, 1860, in-18 jésus de 422 pages. 3 fr.

MELIER. **Relation de la fièvre jaune**, survenue à Saint-Nazaire en 1861, lue à l'Académie en avril 1862, suivie d'une réponse aux discours prononcés dans le cours de la discussion et de la loi anglaise sur les quarantaines, par F. MELIER, inspecteur général des services sanitaires, membre de l'Académie de médecine et du Comité consultatif d'hygiène publique de France. Paris, 1863, in-4, 276 p., avec 3 cartes. 10 fr.

MENVILLE. Histoire philosophique et médicale de la femme considérée dans toutes les époques principales de la vie, avec ses diverses fonctions, avec les changements qui surviennent dans son physique et son moral, avec l'hygiène applicable à son sexe et toutes les maladies qui peuvent l'atteindre aux différents âges. *Seconde édition*, revue, corrigée et augmentée. Paris, 1858, 3 vol. in-8 de 600 pages. 10 fr.

MÉRAT. Du Tænia, ou Ver solitaire, et de sa cure radicale par l'écorce de racine de grenadier, précédé de la description du Tænia et du Bothriocéphale ; avec l'indication des anciens traitements employés contre ces vers, par F.-V. MÉRAT, membre de l'Académie de médecine. Paris, 1832, in-8. 1 fr.

MÉRAT et DELENS. *Voyez* **Dictionnaire de matière médicale**, p. 15.

MILCENT. De la scrofule, de ses formes, des affections diverses qui la caractérisent, de ses causes, de sa nature et de son traitement, par le docteur A. MILCENT, ancien interne des hôpitaux civils. Paris, 1846, in-8. 6 fr.

MILLON et REISET. *Voyez* **Annuaire de chimie**, p. 3.

MONFALCON et TERME. Histoire statistique et morale des enfants trouvés, par MM. TERME, président de l'administration des hôpitaux de Lyon, etc., et J.-B. MONFALCON, membre du conseil de salubrité, etc. Paris, 1838. 1 vol. in-8. 3 fr.

MOQUIN-TANDON. Eléments de botanique médicale, contenant la description des végétaux utiles à la médecine et des espèces nuisibles à l'homme, vénéneuses ou parasites, précédés de considérations générales sur l'organisation et la classification des végétaux, par MOQUIN-TANDON, professeur d'histoire naturelle médicale à la Faculté de médecine de Paris, membre de l'Institut. Paris, 1861, 1 vol. in-18 jésus, avec 128 figures. 6 fr.

MOQUIN-TANDON. Eléments de zoologie médicale, comprenant la description des végétaux utiles à la médecine et des espèces nuisibles à l'homme, particulièrement des venimeuses et des parasites, précédés de considérations sur l'organisation et la classification des animaux et d'un résumé sur l'histoire naturelle de l'homme, etc. *Deuxième édition*, augmentée. Paris, 1862, 1 vol. in-18, avec 250 fig. 6 fr.

MOQUIN-TANDON. Monographie de la famille des Hirudinées, *Deuxième édition*, considérablement augmentée. Paris, 1846, in-8 de 450 pages, avec atlas de 14 planches gravées et coloriées. 15 fr.

MOREJON. Étude médico-psychologique sur l'histoire de don Quichotte, traduite et annotée par J.-M. GUARDIA. Paris, 1858, in-8. 1 fr.

MOREL. Traité des dégénérescences physiques, intellectuelles et morales de l'espèce humaine et des causes qui produisent ces variétés maladives, par le docteur B.-A. MOREL, médecin en chef de l'Asile des aliénés de Saint-Yon (Seine-Inférieure), ancien médecin en chef de l'Asile de Maréville (Meurthe), lauréat de l'Institut (Académie des sciences). Paris, 1857, 1 vol. in-8 de 700 pages avec un atlas de XII planches lithographiées in-4. 12 fr.

MOREL. Traité élémentaire d'histologie humaine, précédé d'un exposé des moyens d'observer au microscope, par C. MOREL, professeur agrégé à la Faculté de médecine de Strasbourg. Paris, 1864. 1 vol. in-8 de 200 pages, avec un atlas de 34 pl. dessinées d'après nature par le docteur A. VILLEMIN, professeur agrégé à l'École d'application de médecine militaire du Val-de-Grâce. 12 fr.

L'auteur a laissé de côté les discussions et les théories : il s'est attaché aux faits et s'est appliqué à décrire ce qui est visible et indiscutable : il a écrit un *Traité élémentaire d'histologie pratique*. Quant aux planches dessinées d'après nature, elles sont l'expression exacte de la vérité, et pourront par cela même être d'un grand secours pour les personnes qui commencent l'étude difficile de la pratique du microscope.

Table des matières. — Introduction. De l'emploi du microscope, des préparations micrographiques et de leur conservation. — Chapitre Ier. Cellules et épithéliums. — Chap. II. Éléments du tissu conjonctif et tissu conjonctif. — Chap. III. Cartilages. — Chap. IV. Éléments contractiles et tissu musculaire. — Chap. V. Éléments nerveux et tissu nerveux. — Chap. VI. Vaisseaux. — Chap. VII. Glandes. — Chap. VIII. Peau et annexes. — Chap. IX. Muqueuse du canal digestif. — Chap. X. Organes des sens.

MOTTET. Nouvel essai d'une thérapeutique indigène, ou Etudes analytiques et comparatives de phytologie médicale indigène et de phytologie médicale exotique, etc. Paris, 1851, 1 vol. in-8, 800 pages. 1 fr. 50

MULDER. De la bière, sa composition chimique, sa fabrication, son emploi comme boisson, etc., par G.-J. MULDER, professeur à l'université d'Utrecht, traduit du hollandais avec le concours de l'auteur, par M. A. DELONDRE. Paris, 1861, in-18 jésus de VIII-444 pages. 5 fr.

MULLER. Manuel de physiologie, par J. MULLER, professeur d'anatomie et de physiologie de l'Université de Berlin, etc.; traduit de l'allemand sur la dernière édition, avec des additions, par A.-J.-L. JOURDAN, membre de l'Académie impériale de médecine. *Deuxième édition revue et annotée* par E. LITTRÉ, membre de l'Institut, de l'Académie de médecine, de la Société de biologie, etc. Paris, 1851. 2 beaux vol. grand in-8, de chacun 800 pages, avec 320 figures intercalées dans le texte. 20 fr.

Les additions importantes faites à cette édition par M. Littré, et dans lesquelles il expose et analyse les derniers travaux publiés en physiologie, feront rechercher particulièrement cette *deuxième édition*, qui devient le *seul livre de physiologie complet* représentant bien l'état actuel de la science.

MULLER. Physiologie du système nerveux, ou recherches et expériences sur les diverses classes d'appareils nerveux, les mouvements, la voix, la parole, les sens et les facultés intellectuelles, par J. MULLER, traduit de l'allemand par A.-J.-L. JOURDAN. Paris, 1840, 2 vol. in-8 avec fig. intercalées dans le texte et 4 pl. 12 fr.

MUNDE. Hydrothérapeutique, ou l'Art de prévenir et de guérir les maladies du corps humain sans le secours des médicaments, par le régime, l'eau, la sueur, le bon air, l'exercice et un genre de vie rationnel; par le Dr Ch. MUNDE. Paris, 1842. 1 vol. grand in-18. 2 fr.

MURE. Doctrine de l'école de Rio-Janeiro et Pathogénésie brésilienne, contenant une exposition méthodique de l'homœopathie, la loi fondamentale du dynamisme vital, la théorie des doses et des maladies chroniques, les machines pharmaceutiques, l'algèbre symptomatologique, etc. Paris, 1849, in-12 de 400 pages avec fig. 7 fr. 50

NAEGELE. Des principaux vices de conformation du bassin, et spécialement du rétrécissement oblique, par F.-Ch. NAEGELE, professeur d'accouchements à l'Université de Heidelberg; traduit de l'allemand, avec des additions nombreuses par A.-C. DANYAU, professeur et chirurgien de l'hospice de la Maternité. Paris, 1840. 1 vol. grand in-8, avec 16 planches. 8 fr.

NYSTEN. Dictionnaire de médecine, de chirurgie, de pharmacie, des Sciences accessoires et de l'Art vétérinaire, d'après le plan suivi par P.-H. NYSTEN. *Douzième édition*, entièrement refondue, par E. LITTRÉ, membre de l'Institut de France, et Ch. ROBIN, professeur à la Faculté de médecine de Paris; ouvrage contenant la synonymie *grecque*, *latine*, *anglaise*, *allemande*, *italienne* et *espagnole*, et le Glossaire de ces diverses langues. Paris. 1864; 1 beau volume grand in-8 de 1800 pages à deux colonnes, avec plus de 531 figures intercalées dans le texte. 18 fr.

Demi-reliure maroquin, plats en toile. 3 fr.

Demi-reliure maroquin à nerfs, plats en toile, très-soignée. 4 fr.

Les progrès incessants de la science rendaient nécessaires, pour cette *douzième édition*, de nombreuses additions, une révision générale de l'ouvrage, et plus d'unité dans l'ensemble des mots consacrés aux théories nouvelles et aux faits nouveaux que l'emploi du microscope, les progrès de l'anatomie générale, normale et pathologique, de la physiologie, de la pathologie, de l'art vétérinaire, etc., ont créés. M. Littré, connu par sa vaste érudition et par son savoir étendu dans la littérature médicale, nationale et étrangère, et M. le professeur Ch. Robin, que de récents travaux ont placé si haut dans la science, se sont chargés de cette tâche importante. Une addition importante, qui sera justement appréciée, c'est la Synonymie *grecque*, *latine*, *anglaise*, *allemande*, *italienne*, *espagnole*, qui est ajoutée à cette *douzième édition*, et qui, avec les vocabulaires, en fait un Dictionnaire polyglotte.

ORIARD (T.). L'homœopathie mise à la portée de tout le monde. *Troisième édition*, Paris, 1863, in-18 jésus, 370 pages. 4 fr.

† **ORIBASE.** **Œuvres**, texte grec, en grande partie inédit, collationné sur les manuscrits, traduit pour la première fois en français, avec une introduction, des notes, des tables et des planches, par les docteurs BUSSEMAKER et DAREMBERG. Paris, 1851 à 1862, tomes I à IV, in-8 de 700 pages chacun. Prix du vol. 12 fr.

Les tomes V et VI sont sous presse, et comprendront la *synopsis*, en neuf livres ; le *traité des médicaments*, en quatre livres ; l'introduction générale et les tables.

OUDET. **Recherches anatomiques, physiologiques et microscopiques sur les dents** et sur leurs maladies comprenant : 1° Mémoire sur l'altération des dents désignée sous le nom de carie ; 2° sur l'odontogénie ; 3° sur les dents à couronnes ; 4° de l'accroissement continu des dents incisives chez les rongeurs, par le docteur J.-E. OUDET, membre de l'Académie impériale de médecine, etc. Paris, 1862, in-8 avec une planche. 4 fr.

OULMONT. **Des oblitérations de la veine cave supérieure**, par le docteur OULMONT, médecin des hôpitaux. Paris, 1855, in-8 avec une planche lithogr. 2 fr.

PALLAS. **Réflexions sur l'intermittence** considérée chez l'homme dans l'état de santé et dans l'état de maladie. Paris, 1830, in-8. 1 fr.

PARCHAPPE. **Recherches sur l'encéphale**, sa structure, ses fonctions et ses maladies, Paris, 1836-1842, 2 parties in-8. 3 fr. 50

La 1re partie comprend : *Du volume de la tête et de l'encéphale chez l'homme* ; la 2e partie : *Des altérations de l'encéphale dans l'aliénation mentale.*

PARÉ. **Œuvres complètes d'Ambroise Paré**, revues et collationnées sur toutes les éditions, avec les variantes ; ornées de 217 pl. et du portrait de l'auteur ; accompagnées de notes historiques et critiques, et précédées d'une introduction sur l'origine et le progrès de la chirurgie en Occident du VIe au XVIe siècle et sur la vie et les ouvrages d'Ambroise Paré, par J.-F. MALGAIGNE, chirurgien de l'hôpital de la Charité, professeur à la Faculté de médecine de Paris, etc. Paris, 1840, 3 vol. grand in-8 à deux colonnes, avec figures intercalées dans le texte. *Ouvrage complet.* 36 fr.

PARENT-DUCHATELET. **De la prostitution dans la ville de Paris**, considérée sous le rapport de l'hygiène publique, de la morale et de l'administration ; ouvrage appuyé de documents statistiques puisés dans les archives de la préfecture de police, par A.-J.-B. PARENT-DUCHATELET, membre du Conseil de salubrité de la ville de Paris. *Troisième édition complétée par des documents nouveaux et des notes*, par MM. A. TREBUCHET et POIRAT-DUVAL, chefs de bureau à la préfecture de police, suivie d'un *Précis* HYGIÉNIQUE, STATISTIQUE ET ADMINISTRATIF SUR LA PROSTITUTION DANS LES PRINCIPALES VILLES DE L'EUROPE. Paris, 1857, 2 forts volumes in-8 de chacun 750 pages avec cartes et tableaux. 18 fr.

Le *Précis hygiénique, statistique et administratif sur la Prostitution dans les principales villes de l'Europe* comprend pour la FRANCE : Bordeaux, Brest, Lyon, Marseille, Nantes, Strasbourg, l'Algérie ; pour l'ÉTRANGER : l'Angleterre et l'Écosse, Berlin, Berne, Bruxelles, Christiania, Copenhague, l'Espagne, Hambourg, la Hollande, Rome, Turin.

PARISET. **Histoire des membres de l'Académie royale de médecine**, ou Recueil des Éloges lus dans les séances publiques, par E. PARISET, secrétaire perpétuel de l'Académie nationale de médecine, etc. ; *édition complète*, précédée de l'éloge de Pariset, publiée sous les auspices de l'Académie, par F. Dubois (d'Amiens), secrétaire perpétuel de l'Académie de médecine. Paris, 1850. 2 beaux vol. in-12. 7 fr.

Cet ouvrage comprend : — Discours d'ouverture de l'Académie impériale de médecine. — Éloges de Corvisart, — Cadet de Gassicourt, — Berthollet, — Pinel, — Beauchêne, — Bourru, — Percy, — Vauquelin, — G. Cuvier, — Portal, — Chaussier, — Dupuytren, — Scarpa, — Desgenettes, — Laënnec, — Tessier, — Huzard, — Marc, — Lodibert, — Bourdois de la Motte, — Esquirol, — Larrey, — Chevreul, — Lerminier, — A. Dubois, — Alibert, — Robiquet, — Double, — Geoffroy Saint-Hilaire, — Ollivier (d'Angers), — Breschet, — Lisfranc, — A. Paré, — Broussais, — Bichat.

PARISET. **Mémoire sur les causes de la peste** et sur les moyens de la détruire, par E. PARISET. Paris, 1837, in-18. 3 fr.

PARISET. **Éloge du baron G. Dupuytren.** Paris, 1836, in-8, avec portrait. 50 c.

PARSEVAL (LUD.). Observations pratiques de SAMUEL HAHNEMANN, et Classification de ses recherches sur **les propriétés caractéristiques des médicaments.** Paris, 1857-1860, in-8 de 400 pages. 6 fr.

PATIN (GUI). **Lettres.** Nouvelle édition augmentée de lettres inédites, précédée d'une notice biographique, accompagnée de remarques scientifiques, historiques, philosophiques et littéraires, par REVEILLÉ-PARISE, membre de l'Académie impér. de médecine. Paris, 1846, 3 vol. in-8, avec le *portrait* et le fac-simile de GUI PATIN. 21 fr.

Les lettres de Gui Patin sont de ces livres qui ne vieillissent jamais, et quand on les a lues on en conçoit aussitôt la raison. Ces lettres sont, en effet, l'expression la plus pittoresque, la plus vraie, la plus énergique, non-seulement de l'époque où elles ont été écrites, mais du cœur humain, des sentiments et des passions qui l'agitent. Tout à la fois savantes, érudites, spirituelles, profondes, enjouées, elles parlent de tout, mouvements des sciences, hommes et choses, passions sociales et individuelles, révolutions politiques, etc. C'est donc un livre qui s'adresse aux savants, aux médecins, aux érudits, aux gens de lettres, aux moralistes, etc.

PATISSIER. Traité des maladies des artisans et de celles qui résultent des diverses professions, d'après Ramazzini; ouvrage dans lequel on indique les précautions que doivent prendre, sous le rapport de la salubrité publique et particulière, les fabricants, les manufacturiers, les chefs d'ateliers, les artistes, et toutes les personnes qui exercent des professions insalubres; par Ph. PATISSIER, membre de l'Académie impériale de médecine, etc. Paris, 1822, in-8, LX, 433 pages. 3 fr.

PATISSIER. Rapport sur le service médical des établissements thermaux en France, fait au nom d'une commission de l'Académie impériale de médecine, par Ph. PATISSIER, membre de l'Académie de médecine. Paris, 1852, in-4 de 205 pages. 4 fr. 50

PEISSE. La médecine et les médecins, philosophie, doctrines, institutions, critiques, mœurs et biographies médicales, par Louis PEISSE. Paris, 1857. 2 vol. in-18 jésus. 7 fr.

Cet ouvrage comprend : Esprit, marche et développement des sciences médicales. — Découvertes et découvreurs. — Sciences exactes et sciences non exactes. — Vulgarisation de la médecine. — La méthode numérique. — Le microscope et les microscopistes. — Méthodologie et doctrines. — Comme on pense et ce qu'on fait en médecine à Montpellier. — L'encyclopédisme et le spécialisme en médecine. — Mission sociale de la médecine et du médecin. — Philosophie des sciences naturelles. — La philosophie et les philosophes par-devant les médecins. — L'aliénation mentale et les aliénistes. — Phrénologie, bonnes et mauvaises têtes, grands hommes et grands scélérats. — De l'esprit des bêtes. — Le feuilleton. — L'Académie de médecine. — L'éloquence et l'art à l'Académie de médecine. — Charlatanisme et charlatans. — Influence du théâtre sur la santé. — Médecins poëtes. — Biographie.

PELLETAN. Mémoire statistique sur la **Pleuropneumonie aiguë,** par J. PELLETAN, médecin des hôpitaux civils de Paris. Paris, 1840, in-4. 1 fr.

PENARD. Guide pratique de l'accoucheur et de la sage-femme, par LUCIEN PENARD, chirurgien principal de la marine, professeur d'accouchements à l'École de médecine de Rochefort. *Deuxième édition, revue et augmentée.* Paris, 1865, XXIV-528 pag. avec 112 fig. dont 63 ont été dessinées sur bois par Chailly-Honoré et extraites de la quatrième édition de son *Traité pratique de l'art des accouchements.* 4 fr.

PERRÈVE. Traité des rétrécissements organiques de l'urèthre. Emploi méthodique des dilatateurs mécaniques dans le traitement de ces maladies, par le docteur Victor PERRÈVE. Ouvrage placé au premier rang pour le prix d'Argenteuil, sur le rapport d'une commission de l'Académie de médecine. Paris, 1847. 1 vol. in-8 de 340 pag., avec 3 pl. et 32 figures. 2 fr.

PHARMACOPÉE DE LONDRES, publiée par ordre du gouvernement, *latin-français.* Paris, 1837, in-18. 1 fr.

PHILIPEAUX. Traité pratique de la cautérisation, d'après l'enseignement clinique de M. le professeur A. Bonnet (de Lyon), par le docteur R. PHILIPEAUX, ancien interne des hôpitaux civils de Lyon. Paris, 1856, in-8 de 630 pages, avec 67 fig. 8 fr.

PHILLIPS. De la ténotomie sous-cutanée, ou des opérations qui se pratiquent pour la guérison des pieds bots, du torticolis, de la contracture de la main et des doigts, des fausses ankyloses angulaires du genou, du strabisme, de la myopie, du bégaiement, etc., par le docteur CH. PHILLIPS. Paris, 1841, in-8 avec 12 planches. 3 fr.

PIETRA-SANTA. Les Eaux-Bonnes (Basses-Pyrénées). Voyage, topographie, climatologie, hygiène des valétudinaires, valeur thérapeutique des eaux, promenades, renseignements, par le docteur P. de PIETRA SANTA, médecin par quartier de l'Empereur, médecin consultant aux Eaux-Bonnes. Paris, 1862, in-18 jésus, 324 p. avec 2 cartes. 2 fr. 50

PIETRA SANTA. Essai de climatologie théorique et pratique, par le docteur P. de PIETRA-SANTA, médecin par quartier de l'Empereur, médecin consultant aux Eaux-Bonnes, Paris, 1865, in-8, 370 p. avec 47 pages. 7 fr.

PIESSE. Des odeurs, des parfums et des cosmétiques, histoire naturelle, composition chimique, préparation, recettes, industrie, effets physiologiques et hygiène des poudres, vinaigres, dentifrices, pommades, fards, savons, eaux aromatiques, essences, infusions, teintures, alcoolats, sachets, etc., par S. PIESSE, chimiste parfumeur à Londres, édition française publiée avec le consentement et le concours de l'auteur, par O. REVEIL, professeur agrégé à l'Ecole de pharmacie. Paris, 1865, in-18 jésus de 527 pages, avec 86 figures. 7 fr.

POGGIALE. Traité d'analyse chimique par la méthode des volumes, comprenant l'analyse des Gaz, la Chlorométrie, la Sulfhydrométrie, l'Acidimétrie, l'Alcalimétrie, l'Analyse des métaux, la Saccharimétrie, etc., par le docteur POGGIALE, professeur de chimie à l'Ecole impériale de médecine et de pharmacie militaires (Val-de-Grâce), membre de l'Académie impériale de médecine. Paris, 1858, 1 vol. in-8 de 610 pages, avec 171 figures intercalées dans le texte. 9 fr.

Les dosages volumétriques appliqués à l'analyse chimique offrent des avantages incontestables, et quelquefois ils fournissent des résultats plus rigoureux que la balance. Ainsi, l'analyse de la plupart des gaz ou des mélanges gazeux ne peut être effectuée que par cette méthode. Le dosage du carbonate de potasse et du carbonate de soude, du chlore contenu dans les chlorures décolorants de l'argent, du sucre, de l'acide sulphydrique et des sulfures, des manganèses, du fer, du cuivre, etc., ne peut se faire exactement et rapidement que par l'emploi des liqueurs normales. Il n'est pas nécessaire, pour la plupart de ces essais, que l'opérateur soit initié aux procédés de la chimie analytique, et, dans les usines, tout le monde aujourd'hui sait les faire.

POILROUX. Manuel de médecine légale criminelle à l'usage des médecins et des magistrats chargés de poursuivre ou d'instruire les procédures criminelles. *Seconde édition*. Paris, 1837. In-8. 4 fr.

PORGES. Carlsbad, ses eaux thermales. Analyse physiologique de leurs propriétés curatives et de leur action spécifique sur le corps humain, par le docteur G. PORGES, médecin praticien à Carlsbad. Paris, 1858, in-8, XXXII, 244 pages. 4 fr.

POUCHET. Théorie positive de l'ovulation spontanée et de la fécondation dans l'espèce humaine et les mammifères, basée sur l'observation de toute la série animale, par le docteur F.-A. POUCHET, professeur de zoologie au Musée d'histoire naturelle de Rouen. Paris, 1847. 1 vol. in-8 de 600 pages, avec atlas in-4 de 20 planches renfermant 250 figures dessinées d'après nature, gravées et coloriées. 36 fr.

Ouvrage qui a obtenu le grand prix de physiologie à l'Institut de France.

POUCHET. Hétérogénie ou **Traité de la génération spontanée**, basé sur de nouvelles expériences, par F.-A. POUCHET. Paris, 1859, 1 vol. in-8 de 672 pages, avec 3 planches gravées. 9 fr.

POUCHET. Recherches et expériences sur les animaux ressuscitants, faites au Muséum d'histoire naturelle de Rouen, par F.-A. POUCHET. Paris, 1859. 1 vol. in-8 de 94 pages, avec 3 figures. 2 fr.

PROST-LACUZON. Formulaire pathogénétique usuel, ou Guide homœopathique pour traiter soi-même les maladies. *Deuxième édition*, corrigée et augmentée. Paris, 1861, in-18 de 583 pages. 6 fr.

PROST-LACUZON et BERGER. Dictionnaire vétérinaire homéopathique ou guide homéopathique pour traiter soi-même les maladies des animaux domestiques, par J. PROST-LACUZON, membre correspondant de la Société homéopathique de France, et H. BERGER, élève des Écoles vétérinaires, ancien vétérinaire de l'armée. Paris, 1865, in-18 jésus de 486 pages. 4 fr. 50

PRUS. Recherches nouvelles sur la nature et le traitement du cancer de l'estomac, par le docteur RENÉ PRUS. Paris, 1828, in-8. 2 fr.

RACLE. Traité de diagnostic médical, ou Guide clinique pour l'étude des signes caractéristiques des maladies, par le docteur V.-A. RACLE, médecin des hôpitaux, professeur agrégé à la Faculté de médecine de Paris. *Troisième édition*, revue, augmentée et contenant un Précis des procédés physiques et chimiques applicables à l'exploration clinique. Paris, 1864. 1 vol. in-18 de 684 pages, avec 17 fig. 6 fr.

La troisième édition a reçu de nombreuses et importantes additions. Nous signalerons en première ligne des considérations d'ensemble sur le diagnostic des maladies générales et des fièvres, travail que nous croyons éminemment utile au point de vue clinique, et qu'on chercherait vainement ailleurs.

Nous mentionnerons encore d'une manière spéciale un livre tout nouveau sur quelques procédés et recherches physiques et chimiques, faciles à appliquer en clinique.

Nous ne parlerons pas des modifications de détail qui nous permettent de présenter notre livre comme le résumé des travaux les plus récents sur le diagnostic. (Extrait de la préface de l'auteur.)

RACLE. De l'alcoolisme, par le docteur RACLE. Paris, 1860, in-8. 2 fr. 50

RAPOU. De la fièvre typhoïde et de son traitement homœopathique, par le docteur A. RAPOU, médecin à Lyon. Paris, 1851, in-8. 3 fr.

Rapport à l'Académie impériale de médecine SUR LA PESTE ET LES QUARANTAINES, fait au nom d'une commission, par le docteur R. PRUS, accompagné de pièces et documents, et suivi de la discussion dans le sein de l'Académie. Paris, 1846. 1 vol. in-8 de 1050 pages. 2 fr. 50

RATIER. Nouvelle médecine domestique, contenant : 1° Traité d'hygiène générale ; 2° Traité des erreurs populaires ; 3° Manuel des premiers secours dans le cas d'accidents pressants ; 4° Traité de médecine pratique générale et spéciale ; 5° Formulaire pour la préparation et l'administration des médicaments ; 6° Vocabulaire des termes techniques de médecine. Paris, 1825. 2 vol. in-8. 7 fr. 50

RAU. Nouvel organe de la médication spécifique, ou Exposition de l'état actuel de la méthode homœopathique, par le docteur J.-L. RAU ; suivi de nouvelles expériences sur les doses dans la pratique de l'homœopathie, par le docteur G. GROSS. Traduit de l'allemand par D.-R. Paris, 1845, in-8. 5 fr.

RAYER. Cours de médecine comparée, introduction, par P. RAYER, membre de l'Institut (Académie des sciences) et de l'Académie impériale de médecine, médecin ordinaire de l'Empereur, etc. Paris, 1863. In-8. 1 fr. 50

RAYER. Atlas du traité des maladies des reins, comprenant l'*Anatomie pathologique* des reins, de la vessie, de la prostate, des uretères, de l'urèthre, etc., ouvrage magnifique contenant 300 figures en 60 planches grand in-folio, dessinées d'après nature, gravées, imprimées en couleur et retouchées au pinceau avec le plus grand soin, avec un texte descriptif. Ce bel ouvrage *est complet ;* il se compose d'un volume grand in-folio de 60 planches. Prix : 192 fr.

CET OUVRAGE EST AINSI DIVISÉ :

1. — Néphrite simple, Néphrite rhumatismale, Néphrite par poison morbide. — Pl. 1, 2, 3, 4, 5.
2. — Néphrite albumineuse (maladie de Bright). — Pl. 6, 7, 8, 9, 10.
3. — Pyélite (inflammation du bassinet et des calices). — Pl. 11, 12, 13, 14, 15.
4. — Pyélo-néphrite, Périnéphrite, Fistules rénales. — Pl. 16, 17, 18, 19, 20.
5. — Hydronéphrose, Kystes urinaires — Pl. 21, 22, 23, 24, 25.
6. — Kystes séreux, Kystes acéphalocystiques, Vers. — Pl. 26, 27, 28, 29, 30.
7. — Anémie, Hypérémie, Atrophie, Hypertrophie des reins et de la vessie. — Pl. 31, 32, 33, 34, 35.
8. — Hypertrophie, Vices de conformation des reins et des uretères. — Pl. 36, 37, 38, 39, 40.
9. — Tubercules, Mélanose des reins. — Pl. 41, 42, 43, 44, 45.
10. — Cancer des reins, Maladies des veines rénales. — Pl. 46, 47, 48, 49, 50.
11. — Maladies des tissus élémentaires des reins et de leurs conduits excréteurs. — Pl. 51, 52, 53, 54, 55.
12. — Maladies des capsules surrénales. — Pl. 56, 57, 58, 59, 60.

RAYER. De la morve et du farcin chez l'homme, par P. RAYER, doyen de la Faculté de médecine. Paris, 1837, in-4, figures coloriées. 6 fr.

RAYER. Traité théorique et pratique des maladies de la peau, par P. RAYER, *deuxième édition entièrement refondue*. Paris, 1835. 3 forts vol. in-8, accompagnés d'un bel atlas de 26 planches grand in-4, gravées et coloriées avec le plus grand soin, représentant, en 400 figures, les différentes maladies de la peau et leurs variétés.
Prix du texte seul, 3 vol. in-8. 23 fr.
L'atlas seul, avec explication raisonnée, grand in-4 cartonné. 70 fr.
L'ouvrage complet, 3 vol. in-8 et atlas in-4, cartonné. 88 fr.

L'auteur a réuni, dans un *atlas pratique* entièrement neuf, la généralité des maladies de la peau; il les a groupées dans un ordre systématique pour en faciliter le diagnostic; et leurs diverses formes y ont été représentées avec une fidélité, une exactitude et une perfection qu'on n'avait pas encore atteintes.

RAYER. Traité des maladies des reins, et des altérations de la sécrétion urinaire, étudiées en elles-mêmes et dans leurs rapports avec les maladies des uretères, de la vessie, de la prostate, de l'urèthre, etc., par P. RAYER, membre de l'Institut et de l'Académie impériale de médecine, etc. Paris, 1839-1841. 3 forts vol. in-8. 24 fr.

REGNAULT (ELIAS). **Du degré de compétence des médecins** dans les questions judiciaires relatives à l'aliénation mentale et des théories physiologiques sur la monomanie homicide, suivie de nouvelles réflexions sur le suicide, la liberté morale, etc. Paris, 1830, in-8. 2 fr.

REMAK. Galvanothérapie, ou de l'application du courant galvanique constant au traitement des maladies nerveuses et musculaires, par ROB. REMAK, professeur extraordinaire à la Faculté de médecine de l'université de Berlin. Traduit de l'allemand par le docteur Alphonse MORPAIN, avec les additions de l'auteur. Paris, 1860. 1 vol. in-8 de 467 pages. 7 fr.

RENOUARD. Histoire de la médecine depuis son origine jusqu'au XIXe siècle, par le docteur P.-V. RENOUARD, membre de plusieurs sociétés savantes. Paris, 1846, 2 vol. in-8. 12 fr.
Cet ouvrage est divisé en *huit périodes* qui comprennent : I. PÉRIODE PRIMITIVE ou d'instinct, finissant à la ruine de Troie, l'an 1184 avant J.-C. ; II. PÉRIODE SACRÉE ou mystique, finissant à la dispersion de la Société pythagoricienne, 500 ans avant J.-C. ; III. PÉRIODE PHILOSOPHIQUE, finissant à la fondation de la bibliothèque d'Alexandrie, 320 ans avant J.-C. ; IV. PÉRIODE ANATOMIQUE, finissant à la mort de Galien, l'an 200 de l'ère chrétienne ; V. PÉRIODE GRECQUE, finissant à l'incendie de la bibliothèque d'Alexandrie, l'an 640 ; VI. PÉRIODE ARABIQUE, finissant à la renaissance des lettres en Europe, l'an 1400 ; VII. PÉRIODE ÉRUDITE, comprenant le XVe et le XVIe siècle ; VIII. PÉRIODE RÉFORMATRICE, comprenant les XVIIe et XVIIIe siècles.

RENOUARD. Lettres philosophiques et historiques sur la médecine au XIXe siècle, par le Dr P.-V. RENOUARD. *Troisième édition*, corrigée et considérablement augmentée. Paris, 1861, in-8 de 240 pages. 3 fr. 50

RENOUARD. De l'empirisme. Lettre à M. le docteur Sales-Girons à l'occasion des conférences de M. le prof. Trousseau, par M. le docteur V. RENOUARD. In-8 de 26 p. 1 f.

REVEIL. Formulaire raisonné des médicaments nouveaux et des médications nouvelles, suivi de notions sur l'aérothérapie, l'hydrothérapie, l'électrothérapie, la kinésithérapie et l'hydrologie médicale, par le docteur O. RÉVEIL, pharmacien en chef de l'hôpital des Enfants, professeur agrégé à la Faculté de médecine et à l'Ecole de pharmacie. *Deuxième édition*, revue et corrigée. Paris, 1865, 1 vol. in-18 jésus, XII-696 p. avec 48 fig. 6 fr.

REVEIL. Annuaire pharmaceutique. Voyez *Annuaire*, page 5.

REVEILLÉ-PARISE. Traité de la vieillesse, hygiénique, médical et philosophique, ou Recherches sur l'état physiologique, les facultés morales, les maladies de l'âge avancé, et sur les moyens les plus sûrs, les mieux expérimentés, de soutenir et de prolonger l'activité vitale à cette époque de l'existence ; par le docteur J.-H. REVEILLÉ-PARISE, membre de l'Académie de médecine, etc. Paris, 1853. 1 volume in-8 de 500 pag. 7 fr.

« Peu de gens savent être vieux. » (LA ROCHEFOUCAULD.)

REVEILLÉ-PARISE. Étude de l'homme dans l'état de santé et de maladie, par le docteur J.-H. REVEILLÉ-PARISE. *Deuxième édition*. Paris, 1845. 2 vol. in-8. 15 fr.

REYBARD. Mémoires sur le traitement des anus contre nature, des plaies des intestins et des plaies pénétrantes de poitrine. Paris, 1827, in-8 avec 3 pl. 1 fr.

REYBARD. Procédé nouveau pour guérir par l'incision les **rétrécissements du canal de l'urèthre.** Paris, 1833, in-8, fig. 50 cent.

RIBES. Traité d'hygiène thérapeutique, ou Application des moyens de l'hygiène au traitement des maladies, par **Fr. Ribes**, professeur d'hygiène à la Faculté de médecine de Montpellier. Paris, 1860. 1 vol. in-8 de 828 pages. 10 fr.

RICORD. Lettres sur la syphilis adressées à M. le rédacteur en chef de l'*Union médicale,* suivies des discours à l'Académie impériale de médecine sur la syphilisation et la transmission des accidents secondaires, par Ph. Ricord, chirurgien consultant du Dispensaire de salubrité publique, ex-chirurgien de l'hôpital du Midi, avec une Introduction par Amédée Latour. *Troisième édition, revue et corrigée.* Paris, 1863. 1 joli vol. in 18 jésus de VI-558 pages. 4 fr.

Ces *Lettres,* par le retentissement qu'elles ont obtenu, par les discussions qu'elles ont soulevées, marquent une époque dans l'histoire des doctrines syphilographiques.

RICORD. Traité complet des maladies vénériennes. Clinique iconographique de l'hôpital des Vénériens : recueil d'observations, suivies de considérations pratiques sur les maladies qui ont été traitées dans cet hôpital, par le docteur Philippe Ricord, ex-chirurgien de l'hôpital du Midi (hôpital des Vénériens de Paris). Paris, 1851, in-4. comprenant 66 planches coloriées, avec un portrait de l'auteur. 133 fr,
Demi-reliure, dos de maroquin, très-soignée. 6 fr.

ROBERT. Nouveau traité sur les maladies vénériennes, d'après les documents puisés dans la clinique de M. Ricord et dans les services hospitaliers de Marseille, suivi d'un Appendice sur la syphilisation et la prophylaxie syphilitique, et d'un formulaire spécial, par le docteur Melchior Robert, chirurgien des hôpitaux de Marseille, professeur à l'Ecole préparatoire de médecine de Marseille. Paris, 1861, in-8 de 788 pages. 9 fr.

ROBIN. Programme du cours d'Histologie, professé à l'Ecole de médecine pendant les années 1862-63, et 1863-64, par Ch. Robin, professeur d'histologie à la Faculté de médecine de Paris, membre de l'Académie de médecine. Paris, 1864. 1 vol. in-8 de VII-280 pages. 5 fr.

En publiant les notes mêmes qui servent de cadre à chacune des leçons qu'il a professées à la Faculté de médecine et dans ses cours particuliers, M. Robin donne aux élèves, en même temps que le plan d'un traité complet, un résumé de son enseignement et des questions qui leur sont posées aux examens.

Pour un certain nombre de ces leçons, il ne s'est pas contenté d'une simple reproduction de ses notes : pour celles qui traitent des rapports de l'histologie avec les autres branches de l'anatomie, de la physiologie et de la médecine, qui tracent ses divisions principales, qui marquent son but et ses applications, ou qui touchent à quelque sujet difficile, il a ajouté quelques développements.

ROBIN. Histoire naturelle des végétaux parasites qui croissent sur l'homme et sur les animaux vivants, par le docteur **Ch. Robin.** Paris, 1853. 1 vol. in-8 de 700 pages, accompagné d'un bel atlas de 15 planches, dessinées d'après nature, gravées, en partie coloriées. 16 fr.

ROBIN (Ch.). **Mémoire sur les objets qui peuvent être conservés en préparations microscopiques** transparentes et opaques, classées d'après les divisions naturelles des trois règnes de la nature. Paris, 1856, in-8, 64 pages avec fig. 2 fr.

ROBIN et VERDEIL. Traité de chimie anatomique et physiologique normale et pathologique, ou des Principes immédiats normaux et morbides qui constituent le corps de l'homme et des mammifères, par Ch. Robin, docteur en médecine et docteur ès sciences, professeur à la Faculté de médecine de Paris, et F. Verdeil, docteur en médecine, chef des travaux chimiques à l'Institut agricole, professeur de chimie. Paris, 1853. 3 forts volumes in-8, accompagnés d'un atlas de 45 planches dessinées d'après nature, gravées, en partie coloriées. 36 fr.

Le but de cet ouvrage est de mettre les anatomistes et les médecins à portée de connaître exactement la constitution intime ou moléculaire de la substance organisée en ses trois états fondamentaux, liquide demi-solide et solide. Son sujet est l'examen, fait au point de vue organique, de chacune des espèces de corps ou principes immédiats qui, par leur union molécule à molécule, constituent cette substance.

Le bel atlas qui accompagne le *Traité de chimie anatomique et physiologique* renferme les figures de 1200 formes cristallines environ, choisies parmi les plus ordinaires et les plus caractéristiques de toutes celles que les auteurs ont observées. Toutes ont été faites d'après nature, au fur et à mesure de leur préparation. M. Robin a choisi les exemples représentés parmi 1700 à 1800 figures que renferme son album ; car il a dû négliger celles de même espèce qui ne différaient que par un volume plus petit ou des différences de formes trop peu considérables.

ROBIN. **Du microscope et des injections** dans leurs applications à l'anatomie et à la pathologie, suivi d'une Classification des sciences fondamentales, de celle de la biologie et de l'anatomie en particulier, par le docteur CH. ROBIN, professeur de la Faculté de médecine de Paris. Paris, 1849. 1 vol. in-8 de 450 pages, avec 23 fig. intercalées dans le texte et 4 planches gravées. 7 fr.

ROCHE, SANSON et LENOIR. **Nouveaux éléments de pathologie médico-chirurgicale,** ou Traité théorique et pratique de médecine et de chirurgie, par L.-CH. ROCHE, membre de l'Académie de médecine ; J.-L. SANSON, chirurgien de l'Hôtel-Dieu de Paris, professeur de clinique chirurgicale à la Faculté de médecine de Paris ; A. LENOIR, chirurgien de l'hôpital Necker, professeur agrégé de la Faculté de médecine. *Quatrième édition*, considérablement augmentée. Paris, 1844, 5 vol. in-8 de 700 pages chacun. 36 fr.

ROESCH. **De l'abus des boissons spiritueuses,** considéré sous le point de vue de la police médicale et de la médecine légale. Paris, 1839. in-8. 3 fr. 50

ROUBAUD. **Traité de l'impuissance et de la stérilité** chez l'homme et chez la femme, comprenant l'exposition des moyens recommandés pour y remédier, par le docteur FÉLIX ROUBAUD. Paris, 1855, 2 vol. in-8 de 450 pages. 10 fr.

ROQUETTE. **Physiologie des vénériens,** exposé des phénomènes caractéristiques qui accompagnent et suivent les accidents vénériens, par Ch. ROQUETTE, élève du docteur Ricord, etc. Paris, 1865, in-18 jésus de 548 pages. 5 fr.

SABATIER (R. C.) **De la médecine opératoire.** Nouvelle édition, publiée sous les yeux de Dupuytren, par L. BÉGIN et SANSON. *Deuxième édition*. Paris, 1832, 4 vol. in-8. 5 fr.

SAINT-VINCENT. **Nouvelle médecine des familles** à la ville et à la campagne, les remèdes sous la main, en attendant le médecin, en attendant le chirurgien, l'art de soigner les malades et les convalescents, à l'usage des curés, des sœurs hospitalières, des dames de charité, et de toutes les personnes bienfaisantes qui se dévouent au soulagement des malades, par le docteur C. DE SAINT-VINCENT. Paris, 1866, 1 vol. in-18 jésus d'environ 450 pages avec 100 figures.

SAINTE-MARIE. **Dissertation sur les médecins poëtes.** Paris, 1835, in-8. 2 fr.

SALVERTE. **Des sciences occultes,** ou essai sur la magie, les prodiges et les miracles, par Eusèbe SALVERTE. *Troisième édition*, précédée d'une Introduction par Émile LITTRÉ, de l'Institut. Paris, 1856, 1 vol. gr. in-8 de 550 p., avec un portrait. 7 fr. 50

SANSON. **Des hémorrhagies traumatiques**, par L.-J. SANSON, professeur de clinique chirurgicale à la Faculté de médecine de Paris, chirurgien de l'hôpital de la Pitié ; Paris, 1836, in-8, figures coloriées. 1 fr. 50

SANSON. **De la réunion immédiate des plaies**, de ses avantages et de ses inconvénients, par L.-J. SANSON. Paris, 1834, in-8. 75 cent.

SAUREL. **Traité de chirurgie navale**, par le docteur L. SAUREL, ex-chirurgien de deuxième classe de la marine, professeur agrégé à la Faculté de médecine de Montpellier, suivi d'un Résumé de leçons sur le **service chirurgical de la flotte**, par le docteur J. ROCHARD, premier chirurgien en chef de la marine, président du conseil de santé de la marine au port de Lorient. Paris, 1861, in-8 de 600 pages, avec 106 figures. 8 fr.

SAUREL (L.). **Du microscope** au point de vue de ses applications à la connaissance et au traitement des maladies chirurgicales. Paris, 1857, in-8, 148 pages. 2 fr. 50

SCOUTETTEN. **De l'électricité** considérée comme cause principale de l'action des eaux minérales sur l'organisme, par H. SCOUTETTEN, membre correspondant de l'Académie impériale de médecine. Paris, 1864, 1 vol. in-8 de 420 pages. 6 fr.

SÉDILLOT. Traité de médecine opératoire, bandages et appareils, par le docteur Ch. SÉDILLOT, médecin inspecteur des armées, directeur de l'École impériale du service de santé militaire, professeur de clinique chirurgicale à la Faculté de médecine de Strasbourg, membre correspondant de l'Institut de France, etc. *Troisième édition.* Paris, 1865, 2 vol. gr. in-8 de 600 pages chacun avec figures intercalées dans le texte et en partie coloriées. 18 fr.

SÉDILLOT. De l'infection purulente, ou Pyoémie, par le docteur Ch. SÉDILLOT, directeur de l'Ecole de médecine militaire de Strasbourg, professeur de clinique chirurgicale à la Faculté de médecine, etc. Paris, 1849. 1 vol. in-8, avec 3 planches coloriées. 7 fr. 50

SEGOND. Histoire et systématisation générale de la biologie, principalement destinées à servir d'introduction aux études médicales, par le docteur L.-A. SEGOND, professeur agrégé de la Faculté de médecine de Paris, etc. Paris, 1851, in-12 de 200 pages. 2 fr. 50

SEGUIN. Traitement moral, hygiène et éducation des idiots et autres enfants arriérés ou retardés dans leur développement, agités de mouvements involontaires, débiles, muets non-sourds, bègues, etc., par *Ed. Séguin*, ex-instituteur des enfants idiots de l'hospice de Bicêtre, etc. Paris, 1846. 1 vol. in-12 de 750 pages. 6 fr.

SEILER. De la galvanisation par influence appliquée au traitement des déviations de la colonne vertébrale, des maladies de la poitrine, des abaissements de l'utérus, par le docteur J. SEILER (de Genève). Paris, 1860, in-8 de 160 p., avec 5 fig. 3 fr.

SERRES. Recherches d'anatomie transcendante et pathologique; théorie des formations et des déformations organiques, appliquée à l'anatomie de la duplicité monstrueuse, par E. SERRES, membre de l'Institut de France. Paris, 1832, in-4, accompagné d'un atlas de 20 planches in-folio. 20 fr.

SICHEL. Iconographie ophthalmologique, ou Description avec figures coloriées des maladies de l'organe de la vue, comprenant l'anatomie pathologique, la pathologie et la thérapeutique médico-chirurgicales, par le docteur J. SICHEL, professeur d'ophthalmologie, médecin-oculiste des maisons d'éducation de la Légion d'honneur, etc. 1852-1859. OUVRAGE COMPLET, 2 vol. grand in-4 dont 1 volume de 840 pages de texte, et 1 volume de 80 planches dessinées d'après nature, gravées et coloriées avec le plus grand soin, accompagnées d'un texte descriptif. 172 fr. 50
Demi-reliure des deux volumes, dos de maroquin, tranche supérieure dorée. 15 fr.

Cet ouvrage est complet en 25 livraisons, dont 20 composées chacune de 28 pages de texte in-4 et de 4 planches dessinées d'après nature, gravées, imprimées en couleur, retouchées au pinceau, et 5 (17 bis, 18 bis *et* 20 bis) de texte complémentaire, Prix de chaque livraison. 7 fr. 50

On peut se procurer séparément les dernières livraisons.

Le texte se compose d'une exposition théorique et pratique de la science, dans laquelle viennent se grouper les observations cliniques, mises en concordance entre elles, et dont l'ensemble formera un *Traité clinique des maladies de l'organe de la vue*, commenté et complété par une nombreuse série de figures.

Les planches sont aussi parfaites qu'il est possible; elles offrent une fidèle image de la nature; partout les formes, les dimensions, les teintes ont été consciencieusement observées; elles présentent la vérité pathologique dans ses nuances les plus fines, dans ses détails les plus minutieux; gravées par des artistes habiles, imprimées en couleur et souvent avec repère, c'est-à-dire avec une double planche, afin de mieux rendre les diverses variétés des injections vasculaires des membranes externes; toutes les planches sont retouchées au pinceau avec le plus grand soin.

L'auteur a voulu qu'avec cet ouvrage le médecin, comparant les figures et la description, puisse reconnaître et guérir la maladie représentée lorsqu'il la rencontrera dans la pratique.

SIMON (LÉON). Leçons de médecine homœopathique, par le docteur Léon SIMON. Paris, 1835, 1 fort vol. in-8. 8 fr.

SIMON (LÉON). Des maladies vénériennes et de leur traitement homœopathique, par le docteur LÉON SIMON fils. Paris, 1860, 1 vol. in-18 jésus, XII, 744 p., 6 fr.

SIMON (MAX). Hygiène du corps et de l'âme, ou Conseils sur la direction physique et morale de la vie, adressés aux ouvriers des villes et des campagnes, par le docteur Max SIMON. Paris, 1853, 1 vol. in-18 de 130 pages. 1 fr.

SOEMMERRING (S. T.). **Traité d'ostéologie et de syndesmologie**, suivi d'un Traité de mécanique des organes de la locomotion, par G. et E. WEBER. Paris, 1843, in-8, avec atlas in-4 de 17 planches. 6 fr.

SPERINO. **La syphilisation** étudiée comme méthode curative et comme moyen prophylactique des maladies vénériennes, traduit de l'italien, par A. TRESAL. Turin, 1853, in-8. 2 fr.

SWAN. **La Névrologie**, ou Description anatomique des nerfs du corps humain, traduit de l'anglais, avec des additions par E. CHASSAIGNAC, D. M. Paris, 1838, in-4, avec 25 belles planches, gravées à Londres, cart. 24 fr.

SYPHILIS VACCINALE (de la) Communications à l'Académie impériale de médecine, par MM. DEPAUL, RICORD, BLOT, JULES GUÉRIN, TROUSSEAU, DEVERGIE, BRIQUET, GIBERT, BOUVIER, BOUSQUET, suivies de mémoires sur la transmission de la syphilis par la vaccination et la vaccination animale, par MM. A. VIENNOIS (de Lyon), PELLIZARI (de Florence), PALASCIANO (de Naples), PHILLIPEAUX (de Lyon) et AUZIAS-TURENNE. Paris, 1865, in-8 de 392 pages. 6 fr.

TARDIEU (A.). **Dictionnaire d'hygiène publique et de salubrité**, ou Répertoire de toutes les Questions relatives à la santé publique, considérées dans leurs rapports avec les Subsistances, les Épidémies, les Professions, les Établissements et institutions d'Hygiène et de Salubrité, complété par le texte des Lois, Décrets, Arrêtés, Ordonnances et Instructions qui s'y rattachent, par le docteur Ambroise TARDIEU, doyen et professeur de médecine légale à la Faculté de médecine de Paris, médecin des hôpitaux, membre du Comité consultatif d'hygiène publique. *Deuxième édition considérablement augmentée*. Paris, 1862. 4 forts vol. gr. in-8. 32 fr.

Ouvrage couronné par l'Institut de France.

TARDIEU (A). **Étude médico-légale sur les attentats aux mœurs**, par le Dr A. TARDIEU, doyen et professeur de médecine légale à la Faculté de médecine, etc. *Quatrième édition*. Paris, 1862. In-8 de 224 pages, avec 3 planches gravées. 3 fr. 50

TARDIEU (A.). **Étude médico-légale sur l'avortement**, suivie d'observations et de recherches pour servir à l'histoire des grossesses fausses et simulées, par A. TARDIEU. Paris, 1863, in-8, VIII, 208 pages. 3 fr. 50

TARDIEU (A.). **Relation médico-légale de l'affaire Couty de la Pommerais**, empoisonnement par la digitaline, par MM. Ambroise TARDIEU et F. ZACHARIE ROUSSIN, pharmacien major de première classe, professeur agrégé de chimie et de toxicologie à l'École impériale de médecine militaire. Paris, 1864, in-8 de 68 p. 1 fr. 50

TARDIEU (A.). **Etude médico-légale sur l'empoisonnement**. Paris, 1866. In-8 de 600 pages, avec planches.

TARDIEU (A.). **Relation médico-légale de l'affaire Armand** (de Montpellier). Simulation de tentative homicide (commotion cérébrale et strangulation), par Ambroise TARDIEU, avec les adhésions de MM. les professeurs G. TOURLES (de Strasbourg), Ch. ROUGET (de Montpellier), Émile GROMIER (de Lyon), SIRUS PIRONDI (de Marseille) et JACQUEMET (de Montpellier). Paris, 1864, in-8 de 80 pages. 2 fr.

TARDIEU (A.). **Étude hygiénique** sur la profession de **mouleur en cuivre**, pour servir à l'histoire des professions exposées aux poussières inorganiques, par le docteur Ambroise TARDIEU. Paris, 1855, in-12. 1 fr. 25

TARDIEU (A.). **De la morve et du farcin** chronique chez l'homme. Paris, 1843, in-4. 5 fr.

TARNIER. **De la fièvre puerpérale** observée à l'hospice de la Maternité, par le docteur STÉPHANE TARNIER. Paris, 1858, in-8 de 216 pages. 3 fr. 50

TESTE. **Le magnétisme animal expliqué**, ou Leçons analytiques sur la nature essentielle du magnétisme, sur ses effets, son histoire, ses applications, les diverses manières de le pratiquer, etc., par le docteur A. TESTE. Paris, 1845, in-8. 7 fr.

TESTE. **Manuel pratique de magnétisme animal.** Exposition méthodique des procédés employés pour produire les phénomènes magnétiques et leur application à l'étude et au traitement des maladies. 4e *édit. augm.* Paris, 1853, in-12. 4 fr.

TESTE. **Traité homœopathique des maladies aiguës et chroniques des enfants,** par le docteur A. TESTE. 2e *édit.*, revue et augm. Paris, 1856, in-18 de 420 p. 4 fr. 50

TESTE. **Systématisation pratique de la matière médicale homœopathique,** par le docteur A. TESTE, membre de la Société de médecine homœopathique. Paris, 1853. 1 vol. in-8 de 600 pages. 8 fr.

TESTE. **Comment on devient homéopathe,** par le docteur ALPHONSE TESTE, ancien président de la Société médicale homéopathique de France. Paris, 1865, in-18 jésus de 322 pages. 3 fr. 50

THOMSON. **Traité médico-chirurgical de l'inflammation**; traduit de l'anglais avec des notes, par F. G. BOISSEAU et JOURDAN. Paris, 1827. 1 fort vol. in-8. 3 fr.

TIEDEMANN. **Traité complet de physiologie** de l'homme, traduit de l'allemand par A.-J.-L. JOURDAN. Paris, 1831. 2 vol. in-8. 3 fr. 50

TIEDEMANN et GMELIN. **Recherches expérimentales,** physiologiques et chimiques sur **la digestion** considérée dans les quatre classes d'animaux vertébrés; traduites de l'allemand. Paris, 1827, 2 vol. in-8, avec grand nombre de tableaux. 3 fr.

TIRAT (J.). **Traité des maladies de poitrine et du cœur,** phthisie pulmonaire, catarrhe, asthme, scrofules, et des affections nerveuses, gastralgie, rhumatismes, paralysies, etc. *Cinquième édition.* Paris, 1858, in-8. 1 fr. 50

TOMMASSINI. **Précis de la nouvelle doctrine médicale italienne,** ou introduction aux leçons de clinique de l'Université de Bologne. Paris, 1822, in-8. 2 fr. 50

TOPINARD. **De l'ataxie locomotrice** et en particulier de la maladie appelée ataxie locomotrice progressive, par le docteur PAUL TOPINARD, ancien interne des hôpitaux. *Ouvrage couronné par l'Académie impériale de médecine* (prix Civrieux, 1864). Paris, 1864, in-8 de 576 pages. 8 fr.

TORTI (F.). **Therapeutice specialis ad febres periodicas perniciosas**; nova editio, curantibus TOMBEUR et O. BRIXHE. D. M. Leodii, 1821. 2 vol. in-8, fig. 8 fr.

TREBUCHET. **Jurisprudence de la Médecine, de la Chirurgie et de la Pharmacie en** France, comprenant la médecine légale, la police médicale, la responsabilité des médecins, chirurgiens, pharmaciens, etc., l'exposé et la discussion des lois, ordonnances, règlements et instructions concernant l'art de guérir, appuyée des jugements des cours et tribunaux, par A. TRÉBUCHET, avocat, ex-chef du bureau de la police médicale à la Préfecture de police. Paris, 1834. 1 fort vol. in-8. 3 fr.

TRÉLAT. **Recherches historiques sur la folie,** par U. TRÉLAT, médecin de l'hospice de la Salpêtrière. Paris, 1839, in-8. 3 fr.

Première partie. Etat physiologique du cours, muguet, entérite, ictère. — *Seconde partie.* Céphalæmatome.

TRIPIER. **Manuel d'électrothérapie.** Exposé pratique et critique des applications médicales et chirurgicales de l'électricité, par le docteur AUG. TRIPIER. Paris, 1861, 1 joli vol. in-18 jésus avec 100 figures intercalées dans le texte. 6 fr.

TRIQUET. **Traité pratique des maladies de l'oreille,** par le docteur E. H. TRIQUET, chirurg. et fondat. du Dispensaire pour les malad. de l'oreille, ancien interne lauréat des hôpit. de Paris, etc. Paris, 1857. 1 vol. in-8, avec 26 fig. 7 fr. 50

Cet ouvrage est la reproduction des leçons que M. Triquet professe chaque année à l'École pratique de médecine. Ces leçons reçoivent chaque jour leur sanction à la Clinique de son dispensaire, en présence des élèves et des jeunes médecins qui désirent se familiariser avec l'étude pratique des maladies de l'oreille.

TROUSSEAU. Clinique médicale de l'Hôtel-Dieu de Paris, par A. TROUSSEAU, professeur de clinique interne à la Faculté de médecine de Paris, médecin de l'Hôtel-Dieu, membre de l'Académie de médecine. *Deuxième édition*, corrigée et augmentée. Paris, 1865. 3 vol. in-8 de chacun 800 pages. 30 fr.

Cette seconde édition a reçu des augmentations considérables, les sujets principaux que j'ai ajoutés à cette édition sont : les *névalgies*, la *paralysie glosso-laryngée*, l'*aphasie*, la *rage*, la *cirrhose*, l'*ictère grave*, le *rhumatisme noueux*, le *rhumatisme cérébral*, la *chlorose*, l'*infection purulente*, la *phlébite utérine*, la *phlegmatia alba dolens*, les *phlegmons péri-hystériques*, les *phlegmons iliaques phlegmons périnéphriques*, l'*hématocèle rétro-utérine*, l'*ozène*, etc., etc. (Extrait de la préface de l'auteur.)

— Séparément, tome second de la 1re édition. Paris, 1862, in-8, 772 pages. 10 fr.

TROUSSEAU et BELLOC. Traité pratique de la phthisie laryngée, de la laryngite chronique et des maladies de la voix, par A. TROUSSEAU, professeur à la Faculté de médecine de Paris, et H. BELLOC, D. M. P. Paris, 1837. 1 vol. in-8, accompagné de 9 planches gravées, figures noires. 7 fr.
— Le même, figures coloriées. 10 fr.

Ouvrage couronné par l'Académie de médecine.

TURCK. Méthode pratique de laryngoscopie, par le docteur Ludwig TURCK, médecin en chef de l'hôpital général de Vienne. Edition française publiée avec le concours de l'auteur. Paris, 1861, in-8 de 80 pages, avec une planche lithographiée et 29 figures intercalées dans le texte. 3 fr. 50

TURCK. Recherches cliniques sur diverses maladies du larynx, de la trachée et du pharynx, étudiées à l'aide du laryngoscope, par le docteur Ludwig TURCK, médecin en chef de l'hôpital général de Vienne (Autriche). Paris, 1862, in-8 de VIII-100 pages. 2 fr. 50

VALENTIN (G.). **Traité de névrologie.** Paris, 1843, in-8, avec figures. 4 fr.

VALLEIX. Guide du médecin praticien, ou Résumé général de pathologie interne et de thérapeutique appliquées, par le docteur F.-L.-I. VALLEIX, médecin de l'hôpital de la Pitié. *Cinquième édition*, revue, augmentée et contenant le résumé des travaux les plus récents, par P. LORAIN, médecin des hôpitaux de Paris, professeur agrégé de la Faculté de médecine de Paris. Paris, 1866. 5 beaux volumes grand in-8 de chacun 800 pages. 45 fr.

Table des matières. — Tome I. Fièvres, maladies constitutionnelles, névroses; tome II, maladies des centres nerveux, maladies des voies respiratoires; tome III, maladies des voies circulatoires; tome IV, maladies des voies digestives et de leurs annexes, maladies des voies génito-urinaires; tome V, maladies des femmes, maladies du tissu cellulaire, de l'appareil locomoteur et des organes des sens. Intoxication.

VALLEIX. Clinique des maladies des enfants nouveau-nés, par F.-L.-I. VALLEIX. Paris, 1838. 1 vol. in-8 avec 2 planches gravées et coloriées représentant le céphalématome *sous-péricrânien* et son mode de formation. 8 fr. 50

VALLEIX. Traité des névralgies, ou affections douloureuses des nerfs, par F.-L.-I. VALLEIX. Paris, 1841, in-8. 8 fr.

Ouvrage auquel l'Académie de médecine accorda le prix Itard de 3000 francs, comme l'un des plus utiles à la pratique.

VELPEAU. Nouveaux éléments de médecine opératoire, accompagnés d'un atlas de 22 planches in-4, gravées, représentant les principaux procédés opératoires et un grand nombre d'instruments de chirurgie, par A.-A. VELPEAU, membre de l'Institut, chirurgien de l'hôpital de la Charité, professeur de clinique chirurgicale à la Faculté de médecine de Paris. *Deuxième édition entièrement refondue*, et augmentée d'un traité de petite chirurgie, avec 191 planches intercalées dans le texte. Paris, 1839. 4 forts vol. in-8 de chacun 800 pages et atlas in-4. 40 fr.
— Avec les planches de l'atlas coloriées. 60 fr.

VELPEAU. Recherches anatomiques, physiologiques et pathologiques **sur les cavités closes** naturelles ou accidentelles de l'économie animale, par A.-A. VELPEAU. Paris, 1843, in-8 de 208 pages. 3 fr. 50

VELPEAU. **Traité complet d'anatomie chirurgicale,** générale et topographique du corps humain, ou Anatomie considérée dans ses rapports avec la pathologie chirurgicale et la médecine opératoire. *Troisième édition,* augmentée en particulier de tout ce qui concerne les travaux modernes sur les aponévroses, par A.-A. VELPEAU. Paris, 1837. 2 forts vol. in-8, avec atlas de 17 planches in-4 gravées. 20 fr.

VELPEAU. **Manuel pratique des maladies des yeux,** d'après les leçons cliniques de M. Velpeau, professeur de clinique chirurgicale à l'hôpital de la Charité, recueillies et publiées sous ses yeux, par M. le docteur G. JEANSELME. Paris, 1840. 1 fort vol. gr. in-18 de 700 pages. 2 fr. 50

VELPEAU. **Expériences sur le traitement du cancer,** instituées par le sieur Vries à l'hôpital de la Charité, sous la surveillance de MM. Manec et Velpeau. Compte rendu à l'Académie impériale de médecine. Paris, 1859, in-8. 1 fr.

VELPEAU. **Exposition d'un cas remarquable de maladie cancéreuse** avec oblitération de l'aorte. Paris, 1825, in-8. 2 fr. 50

VELPEAU. **De l'opération du trépan** dans les plaies de la tête. Paris, 1834, in-8. 2 fr.

VELPEAU. **Embryologie** ou **Ovologie humaine,** contenant l'histoire descriptive et iconographique de l'œuf humain, par A.-A. VELPEAU, Paris, 1833. 1 vol. in-fol. accompagné de 15 planches dessinées d'après nature et lithographiées avec soin. 6 fr.

VERNOIS. **Traité pratique d'hygiène industrielle et administrative,** comprenant l'étude des établissements insalubres, dangereux et incommodes, par le docteur Maxime VERNOIS, membre de l'Académie impériale de médecine, du Conseil d'hygiène publique et de salubrité de la Seine, médecin de l'hôpital Necker. Paris, 1860. 2 forts vol. in-8 de chacun 700 pages. 16 fr.

VERNOIS. **De la main des ouvriers et des artisans** au point de vue de l'hygiène et de la médecine légale, par M. MAX. VERNOIS. Paris, 1862, in-8, avec 4 planches chromo-lithographiées. 3 fr. 50

VERNOIS et BECQUEREL. **Analyse du lait des principaux types de vaches, chèvres, brebis, buffesses,** présentés au concours agricole de 1855, par MM. les docteurs Max. VERNOIS et A. BECQUEREL, médecins des hôpitaux. Paris, 1857, in-8 de 35 p. 1 fr.

VERNOIS et GRASSI. Mémoires sur les appareils de **ventilation et de chauffage** établis à l'hôpital Necker, d'après le système Van Hecke. Paris, 1859, in-8. 1 fr. 50

VIDAL. **Traité de pathologie externe et de médecine opératoire,** avec des Résumés d'anatomie des tissus et des régions, par A. VIDAL (de Cassis), chirurgien de l'hôpital du Midi, professeur agrégé à la Faculté de médecine de Paris, etc. *Cinquième édition,* revue, corrigée, avec des additions et des notes, par le docteur FANO, professeur agrégé de la Faculté de médecine de Paris, ex-prosecteur de la même Faculté. Paris, 1861. 5 vol. in-8 de chacun 850 pag. avec 761 fig. intercalées dans le texte. 40 fr.

Le Traité de pathologie externe de M. Vidal (de Cassis), dès son apparition, a pris rang parmi les livres classiques ; il est devenu entre les mains des élèves un guide pour l'étude, et les maîtres le considèrent comme le *Compendium du chirurgien praticien,* parce qu'à un grand talent d'exposition dans la description des maladies, l'auteur joint une puissante force de logique dans la discussion et dans l'appréciation des méthodes et procédés opératoires. La *cinquième édition* a reçu des augmentations tellement importantes, qu'elle doit être considérée comme un ouvrage neuf; et ce qui ajoute à l'*utilité pratique* du *Traité de pathologie externe,* c'est le grand nombre de figures intercalées dans le texte. Ce livre est le seul ouvrage complet où soit représenté l'état actuel de la chirurgie.

VIDAL. **Du cancer du rectum** et des opérations qu'il peut réclamer; parallèle des méthodes de Littre et de Callisen pour l'anus artificiel. Paris, 1842, in-8. 75 c.

VIDAL (de Cassis). **Essai sur un traitement méthodique de quelques maladies de l'utérus,** injections intra-vaginales et intra-utérines. Paris, 1840, in-8. 75 c.

VIDAL. **De la cure radicale du varicocèle** par l'enroulement des veines du cordon spermatique. *Deuxième édition*, revue et augmentée. Paris, 1850, in-8. 75 c.

VIDAL. **Des hernies ombilicales et épigastriques.** Paris, 1848, in-8 de 133 p. 1 fr.

VIDAL. Des inoculations syphilitiques. Lettres médicales par le docteur VIDAL (de Cassis). Paris, 1849, in-8. 1 fr. 25.

VIMONT. Traité de phrénologie humaine et comparée, par le docteur J. VIMONT, membre des Sociétés phrénologiques de Paris et de Londres. Paris, 1835, 2 vol. in-4, accompagnés d'un magnifique atlas in-folio de 134 planches contenant plus de 700 figures d'une parfaite exécution. Prix réduit, au lieu de 450 fr. 150 fr.

VIRCHOW. Pathologie cellulaire basée sur l'étude physiologique et pathologique des tissus, par R. VIRCHOW, professeur d'anatomie pathologique, de pathologie générale et de thérapeutique à la Faculté de Berlin, médecin de la Charité, membre correspondant de l'Institut. Traduit de l'allemand sur la deuxième édition, par le docteur P. PICARD, édition revue et corrigée par l'auteur. *Deuxième tirage.* Paris, 1866, 1 vol. in-8 de XXXII-416 pages, avec 144 figures intercalées dans le texte. 8 fr.

VIREY. De la physiologie dans ses rapports avec la philosophie. Paris, 1844, in-8. 3 fr.

VOGEL (J.). Traité d'anatomie pathologique générale. Paris, 1847, in-8. 4 fr.

VOILLEMIER. Clinique chirurgicale, par L. VOILLEMIER, chirurgien de l'hôpital Lariboisière, professeur agrégé à la Faculté de médecine. Paris, 1861, in-8 de XII-472 pages, avec 2 planches lithographiées. 6 fr.

VOISIN. De l'hématocèle rétro-utérine et des épanchements sanguins non enkystés de la cavité péritonéale du petit bassin, considérés comme accidents de la menstruation, par le docteur Auguste VOISIN, ancien médecin de l'hospice de Bicêtre chef de clinique de la Faculté de médecine de Paris. Paris, 1860, in-8 de 368 pages, avec une planche. 4 fr. 50

VOISIN. Analyse de l'entendement humain. Quelles sont ses facultés? quel en est le nom? quel en est le nombre? quel en doit être l'emploi? par le docteur F. VOISIN, médecin honoraire des aliénés de l'hospice de Bicêtre. Paris, 1858, 1 volume grand in-8. 7 fr. 50

VOISIN. Nouvelle loi morale et religieuse de l'humanité. Analyse des sentiments moraux, par le docteur F. VOISIN. Paris, 1862, 1 vol. grand in-8. 7 fr. 50

VOISIN. Des causes morales et physiques des maladies mentales, et de quelques autres affections nerveuses, telles que l'hystérie, la nymphomanie et le satyriasis; par F. VOISIN. Paris, 1826, in-8. 7 fr.

WEBER. Codex des médicaments homœopathiques, ou Pharmacopée pratique et raisonnée à l'usage des médecins et des pharmaciens, par George-P.-F. WEBER, pharmacien homœopathe. Paris, 1854, un beau vol. in-12 de 440 pages. 6 fr.

WEDDELL (H.-A.). Histoire naturelle des quinquinas. Paris, 1849. 1 vol. in-folio accompagné d'une carte et de 32 planches gravées, dont 3 sont coloriées. 60 fr.

WOILLEZ. Dictionnaire de diagnostic médical, comprenant le diagnostic raisonné de chaque maladie, leurs signes, les méthodes d'exploration et l'étude du diagnostic par organe et par région, par E.-J. WOILLEZ, médecin des hôpitaux de Paris. Paris, 1861, in-8 de 932 pages. 11 fr.

M. Woillez s'est attaché à fournir au jeune praticien un guide écrit à l'aide duquel, en présence d'un système prédominant ou de la constatation du siége principal des phénomènes locaux accusés par le malade, il puisse se servir de ces notions comme d'un fil conducteur pour arriver au diagnostic cherché. C'est un livre rempli de faits, destiné à rendre de grands services non-seulement à ceux qui, débutant dans la carrière, ayant su, ont oublié, et aussi aux médecins qui savent, et qui, au moment donné, pour la pratique ou l'enseignement, ont besoin de trouver résumés dans une discussion succincte les principaux caractères diagnostiques d'une maladie. (Hérard, *Union médicale,* 24 oct. 1863.)

WURTZ. Sur l'insalubrité des résidus provenant des distilleries, et sur les moyens proposés pour y remédier. Rapport présenté aux comités d'hygiène publique et des arts et manufactures. Paris, 1859, in-8. 1 fr. 25

Paris. — Imprimerie de E. MARTINET, rue Mignon, 2.

www.ingramcontent.com/pod-product-compliance
Ingram Content Group UK Ltd.
Pitfield, Milton Keynes, MK11 3LW, UK
UKHW012002240726
13965UKWH00001B/100